JN450717

통증 유발점 치료 및 스트레칭을 통한

근육통 치료

요통 · 등 하부 통증-편

Trigger Point Therapy for Low Back Pain

A SELF-TREATMENT WORKBOOK

Sharon Sauer, CMTPT, LMT
Mary Biancalana, MS, CMTPT, LMT

Foreword by **Bernard E, Filner, MD**

영 문 출 판 사

■ 감역자

이민규 서울대학교 치과대학 석사, 박사
두통과 편두통의 통증유발점 치료법(역서)

■ 번역위원

김성수 광주보건대학 물리치료과 교수
김효철 원광디지털대학교 한방미용예술학과 교수
박정배 메소테라피 연구회장
서현규 대구보건대학 물리치료과 교수
성기석 경희대학교 대체요법과정 주임교수
채정병 마산대학 물리치료과 교수
함인주 경희대학교 대체요법과정 외래교수

Trigger Point Therapy for Low Back Pain
A SELF-TREATMENT WORKBOOK
by Sharon Sauer, CMTPT, LMT and Mary Biancalana, MS, CMTPT, LMT

Copyright © 2010 by Sharon Sauer, CMTPT, LMT and Mary Biancalana, MS, CMTPT, LMT, and New Harbinger Publications, 5674 Shattuck Avenue, Oakland, CA 94609

Translation copyright © 2011 Yeong Mun Publishing Company

이 출판물은 다뤄진 주제에 관해서 정확하고 권위 있는 정보를 주려고 디자인되었다. 발행자는 의학적, 정신적, 재정적, 법적, 및 기타 전문적인 서비스를 제공하는데 관여하지 않았다는 것을 이해하기 바란다. 만약 전문가의 도움 또는 상담이 필요하다면, 전문가의 서비스를 찾아야만 한다. 어떤 종류라도 통증을 겪는 모두는 우선적으로 통증의 비근육근막 원인을 제거하기 위한 의사의 진찰을 받아야만 한다.
제공된 정보의 정확성을 확인하고 그리고 일반적으로 허용된 시술을 기술하는데 주의가 기울여졌다. 그러나, 저자들, 편집자들, 및 발행자들은 오류들 또는 생략들 또는 이 책 내의 정보의 적용에서 생긴 어떤 결과들에 책임이 없으며 그리고 발행물의 내용에 관한, 명시 또는 묵시적인, 보장을 하지 않는다.
이 출판물 안에 제시된 일부 의료 기기들은 제한된 연구 환경에서 한정된 용도로의 FDA 승인을 받았을 것이다. 건강관리 제공자들이 그들의 임상에서 쓰기 위한 각각의 약물 또는 기기의 상태를 FDA에서 확인할 책임이 있다.
표지 그림 및 그림 5.1-5.2, 6.1-6.7, 7.1-7.3, 8.1-8.3 9.1-9.2, 10.1-10.4, 11.1-11.2, 13.1-13.2, 14.1-14.2 및 17.1-17.2 들은 트라벨과 사이몬스의 근막통증과 기능이상 : The Trigger Point Manual, Second Edition. 1999. Lippincott, Williams, and Wilkins: Baltimore MD 안에서 발행된 것이고 판권소유자의 허락 하에 복사되었다.
그림들 5.21, 6.43-6.44, 7.28, 8.29, 12.64-12.67, 및 13.19 들은 Gebauer 회사의 허락 하에 사용되었다.

통증 유발점 치료 및 스트레칭을 통한 **근육통 치료**

2011년 12월 16일 초판인쇄
2011년 12월 23일 초판발행

지은이 : Sharon Sauer, Mary Biancalana
옮긴이 : 이 민 규 외
발행인 : 박 병 조
발행처 : 도서출판 영문출판사
등 록 : 1987년 12월 21일 제2-419호
주 소 : 서울시 강남구 삼성동 69-1
전 화 : (02) 514-5590, 776-5590
팩 스 : (02) 756-8943
E-mail : yeongmunsa@empal.com
정 가 : 25,000원
ISBN 978-89-7224-269-7 93510

※ 파본은 교환해 드립니다.

"이 책은 하부 등 통증에 관한 잃어버린 학문의 막대한 간격을 채우기 시작함으로써 현대 의학에 커다란 서비스를 준다. 숙련된 저자들은 그것의 원인을 강조하며 효과적인 치료법을 설명한다. 이 책은 설득력 있는 항목들로 체계화되었고 주된 독자인, 환자에게 효과적으로 제공된다."

데이비드 G. 사이몬스, MD, 에모리 대학 조교수, 자넷 트라벨과 공저 '근막통증과 기능장애 : 통증 유발점 매뉴얼(*Myofascial Pain and Dysfunction: The Trigger Point Manual*, V.1, V.2)'

"샤론과 메리는 하부 등 통증 증상들을 지닌 독자들이 자기-치료를 할 수 있게 하는 놀라운 책을 썼다. 그들은 사용자가 친숙한 양식으로 아주 좋은 정보를 우리에게 준다. 이 책은 치료를 하는데 훌륭한 안내가 되는 세밀한 그림들을 포함하고 있다. 그들의 업적은 자넷 트라벨과 데이비드 사이몬스의 오랜 사용으로 보증이 된 통찰력에 기초를 두고 있다. 나는 이 책을 때때로 또는 만성적인 하부 등 통증을 겪고 있는 모든 사람들에게 추천한다."

로버트 D. 거윈, MD, 존스 홉킨스 대학의 신경학 조교수, 볼티모어.

"샤론과 메리는 동서양 의학 모두의 치료사들에게 틀림없이 큰 도움이 될 체계화를 잘 시키고 아주 실용적인 매뉴얼을 편집했다. 대중 요법의 그리고 서양에 기초를 둔 바디워크(bodywork) 훈련 학교들은 그들이 나누는 원칙들과 테크닉들에 의하여 눈에 띄게 보강될 것이다. 침술사 및 동양에 기초를 둔 접촉기법사들 또한 새로운 이해와 시술을 증진시킬 기발한 테크닉들을 찾을 것이다. 이 방식은 통증 경감의 직업에 종사하는 모두에게 상당히 관련성이 있으며, 근막 기능이상을 고려함이 없이는 어떤 통증 증상의 감별진단을 못할 것이다. 나는 이 매뉴얼을 나의 환자들을 더 잘 돌보기 위해서 쓰여지기를 바라고 있고, 다른 사람들도 똑 같은 것을 하기를 바란다."

데이비드 W. 밀러, MD, FAAP, L.AC., dipl. OM, 동서양 집약 의학 의사, LLC, 시카고, 일리노이.

"*하부 등 통증을 위한 통증 유발점 치료*는 누구든지 하부 등 통증을 겪고 있는 사람을 위한 필독서다. 그것은 내가 본 것 중에서 최고로 간단한 영양과 통증에 관한 설명을 보여준다. 나는 하부 등 통증을 가진 사람과 하부 등 통증의 환자를 가진 모든 건강 관리 전문가들에게 이 책을 권한다."

팀 테일러, MD, 리치몬드, 가정 의학 통증 경감의사.

"이 책은 가장 흔하지만, 아직도 자주 무시되는 만성 하부 등과 골반 통증의 원인들 중의 하나를 다루고 있다 -통증 유발점으로인한 근막 통증. 샤론과 메리는 환자들이 이러한 통증 발생인자들을 구분하고 치료하는 데에 도움이 될 수 있는 유용한 책을 썼다. 그것은 증상의 재발을 막는데 도움이 될 이해하기 쉬운 그림들과 점진적인 운동들을 보여 주고, 그리고 환자들에게 그들의 삶의 질에 대하여 약간의 조절을 하게 해준다."

데빈 J. 스타래닐, 섬유근육통과 만성 근막 통증(*Fibromyalgia and Chronic Myofascial pain*)의 공저자.

"하부 등 통증 경감을 위한 포괄적이고 이해하기 쉬운 방식. 책 전반에 걸쳐서 엮여 있는 특별한 팁들이 환자들과 전문가들이 통증을 효과적으로 감소시키고 없애는 것을 도와줄 것이다. 그것은 따라 하고 이해하기가 쉬우며, 그리고 당신의 건강을 되찾게 도와줄 정보들로 꾸려져 있다."

할 블래트맨, MD, 전체론적 의학협회 전회장과 신시네티의 블래트맨 통증 클리닉의 의학 디렉터.

"이 책은 하부 등 통증이 있는 비전문가부터 근막 통증의 효과적인 치료를 배우기 원하는 의학 시술자까지의 모든 사람을 위한 책이다. 저자들은 모든 필수요소들을 다뤘다 : 통증 유발점에서 기인한 통증의 이해, 자신 또는 당신의 환자들의 검사, 및 치료 계획의 수립. 이 책은 통증 패턴을 기입한 명확한 도해들, 자기-관리, 운동 및 실제로 잘 듣는 전문가적 테크닉들을 보여 준다. 이것은 하부 등 통증 또는 그것을 전문적으로 치료하려는 모든 사람을 위한 필수조건이다."

안젤리크 C. 미제라, DO, Swedish Covenant Pain Center in Chicago, IL.

"나의 카이로프랙틱 환자들에게서 저자들의 업적의 결과를 개인적으로 목격했기 때문에, 나는 머뭇거림이 없이 이 책에서 보여 주는 통증 유발점 치료 방법이 성공적인 등 통증 경감과 척추 건강 프로그램의 필수적인 요소라고 말할 수 있다. 모든 나의 환자들과 스탭 멤버들은 책을 구할 것이다."

저스틴 토싱, DC, 물리 치료와 재활 전문의

"좋은 뉴스는 등 통증은 보통 치료가 잘 된다는 것이다. 불행하게도, 대부분의 의사들은 단지 약 또는 수술 없이 통증을 치료하는 것에 훈련되어있지 않다. 등 통증이 있습니까? 이 책은 당장 당신이 통증 없도록 도와줄 수 있다."

제이콥 타이틀바움, 국립 섬유근육통과 피로 센터의 의료 디렉터

목 차
Contents

서 문
Forward

통증은 몸이 아픈 사람들이 찾는 가장 흔한 증상이다. 이들이 찾는 대부분은 아마도 비종양성 연조직 통증일 것이다. 근막 통증, 또는 연조직 통증은 가장 흔한 통증 타입이다. 그리고 이 책에서 특히 중점을 둔 하부 등은 가장 흔하게 영향 받는 부위다. 이 사실 하나만으로도 이것을 중요한 주제로 만든다. 이에 더하여, 샤론과 메리의 이러한 접근법은 그것을 그 분야에 특별한 기여를 하게 만들었다.

이 책의 처음 몇 장들은 근막 통증 증후군, 환자의 징후와 증상들(징후는 객관적인 소견이고 증상은 환자가 지각적으로 불편함을 느끼는 것이다)의 명확한 설명을 제공한다. 연관통의 설명은 이러한 흔하나 자주 간과되는 상태를 이해하고 치료하는데 특히 중요하다. 사람들이 혼자서 회복의 길을 걷는 것을 도우려고 세밀한 자기-치료 테크닉들이 소개되었다.

근육 장들과 증상 목차는 특정한 증상들과 징후들을 특정한 근육들과 연관시켜서, 사람들이 그들의 상태를 조사하고, 이해하며 그리고 나서 그것을 치료하는 것을 시작하게 격려한다. 그것이 만든 이러한 지식과 바램이 만성 통증을 겪는 것을 줄이는 과정을 시작하게 할 것이다. 당신 삶의 이 부분에 관한 조절 수단을 되찾는 충격을 과소평가하지 말아라.

마지막 두 장들은 이 책에서 다룬 모든 근육들에 적용할 수 있는 주제들을 다룬다 : 동작 범위 운동들과 하부 등 통증에 관여된 일반적인 지속인자들.

저자들은 독자들의 통증을 평가하는 주된 원천으로 그들의 개인적인 의사선생님에게 의존하는 것을 바란다. 일단 비근막 원인들이 고려되고 배제되었다면, 주된 문제로서 근막 통증과 기능이상에 초점을 두는 것이 타당하다. 많은 사람들에게서는, 어떤 잘 훈련된 시술자들의 보조가 필수적일 수 있다. 그러한 목적으로, 각 장은 근막 증후군들을 치료하는 것에 대하여 잘 알지 못하거나 상당한 기술이 없는 시술자들을 목표로 한 구획을 마련한다. 건강 관리 제공자들이 보다 식견이 있고 기술을 갖게 되는 것을 돕는 이러한 기본적인 접근은 만성 통증에 관여한 많은 일반적인 상태들을 위한 숙달된 근막 치료로의 접근을 빠르게 증진하는 능력을 갖게 만들어 준다.

나는 개인적으로 근막 통증이 편두통, 신경 구속, 신경병증의 통증, 및 추간판 탈출 같은 만성 통증 증후군들에 있어서 결정적인 요인으로 되는 셀 수 없는 경우들을 보아왔다. 그리고 자주, 근막 통증이 치료되었을 때, 그 만성 증후군은 없어지거나 또는 증상들의 빈도와 심각성이 상당히 줄어들었다.

문제는 여전히 남아 있다 : 치료에 대해 커지는 요구가 이 서비스들의 유용성을 증가시키는가? 이 나라에서 적당하고 때에 맞는 만성 통증의 치료를 힘들게 하는 어떤 요인들이 있는데, 그것은 (의과 대학에서 그리고 졸업하고 나서 계속되는 교육 기회의 면에서) 훈련 부족 그리고 그 결과로서 잘 훈련된 제공자들의 숫자 부족이다. 이 책은 세부적인 데서부터 문제들과 싸우는 것을 목표로 한다. 여기에 기술한 접근으로의 가장 큰 장애물은 이러한 도움이 되는 치료를 취급하지 않거나 않으려 하는 (개인적 또는 정부의) 보험에 있다.

만성 등 통증에 쓰이는 수술과 처방의 엄청난 비용과 근로자들의 보상과 장애의 추가적인 비용이 보험업계 사람들이나 정부로 하여금 보다 조심스럽게 그렇게 잘 듣는 저비용의 대체 방법을 평가하도록 만들지 못했다. 부적절한 배상 (또는 아예 배상이 없는)이 시술자들로 하여금 이 분야로 뛰어들지 못하게 했고, 이 분야에서 이미 일하고 있는 시술자들에게 계속된 서비스의 유용성을 위협한다는 것은 명백하다. 의사들과 치료사들은 종종 이 서비스들을 제공할 수 없고 그들의 시술에 관한 재정적인 생존력을 여태 유지하고 있다. 이 마지막 문제는 오직 건강 관리 개혁에 관한 정치적인 과정을 통해서 해결될 수 있는 것처럼 보이며, 의료계에서 현존하고 있는 큰 선수들에게 힘을 준다는 것은, 최소한 현 시점에서 그것은 정말로 승산이 없는 말처럼 보인다.

나의 17년 동안 마취전문의로서 업무와 그리고 만성 연조직 통증 치료의 20년 동안 (첫 10년은 자넷 트라벨 박사의 멘토로), 이 문제들은 꼭대기부터 풀려지지 않아왔다. 이 책의 주된 약속은 올바른 접근이다라는 결론에 도달했다. 이 책이 우리 나라에서 만성 통증의 질과 유용성을 올리는 움직임에서 전환점이 될 것이라는 것이 나의 희망과 바램이다.

약간의 실망스러움으로 (그러나 또한 희망으로, 왜냐하면 이것과 같은 책이 계속 발간되고 널리 읽혀진다는 바람으로) 내가 1996년에 발행한 어떤 책을 위한 서문에서 쓴 다음 구절을 약간 고쳐서 보태겠다 : "나의 바램은 다음과 같은데 당신이 이 책을 읽음에 따라서, 당신은 당신의 근골격 통증들을 생각할 것이고, 그리고 이것이 경솔하게 약을 먹거나 수술을 받으려 한다기 보다는 당신 자신을 더 교육시킬 뿐만 아니라, 예방과 보전 치료들을 조장할 것이다. 이에 더해서, 의료 관리의 소비자인 당신은 더 나은 의료계가 되도록 긍정적인 영향을 가질 수 있고, 우리 존재의 가장 큰 재해인 만성 통증의 하나를 해결할 수 있는 예방적이고 보전적인 치료인 이 형태를 향하여 보다 잘 보게 도울 것이다."

— Dr. Bernard Filner, MD
메릴랜드, 로크빌

저자 서문
Preface

우리는 몇 년 전에 시작한 통증 때문에 모든 것을 해 보았으나, 여태 그것과 함께 살고 있는 매주 적어도 한 명의 새로운 환자를 만난다. 그러한 환자들은 종종 회복의 큰 희망이 없는 통증의 삶을 인정하기 시작한다. 그러나, 대부분의 경우에서, 우리는 그들이 그 통증을 실질적으로 줄이거나 없애서 그들이 정상적인 삶을 재개할 수 있도록 도울 수 있다. 이러한 서비스를 시행할 수 있다는 것은 막대한 기쁨인데, 아직까지 그렇게 많은 환자들과 그들의 의사들이 근막 통증 유발점들이 존재한다는 것을 알지 못한다는 것은 우리에게 계속된 미스터리다. 그러한 환자들은 특징적으로 약 또는 심지어 수술 같은 것을 포함한 통증을 줄이기 위한 다른 접근을 추구하는데 성공을 보지 못한다. 그들이 우리에게 왔을 때, 우리는 그들에게 근막 통증 유발점들과 자기-관리 같은 그들이 전에 들어보지도 못했던 것들을 그들에게 가르친다.

근막 통증 유발점 치료의 선구자인 자넷 트라벨 박사는 그녀의 생 후반에, 샤론에게 일반 대중과 실제 도수(hands-on) 치료사들을 위해서 그들이 통증 유발점들과 연관통 패턴에 관하여 배우는데 도움이 될 어떤 책을 쓰라고 권했다. 10년 이상을 함께 일한 후, 우리는 (샤론과 메리) 이제 그 과제를 시작할 준비가 되었다고 느낀다. 함께 일하면서, 우리는 수 많은 사람들에게 통증 없는 삶으로 이끄는 방법을 가르칠 수 있게 되었다. 우리는 이 책이 우리 자신의 손으로 치료할 수 없는 많은 사람들을 돕고 접근 할 수 있게 한다는 것을 알았다.

역자 서문
Preface Translator

요통 및 하부 등 통증 치료를 위해서 단계에 따라 도해를 보면서 자가-시술 및 초보 치료사부터 경험 많은 치료사들까지를 위한 진단 및 치료법을 손 쉽게 따라 할 수 있도록 꾸며진 책이다. 또한 각 증상에 따라 필요한 운동 방법도 보여 준다. 통증 유발점 치료뿐만 아니라, 통증의 지속인자들을 다루는 방법들도 세세하게 나와 있어서 요통 및 하부 등 통증으로 고생하는 사람들이 주위에서 쉽게 구할 수 있는 도구들을 사용해서 통증을 벗어나도록 쉽게 배울 수 있게 만들었다.

역자 이 민규

약 력

서울대학교 치과대학 석사, 박사

(역서)두통과 편두통의 통증유발점 치료법- 영문출판사

감사의 글
Acknowledgements

우리는 데이비드 사이몬스 박사와 그의 발행인, Wolters Kluwer회사의 윌리엄스 윌킨스 출판사에게 "Myofascial Pain and Dysfunction: The Trigger Point Manual, volumes 1 and 2." 중 바바라 D. 커밍스의 근육과 통증 패턴 도해들을 사용하게 한 것에 깊이 감사한다.

의사, 시술자, 그리고 국제 근통증 협회와 미국 통증 관리 학회의 멤버들인 연구원들이 근막 통증과 기능장애의 분야에서 중요한 연구를 계속 하고 있는 것에 감사를 드린다.

우리의 근막 통증 유발점 치료사들과 통증을 줄이기 위해서 매일 이러한 테크닉들을 사용하고 있는 다른 이들에게 크게 감사한다. 그리고 수년에 걸쳐 일하는 영광을 가지고 있는 그러한 시술자들에게도, 우리는 또한 이 일을 당신가 함께 배우고 나누는 것에 감사를 한다.

우리의 근육 세미나 시리즈의 과거와 현재 학생들에게 감사를 한다. 우리는 근막 통증 유발점 치료에 관한 그들의 헌신과 흥미에 감사 드리며, 그리고 우리는 당신과 우리의 지식을 같이 나누기를 즐거워하고 있다. 그곳으로 나아가서 통증의 세계를 바꿔라-그것을 참지 말고, 그것을 없애라.

우리는 또한 우리의 환자들에게 봉사를 할 기회에 감사한다. 우리는 이 일을 즐긴다. 당신이 가질 수 있는 가장 큰 만족들 중의 하나는 다른 사람이 통증 없이 정상적 삶을 재개할 수 있게 도울 수 있는 것이다. 이 책의 기본 요점은 통증을 겪고 있는 바로 당신에게 당신 자신의 회복에 책임이 있다는 것을 보여 주는 것인데, 우리 임상 경험에서 종종 일어나듯이 똑같다.

이 책을 쓰는 동안 끝없는 지지를 보낸 Toby Lindo에게 감사한다. 또한 우리의 출중한 도해가인 Amanda Rose에게도. 당신의 기획, 훌륭한 영감, 그리고 순수한 재능이 우리가 도해를 통해서 말하고자 한 것을 전달하게 도와 주었다.

메리 : 20년 간 나의 남편인, Mike; 내 딸들인, Gina와 Ann Marie; 나의 형제 자매들; 그리고 나의 아빠에게 감사 드린다. 당신들의 도움과 지지가 이러한 큰 프로젝트를 마치게 도와 주었습니다. 마지막으로, 나의 어머니에게도. 당신은 나의 열정을 따르도록 영감을 주었고 격려해 주었습니다. 나는 당신이 나를 위에서 보고 있는 것을 압니다.

샤론 : 나는 1982년부터 1984년까지 Bonnie Prudden 스쿨의 일원인 것에 행복해 하고 있다. 내가 졸업을 하고 시카고로 이사 갔을 때, 나는 세상을 받아들일 준비가 되었다고 느꼈다. 또한 나의 남편인 Toby; 내 딸, Mareva; 내 아들, Mark; 내 손자들; 그리고 나의 사랑스러운 개, Benji, 메리와 나에게 이 책을 쓰는 동안 똑같이 시간을 내준 나의 사랑스러운 개인 Benji에게 감사 드린다. 그리고 가끔, 그 개는 돌아다니지 않아서 근육들을 스트레치 하는 중요성을 우리에게 상기시키곤 했다.

서 론
Introduction

당신이,"내 등이 망가졌다,"라고 말할 때, 당신 삶의 모든 것은 멈추게 된다. 여러 감정들이 머리 속에 나타난다 : 실망, 두려움, 어쨌던 생기거나 또는 다시 생기는 화, 직장과 수입이 없어진다는 스트레스, 그리고 등등. 많은 의문들이 생겨난다 : 내가 어찌해서 이럴까? 하필이면 나지? 왜 지금 그럴까?

자격이 있는 근막 통증 유발점 치료사로서, 우리는 이런 종류의 통증을 급성 근육 활성(acute muscular activation)이라고 부른다. 실제로 그 사건은 당신이 구부리거나, 틀기, 그리고 바닥의 종이를 집으려고 뻗는 것(또는 그 사건에 앞선 무해한 어떤 사건)으로 전적으로 일어나지 않는다. 모든 가능성으로 볼 때, 그것은 많은 요인들이 쌓여서 생긴다. 종종 그것은 오래된 손상 또는 전체 동작 범위를 통한 움직임 부족에 의한 근육 유연성의 부족에 기인한다. 이에 더하여, 너무 많이 앉아있는 것이 일부 근육들을 과도 신장하게 만들고 다른 것들을 짧아지게 만들 수 있다. 영양 부족, 수분 섭취 부족, 정신 또는 신체적 스트레스, 또는 어색한 근육 사용들 또한 모두가 통증 유발점 활성화를 일으킬 뿐만 아니라, 갑자기 극심한 등 통증을 만든다.

사실상, 우리 대부분은 잠복 통증 유발점들을 갖고 있어서 등 통증에 그들의 역할을 할 준비가 되어있다. 등 통증 사건들은 만성적 또는 급성일 수 있는데, 그러나 그들이 공통적으로 갖고 있는 것은 미심쩍은 근육들이다 -사용될, 스트레치 될, 강화될, 그리고 늘어나려고 준비된 근육들. 우리는 매일 작은 쑤심 그리고 통증들 그리고 근육 기능의 약간의 손실들을 자주 무시한다. 치료되지 않고 내버려 둔다면, 이러한 신호들을 보내고 있는 통증 유발점들은 근육 통증을 만개하게 만든다. 기능이상인 근육들은 하부 등과 엉덩이 통증의 주된 원인일 경우가 태반이다.

각각의 통증 문제는 보통 단지 몇 개의 근육들 때문이다. 우리가 불편함을 들어 보고, 그 제한들을 관찰하고 테스트하며, 그리고 이 소견들을 트라벨과 사이몬스가 마련한 정보와 비교를 한다면, 원천 근육들을 찾기가 쉽다. 여기에 몇 개의 예들이 있다.

어떤 여자는 하루 종일 앉아서 일을 하고 두 시간을 출퇴근 한다. 어느 날 그녀는 그녀의 통증이 그녀의 척추를 따라 위 아래를 오르내리며 똑바로 서있지 못하는 자신을 발견했다. 그 문제는 만성적으로 짧아진 장요근이다.

어떤 남자는 앞으로 굽히는 것과 양말 또는 신발을 신기 위해서 한 발을 반대 무릎 위로 들기가 힘들었다. 이 경우에서는, 그 문제는 둔근들이다. 이 근육들의 통증 유발점들은 앉아있는 동안 앞으로 숙이는 것을 제한하고, 다리를 꼬는 능력을 제한한다.

한 남자는 그의 개를 쓰다듬기 위해 숙이는 것이 힘들고 아팠다. 이 경우에서, 그 문제들은 장딴지 근육들(가자미근), 허벅지의 뒤쪽 근육들(햄스트링), 엉덩이 근육들(둔근들), 및 그의 등 근육들(척추주위근)에 통증 유발점들과 팽팽함 때문이다.

한 여자는 낮은 소파에서부터 일어나기가 힘들었다. 그녀는 직장에서 하루 종일 앉아 있었고 밤에는 TV 앞에서 다시 앉아 있었다. 그녀는 엉덩이와 허리에 통증이 있었다. 그녀는 하루에 여섯 잔의 커피를 마셨고, 오직 한 끼만 먹었고, 하루에 반 컵의 물을 마셨다. 그녀는 쉽게 피곤해졌고 그녀의 다리는 약하게 느껴졌다. 그녀의 나쁜 식습관과 좌식의 생활 형태가 그녀의 장요근, 둔근들, 및 햄스트링에 통증 유발점들로 포장을 했었고, 그것은 또한 그녀에게 전반적인 허약함을 느끼게 했다.

한 여자는 직장에서 할 종일 앉아있으나 편안함을 절대 느끼지 못했다. 그녀는 항상 한 쪽으로 기댄다는 느낌이 들고 종종 잠이 들 때까지 한 발을 깔고 앉아있었다. 그녀는 그녀의 하부 등과 엉덩이에 타는듯한 통증을 가졌고 일년에 두 세 차례 통증이 너무 심해서 일어설 수가 없고 목욕탕에 엉금엉금 기어서 가는 사건이 있었다. 이 경우 에서는, 그 문제는 하부 등과 허리에 있는 근육인 요방형근의 통증 유발점들로부터 원인을 찾을 수 있는데, 아마도 골반의 한쪽이 다른 쪽 보다 작아서 생긴 것 같으며 이러한 구조적 불균형은 그녀의 앉은 자세에 영향을 준다. 그녀는 평생 동안 이 상태를 모르고 지냈다. 그녀가 그녀 문제의 근본적인 원인을 알기만 한다면 어떤 간단한 변화가 그녀의 통증을 완전히 없앨 수 있을 것이다.

한 남자는 허리를 숙이기가 어려워서 차를 타기가 힘들었다. 그는 허리에 벨트를 꽉 끼게 하고 있었고 종종 차로 먼 여행을 갔다. 그는 그의 상부 엉덩이 근처에서 그의 하부 등을 가로질러 달리는 통증이 있었고 그 통증 때문에 더 이상 등을 대고 취침하기 어려웠다. 이 경우에선, 그 문제는 그의 복부 근육들의 통증 유발점들이다. 그렇다, 당신 복부의 근육들은 하부 등과 상부 엉덩이에 심한 통증을 만든다.

이러한 근육들의 어느 것이라도 통증 유발점들을 품고 있을 때, 그것들은 다른 근육들로 통증을 연관할 수 있다. 그러한 근육들은 교대로 활성화되며, 통증의 연쇄 반응을 시작한다. 어떤 경우에서는, 사람들은 등을 대고 눕고, 움직일 수가 없으며, 굉장한 통증을 만나게 된다.

이 경우들의 어느 것이라도 당신을 말하고 있는 것처럼 들린다면, 계속 읽어 보아라.

통증 유발점 치료가 도울 수 있다 (Trigger Point Therapy Can Help)

국립 신경학 장애와 발작 협회(National Institute of Neurological Disorders and Stroke; 국립 건강 협회의 부속)에 따르면, "미국인들은 하부 등 통증에 일년에 200억 이상을 쓰는데, 일과 관련된 가장 흔한 장애다... 등 통증은 미국에서 두 번째로 가장 흔한 신경학적 질병인데- 오직 두통만이 더 흔하다"(국립 신경학 장애 협회 2008).

만성 하부 등 통증 (3개월 이상 지속된 것으로 정의)은 당신을 피곤하고, 우울하게 만들며, 짜증을 내고, 그리고 아무 것도 바랄 것이 없게 만든다. 그것이 오래 지속할 때, 종종 선택 사항은 약물과 수술로 좁혀지게 된다. 그리고 그러한 선택을 했을 때, 거기에는 위험이 도사리고 있다 : 약물 의존성 또는 수술로 인한 부작용들인데, 후자는 하도 흔해서 의학 문헌에서는 그것을 위한 이름도 있다–*척추 수술 실패 증후군(failed back surgery syndrome), 또는 추궁 절제-후 증후군(post–laminectomy syndrome).* 당신이 대비를 했다면, 이러한 관례적인 치료 선택들과 그것들의 결과에 관하여 안다. 아마도 당신은 벌써 그것들을 겪었을 것이다.

이 책에서 개요를 서술한 테크닉들은 모든 사람들에게 듣지는 않더라도, 그것들을 사용하는 사람들의 대다수가 실질적인 통증 경감을 겪었다. 우리가 성공적으로 치료한 그 환자들의 많은 수가 디스크들이 튀어나오거나 미끄러져 있었다; 일부는 기능적인 척추측만 또는 좌골신경통을 갖고 있었다; 그리고 일부는 수술 스케줄을 잡고 있었다. 이러한 사람들에게, 통증 유발점들을 갖고 있는 만성적으로 수축된 근육들을 찾고 치료하는 것은 해답으로 밝혀졌다.

우리 환자들은 그들 자신의 회복에 중요한 역할을 할 수 있는데 이는 우리가 그들에게 자기-관리 치료와 움직임 프로토콜을 가르치기 때문이다. 이 책은 우리가 다른 방법으로 도울 수 없는 사람들을 위해서 이 지식을 우리 클리닉을 넘어서 이 지식을 펼치려고 의도되었다.

이 책은 당신이 통증을 없애고 완전히 기능적으로 다시 만드는 것을 도와줄 수 있다. 가장 중요한 요인은 *당신이* 끈기를 갖고 열심히 관리하는 것이다. 또한 당신은 당신이 3장에서 배울 비싸지 않은 자기-관리 도구들을 준비할 필요가 있을 것이다. 올바른 도구들의 조합, 근육 통증의 보다 나은 이해, 및 자기-관리 실행의 열성이 당신이 당신의 통증을 없애고 등 통증 사건이 재발하는 것을 막는데 도움이 될 것이다.

근막 통증 유발점 치료의 근원
(The Origins of Myofascial Trigger Point Therapy)

근막 통증 유발점 치료의 분야에서 세미나 작품집은 "근막 통증과 기능장애 : 통증 유발점 매뉴얼(*Myofascial Pain and Dysfunction : The Trigger Point Manual*) (volumes 1 and 2)."이라는 제목의 두 개의 위대한 책들이다. 1983년과 1992년에 처음 발간되었고, 이 책들은 아직까지 이 분야에서 최고의 기술적인 원천이다. 이 책은 여성으로 최초로 대통령 주치의가 된 의사인 자넷 트라벨과 의사인 데이비드 사이몬스에 의한 공저자. 그들은 만성 근막 통증의 기본적인 원인들에 관하여 썼는데, 미국을 찾는 모든 의사들의 1/3의 이유이며, 이국적인 것에서부터 일상적인 것까지 전체를 달리는 통증을 처리하려고 검사, 약물, 수술, 정신요법, 및 셀 수 없는 프로토콜들을 위한 매년 막대한 수십억 달러의 가치가 있는 어떤 것이다. 이 책에서 다룬 테크닉들을 사용해서 35년간의 임상 경험의 바탕에서 볼 때, 우리는 트라벨과 사이몬스가 하부 등 통증을 포함한 근막 통증의 치료를 위한 정점에 가깝게 갔다고 믿는다.

불행스럽게도, 그들의 업적은 오늘 날 통증이 치료되는 방식에 충격을 거의 주지 못해왔다. 그들의 방법들은 의과 대학에서 주목을 거의 받지 못해왔고, 그들의 작품은 주된 의료 문헌에서 거의 인용되지 않았다. 1996년에서 2002년 사이의 하부 등 통증에 관한 3,600개의 인용구들 중에서, 오직 0.5%가 근막 통증 유발점들 또는 단지 통증 유발점들로 색인되었다. 그러나, 하부 등 통증의 증례들의 대부분이 근막 통증 유발점들에 기인한다 (사이몬스 2004).

대부분의 의사들은 근육의 연관통 패턴들 또는 통증 유발점 압력 이완(trigger point pressure release)같은, 그것들을 없애기 위하여 사용되는 방법들에 익숙해있지 않다. 의사들은 그것들에 관하여 충분히 알고 있지 못해서 치료를 제공하거나 처방하고, 또 그것을 실행하는 자격을 갖춘 시술자들에게 의뢰를 거의 안

한다. 이에 더하여, 훈련된 근막 통증 유발점 치료사들 또는 이 일에 잘 훈련된 보조적인 건강 관리 제공자들이 많지 않다. 우리는 이 상황을 해결하기 위한 일을 하고 있는데, 트라벨과 사이몬스의 업적에 기초를 둔 세계에서 몇 개 안 되는 통증 유발점 훈련 프로그램들 중의 하나인 현재도 계속하고 있는 근 세미나 시리즈(Myo Seminar Series) 를 열고 있다 (www.myopain.com 참조).

우리의 심각하고 오래 된 통증 문제를 위한 매일의 치료 경험과 통증 경감을 전체 현상을 알지 못하고 종종 사람들을 그들이 그들의 삶의 나머지를 그들의 통증과 함께 살아가야 한다고 믿게 이끄는 의료 전문가와 비교하는 것은 충격적인 일이다. 예컨대, 트라벨과 사이몬스는 효과가 있고 자주 극적으로 효과가 있는 방법들을 기술했는데, 그것들은 거의 쓰이지 않는다는 것이다.

트라벨 박사는 1942년도에 통증 유발점에 관한 그녀의 첫 논문을 썼다. 그녀는 그녀의 생의 마지막까지 일을 계속했는데, 1997년 96세 까지다. 나(샤론)는 그녀를 1986년도에 그녀를 처음 만났고, 1980년대 후반과 1990년대 초반에 워크샵의 한 멤버로 그녀를 도왔다. 우리는 그녀의 작업에 관하여 자주 이야기를 나눴고, 용기를 내서 그녀에게 물은 것은 왜 당신은 당신의 책 속에 직접 해 보는 도수 치료에 관한 많은 정보를 포함하지 않았는지 이다. 그녀가 답하기를, "의사들은 주사를 사용하도록 훈련되었다. 근막 통증 유발점 치료 책에 관한 도수 치료를 연구하는 것은 당신을 위한 것이다." 그것이 이 책의 기원이다.

왜 통증 유발점 치료가 잘 알려지지 않았는가?
(Why Isn' t Trigger Point Therapy Better Known?)

우리가 매일 우리를 찾아오는 사람들의 대부분의 만성 통증을 줄여주는 처치를 실행하고 있다는 사실에도 불구하고- 우리는 자주 의료 분야에서 근막 통증 유발점이 받고 있는 주목이 거의 전무하다는 것을 설명하려고 노력해왔다.

우리는 수술 날짜를 잡았다가, 통증 유발점 제거 테크닉으로 치료한 후에 그들의 통증이 사라졌기 때문에 수술을 받지 않았던 많은 환자들이 있었다. 또한 우리는 기존에 수술을 받은 사람들도 치료했었다. 일부는 실패한 등 수술 증후군이라는 진단을 받았다. 그러한 경우에서는 통증 경감이 보다 힘들기는 하지만, 우리는 보통 도움을 줄 수 있었다. 부가적으로, 전신 마취와 수술 절차들이 때때로 통증 유발점들을 활성화시키므로, 우리는 수술로 기인하거나 악화된 아픈 상태를 자주 치료한다.

근막 통증 유발점 치료는 복잡하거나 비싼 장비를 요하지 않는다. 사실상, 통증 유발점 치료는 상당히 로우-테크(low-tech)다. 그리고 비록 어떤 X-ray 나 MRI가 만성 근막 통증의 존재를 확인시켜 주지 못한다 할지라도, 무수한 그들이 매 년 행해지는데 단지 "당신에게 어떤 문제가 없다"는 것을 결론짓는다. 예컨대, 제약회사와 하이테크 의료 장비의 조달업자가 근막 통증 유발점 치료의 효율성을 확신하는 연구에 투자하기 위한 장려 책이 거의 없다. 물론, 그러한 연구 없이, 많은 의사들은 그것을 추천하기를 꺼리는 것이 이해할 만하다.

그리고 어떤 새롭고, 어느 정도 복잡한 분야에 많은 시간을 바치기 위한 의학 공부에 이미 6, 7년 이상을 바쳐 온 의사들에게 어려운 일이다. 이에 더해서, 막대한 총 경비와 보험 부담이 주는 의료 전문가의 경제적 측면이 실행하기가 한 시간 이상이 걸리는 통증 치료로의 접근을 상당히 배제한다.

이러한 고려들로 볼 때, 심한 통증 문제에 약물 또는 심지어 수술을 처방하는 것이 종종 쉬운 일이다. 비록 만성 등 통증을 위한 수술의 효용성을 뒷받침할 제한적인 연구가 있지만, 약물과 수술은 보통 "이치에 맞고 관례적인" 것으로 간주되는데, 그 마법의 단어들은 당신의 보험 회사가 지불을 보증하는 것이다.

1950년대 초 이래로, 미국의 의료비는 우리의 전체 국내 생산(GDP; gross domestic product)의 4%에서 15%를 차지 하며, 그리고 인구가 고령화됨에 따라 그 퍼센트는 더 올라갈 것이다 (캘리포니아 건강관리 재단 2008). 등 통증은 의사를 찾아가는 두 번째로 흔한 질환이므로, 이러한 막대한 재정적 누수의 실질적인 몫을 설명한다.

때때로 우리가 근막 통증 유발점 치료를 통증 치료의 주류로 옮기는 것이 너무 힘 드는 과업인 것처럼 보인다. 그것에 대항하는 너무 많은 것들이 쌓여있다. 그러나 미국에서 의학의 역사를 살필 때 희망을 주는 것들이 있다. 오직 60년 전에, 의사들은 그때까지 뇌엽절제술(lobotomies)을 하고 있었다. 오늘날, 많은 의사들이 수술의 위험과 약물 의존 그리고 약물의 손상을 줄 가능성이 있는 부작용들을 알기 때문에, 그들은 수술 또는 약 처방을 권하는데 보다 조심스럽다. 아마도 의학 주류 속의 일부는 근막 통증 유발점 치료를 인체 전반에 걸친 많은 다른 통증 상황들과 만성 하부 등 통증을 치료하고 예방하는 로우-테크 접근법으로서 기꺼이 받아들일 것이다. 그 사이에, 당신은 당신 자신이 이 책을 어떻게 사용하는 법을 배울 수 있다.

통증 유발점 치료-안전하고 효과적인 경감 (Trigger Point Therapy -safe and Effective Relief)

하부 등 통증을 겪는 수백만 명 중에서, 많은 사람들이 그들 자신의 회복을 위해서 기꺼이 손을 잡을 것이다. 그리고 선택 받은 수 천의 건강 관리 시술자들은 그들의 시술 내에서 통증 유발점 테크닉들을 사용하는 이상적인 맞춤을 그들에게 줄 수 있는 근육 해부에 관한 살아있는 지식을 갖고 있다. 이 책은 일반 대중과 하부 등과 엉덩이의 근육 통증을 치료하는 시술자 모두를 위한 자산으로서 의도되었다.

근막 통증 유발점 치료는 신중한 옵션인데 왜냐하면 그것은 치료의 보존적인 형태이기 때문이다. 일단 당신의 의사가 암 또는 생명을 위협하는 통증의 원인들을 배제했다면, 근막 통증 유발점 치료를 시도하는 것에 위험 또는 불리한 면이 없다. 수술 또는 약물과는 달리, 오래가는 부작용이 없다. 만약 그것이 잘 듣지 않는다면, 다른 방법을 쓸 수 있다. 그리고 그것이 잘 듣는다면, 당신은 당신의 삶을 되돌린 것이다. 이 이유 하나만으로도, 근막 통증 유발점 치료는 마지막으로 찾는 것이 아닌 초기의 옵션이어야만 한다.

우리는 누구이며, 그리고 우리가 이 책을 쓴 이유 (Who We Are, and Why We Wrote This Book)

샤론의 이야기

나는 내가 떨쳐 버릴 수 없는 편두통을 가졌던 1982년에 통증 유발점 치료를 배웠다. 나는 매사추세츠에 있는 암허스트에서 근치료사(myotherapist; 우리가 요즈음 근막 통증 유발점 치료사라고 부름)를 찾았다.

한 번의 치료 후, 나는 감명을 받아서 매사추세츠 레녹스 근처에 있는 푸르덴(Bonnie Prudden)에 의해서 설립된 그녀가 다녔던 학교를 찾았다. 그 방문에서 나는 이 년간의 훈련을 받는 것에 사인을 했는데, 가을 학기가 이미 시작했는데도 그랬다. 내가 내 훈련을 시작했을 때, 나는 신체 피트니스, 운동, 통증 유발점들, 또는 핸즈-온 치료에 관해서 전혀 알지 못했다.

푸르덴은 트라벨과 사이몬스 박사가 만든 연구에 기초를 둔 핸즈-온 근치료의 분야를 발전시킨 위대한 선생이다. 유명한 피트니스 강사로, 그녀는 또한 1950년대에 신체 피트니스의 President' s Council의 설립자들 중의 하나였다. 그녀는 미국에서 열악한 피트니스 레벨을 알리는 것을 도왔고 신체 피트니스와 근막 통증 치료에 관한 30권이 넘는 책을 썼다.

근막 통증 유발점 치료를 알기 전에, 나는 아티스트며 뮤지션이었다. 근막 통증 유발점 치료를 배운 이래로, 나는 내 삶을 통증 경감에 바쳐왔다. 비록 내가 1970년대의 대부분과 1980년대 초반을 다른 지방에서 보냈지만, 근막 통증 유발점 치료를 배운 후 나는 1986년에 내 고향인 시카고로 돌아 갔다. 나는 그 이래로 시카고에서 풀 타임 진료 업무를 하고 있다. 지난 22년간 나는 거의 모든 주에서 그리고 여러 외국에서 온 수 많은 사람들을 치료해 왔다. 또한 나는 시카고에서 다섯 개의 통증 클리닉을 위한 치료와 훈련 강사로 일하고 있다.

근막 통증 유발점 치료에 관한 나의 훈련 프로그램에서, 나는 수백 명에게 이러한 통증 경감 테크닉들을 가르쳐 왔다. 나는 1998년에 환자로 온 그러한 수습생 중의 한 명을 만났다. 그녀의 이름은 메리 비앙카라나다.

메리의 이야기

나는 피트니스와 건강 교육에서 22년 동안 일하는 것을 즐겨왔다. 근육들, 그들의 기능, 그들의 문제들, 그들의 자세에 대한 영향, 및 건강한 사람을 통증 없고 최상으로 유지하는 방법에 관한 나의 매료가 모든 형태의 활동들에서 사람들을 코치하고 연구하게 만들었다. 나의 신체 교육에 관한 학사 학위와 교육에 관한 박사 학위가 다른 사람들에게 피트니스 개념들뿐만 아니라, 우리의 근 세미나 시리즈에서 통증 유발점 치료를 가르치는 내 일을 뒷받침 해 왔다. 한 근막 통증 유발점 치료사와 공인 개인 트레이너로서, 나는 시카고에서 두 개의 통증 클리닉을 위한 치료 책임자와 자기-관리 훈련의 책임자로 일하고 있다.

나는 차 사고가 목과 상부 등에 통증을 남겼기 때문에 처음으로 근막 통증 유발점 치료를 배웠다. 한 친구가 나를 샤론에게 의뢰했다. 1998년의 첫 치료부터, 나는 통증 유발점 치료가 내 삶을 바꿀 수 있다는 것을 알았고, 곧바로 나는 이 분야를 공부하고 실습하기 시작했다. 그리고 개인 트레이너로서의 나의 배경 때문에, 우리의 임상적인 치료와 우리의 훈련 세미나를 뒷받침하는데 사용되는 자기-관리 훈련 프로토콜을 확장하고 발전시키는 것을 도울 수 있었다.

나는 특히 구조적인 문제들이 어떻게 하부 등 통증을 포함한 만성 통증에 관여하는 가에 대하여 관심이 있다. 우리 환자들의 상당 수가 모톤의 발 증후군, 과회내(hyperpronation), 작은 반골반 (한 쪽 좌골이 다른 쪽보다 작은 것), 또는 틀린 다리 길이 같은 진단되지 않은 구조적인 문제들로 오랫동안 고통을 겪어 왔다. 이 문제들은 종종 그들의 통증에 있어서 주된 지속 인자들로 밝혀 지며, 그리고 교정이 사람들의 삶을 상당하게 바꿀 수 있다. 17장에서, 우리는 그러한 상태들을 테스트하고 고치는 법을 당신에게 보여 줄 것이다.

함께 만나서 (Working Together)

우리는 개인적으로 그리고 전문적으로 둘 다, 통증 유발점 치료에 영향을 받아서, 우리는 가능한 많은 치료사들을 훈련시키는데 전력을 다해왔다. 살펴야 할 통증은 많이 있다. 샤론은 이 테크닉을 1989년 이래 가르치고 있으며, 그리고 2000년 이후로는, 우리는 함께 의사, 치과의사, 카이로프랙터, 물리치료사, 마사지사, 간호사, 침술사, 다른 건강 관리 전문가, 및 개인 트레이너들을 우리의 근 세미나 시리즈를 통해서 가르쳐왔다. 함께, 우리는 통증 유발점 치료에 관심이 있는 의료 시술자뿐만 아니라 일반 대중을 위한 많은 회합과 심포지엄에서 주요 연자였었다.

건강 관리 시술자들과 일반 대중 모두 통증 유발점들과 연관통, 그리고 그들을 치료하는 법을 보다 알게 되었다. 우리 업무의 가장 눈에 띄는 양상은 우리가 우리 환자들에게 자기-관리 치료를 위한 교육에 자율권을 주는 방식이다. 우리는 그들 모두에게 그들의 통증을 일으킬 가능성이 가장 큰 근육들을 대략적으로 표시한 자기-관리 프로토콜 용지를 주며, 우리는 그 부위들을 위한 자기-관리를 실행하는 법을 가르친다.

그들의 업무의 특성 때문에, 많은 건강 관리 전문가들은 만성 하부 등 통증에 걸리기 쉽다. 그것이 일반 대중뿐만 아니라, 시술자들에게도 자기-관리가 필수적인 이유다. 그리고 우리가 둘 다를 위한 이 책을 쓴 이유이기도 하다.

이 책을 사용하는 방법 (How to Use This Book)

이 책은 하부 등과 엉덩이의 근막적인 통증 요소와 그 증상들 그리고 그 통증에 책임이 있는 통증 유발점들과 연관된 연관통 패턴들에 초점을 두었다. 당신은 자기-평가 그리고 워밍업, 가압, 스트레칭 (수축과 이완과 결합한) 스트레칭, 및 움직임을 통한 당신 자신의 하부 등 통증을 경감시키는 법을 배울 것이다. 그리고 당신 자신의 통증 유발점들을 치료하는 법을 배우는 것은 재미있고, 자율권을 주며, 그리고 크게 보상을 받을 수 있다.

기초 배우기 (Learning the Basics)

처음 세 장은 당신에게 통증 유발점들과 치료 테크닉들의 개요를 보여 준다. 1장에서는, 당신은 통증 유발점들이 무엇이고, 그것들을 찾는 법, 그리고 그것의 원인을 배우게 될 것이다. 또한 당신은 연관통이라는 현상과 당신이 통증을 느끼는 곳이 아닌 다른 장소들에서 당신의 통증 원인을 찾아야 하는 이유를 배울 것이다.

2장에서, 당신은 가압을 하는 법, 얼마나 세게 적용해야 되나, 얼마나 자주, 어떤 포지션으로, 그리고 등등을 배울 것이다. 우리는 치료의 일부로서 열과 냉을 언제 어떻게 사용하는 가를 논의할 것이다. 당신은 움직임과 스트레칭이 효과적인 치료에 필수적인가를 배울 것이다. 또한 당신은 근육통에 관여한 피드백 고리의 이해를 얻을 것이다. 이것이 당신의 몸이 당신에게 보내고 있는 그 신호들을 당신이 읽게 해 줘서 당신은 당신이 사용하고 있는 자기-관리 테크닉들과 함께 올바른 길에 있을 때를 알 것이다.

3장에서, 우리는 당신이 당신의 목표를 이루는데 필요할 다양한 자기-관리 도구들을 논의할 것이다. 당신의 통증을 줄이기로 결심했다면, 당신의 결과를 크게 증대시킬 자기-관리 도구들의 적절한 키트를 구하는 것은 타당하다. 당신은 가압 치료 공들, 백노버, 잭노버, 포멘텍 백, 마더 어스 베개, 스트레칭 끈, 폼 롤러, 등등에 관하여 배울 것이다. 당신은 각 도구의 사용법과 어떻게 이 도구들이 자기-치료를 당신이 추구하는 어떤 것으로 만들 수 있는 지를 배울 것이다.

근육 장들 : 통증 경감을 위한 길 찾기
(The Muscles Chapters: A Road Map to Pain Relief)

4장은 하부 등과 엉덩이 통증에 관련된 증상들의 포괄적인 색인을 제공한다. 각 증상은 당신의 통증을 가장 일으킬만한 근육(또는 근육들)으로의 하나의 실마리다. 당신이 색인을 살펴보면서, 당신이 겪고 있는 특정한 통증 또는 기능이상을 가장 잘 묘사한 증상들에 체크 표시를 해라. 각 증상 다음에, 당신은 그 증상과 관련된 특정 근육 또는 근육들에 관한 참조를 볼 것이다. 당신은 더 심도 있게 공부할 필요가 있을 그 근육 장들로의 길잡이로 4장을 이용할 수 있다.

5장부터 15장은 하부 등과 엉덩이에 통증을 만들거나 또는 연관시킬 수 있는 근육들의 각각을 다룬다. (어떤 장들은 하나 이상의 근육을 포함한다.) 우리는 그것들이 얼마나 자주 하부 등 통증을 일으키는가에 따라서 그 근육 장들을 배열했다 : 장요근, 척추주위근, 복직근, 요방형근, 둔근들(대둔근, 중둔근, 및 소둔근과 이상근을 포함), 햄스트링, 가자미근, 및 골반 바닥 근육들.

그 근육 장들의 각각에서, 당신은 근육이 어디에 있고, 그것은 무엇을 하고, 어디서 통증 유발점들을 찾으며, 그 근육의 통증 유발점들과 관련된 연관통 패턴들을 배울 것이다. 또한 당신은 당신의 통증을 경감하고 근육들을 전체 기능으로 회복하는 것을 돕기 위하여 특정한 가압 테크닉들, 스트레치들, 및 수축들을 배울 것이다. 모든 둔근들(대둔근, 중둔근, 소둔근 및 이상근)을 위한 자기-관리는 매우 유사한 테크닉을 갖기 때문에 우리는 둔근 치료의 모든 면들을 12장에서 다루도록 선택했다. 근육 장들은 그림이 잘 되어있어서 자기-관리의 모든 면들의 모두를 볼 수 있다. 당신은 그 테크닉들을 완전히 이해하기 위해서 이 도해들에서 보여 준 포지션들을 연습할 필요가 있다.

"어떤 근육에 통증 유발점들이 있나?"라는 주제의 근육 장들의 구획들과 이 구획들이 포함하고 있는 간단한 동작 범위 테스트들에 기초를 두고, 당신은 어떤 근육들이 통증 유발점들과 기능이상을 갖고 있는지를 결정할 수 있다. 당신은 당신의 등 통증을 일으키는 특정 근육들을 손 보기 위해서 셋 또는 넷의 근육 장들 만을 조심스럽게 공부할 필요가 있다는 것을 알 것이다. 그러나 모든 장들을 읽어도 해가 안 된다. 그리고 당신이 건강 관리 시술자라면, 모든 근육 장에 관한 조심스러운 공부가 필수적이다.

또한 각 근육 장은 끝 무렵에 "시술자를 위하여"라는 제목으로 건강 관리 시술자들을 위한 보다 세밀한 정보를 포함한다. 이 구획들은 임상 업무에서 이 책을 어떻게 사용하는 가를 기술하는데, 근막 통증을 보다 완전히 평가하고 치료하는 법, 그리고 그것을 다룰 때 피해야 할 것들을 포함한다. 또한 그것들은 보다 복잡한 동작 범위 테스트와 심각한 통증 문제들을 다루는 법을 다룬다. 우리는 시술자들에게 그들의 환자들에게 그들 자신의 회복에 있어서 능동적인 역할을 하는 법을 가르치는 하나의 자원으로 이 책을 사용할 것을 권한다. 전문적인 안내가 다년 간의 만성 통증과 기능이상을 사람들이 극복하는 것을 돕는데 있어서 중요한 영향을 미칠 수 있다. 이 책은 등 통증의 표준적인 치료를 위한 효과적인 대안을 제공한다 : 증명된 자기-관리 방식들로 그것은 많은 경우에서 진통제 또는 수술보다 잘 듣는다는 것이다.

통증 유발점 치료의 다른 면들 (Other Aspects of Trigger Point Therapy)

책의 마지막 두 장들에서는, 우리는 근막 통증 유발점 치료의 보다 일반적인 그러나 매우 중요한 면들을 다룬다. 16장, 동작 범위 운동들에서는, 우리는 하부 등에 통증을 연관하는 모든 근육들을 위한 움직임 운동들을 기술하며 그림으로 보여 준다. 이러한 움직임 운동들은 완전한 회복과 통증 없는 삶을 위하여 필수적이다.

17장, 전반적인 지속 인자들에서는, 우리는 하부 등 통증에서 매우 중요한 역할을 하지만, 자주 간과되고 있는 중요한 구조적 그리고 전신적인 문제들을 다룬다. 발, 다리, 또는 골반의 구조적인 문제들 그리고 앉을 때, 잘 때, 또는 서 있을 때의 나쁜 자세 같은 지속 인자들을 위한 간단한 검사를 실행하는 법을 당신에게 가르친다. 또한 우리는 통증을 일으키고, 확대시키며, 지속시키는 다른 상태들을 다룰 것이다.

근막 통증 유발점 치료의 금기 (Contraindications for Myofascial Trigger Point Treatment)

이 책의 권고들은 당신이 당신의 하부 등 통증에 관하여 주치의 또는 어떤 전문가와 상담했다는 가정에 기초를 둔다. 당신이 그렇게 하지 않았다면, 우리는 그 단계를 먼저 밟으라고 당신을 재촉하는데, 지속된 등 통증의 원인이 근막이 아닌 많은 가능한 원인들이 있기 때문이다. 예를 들면, 만성 등 통증의 한 원인은 신장의 돌 또는 막힘 일 수 있다.

그 책임은 의사가 당신의 통증이 심각한 비근막 원인일 수 있는지 아닌 지를 올바르게 결정하는 의사의 할 일이다. 당신의 주치의가 모든 그러한 원인들을 제외했다고 가정할 때, 어떤 의학적 상태들은 근막 통증 유발점 치료를 실행하는 것이 권할 만한 일이 못 되게 만든다. 그러한 치료들이 권해질 수 업는 사람들은 악성 종양인 사람, 와파린(Coumadin)같은 혈액 희석제를 먹는 사람들, 그리고 심한 골다공증 또는 동맥 경화증인 사람들이다.

또한, 힙 교체술, 척추 협착, 척추 감압(decompression), 또는 척추 원반 절제술 (diskectomy)을 받은 사람들의 치료에서 특별한 주의가 행해져야만 한다. 이 수술들의 어느 것을 받았던 사람들은 이 책의 권고인 *오직 그들의 개인 주치의의 승낙을 받고*, 그들의 주치의가 처방하는 어떤 제한들을 조심스럽게 존중해야만 하는 것들을 따라야만 한다.

시작하기 (Getting Started)

자 당신은 파고들어갈 준비가 되었다, 그렇지 않는지? 우리가 당신에게 소개하고 싶은 한 주제가 더 있다: 당신은 누구며, 당신의 출발점은 무엇이고, 당신의 목표는 무엇이며, 그리고 얼마나 많은 노고를 기꺼이 바칠 것인가를 이야기 해 봐라. 결국, 우리는 빠른 치유를 줄 수 없으나, 당신의 근육을 건강하게 유지하는 계속되는 접근법을 줄 수 있다.

당신은 누구이며 당신의 출발점은 무엇인가? (Who Are You and What Is Your Starting Point?)

이 책의 권고들은 당신의 나이, 피트니스 레벨, 전반적인 건강, 유연성, 통증의 심각성들에 따라서 조절될 필요가 있다. 당신의 출발점에 관하여 솔직한 점검으로 시작하는 것을 부탁하며, 그리고 나서 우리의 자기-관리 프로토콜을 그것에 맞도록 조절하는 법에 관해서 생각해라. 예를 들어, 거의 참을 수 없는 통증이라면, 당신의 통증이 간헐적이고 참을 만한 것에 비하여 당신은 보다 부드럽고, 보다 자주, 그리고 아마도 보다 연장된 치료가 필요할 것이다. 또한 당신의 나이가 낫는데 걸리는 시간에 영향을 줄 것이다. 일반적으로, 나이가 들고 오랫동안 통증과 함께 살아왔다면, 통증 없는 상태와 전체 기능에 도달하기 위해서는 시간이 더 오래 걸릴 것이다. 굉장히 건강하다면, 당신의 근육을 정상화 시키고 통증 없이 되기까지는 시간이 덜 걸릴 것이다. 과체중이고, 주로 앉아서 지내며, 알코올을 많이 섭취하고, 불규칙적인 수면 습관, 흡연, 또는 당신의 몸 대부분이 제한된 동작 범위를 가진다면, 회복은 더 오래 걸릴 것이고 당신의 통증을 줄이고 전체 기능을 회복하기 위해서는 당신의 라이프 스타일에 중대한 조정을 만들 필요가 있다.

통증이 근막 원인이라면, 급성 또는 만성 하부 등과 엉덩이 통증의 대부분의 경우가 그렇듯이, 아마도 오로지 둘 또는 셋의 근육들이 활동성 통증 유발점들을 갖고 있고 심하게 기능이상일 것이다. 그러나, 당신의 근육들의 나머지들이 최상의 컨디션에 있는 일은 흔치 않을 것이다. 비록 당신 근육들의 대부분이 그럭저럭 일을 하고 있다고 해도, 많은 것들이 최소한 잠복 통증 유발점들을 갖고 있을 것이고 약간의 동작 범위 제한이 있다는 것이 실제다. 당신은 아마도 이러한 잠재적인 문제들을 알고 있지 못할 것인데, 왜냐하면 그들은 당신의 매일 매일의 활동들에 심각하게 영향을 주지 않으며 당신은 그들이 만드는 제한들에 적응되어 왔기 때문이다. 그러한 제한들은 점차적으로 나타나며, 단지 당신이 늙어간다는 한 가지 더한 증상이라고 쉽게 잘못 이해된다.

그러므로 당신은 이 책에 관한 당신의 사용을 활동성 통증 유발점들을 갖고 있는 그러한 (비교적 작은 수의) 근육들을 찾고 치료하는 것으로 제한할 수 있다. 또는 당신은 책 전체를 읽을 시간을 갖고 해부학과 하부 등에 영향을 주는 잠재적인 지속 인자들에 관하여 많은 것을 알게 될 수 있다. 그 방식으로 당신이 오랫동안 통증 없이 지내는 것을 도울 보다 포괄적인 자기-관리 프로그램을 위해서 당신이 필요한 지식을 갖게 될 것이다.

당신의 목표는 무엇인가? (What's Your Goal?)

당신은 당신이 느끼고 있는 그 통증을 당장 없애기만을 원하는가? 아니면 그 통증을 없애고, 내재된 지속 인자들을 고치고, 예측할 수 있는 장래에 통증의 재발을 막기를 원하는가? 이 목표들 사이에서는 차이가 있다. 당신이 끈질기고 전념했다면 몇 주 이내에 전자는 보통 이루어질 것이다. 후자는 당신 삶의 나머지를 위하여 매일 약간의 시간을 요할 수 있다. 이런 경우에서는, 삶의 다른 것들도 그렇듯이, 당신은 당신이 지불한 것 또는 당신이 그것에 쏟아 부은 것을 얻을 것이다.

우리는 당신을 어떤 특이한 목표로 당신을 괴롭히기를 원하지 않는다. 우리의 목적은 그것이 무엇이더라도 당신이 당신의 목표에 도달하도록 돕는 것이다. 그러나 자기-관리를 당신 삶의 일부로서 기꺼이 함께 한다면, 하부 등 통증이 없는 삶으로의 보다 완전한 안내를 당신에게 줄 수 있다.

그것에 정진해라 (keep Working on It)

이 시점에서, 당신은 이 책을 약간의 회의론을 갖고 볼 수도 있는데, 특히 당신이 약간의 경감을 위해서 결실이 없는 추구에서 모든 방식의 검사와 치료들을 해 보았을 때 그렇다. 그러나 부디 여린 마음과 따뜻한 가슴을 갖고서 우리가 제공하는 정보를 공부해 보아라. 그리고 당신이 통증, 기능, 또는 동작 범위에서 당신이 곧 느낄 당신 몸에 어떤 것이 일어나고 있는 것을 당신에게 말하는 작은 변화들을 살펴보아라. 비록 이러한 발전들이 때때로 처음에 작더라도, 이것은 당신의 회복이 시작하는 방식이다.

하부 등 통증의 대부분이 근막 통증 유발점들에 기인하고 (사이몬스 2004) 있음에도 현대 의학이 통증 유발점들의 주제를 침묵으로 간주한다는 것은 이상한 일이다. 그 해답이 그렇게 간단한데 어떻게 그렇게 완전히 간과되고 있는가? 당신의 통증에 대한 해답이 이제 당신의 손 안에 있을 수 있겠는가? 활동성 통증 유발점들을 당신 자신이 찾고 치료하는 것이 간단할 수 있겠는가?

예, 그럴 수 있다. 그 길은 보통 시초부터 통증이 없는 끝까지 직선이 아니다. 그러나 기억해라, 이것은 약이 그런 것처럼 통증을 감추는 또 다른 방법이 아니다. 이것은 통증의 근본 원인을 찾고 그것을 없애는 길이다.

당신이 끝까지 가서 당신의 목표를 이뤘을 때, 우리는 당신에게서 듣기를 원한다. 우리는 당신의 성공에 행복할 것이다, 그러나 놀라지 않는다. 우리가 단지 당신에게 청하는 것은 당신의 성공 이야기를 이 접근법으로 이득을 볼 수 있을 지도 모르는 다른 사람들과 나누라는 것이다. 그들에게 이 책을 말해줘라. 그것이 당신에게 도움이 된 만큼 그들에게도 도움이 되기를 바란다.

제 1 장

통증 유발점들과 연관 통증 패턴들
Trigger points and Referred pain Patterns

이 책 전반에 걸쳐 우리는 근막(*Myofascial*)이라는 용어를 사용하므로, 그 용어의 정의로 시작하자. 근(Myo)은 그리스 언어로 "근육", 그리고 막(fascia)는 2007년 막 연구 회의(Fascia Research Congress)에서 규정한 대로, " 그 연 조직… (그것은) 근육들, 뼈들, 기관들, 신경들, 혈관들, 그리고 다른 구조물들을 서로 침투하며 그리고 둘러싼다. 연속된, 삼차원적인 조직의 그물로 머리에서 발끝까지. 앞에서 뒤까지, 속에서 밖까지 벋어있다. (그것은) 세포들 간의 교류를 하게 해 주는 기질을 제공한다" (Fascia Research Congress 2007). 그러므로 하나의 넓은 의미에서, "근막"은 모든 연조직에 적용되는데, 근육들, 건들, 인대들, 및 심지어 피부조차 포함한다. 비록 우리가 이 책 전체에 걸쳐 대체로 기능이상 근육들에 관하여 근막 통증을 논의하지만, 건들과 인대들의 통증 유발점들을 치료하고 없애는 것 또한 가능하다는 것을 아는 것이 당신에게 도움이 될 것이다.

약간의 기초 해부학 (Some Basic Anatomy)

통증 유발점들과 연관통 패턴들을 논의하기 전에, 우리가 이 책에서 논의하는 근육들과 뼈들에 대하여 당신이 친숙해지도록 약간의 기초 해부학으로 시작하자.

근육들 (Muscles)

이 책에서, 우리는 열 개의 근육들 또는 근육 그룹들을 다루는데 그것들이 활동성 통증 유발점들을 갖고 있을 때 요통과 엉덩이 통증을 일으킬 수 있다.

장요근(Iliopsoas). 이 근육은 복부와 힙 속에 깊숙이 위치한다. 그것은 요추 그리고 장골릉을 대퇴골(허벅지뼈) 꼭대기와 연결한다. 그것은 허벅지를 올리거나(힙 굽히기) 또는 가슴을 허벅지로 가게 하는 것을 돕는다. 많은 시간을 앉아 있다면, 이것이 그 근육을 짧아진 채로 유지한다. 그것은 요통을 일으킬 가망이 있는 면에서 인체에서 가장 간과된 하나의 근육일 것이다.

척추주위근(Paraspinals). 이 근육 그룹은 표층 근육들(척추 기립근)과 심부 근육들(다열근과 회선근)로 구성되는데 몸통의 회전과 굽히는 움직임을 조절한다. 길다란 표층 근육들은 척추에 평행하게 위 아래로 달린다; 심부 근육들은 훨씬 짧으며 척추골 사이를 사선으로 달린다. 표층 그룹은 몸통을 안정시키고 앞 뒤로 굽히는 것과 중립자세로 되돌아 가는 것을 돕는다. 심부 그룹은 척추를 돌리며, 기능이상일 때, 척추를 따라 디스크가 튀어나오거나 누르며 신경을 누르는 등의 현상에 관여할 수 있다.

복직근(Rectus abdominis). 이 근육은 "식스-팩"복근을 추구하는 초점이다. 그것은 제일 낮은 늑골과 치골 꼭대기 사이에서 복부 위를 위 · 아래로 달린다. 그것은 몸통을 안정시키는 것을 돕는다.

대둔근(Gluteus maximus). 이것은 둔근들 중에서 훨씬 크고 가장 바깥에 있는 근육이다. 그것은 엉덩이의 가장 큰 부분을 형성하고 허벅지를 뒤로 보내는 일을 하므로(힙 신전), 그것은 장요근과 반대의 기능을 한다.

중둔근과 소둔근(Gluteus medius and minimus). 이 근육들은 대둔근 밑에 층들로 놓여 있는데, 중둔근은 보다 바깥에 있고 소둔근은 깊이 있다. 그들은 허벅지를 돌리고 다리를 옆으로 벌리는데 쓰인다. 그것들을 함께 치료하는 것이 최선인데, 그 이유는 그것들이 그렇게 가깝게 있으므로 서로를 구분하는 것이 힘들기 때문이다.

이상근(Piriformis). 시가 -모양의 근육은 엉덩이 속 깊숙이 있고 허벅지뼈를 천골 가까이의 골반과 연결한다. 그것은 허벅지를 바깥쪽으로 돌리고 그리고 힙이 굽혀있을 때 다리를 옆으로 벌리는 데 주로 관여한다. 이 근육의 통증 유발점은 좌골신경을 조일 수 있다.

요방형근(Quadratus lumborum). 몸통의 옆구리 속에 깊숙이서 신장의 부위를 거의 덮고 있는, 이 근육은 혼자서 몸통을 옆으로 구부리거나 그것을 돌게 작용한다. 표층 척추주위근과 함께 일을 할 때, 그것은 몸통을 앞쪽으로 굽힌 후에 똑바로 세우는 것을 돕는다. 장요근과 유사하게, 그것은 가장 흔히 간과되는 요통의 원인들의 하나이며, 기능이상이 있을 때 그것은 사람이 겪을 수 있는 가장 고통스러운 통증의 일부를 만들 수 있다.

햄스트링(Hamstrings). 대부분의 사람들은 어떤 때 햄스트링이 "당긴 적이" 있을 것이다. 이것은 실제적으로 당겨진 근육이 아니고, 통증 유발점들의 활성화에 의한 근육의 경련 또는 수축인데, 보통 그 근육을 앉아있기, 그리고 그것이 아직 짧아져 있는 동안 달리려고 하는 것 같이 짧아진 상태에 처했기 때문이다. 이 긴 근육들은 허벅지의 뒤를 따라 달리는데 엉덩이의 좌골에서부터 아래로 아래 다리에 있는 뼈들 중의 하나인 정강뼈의 꼭대기까지 간다.햄스트링은 무릎을 굽히는 데 도와주며 무릎에 허벅지를 고정시킨다.

가자미근(Soleus). 이 책에서 다룬 모든 근육들에서 장딴지 깊숙이 위치한 가자미근은 하부 등에서 가장 멀리 떨어져있다. 이 근육은 강력한 저측굴곡근(plantar flexor; 발바닥을 바닥 쪽으로 내리는 것; 발가락 끝으로 서는 것을 돕는 것)이며 그리고 무릎과 발목의 안정에 기여한다. 기능 이상일 때, 그것은 발꿈치 통증의 주요 원인이다. 이 근육의 아래 바깥쪽의 통증 유발점들이 활성화되면, 그것은 척추 기저부의 천골 주위 부위까지 전체에 통증을 연관한다.

골반 바닥 근육들. 이 근육들은 복부 바닥을 형성하며 골반의 기초에서 복부 기관들이 제 위치에 있도록 잡아주는 포대를 만든다. 그것들의 위치 때문에, 그것들은 치료하기가 어려우며 종종 요통을 발생시키는 원인으로 못 보고 넘어갈 수 있다.

뼈 (Bones)

뼈들은 그것들 혼자서 움직이지 않는다는 것을 잊지 말아라; 근육들이 뼈들을 움직이고 신경들이 근육들을 움직인다. 근육들이 기능이상일 때, 그들은 배열 이상 (예, 기능적인 척추측만– 그것은 종종 몸통에 있는 근육들이 만성적으로 짧아져서 생긴다), 디스크의 부풀음 또는 튀어나옴, 그리고 심지어 뼈 가시들에 관여를 할 수 있다. 믿거나 말거나, 시간이 흘러가서 근육의 기능이상이 교정됐을 때, X–ray와 MRI들이 배열 이상이 줄어들거나 없어지고, 튀어나온 디스크가 덜 누르고, 뼈 가시가 흡수된다는 것을 종종 확인시켜 준다. 이러한 이유로 우리가 당신에게 권하는 것은 당신의 통증에 근육적인 원인 또는 해법을 고려하라는 것이다. 요통에 관여된 보다 중요한 뼈 구조물을 살펴보자.

척추골(Vertebrae). 척추 기둥을 구성하는 이 뼈들은 척추를 따라서 그들의 위치에 따라 이름 지어진 네 구획으로 나눠진다. 척추의 제일 꼭대기에 위치한 일곱 개의 경추의*(cervical)* 척추골은 두개골의 기저부와 목에 있다. 12개의 *흉부의(thoracic)* 척추골은 가슴 부위에 있고; 5개의 *요부(lumbar)* 척추골은 복부 뒤를 달린다; 그리고 척추 기저부에 있는 *천골(sacrum)*은 융합된 5개의 척추골로 구성되어 있다 (4개는 미골–coccyx; 꼬리뼈–이고 나머지 하나는 척추의 제일 끝에 있다). 각각의 척추골은 매우 복잡하고 예민한 구조물로 그것은 다양한 근육 부착, 척수의 통로, 및 신경들이 들어오고 나가는 구멍을 제공한다. 척추골은 강건하고 튼튼하다; 그러나, 우리가 늙어감에 따라 그것들은 골다공증과 압력에 의한 골절을 만들 위험이 가장 큰 것들이다. 좋은 영양섭취와 운동이 우리의 척추들을 보호하는데 관련된다. *극돌기(spinous process)*는 척추의 일부로 당신이 허리를 앞으로 구부리고 손으로 등 가운데를 만질 때 느낄 수 있다. *횡돌기(transverse process)*는 척추골의 양 옆으로 뻗어있는 "날개(wings)"다. 척추를 따라 어떤 위치라도 척추골에 붙어있는 근육들 속의 통증 유발점들은 심각한 통증과 기능장애를 일으킬 수 있다. 기능이상을 보이는 근육들이 척추골을 서로 가깝게 당길 때, 그것들은 진정한 신경근 압박을 일으킬 수 있다; 그러나, 올바른 치료가 통증 유발점들을 풀고 그리고 신경근 압박을 줄여줄 수 있다.

골반(Pelvis). 골반은 3개의 기본적인 요소들로 구성된다: *치골 결합(pubic symphysis)* (복부 바닥에 있는 뼈 덩어리), *장골릉(iliac crest)* (엉덩이의 구조를 형성하는 큰 부채 모양의 뼈); 그리고 *좌골 돌기(ischial tuberosities)* (*종종 좌골(sit bone)*이라고 불리는데, 이들은 우리가 앉는 뼈들이다). 둔근들, 요방형근, 척추주위근, 이상근, 골반 바닥근들, 및 햄스트링은 모두 골반 구조물의 어떤 부분에 붙어있다.

허벅지뼈(대퇴골; Femur). 이것은 커다란 허벅지뼈인데, 그것의 머리는 관골구 또는 골반의 소켓 속에

껴진다. 그것은 많은 튀어나온 부분 또는 혹을 갖고 있다. 이 혹들의 두 개는 우리가 고려해야 할 만큼 중요하다: 소전자는 대퇴골의 안쪽 면에 있는 작은 혹인데, 그것에 장요근이 붙고, 그리고 대전자(큰 혹)는 중둔근, 소둔근, 및 이상근들과 같은 많은 근육들이 붙는다.

요통의 원인들 (Causes of Low Back Pain)

요통에서, 첫 번째 할 일은 당신의 의사를 찾는 것이다. 복부 기관들과 가깝기 때문에, 요통은 내부 기관들 자체에서 올 수 있다. 사실상, 내부 기관들과 근육들 사이에는 상호간의 영향이 있다. 기관들의 문제들이 근육 속에 통증 유발점들을 활성화시킬 수 있고, 그 결과로 통증과 근육이상이 생긴다. 역으로, 근육의 통증 유발점들이 기관들이 수 많은 문제들을 갖게 만들 수 있다 (Simons, Travell, and Simons 1999, p. 959).

기관들에서 시작한 요통의 한 예는 신장 시스템(신장과 신장관)이 염증이 있거나 팽창한 때다. 이 상태에서는, 이환된 신장은 같은 쪽 하부 등으로 통증을 연관할 수 있다. 담석 또한 요통을 일으킬 수 있고, 그리고 생리 또는 출산 시의 자궁의 수축이 복부와 허리에 강력한 통증을 일을 수 있다. 당신의 의사가 당신의 통증의 원인으로서 기관 문제들을 제외시켰으나, 당신이 이 책에서 기술한 자기-관리 치료들(17장 참조)로서 당신의 통증 레벨을 눈에 띌만하게 줄이지 못했다면, 우리가 권하는 것은 다시 당신의 의사를 찾아가서 보다 광범위한 검사를 요구해 보는 것이다.

흥미롭게도, 많은 경우들에서 근육 기능이상이 내부 기관에서 생겼다고 여겨지는 다른 상황들을 일으키거나 악화시킬 수 있는데, 심한 생리 경련, 어린아이 복통, 식욕부진, 구토, 설사, 방광 기능이상, 속쓰림, 소화불량, 구토, 및 과민성 대장 증후군 들이다 (Simons, Travell, and Simons 1999, pp. 943, 958). 또한 당신의 통증에 관여할 수 있는 허리와 엉덩이 속과 주위의 여러 관절들이 있다. 대부분의 일반 시술자들은 관절 기능이상이 통증의 가능한 원인인지 아닌지를 결정할 수 있는 충분한 훈련 또는 기술이 부족하다는 것을 지적했다. 당신은 물리치료학, 정형외과학, 방사선학, 또는 신경학을 전공한 어떤 의사를 찾거나, 관절 문제들이 당신의 통증의 근본 원인인지를 결정하기 위해서 정골요법사, 물리 치료사, 또는 카이로프랙터을 찾을 필요도 있다.

명백히, 고질적인 통증은 많은 다른 의학적인 상태들, 그들의 일부는 아주 심각한, 일 수 있다. 그러나 당신이 이미 그러한 가능성들을 확인했고 그것들이 배제되었는데도 당신이 통증이 지속한다면, 그것은 무엇일까?

많은 건강 관리 제공자들이 주는 매우 흔한 두 가지 권고는 휴식과 약한 진통제들이고, 그리고 나서 첫 번째가 도움이 되지 않을 때 더 강력한 처방약이 주어진다. 만성 통증 상태라면 (우리 목적상 3달 이상 지속하고 있는), 당신은 아마도 그런 것들을 이미 해 보았을 것이다. 그것이 효과가 있었다면, 당신은 이 책을 읽고 있지 않을 것이다. 근막 통증 유발점들이 당신의 통증을 일으키고 있다면, 그것들은 저절로 없어지지 않을 것이라는 것을 알며 그것들은 진통제와 침대에서 쉬는 것으로도 확실히 없어지지 않을 것이다. 사실상, 처방약으로 통증을 감추는 것은 내재된 상태를 종종 더 악화시킬 수 있다. 그리고 통증 유발점들을 없애는데 움직임이 필수적이기 때문에, 침대에서 쉬는 것은 실제적으로 역효과를 줄 수 있다.

표준적인 치료 접근법의 문제 (The Problem with Standard Treatment Approaches)

우리에게, 그것은 쉬운 것처럼 보인다: 근육 조직 속에 통증 유발점들이 있고 그 결과로 당신이 통증과 다른 문제들을 겪고 있다면, 그 문제를 감추지 말아라, 그리고 당신이 통증이 있기 때문에 근육을 사용하는 것을 멈추지 말아라 -그것들을 고쳐라. 불행스럽게도, 통증 클리닉 접근법은 그 문제의 원천(근육들 자체와 자세 또는 그들이 거주하는 그들의 몸의 습관들)에 감이 없이 통증에 대한 처방을 종종 하고 있다. 문제가 기능이상인 근육 조직이라면, 약들로 그 문제를 감추거나, 그것에 관하여 상담자의 말을 듣거나, 수술로 여러 인체 부분들 또는 조직들을 제거하거나, 이환된 근육들을 강화시키려고 노력하는 것은 의미가 없다. 아직까지 이 접근법들의 각각은 만성 통증에 소문이 났으며 전통 있는 일반적인 접근이다.

낯선 진실이 가장 간단한 가능한 해답을 생각하지 못하는 이러한 실패를 설명할 수도 있다: 실마리는 오해다. 즉, 통증은 종종 당신이 통증을 느끼는 곳들에서 기인하지 않으며, 그 대신 다른 곳에 있는 근육들의 통증 유발점들에서 연관된다. 어떤 경우에서는, 연관을 만드는 그 근육들은 통증에서부터 멀리 떨어져 있는데 당신의 장딴지가 엉덩이에서 떨어진 것과 같다. 그러므로 연관통이 대부분의 연조직 통증의 원천에 있다면, 통증이 느껴지는 위치를 치료해서 통증을 없애려는 노력은 큰 경감을 주지 못한다. 불행하게도, 대부분의 의학적 시술자들을 포함한 대부분의 사람들은 이러한 간단하나 심오한 진실을 알지 못하고 있다.

통증 유발점이란 무엇인가? (What Are Trigger Points?)

통증 유발점의 정의를 위해서 사이몬스 박사를 연구해보자. 그는 주장했다, "실용적인 목적을 위해서, 근막 통증 유발점들은 만질 수 있는 (근육 조직의) 팽팽한 밴드 내의 점 민감성의 포인트들(points of spot tenderness in a palpable taut band)이다 (Simons 2002, 82). 이 정의에서 한 중요한 단어는 "만질 수 있는(palpable)"인데, 그 뜻은 (부드럽게) 누를 때 근육 조직의 팽팽한 밴드 속의 긴장을 느낄 수 있다는 것이다. 사이몬스 박사가 계속 이야기 하는 것은 느껴진 긴장은 다른 현상인 근육 경련과 구분되어야 한다는 것이다.

이 증가된 긴장은 근육원섬유마디들(sarcomeres; 근육 세포들의 현미경적인 성분들로 그들은 근육을 수축하고 이완시키게 하는 단백질 요소들을 함유하고 있다)의 "국소적인 짧아짐(regional shortening)"에서 기인한다. 근육의 하나의 밴드는 대략 인간 머리카락 굵기다. 그것은 10만개까지 근육원섬유마디들을 갖고 있을 수 있다. 한 근육원섬유마디의 평균 길이는 일 마이크론 정도로 짧거나, 또는 대략 인간 머리카락의 폭의 100분의 일이다. 근육의 팽팽한 밴드들은 관여된 많은 근육 섬유들 안에 있는 근육원섬유마디들의 국소적인 짧아짐의 결과로서 증가된 긴장으로 생긴다. 활동성 통증 유발점들은 짧아진 근육원섬유마디들의 군집으로 여겨지며, 대부분이 어떤 특정한 근육의 중앙 근처에서 발견되는데 그 곳은 신경이 근육 조직을 지배하는 점에서다. 이러한 중심 위치들은 이 책에서 검정색, 흰색, 또는 원이 처진 X자로 통증 유발점 도해들 위에 표시된다. 당신이 활동성 통증 유발점들을 갖고 있는 부위들을 누를 때, 당신이 굉장히 아픈 팽팽한 밴드들의 그룹을 느낄 때, 그리고 그 부위가 그 통증 유발점과 관련된 연관통 패턴들을(점들의 부위로 도해들 위에 보여짐) 재현할 때 당신은 알게 될 것이다.

비록 활동성 통증 유발점들이 일반적으로 어떤 특정한 근육의 중심 근처, 또는 *근복부(belly)*에 위치하지만, 이러한 통증 유발점들을 갖고 있는 조직의 팽팽한 밴드들은 근육 대부분에 종종 영향을 미칠 것이다, 한 끝에서 다른 끝까지. 이것이 근육의 유연성, 또는 동작 범위를 감소시킬 것이고 그것을 약해지게 만들고 또 스트레칭과 수축의 능력을 줄일 것이다. 이 때문에, 활동성 통증 유발점들을 갖고 있는 어떤 근육의 중심 활동성 통증 유발점들 주위의 부위만이 아니라, 전체 길이를 치료하는 것이 좋다.

통증 유발점들을 보여주기 위해서 이 책에서는 두 종류의 도해들이 있다. 첫째는 트라벨과 사이몬스 책들에서 바바라 D. 커밍스가 그린 것들인데, "X"로 표시한 가장 있음직한 통증 유발점을 보여 준다. 또한 이들은 (점들을 사용해서) 그 통증 유발점에 의한 연관통 패턴을 보여 준다. 점들로 더 진하게 그려질수록, 통증이 더 심하고, 그곳으로 통증이 더 연관될 가능성이 크다. 도해들의 두 번째 종류는 우리의 근막(MYO) 가압 치료 도해들이다. 우리는 이들을 환자에게 주거나 우리의 훈련 프로그램으로 사용한다. 더 작은 x자는 치료해야만 하는 전체 부위를 표시하며, 그리고 원이 처진 X자는 트라벨과 사이몬스 도해들에서 보여준 것과 같은 동일한 통증 유발점을 표시한다.

근육 구조와 기능 (Muscle Structure and Function)

근육들은 긴 섬유들의 많은 다발로 이루어 진다. 한 근육은 실제로 그것을 싸고 있는 근막으로 구성되고, 개개 근육 세포들, 또는 섬유들의 실린더 모양인 줄들의 *다발들(fascicles)*로 만들어진 그 전체 근육 자체다. 하나의 다발은 수 백 또는 수 천의 평탄한 *근원섬유들(myofibrils)*이라고 불리는 작은 섬유들을 갖고 있다.

근원섬유들 내에서, 각각의 근육원섬유마디들은 끝과 끝이 줄로 선을 이루며 얇은 띠들인 Z 밴드로 연결되는데, Z *밴드*는 근육원섬유마디 사이에 벽으로 작용을 하고 또한 체인의 연결처럼 그들을 함께 묶는다. 근육원섬유마디는 체인의 각 구획 내에서 단백질인 액틴과 미오신 사이의 균형 잡힌 관계에 의존하여 기능한다. 이 화학적 과정을 형상화시키려고 한다면, 아코디언이 함께 짜지고 나서 밖으로 당겨지는, Z 밴드들이 앞 · 뒤로 움직이는 것을 생각해라.

근육 건강은 이 미세한 아코디언의 올바른 기능에 달려있다. 그것들이 붙게 될 때, 통증 유발점들에서와 같이, 그것들은 탄성을 잃으며, 그 근육 조직을 위태롭게 만든다. 통증 유발점들이 근육 조직의 인접한 밴드 속에 쌓이게 될 때, 당신은 근막 통증의 고전적인 증상들을 겪기 시작한다. 그러나 기억해라, 통증은 이것이 생기는 곳에서 반드시 발생하지 않는다; 종종 그것은 근육의 다른 부위 또는 다른 근육들로 연관된다. 그리고 그 문제들은 통증에 국한되지 않는다. 또한 통증 유발점들은 쑤심, 따끔거림, 감각 상실, 허약, 고도 감각, 및 감소된 동작 범위 들과 같은 증상들을 일으킨다.

통증 유발점들의 다른 종류들 (Different Kinds of Trigger Points)

트라벨과 사이몬스 박사는 통증 유발점들을 여러 카테고리로 나눴다: 활동성, 중심, 부착, 핵심, 및 위성 통증 유발점들이다.

활동성 통증 유발점들 (Active Trigger Points)

*활동성 통증 유발점들(active trigger points)*은 통증을 일으키거나 연관하는 것들이다. 그들은 엄청난 통증을 일으켜서 당신이 거의 아무 것도 생각할 수 없게 만들고 당신은 그것을 없애기 위하여 거의 모든 것을 해 보았을 것이다. 또는 그 통증은 하루를 지내는 동안 그것을 무시할 정도로 단지 약간 괴롭힐 뿐이나, 그래도 그것은 당신이 깊은 잠을 들지 못하게 한다. 활동성 통증 유발점들의 그룹에 의한 팽팽한 밴드들은 일반적으로 당신의 동작 범위를 제한하고 운동성 기능장애를 일으킨다. 그것이 통증 또는 당신의 동작 범위의 제한과 함께 살지 않기 위해서 중요한 이유다.

활동성 통증 유발점들은 항상 누를 때 아프고 보통 근처 또는 보다 먼 부위에서 느껴지는 통증을 일으킨다. 종종 그 통증은 근육, 관절, 또는 심지어 뼈 속에 깊은 쑤심처럼 느껴지며 그것은 또한 피부를 따갑게 만들어서 당신이 그것을 댈 수도 없다. 또한 활동성 통증 유발점들은 근육을 약하게 만든다. 다행스럽게도, 효과적인 치료가 그 통증 유발점들을 해소시킬 것이고, 감소가 되며 궁극적으로 통증을 없애주며 근육의 예전의 강함과 동작 범위를 다시 얻게 해 준다.

통증 유발점들은 몸이 추위를 느낄 때 활성화될 수 있다는 것을 말할 가치가 있다. 이것이 하루 중 어느 때라도 일어날 수 있지만, 그것은 당신이 잠자는 밤에 더 잘 일어난다. 아마도 밤새 온도가 내려가기 때문인데, 자연적으로나 또는 에어컨 때문일 것이고, 그리고 당신이 이불을 덮지 않았거나, 방이 차지도록 온도를 맞췄기 때문일 것이다. 침대에 들기 전에 땀을 내는 것 또한 문제에 관여를 한다. 차고 습기가 있는 방에서 자는 것을 피하도록 하며, 그리고 선풍기나 에어컨 바람이 당신 몸을 직접 향하게 하지 말아라.

잠복성 통증 유발점들 (Latent Trigger Points)

당신이 상상할 수 있듯이, *잠복성 통증 유발점*들은 현재 활동성이지 않는 것들이다. 예를 들어, 당신은 오래 전 어릴 때 손상을 입었었고 그것이 당신에게 수 년간 통증을 일으키지 않은 통증 유발점들을 남겼다. 대부분은 아마도 우리 근육들 주위에 흩어져있는 아주 적은 통증 유발점들을 갖고 있다. 당신은 그들을 인식하지 못하는데, 잠복성 통증 유발점들은 당신이 그것들을 누르거나, 그것들을 갖고 있는 근육들을 촉진하지 않는 한 통증을 일으키지 않는다.

그러나, 그것들은 장래에 잠재적인 문제들을 가진 부위들이다. 영양 결핍, 자세 불균형, 호흡 문제, 및 신체적 스트레스를 포함한 다양한 요인들이 그러한 잠복성 통증 유발점들을 활성화 되게 만들 수 있어서, 실제 통증 문제를 만든다 – 아마도 지금 당신이 통증을 느끼고 있을지도 모른다.

일단 당신이 느끼는 연관통을 일으키는 통증 유발점들을 비활성화 시켰다면, 당신이 문제를 해결했고 그리고 평상 시처럼 직장으로 돌아갈 수 있다고 믿을 수도 있다. 그러나, 계속 진행중인 몇가지 자기-관리는 잠복성 통증 유발점들이 활성화되는 것과 당신이 고통당하는 것을 다시 방지해 준다.

기타 종류의 통증 유발점들 (Other Kinds of Trigger Points)

*중심 통증 유발점들(central trigger points)*은 활동성이거나 잠복성이다. 그것들은 운동 신경들이 그 근육을 지배하는 곳에서 나타난다. 이 운동 신경들은 그 근육이 수축하라고 지시한다. 중심 통증 유발점들과 그것들을 갖고 있는 팽팽한 밴드들은 부착 통증 유발점들을 제거하기 위해서 해소되어야만 한다.

*부착 통증 유발점들(attachment trigger points)*은 근육의 건이 뼈에 붙는 곳에 생기며, 근육이 건 속으

로 합치는 곳에서도 생긴다. 부착 통증 유발점들은 뼈의 부착부에 통증과 부종을 일으킬 수 있는데, 그것은 보통 건염(tendinitis)으로 불린다. "건염"을 없애기 위해서, 당신은 중심 통증 유발점들과 팽팽한 밴드들을 없앨 필요가 있는데, 왜냐하면 이것이 건/뼈 부착부에서 긴장의 원인이기 때문이다.

*핵심 통증 유발점(key trigger point)*은 그것의 연관 패턴 부위들 내에 있는 다른 근육들의 통증 유발점들(이들은 *위성 통증 유발점들; satellite trigger points*이라고 알려짐)을 활성화 시킬 수 있다. 핵심 통증 유발점들의 비활성화는 위성 통증 유발점들을 재활성화 시키는 것을 멈추게 할 수 있다; 그러나, 위성 통증 유발점들은 여전히 직접적인 치료를 필요로 한다.

전체론적 관점 (A Holistic View)

기능이상인 근육 조직은 건강한 조직과 다르게 느껴진다. 그러한 조직을 만질 때, 당신은 건강한 근육들에서 발견되지 않는 명백한 조직의 단단함 또는 긴장을 알아 차린다. 만질 수 있는 기능이상인 부위는 근육들과 그 문제의 심한 정도에 따라 크기가 다양할 수 있다. 종종 당신은 그 조직이 유연하지 않다는 것을 알아 차린다. 순환이 심각하게 위태로워진 부위들에서, 그 조직은 가압 후에 약간 눌려진 채로 있는 경향이 있다. 이것을 *근막 함요형성(myofacial pitting)*이라 부르며 그 부위가 치료를 요한다는 명백한 표식이라고 생각한다.

정상 근육 조직은 혈액 순환을 통해서 항상 영양 공급을 받는다. 움직임이 이러한 원기충전의 과정을 북돋는데, 그러므로 정상적인 움직임이 매일 만들어질 때, 그 근육들은 건강한 탄력과 국소적 순환을 유지할 수 있다. 그러나 움직임이 제한될 때, 그것은 거의 항상 통증 또는 좌식 생활 습관과 같이, 그 근육들은 약해지고, 팽팽해지고, 통증 유발점들과 기타 문제들을 발전시킨다. 궁극적으로, 이것은 그 근육을 문을 닫게 만들고, 어떤 의미에서는, 움직임이 없는 것이 허약과 통증을 더 만드는 소용돌이 속으로 추락하며, 그 허약과 통증은 당신을 더욱 덜 움직이게 만든다. 그리고 통증 유발점들이 다른 부위들로 통증을 연관할 때, 이 폭포수 효과는 다른 근육들과 몸의 다른 부분들을 포함하게 넓혀 간다 – 명백하게 바람직하지 않은 상황이다.

치료사로서 우리 경험은 가장 수축된 구획들이 아닌, 우리 자신을 하나의 근육으로서 관심을 가지라고 우리에게 가르쳐 주었다. 통증 유발점들을 그 문제의 전부라기 보다, 기능이상인 근육 조직의 특징으로 생각하는 것이 좋다. 통증 유발점들의 본질을 기술하는 모두를 아우르는 단 하나의 구절을 선택해야만 한다면, "극심하게 아픈 부위들을 갖고 있는 근육 조직의 팽팽한 밴드들"이라고 말하고 싶다. 그러나, 추구하는 그 상태를 기술하는 보다 정확한 방법이라 할 지라도, 그것 역시 상당히 길고 복잡하다. 그러므로 이 책 전체에 걸쳐, 극심하게 아픈 부위들을 갖고 있는 근육 조직의 팽팽한 밴드들내에 점같은 것들을 "통증 유발점들"이라는 단어를 사용할 것이다.

연관 통증 패턴들 (Referred Pain Patterns)

연관통은 실제로 이 책의 핵심이다. 우리의 목표는 어떤 근육이 기능이상 인지를 찾고 나서 그것을 치료해서 당신의 허리와 엉덩이로 가는 통증의 연관을 멈추게 당신을 돕는 것이다. 우리가 논의하는 근육들의 대부분은 등, 엉덩이, 복부, 또는 허벅지에 위치한다. 그러나 그들 중의 하나인, 가자미근은 장딴지에 있다. 어떻게 그럴 수가 있는가? 어떻게 아래쪽에 위치한 다리에 있는 한 근육이 어떤 방식으로 허리로 통증을 전달하거나 연관을 할까? 그 과정을 살펴보자.

근막 통증 유발점들에서부터 연관된 통증의 과정은 신경학적인 현상이다. 신경계는 통증 유발점 복합체를 갖고 있는 기능이상 근육 조직 부위에서 온 하나의 신호를 중추 신경계로 전달한다. 이것이 그 근육에 특정한 한 패턴으로 느껴지는 통증을 만든다. 이 패턴들은 종종 그 근육으로 가는 신경 공급뿐만 아니라, 그 척수 구획의 위와 아래에 위치한 다른 신경들에 의해서 공급되는 그 부위의 어느 곳에 위치한다. 그 신호는 연관된 부위에서 통증, 무감각, 쑤심, 허약, 고도 감각, 또는 감각 상실로 느껴질 수 있다. 통증 유발점들은 그것들이 위치한 곳에서 멀리 통증을 연관할 수 있으므로, 어떤 근육이 통증을 일으키는 주된 통증 유발점을 갖고 있는 지를 찾고, 그것을 없애는 것이 매우 중요하다. 이 이유로 많은 시술자들이 아픈 곳에 방책을 강구하지만, 그 통증이 기본적으로 인체의 다른 부위에 위치한 근막 통증 유발점들에 의하여 연관되었다면 그 통증은 사라지지 않는다.

연관통이 당신의 요통의 큰 부분이라면, 당신은 아마도 무엇을 해야 할 지를 모르게 될 것이다. 다행스럽게도, 허리와 엉덩이로 통증을 연관하는 것은 오직 10개의 근육들 또는 근육 그룹들이다. 가장 심각한 경우들에서라도, 이 근육들의 오직 몇 개가 기능이상이다. 그러므로 당신의 과제는 너무 어렵지 않다: 간단하게 그 문제를 일으키고 있는 소수의 근육들을 찾고 올바르게 치료하면 된다. 당신의 통증의 강도와 정확한 위치가 몇 개의 의심 근육들을 가리킬 것이다. 이 책의 나머지가 당신의 의심 목록을 좁히게 도와 줄 것이고, 그러한 기능이상인 근육들이 만드는 통증을 경감하기 위한 자기-관리 치료를 간단하게 하는 법을 당신에게 가르칠 것이다.

강화 훈련과 전통적인 물리치료 (Strength Training and Traditional Physical Therapy)

많은 우리 환자들이 말하기를 그들은 물리치료가 실패했거나 그들의 통증과 기능장애가 물리치료의 어떤 프로그램을 통해서 받은 후 더 심해졌다고 한다. 그들은 종종 그들을 물리치료로 보낸 의사에게 화를 내는데 그것이 그들을 더 나쁘게 만들었기 때문이다. 때때로 그들은 꾀병을 부리는 사람이라고 여겨지는데 그들이 기대한 것만큼 나아지지 않았기 때문이다. 그러나, 그들이 처방 받았던 접근법은 하나의 간단한 이유 때문에 헛되게 되었다: 그들의 통증 유발점들은 찾아지지도 또 치료되지도 않았다. 그런 상황에서, 강화하는 운동들은 시간 낭비다. .

통증 유발점들은 근육 허약하게 하며 통증도 일으킨다. 통증 유발점들이 비활성화되지 않았다면, 그 근육은 당신이 얼마나 많이 강화운동을 하는 가에 상관이 없이 약해진 채로 있는다. 사실상, 활동성 통증 유발점들을 가진 근육들을 강화시키려고 하는 것은 통증과 허약 모두를 심해지게 만든다. 우리는 일부 웨이트 트레이닝 열광자들을 만났었는데 그들은 예전에 120kg 정도의 벤치 프레스를 했었던 사람인데 식료품을 담은 봉투를 겨우 들 정도가 되어 우리에게 왔다. 이것은 당신이 통증과 기능이상을 무시하고 당신의 근육들을 계속 강화시키려고 했을 때 일어나는 일이다. 회복의 첫 단계는 통증 유발점들을 비활성화시키는 것과 전체 동작 범위를 회복하는 것이다. 오로지 그리고 나서야만 강화를 재개할 수 있다. 그렇다고 하더라도, 작은 중량과 작은 반복 회수로 시작하는 것이 중요하며, 그리고 훈련 동안 당신의 자기-관리를 계속해야 한다. 일반적으로, 하나의 좋은 법칙은 "길이가 힘과 똑같다(length equal strength)". 통증 유발점들을 가진 한 근육은 완전하게 늘어나거나 줄어들지 못하고, 그 이유로 그것은 감소된 힘과 파워를 가질 것이고 보다 쉽게 피로하게 된다.

근육 이완이 어떻게 근육 건강과 연관되는가?
(How Muscle Relaxation Relates to Muscle Health)

통증 유발점들을 갖고 있는 근육들은 완전히 이완할 수 없다. 근육들이 만성적으로 수축되어 있을 때, 에너지의 세포적 생산이 줄어드는데, 그것이 팽팽함을 지속시킨다. 이것이 가압 치료가 도와주는 곳이다. 스트레칭, 수축, 및 움직임뿐만 아니라, 가압은 국소적 순환을 더 크게 자극시키는 경향이 있고 그래서 영양분이 교환되는데, 그것은 그 다음으로 세포에 의한 에너지의 생산을 자극한다. 그렇게 가압 치료가 통증 사이클, 팽팽함, 및 더 큰 통증을 치료하는 것을 도와주어서 당신이 당신의 근육들을 이완시키는 것을 시작할 수 있다.

건강한 근육들은 그들이 사용되지 않을 때에 이완되어야만 한다. 또한 그들은 다른 사람이 그 근육을 수동적 동작 범위(passive range of motion)를 통해서 그것을 짧게 하거나 늘릴 때에도 이완되어 있어야만 한다. 건강한 근육들은 수동적 움직임 동안에 무의식적으로 "돕는 것(help)" 조차 안 된다. 우리가 근육 기능이상을 평가할 때, 우리가 그들의 몸을 움직이는 동안 이완된 상태를 유지하라고 환자들에게 지시한다. 수동적인 동작 범위 동안 우리가 이러한 무의식적인 "도움"을 알아차린다면, 그것은 근막 기능이상과 내재한 통증 유발점들의 명백한 징후이다.

요약 (Summary)

연관통이 당신에게 뉴스라면, 우리는 당신이 이것을 좋은 뉴스라고 생각하라고 격려하는데, 왜냐하면 그것이 당신이 시도해보지 않았던 당신의 통증을 경감시키는 어떤 방식을 주기 때문이다. 통증 유발점들은 이 연관통의 원천이며, 당신이 그것들을 찾았을 때, 당신은 우리가 기술한 테크닉들로서 그들을 치료할 필요가 있을 것인데, 그것들은 가압, 스트레칭, 동작 범위 운동, 수축, 및 이완 들이다. 당신이 자기-관리 치료를 시작함에 따라, 당신의 통증 레벨과 근육 유연성의 변화를 찾아라. 이러한 변화들이 일어나기 시작함에 따라, 당신은 당신이 올바른 길을 가고 있다는 것을 알 것이다. 이것이 당신의 통증이 없어질 때까지 당신이 당신의 자기-관리 프로그램을 고수하고, 당신의 통증이 재발되는 것을 피하기 위하여 예방적인 자기-관리를 계속하게 도와 줄 것이다. 당신은 아마도 당신의 통증 레벨, 동작 범위, 및 힘 들을 기록하기를 원할 수도 있을 것인데, 왜냐하면 점진적으로 일어나는 변화들을 알아차리기 힘들 수도 있기 때문이다.

제 2 장

치료 테크닉
Treatment Techniques

이 장에서, 우리는 자기-관리 치료의 기본 요소들을 설명할 것이다. 비록 근육의 팽팽한 밴드를 가압하는 것이 치료의 핵심이지만, 효과적인 자기-관리 프로그램은 치료 전의 워밍업(warming-up); 스트레칭, 수축, 및 이완의 순서; 그리고 부드러운 동작 범위 운동 들을 포함한다. 이 책에서의 대부분의 장들처럼, 이 장은 두 개의 섹션으로 되어 있다: 첫째는 모든 독자들을 위한 것, 둘째는, 뒤 부분에 나와있는데, 우선적으로 이러한 테크닉을 다른 사람들에게 적용할 시술자를 위한 것이다.

통증은 정보이다 : 그것에 주목하자 (Pain Is Information: Pay Attention to It)

이 책은 당신이 실제로 당신의 통증에 초점을 맞출 때 가장 쓸모가 있을 것이다. 정확하게 무엇처럼 느끼는가? 어디에 있는가? 언제 좋아지는가? 언제 나빠지는가? 어제보다 오늘이 좋아졌는가 나빠졌는가? 어제 이래로 옮겨갔는가? 이 질문에 답하는 것이 당신의 통증을 일으킬 가능성이 가장 큰 근육 또는 근육들을 찾는데 도움을 줄 수 있다.

날마다 그리고 당신의 자기-관리 치료 동안의 감지하기 힘든 변화들이 당신이 올바른 길을 따라가고 있는지 아닌지를 당신에게 말해 줄 것이다. 최상의 신호는 "아프면서도 동시에 시원한(hurting good)" 느낌이다. 그 표현이 약간 모호하고 사람들에 따라서 다르게 느껴질 수 있지만, 그것은 통증 유발점들을 갖고 있는 어떤 점에 압력이 가해졌을 때 우리가 (그리고 대부분의 사람들이) 갖는 느낌이다. 그것은 약간의 불쾌감을 느끼게도 하지만, 그것은 또한 당신이 자극의 어떤 느낌 또는 증가된 감각을 인지하는 기분 좋음을 느낀다. 당신이 조직 내의 미묘한 이완 과정을 찾는 것을 실제로 느끼는 것이다. 이것은 당신의 근육들이 그것의 정상 유연성과 기능할 수 있는 잠재력을 되찾기 시작하면서 실제로 일어나는 그것이다.

통증 장소와 통증의 원천 (The Site of Pain vs. the Source of pain)

통증 유발점 가압이 잘되게 하려면, 당신은 근육 속의 팽팽한 섬유들과 통증 유발점들이 있는 부위를 누를 필요가 있다. 요통이 있다면, 허리를 치료할 필요가 있는 부위로 여겨질 수 있다. 그러나 연관통의 현상 때문에, 당신의 요통은 당신의 복부, 중간 등, 허리, 또는 허벅지, 또는 심지어 아래에 위치한 다리의 근육들에 기인한 것이 가능성이 더 크다. 그러므로 당신은 끝장을 볼 때까지 당신의 허리를 치료할 수 있으나,

당신이 그 통증의 원천을 치료하지 않는다면, 그것은 지속할 것이다. 근육 장들에서, 우리는 특징적인 연관통 패턴들, 가장 가능성이 큰 증상들, 및 어떤 근육들이 당신의 통증을 일으킬 수 있는 지에 관하여 당신이 파악하는데 도움이 될 쉬운 테스트를 준비했다. 당신은 4장을 참조해서 당신의 탐색을 좁힐 수 있는데, 거기서 이 책에서 다뤄진 근육들을 위한 연관통 패턴들의 도해를 모아 놓았다. 또한 4장은 이 책에서 다뤄진 근육들 내의 통증 유발점들에 관여하는 많은 일반적인 증상들과 의학적 진단들을 나열한 테이블도 보여준다. 4장에 있는 테이블을 "커닝 쪽지(cheat sheet)"로 사용해서, 당신의 증상을 찾고 그 증상에 책임이 있을 수 있는 근육 또는 근육들을 결정하기 위하여 테이블을 사용해라.

통증의 원천 찾기 (keep Looking for the Source of the Pain)

때때로 당신이 한 근육을 고쳤을 때, 다른 근육들이 "경계를 해서" 당신에게 어떤 통증 신호를 보내서 약간의 주의를 끄는 것처럼 보일 수 있다. 인체의 대부분의 부분들은 근육의 여러 층으로 되어있다. 바깥 층이 통증 유발점들과 팽팽한 밴드들을 포함하고 있을 때, 이것이 깊은 층들의 문제들을 감출 수 있다. 그리고 당신이 표층의 통증 유발점들을 없앴을 때, 깊게 있는 통증 유발점들이 활성화될 수 있고 그리고 마찬가지로 치료를 요한다. 요점은 아픈 점들과 제한된 동작 범위를 계속 찾는 것이고, 그것들을 찾게 되면 그것들을 고치는 것이다. 이것은 종종 치유 과정을 푸는 방법이 된다. 그대로 해야 되며, 통증의 성질, 강도, 또는 위치의 어떤 변화를 파악하는 것이 당신의 근육들이 치료에 반응한다는 어떤 신호다. 일반적으로, 당신의 통증은 돌아다닐 것이고, 그것이 완전히 제거되기 전에 시간이 지나가면 그것은 덜 심해지고 보다 국한될 것이다.

아프지 않은 부위를 치료하는 이유 (Why Treat an Area If It Doesn't Hurt?)

어떤 사람들은 말한다, "내가 내 근육들을 누르기 시작하기 전까지는 아프지 않았다- 왜 그들을 놓아두지 않느냐?" 답은, 당신은 그것들을 그냥 놓아둘 수 있다, 그러나 통증 유발점들을 갖고 있다면, 그것들을 그대로 놓아 두어서는 안 된다, 오래 걸려서는 안 된다. 근육 문제들은 그들이 쇠약하게 만드는 통증 또는 심지어 더 큰 기능장애로 바뀌기 전에 고쳐져야만 한다. 아마도 당신은 단지 약간의 몸의 허약, 찌릿한 통증, 또는 동작 범위의 작은 제한을 겪어 왔었고 그것이 나이가 들은 것, 건염, 또는 오래된 손상 때문이라 여겨져서 단념한다. 이러한 작은 문제들은 보통 잠복 통증 유발점들 때문이고, 시간이 가면서 그들은 눈덩이처럼 불어서 보다 심각한 문제들이 된다. 다른 근육들은 약해진 근육의 일을 떠 맡고 나서 그 근육들도 통증 유발점들을 갖게 되며 그리고 다른 곳으로 연관통을 보내기 시작한다.

자기-관리란 무엇인가? (What Is Self-Care?)

우리의 자기-관리 프로토콜은 4가지 요소가 있다 :

1. 워밍업
2. 가압 치료
3. 스트레칭, 수축, 및 이완
4. 움직임

많은 활동들은 이 요소들의 한 두 개를 포함한다. 예를 들어, 기공 체조는 전 동작 범위를 통한 움직임에 초점을 맞추고, 요가는 스트레칭과 체력에, 그리고 피트니스 클래스는 종종 워밍업으로 시작하고, 그 다음에 에어로빅 운동, 일부의 강화, 및 그리고 나서 쿨다운(심한 운동 후 정리 운동으로 맥박, 호흡 등을 서서히 정상으로 되돌리기)으로 전개해 간다. 만성적인 근육통을 위해서는, 한 가지 접근법은 잠시 동안 도움을 줄 수가 있다. 그러나 통증을 없애는 가장 효과적인 방법은 4가지 모두를 결합하는 것이다: 워밍업, 가압 치료, 스트레칭, 및 부드러운 동작 범위 운동. 각 근육 장은 처음 3가지를 자세히 기술한다. 당신은 동작 범위 운동들의 모두를 16장에서 볼 수 있다.

1단계 : 워밍업 (Warming Up)

워밍업은 무엇이고, 그리고 왜 중요한가? 효과적인 자기-관리 치료는 이완된 몸에 달려있다. 워밍업이 활동성 통증 유발점들을 갖고 있는 근육들을 마법처럼 이완시키지는 않지만, 당신이 통증을 일으키는 통증 유발점들을 치료하면서 다른 근육들의 그것들의 활성화를 막는데 도움이 된다.

워밍업은 3요소를 갖고 있다: 이완, 온도, 및 혈액 흐름. 인체 조직의 실제적인 워밍은 근육들의 이완과 늘어남에 이득이 된다. 하나의 좋은 옵션은 자기-관리 전 심지어 동안이라도 따듯한 목욕 또는 샤워를 하는 것이다. 또는 당신은 당신이 치료하려는 부위를 따듯하게 하기 위하여 포멘텍 핫 워터 백 또는 마더어스 베개를 치료 전 5-10분 동안 사용할 수 있다. 추위에 민감하고 당신의 집이 춥거나 외풍이 있다면, 방 하나의 온도를 올려라, 적어도 당신이 자기-관리를 하는 동안만이라도.

열의 사용은 자기-관리에 한정되지 않는다. 당신은 핫 워터 백 또는 데운 베개를 직장으로 왔다 갔다 하는 동안, 하루 내내, 또는 수면 중에도 사용할 수 있다- 당신이 앉아있거나 누워있는 어떤 때라도 가급적 많이. 이것은 당신이 다른 활동을 하는 시간을 뺏지 않고서도 당신의 근육을 위해서 할 수 있는 것이다.

인구의 작은 퍼센트가 (2% 미만) 열에 과민성을 보인다. 당신이 그렇다면, 당신의 워밍 업 또는 치료를 위해서 열을 사용하지 말아라.

워밍업의 두 번째 요소는 순환을 조장하기 위한 움직임이다. 이것은 걷기, 댄싱, 또는 치료 전에 서서 당신의 근육들을 아프지 않은 동작 범위로 움직이는 것이다. 근육의 가벼운 수축과 이완은(그것은 움직임 동안 자연스럽게 일어난다) 하나의 좋은 준비운동이며 통증 유발점을 없애는 것을 증진시키는 경향이 있다. 어떤 종류의 움직임이 당신에게 아프다면, 단지 열의 적용과 따듯한 방이 가압 전에 당신의 근육들을 이완하는 주된 수단이 되게 해라.

압력에 민감한 사람들 또는 특히 팽팽한 근육들과 근막을 가진 사람들은 도움이 될 워밍업으로 다른 방법을 찾을 수도 있다: 당신은 가벼운 빗질, 소금으로 부드럽게 문지르기, 또는 팽팽하고 아픈 부위 위로 혼자 문지르는 마사지에 의해서 피부, 근막, 및 근육들을 실제로 둔감하게 할 수 있다. 당신은 샤워 또는 탕에서, 또는 치료를 받기 위해서 누워있는 동안 그것을 할 수 있다.

2단계 : 가압 치료 (Compression Treatment)

가압 치료는 연조직, 주로 근육들에 압력을 가하는 것인데, 그러나 또한 인대, 건, 근막, 및 피부를 포함하는 다른 조직들이 포함된다. 그것은 손 또는 다양한 도구들로 할 수 있다. 만약 당신이 너무 아프다면, 친구들, 가족, 또는 훈련 받은 시술자들이 가압을 할 수 있다. 각 근육 장의 끝에는 시술자를 위한 치료 가이드라인을 제공한다; 또한 그 구획은 가압으로 당신을 돕기를 원하는 아무에게나 유용할 수 있는데, 그것은 치료의 초기 단계에서 특히 유용하다.

자기-가압을 가하는 방법들 (Ways to Apply Self-Compression)

각 근육 장은 근육의 도해들, 그것의 연관통 패턴, 및 어디서 통증 유발점들을 찾는가를 포함한다. 당신은 당신의 팔꿈치, 엄지, 손가락, 손가락 관절, 또는 백노버, 잭노버, 다양한 직경과 단단한 볼들, 폼 롤러, 및 심지어 따듯한 베개 같은 자기-관리 도구들로써 압력을 가할 수 있다. (3장에 이 모든 도구들이 자세히 기술되어 있다.)

우리 클리닉에서는 환자들을 치료할 때, 가압을 위해서 우리는 팔꿈치, 엄지, 손가락, 또는 손가락 관절을 사용하기를 좋아하는데 그 이유는 우리가 도구들을 사용한다면 우리가 느낄 수 없는 조직 내의 변화들을 느끼게 해 주기 때문이다. 그러나, 당신이 당신 자신을 치료할 때는 다르다. 자기-관리 도구들을 사용하는 것이 몇 가지 이유에서 더 좋다: 첫째, 당신이 어떤 도구를 사용하는 동안 당신은 자신의 근육들을 치료하고 있기 때문에 조직의 변화를 직접 느낄 수 있을 것이다. 그리고 둘째로, 당신의 손이나 팔꿈치로 닿지 못하는 치료를 요하는 부위들이 많이 있다 (특히, 요통에). 그러므로 일반적으로, 가자미근 또는 복근 같은 당신이 쉽게 닿을 수 있는 곳에서는 당신이 피곤하지 않거나 힘들지 않다면, 당신의 손 또는 팔꿈치를 사용해라. 그렇지 않으면, 치료할 특별한 위치나 상태를 위해서 가장 효과적인 도구를 사용해라.

3장은 자기-관리 도구를 위해 씌어졌다. 당신이 자신을 보조하기 위해서 이러한 도구들을 사용한다면 당신은 자기-관리에서 좋은 결과를 가질 것이다. 우리는 근육 장에서 특정한 근육의 가압을 위한 자세한 지침을 포함한다.

충분한 가압의 크기는? (How Much Compression Is Enough?)

얼마나 많은 가압을 사용하는가에 관한 가장 간단한 대답은 "충분하게(just enough)"다. 그것은, 우리는 참을 수 있는 불쾌감의 레벨을 뜻한다. 우리 클리닉에서는, 우리는 표준으로 0 (통증 없음)에서 10 (참을 수 없는 통증)의 주관적 통증 척도를 사용한다. 많은 의사들과 시술자들이 근육 통증을 치료할 때, 이 척도를 사용한다. 치료 동안, 우리가 10에서 6레벨에 가깝게 갔을 때 사람들에게 말하라고 요청한다. 이것은 중간 정도이며, 참을 수 있고, 관리할 수 있는 불편- 당신을 화나게 만들 지 않는 레벨-이다. 또한 우리는 "아프지만 동시에 시원함(hurting good)"이라는 단어를 사용하는데, 그 뜻은 통증의 감각이 자주 "바로 그것(that' s it)" 또는 "바로 거기가 내가 아픈 곳이야"라는 느낌을 동반한다.

당신이 몸 전체에 힘을 주거나 또는 속상한 느낌이라면, 당신은 너무 큰 압력을 사용한다는 것을 알 것이다. 만약 그렇거나 또는 당신이 10에서 6의 통증 레벨을 넘어간다면, 압력을 줄이는데, 당신의 체중을 다른 곳으로 보내거나, 또는 당신의 가압 자세를 변경시켜서 뒤로 물러 나라. 가압 치료 동안 당신 몸의 나머지의 긴장을 풀고 있는 것이 매우 중요하다. 시간이 가서, 당신의 기능이상을 보이는 근육들이 개선됨에 따라, 같은 레벨의 압력이 통증을 덜 일으킬 것이다. 이렇게 되었을 때, 당신이 10에서 6의 똑같은 통증 레벨에 다다를 때까지 압력을 점차적으로 늘릴 수 있다.

점진적인 가압의 중요성 (The Importance of Gradual Compression)

항상 점차적으로 압력을 가하고 풀어라. 부드럽게 시작하며, 당신이 숨을 내 쉬면서 참을 수 있는 점까지 압력을 점차적으로 증가시켜라. 어떤 부위를 누르면서 뭉친 것 또는 통증을 느끼지 못한다면, 약 4초에 걸쳐서 가압을 풀고, 나서 치료할 다음 부위(그 근육 장에서 기술된 대로 그리고 근육 도해들 위에 X자로 표시된)로 옮겨가고 가압을 다시 한다. 당신이 어떤 점을 누를 때 그리고 당신이 누르고 있는 그 점이나 주위 또는 이 근육이 통증을 연관하는 곳에서 저항감, 단단함, 또는 통증을 느낀다면, 당신은 어떤 통증 유발점을 찾은 것이다.

당신이 어떤 통증 유발점을 누를 때, 통증 레벨 6을 넘지 않는 범위에서 적어도 10초간 압력을 유지해라. 당신이 통증이 가라 앉는 것을 느끼고 이완시킬 수 있음에 따라, 당신은 어떤 일 회의 가압 동안에 압력을 점차적으로 늘릴 수 있다.-다시, 10에서 6의 통증 레벨을 넘지 않아야 한다. 당신이 이완한 상태이고 그리고 숨을 천천히 그리고 정상적으로 쉰다면, 가압을 20초까지 또는 심지어 30초까지 늘리는 것도 좋다. 숨을 내 쉬는 동안 가압을 천천히 증가시키는 것이 제일 잘 듣는다.

당신은 한 특정한 점에 압력을 푸는데 5초 정도를 잡아라; 점차적으로 풀도록 해라. 가압의 이점은 정확한 지속 시간에 달려있지 않으나, 그것보다 점차적으로 행해지는 가압과 푸는 것, 가능하다면 호흡과 조화를 맞춰서, 그리고 참을 수 있는 만큼의 불편을 넘지 않는 기준점을 유지하는 것에 달려 있다. 당신이 원하는 가압을 실행하는 하나의 방식은 몸 전체를 최대로 이완시키는 것이다. 당신이 통증을 약간 덜 느끼고 당신이 지금 치료한 근육들이 보다 더 늘어나고 줄어들게 하는 능력을 느낀다면, 당신은 그것을 올바르게 하고 있다는 것을 알 것이다. 당신이 몸 전체가 굳어진다면, 그 후로 더 나쁘다고 느낀다면, 또는 멍이 생긴다면 당신은 그것을 잘못 했다는 것을 알 것이다.

내가 필요한 도구는? (What Tools Do I Need?)

자기-관리 도구의 선택은 당신의 회복 과정에 따라 달라진다. 어떤 특정한 날에 당신이 편안하게 참을 수 있는 가압 수준을 이루는데 최고로 도움이 되는 도구를 선택해야만 한다. 시간이 가면서, 각 근육 장에서 기술한 대로, 보다 진전된 형태의 가압의 사용을 원할 것이다.

예를 들어, 당신이 처음으로 당신의 둔근들을 치료하기 시작했을 때, 당신은 엉덩이 밑에 따듯한 마더 어스 베개를 접은 것 같은 가장 약한 압력만을 견딜 수 있을 것이다. 이 주 후, 당신의 엉덩이와 벽 사이에 어느 정도 부풀린 공의 압력을 쉽게 견딜 수 있을 것이다. 그 다음, 당신의 근육 기능장애가 감소됨에 따라, 당신은 조금 더 단단하게 만들려고 더 부풀린 동일한 공을 바닥에 놓고 가압을 할 수 있을 것이다. 그리고 마지막으로, 매일의 자기-관리를 한 달간 한 후에, 당신은 둔근들을 동시에 스트레칭 시키면서 바닥에 더 단단한 공을 놓고 사용할 수 있을 것이다. 시간에 걸쳐서 자기-관리의 변화가 달라지는 이러한 예들에서 볼 수 있는 것처럼, 당신은 동일한 근육을 치료하기 위해서 한 달이라는 기간에 걸쳐서 셋에서 넷의 다른 도구들을 사용하게 될 수 있다.

내가 어디에 압력을 가하는가? (Where Do I Apply Compression?)

각 근육 장과 부록의 근육 가압 도해들은 어디에 가압 치료를 할 곳을 당신에게 보여 준다. 이 근육 그림들의 X자를 보아라. 원이 쳐진 X자는 통증 유발점들이 가장 많이 발견되는 곳이다. 그럼에도 불구하고, 당신은 근육의 전체 길이에 압력을 가해야만 하는데, 작은 x자로 나타낸 곳이다. 사실상, 통증 유발점들은 부착부와 건에서도 생기므로, 전체 근육에 압력을 가하는 것이 최선이다. 어떤 특별한 위치에 통증 유발점들을 가진다면, 그것은 당신이 눌렀을 때 무진장으로 민감하게 느낄 것이고 다른 근육들로 연관통을 보낼 수도 있다. 이것은 당신이 정확한 점에 있다는 것을 말해준다. 이것은 유용한 정보이며 그리고 우리가 그것을 "아프지만 동시에 시원함(hurts good)"이라고 부르는 이유의 한 부분이다. 당신이 통증이 줄어드는 것을 느낄 때까지 긴장을 풀고 있고 이 부위에 가압을 계속해라. 그 다음 당신의 자기-관리 절차의 나머지를 계속해라.

대부분의 경우에서, 오직 한 쪽에만 통증 유발점들이 있다 하더라도, 당신은 인체의 양 쪽 모두의 동일한 근육을 치료해야 한다. 서로가 거울 상인 몸통 근육들은 종종 같은 일을 함께 하며, 이러한 관계 내에서 그것들은 공력근(synergists)라고 불린다. 한 근육이 통증 유발점들을 갖고 있을 때, 그것의 공력근은 종종 마찬가지로 그들을 만드는데, 때때로 처음에 통증 유발점들을 만든 그 근육을 보상하기 위한 과로 때문이다.

3단계 : 스트레칭, 수축, 및 이완 (Stretching, Contracting, and Relaxing)

스트레칭은 좋다, 그러나 그것에 수축과 이완을 동반하는 것이 훨씬 좋다. 스트레칭은 근육의 처음과 끝을 *(기시-origin-와 종지-insertion)*가능한 멀리 벌어지게 해서 근육 조직을 점차적으로 늘리는 것이다. 그러나, 근육 내에 통증 유발점들과 팽팽한 밴드들을 갖고 있다면, 당신은 일반적으로 근육의 완전한 줄임과 늘림을 만들 수 없을 것이다.

어떻게 스트레칭 하는가? (How Do I Stretch?)

스트레칭의 가장 중요한 가이드라인은 가장 조심스럽고 통증을 최소로 한 접근 그리고 당신이 그 근육의 유연성이 생기는 것을 느낌에 따라 점차적으로 그 스트레치의 정도와 기간을 늘리는 것이다. 당신은 능동적 또는 수동적으로 스트레치를 할 수 있는데, 중력을 사용해서, 맞선 근육들의 수축으로, 또는 먼저 그 근육을 수축시키고 나서 그것을 늘리는 것으로 할 수 있다.

예로, 당신은 간단하게 침대에 등을 대고 눕고 당신의 팔을 머리 위로 점차적으로 올려서 매우 조심스러운 수동적 스트레치를 할 수 있다. 당신이 이것을 통증 없이 할 수 있을 때, 당신의 등 아래에 작은 베개를 놓아서 (수동적으로) 스트레치를 더하게 할 수 있는데, 당신이 팔을 머리 위로 들어 올릴 때 등을 더 휘게 만들어 준다. 당신은 침대 옆으로 다리를 떨어뜨려서 (다시 수동적으로) 스트레치를 더 증가시킬 수 있다. 처음에 이것이 너무 아프다면, 당신은 침대 옆에 의자를 놓을 수 있으며, 스트레치의 정도를 제한하기 위하여 그 위에 발을 올려 놓아라.

또한 시간을 두고 다른 근육 구획에 초점을 맞추기 위하여 스트레칭의 방향을 바꾸는 것도 도움이 된다. 당신이 바닥에 등을 대고 누워서 당신의 둔근들을 스트레칭 한다고 생각하자. 처음에 당신의 팔로 왼 무릎을 가슴 쪽으로 당기면서, 그것을 당신 가슴의 중앙 쪽으로 당겨라. 두 번째 스트레치에서, 그것을 당신의 가슴 중앙과 당신의 오른 겨드랑이 사이로 당겨라. 세 번째는, 당신의 무릎을 당신의 왼 겨드랑이 쪽으로 당겨라. 이런 방식으로, 대둔근에 있는 다른 근육 섬유를 달리하는 좋은 스트레치를 실제로 할 수 있다.

당신이 바닥에 눕거나 앉아서 스트레칭 하는 어떤 때라도, 카펫이 깔린 바닥이 좋다. 적절한 카펫을 구할 수 없다면, 요가 매트를 사용해라.

어떻게 수축과 이완을 시키는가? (How Do I Contract and Relax?)

스트레칭 사이에 수축과 이완을 배치하는 것이 단지 스트레칭 하나만 하는 것보다 항상 더 효과적이다. 이것은 팽팽하고 기능이상인 근육들은 저항에 대항한 부드러운 수축 후에 더 이완되기 때문이다. 그러므로 일단 당신이 어떤 근육을 그것의 통증 없는 최대 스트레치로 보내고 어떤 것을 위한 그 자세를 10-20초간 유지하고, 또는 몇 번의 느리고, 이완된 호흡을 만들었다면, 다음으로 근육을 짧아지게, 또는 수축시킬 어떤 방법으로 움직여라. 이것은 근육을 스트레칭 시키는 반대 방향으로 사용하는 것을 포함하는데, 저항에 대항하여 당신 힘의 30% 정도를 사용하는 것이다. 대부분의 경우에서 당신은 실제로 움직이지 않고, 당신은 단지 저항에 대항하여 밀고, 근육의 수축을 적어도 15초간 유지하는 것이다. 그 다음 스트레칭을 다시 한 번 반복하기 전에 당신이 숨을 내 쉬면서 근육이 완전히 이완되게 만들며, 가능하다면 스트레칭을 약간 더 많이 시켜라. 스트레칭, 수축, 및 이완의 모든 절차에서, 처음에는 보다 긴 간격을 사용하고 그 다음은 점진적으로 짧아지는 간격을 만들어야 한다.

예를 들어, 당신이 바닥에 등을 대고 누워서 당신의 대둔근들을 스트레칭 시키기 위해서 허벅지를 가슴 쪽으로 당긴다고 하자. 당신의 손으로 허벅지가 움직이지 못하게 잡고 있으면서(저항) 당신의 다리를 당신의 가슴에서 멀어지게 민다면, 이것은 근육을 수축시킨다. 이 수축을 적어도 15초간 유지하고 나서 내쉬는 숨에 맞춰 몸 전체의 긴장을 풀어라. 그 다음 그 과정을 반복하는데, 당신의 허벅지를 가슴 쪽으로 약간 더 가깝게 당기고, 10초간 그것을 스트레칭 시키고, 나서 한 번 더 반복하는데, 5초간 스트레칭 시킨다. 스트레칭과 저항을 번갈아 하는 것으로써 매 번 약간 더 큰 스트레치를 만드는 것이 보통 가능하다. 전체 절차를 연속적으로 세 번 반복하는 시리즈가 추천되고, 그 근육을 그것의 전체 동작 범위로 수 차례 운동하는 것이 뒤따라야만 한다.

4단계 : 움직임 (Movement)

움직임은 간단한 것처럼 보이는데, 그러나 우리 대부분은 보통 나날에서 그것을 너무 적게 하고 있다. 적절한 움직임 없다면, 우리 근육들은 궁극적으로 짧아지고 팽팽하게 된다. 그들은 통증 유발점들을 만들고 그들의 정상 기능들을 실행하는 것을 멈춘다. 이 때가 통증이 시작하는 때다.

당신은 하루 종일 움직인다고 느낄 수도 있으며, 그리고 그것이 왜 중요한지를 모른다. 그것은 중요하다, 그러나 보통 충분치 못하다. 우리의 네 단계의 자기-관리 프로토콜의 개념 안에서 "움직임"이라는 단어는 중요한 뜻을 지닌다. 자기-관리에서, 움직임은 어떤 근육이 그것의 통증 없는 완전한 동작 범위를 갖게 하고 그리고 그것을 반복적으로 하게 하여 보다 제한된 범위를 만든 어떤 근육에 완전히 건강한 동작 범위를 회복시키는 것을 돕는 것을 뜻한다.

대부분을 앉아서 지내는 우리일지라도, 적어도 어느 정도를 하루 동안에 걷고 있다. 일상적인 걷기가 동작 범위 운동의 자격을 갖추지 못하고 있는데, 그러나 당신의 다리와 엉덩이 근육들을 스트레치 시키고 수축시키는 의도적인 방식으로 걷는다면, 당신은 매일의 걷기를 하고 그것을 그와 동일한 근육들의 동작 범위를 회복 시키는데 도움이 될 유용한 운동들로 바꿀 수 있다. 이것은 하루에 몇 분간 당신의 발가락을 안으로 그리고 밖으로 해서 걷는 것과 같이 간단할 수 있다. 이것은 엉덩이와 허벅지 근육들의 여럿에 부드러운 스트레치와 수축을 줄 수 있다. 이것은 당신이 집 또는 사무실을 걸어 다니면서 하루 중에 어느 때라도 할 수 있다.

움직임은 보통 능동적으로 행해지나, 또한 그것은 수동적으로도 행해 질 수 있다. 힘이 들지 않는 수동적 움직임(passive movement)은 다른 사람 또는 중력의 도움을 받는 움직임이다. 수동적인 움직임의 한 예는 당신이 등을 대고 누워 있는 동안 다른 사람이 당신의 다리를 들어 올리는 것이다. 능동적 움직임(active movement)은 당신에 의해서 시작된 스트레스가 없는 움직임인데, 당신이 자신의 다리를 들어 올리는 것이다. 이 16장의 동작 범위 운동들은 요통과 엉덩이 통증을 일으키는 모든 근육을 위한 자기-관리 치료의 요소로 사용될 수 있는 다양한 움직임들을 포함한다. 편리하게 이 운동들을 프로토콜들로 정리했는데, 이 책에서 다룬 한 근육에 하나씩 정리했다(대둔근, 중둔근, 및 소둔근은 하나의 합동 프로토콜로 다뤄졌다).

얼마나 자주 자기-관리를 하는가? (How Often Do I Perform Self-Care?)

하루에 여러 번의 짧은 자기-관리 세션들을 갖는 것이 하나의 마라톤 같은 세션보다 좋다. 일부 사람들에게 하루에 두 번의 15분 세션들이 충분할 것이다. 그러나 통증이 심하다면, 하루에 3-4번 이상의 짧은 세션들이 처음 몇 주 동안, 또는 통증이 보다 감당할 수 있을 때까지 필요할 수 있다. 이것은 당신 삶에서 약간의 변화를 요할 수 있다. 당신은 아침에 조금 일찍 일어날 필요가 있다. 피트니스 열광자라면, 당신은 당신의 절차 동안 자기-관리를 하기 위해서 멈출 필요도 있으며, 당신은 당신의 운동 후에 곧 바로 자기-관리를 할 수도 있다. 그러나, 일단 당신이 당신의 자기-관리에 익숙해 지면, 그것은 심지어 TV를 보는 동안에도 할 수 있다. 그리고 비록 그것이 시간이 걸리거나 변화를 요할지라도, 기억해라, 이러한 종류의 자기-관리는 당신의 통증을 관리하고 당신의 삶을 되찾는 요점이다.

시간이 지나서 나의 자기-관리 프로그램을 바꿔야만 하는가? (Should I Change My Self-Care Program Over Time?)

당신은 당신의 자기-관리 프로그램을 계속, 한 번에 조금씩 변경할 필요가 있다. 당신의 첫 번째 목표는 당신의 통증의 심각함을 줄이는 것이다. 이것을 위한 요점은 당신의 처음의 자기-관리 프로그램을 부드럽게 자주 하는 것이다. 당신은 처음에 하루에 4번까지 당신의 자기-관리를 반복할 필요가 있다. 어려운 일처럼 들리지만, 그러나 각 자기-관리 세션은 오직 10분 걸린다. 통증이 덜해짐에 따라, 당신의 치료의 빈도를 줄일 수 있는데, 그러나 당신은 반복을 할 때 치료의 지속 시간을 늘리는 것을 고려해야만 할 것인데, 점차적으로 강도도 늘려야만 한다.

당신이 하루의 대부분을 한 자세로 지낸다면, 계속적으로 사용되어 어떤 짧아진 자세로 있고, 그리고 한 자세로 너무 오래 있고 난 후, 약간 아프거나 불편함을 느끼는 경향이 있는 부위를 목표로 한 자기-관리를 매일 어느 정도 하는 것이 특히 중요하다. 우리의 일상들은 육체적으로 상당히 활동적이므로, 우리는 매일 자기-관리를 해야 하는데, 때때로 심지어는 매 시간마다. 대부분의 사람들에게, 일 회 20분의 자기-관리 세션이 예방적 유지를 위한 좋은 투자가 되며, 심지어 통증이 없어진 후라도 해라.

통증을 없애고 나서 그것이 다시 찾아오면 어떻게 하는가? (What If I Get Rid of My Pain and It Comes Back?)

모든 근육 장에서, 그 근육의 통증 유발점들을 일으킬 수 있는 악화 인자들을 나열한다. 통증을 없애고 나서 그것이 다시 돌아 오면, 첫째로 이 악화 인자들의 어떤 것이 있는 지를 알기 위하여 그것들을 복습해라.

예를 들어, 하이힐은 가자미근 또는 햄스트링의 통증 유발점들을 종종 악화시킬 수 있고, 당신의 바지 주머니에 지갑을 넣고 다니는 것이 둔근들을 악화시킬 수 있다. 다음, 17장에서 논의된 지속 인자들의 어떤 것이 당신의 통증의 한 요인일지 아닐 지를 보기 위하여 그것들을 복습해라. 마지막으로, 매일 당신의 자기-관리 절차를 얼마나 일관되게 따랐는 지를 고려해라. 아마도 통증이 견딜 만 할 때 그것을 약간 소홀히 했을 것이다.

만성 통증과 함께 살고 있다면, 당신이 당신의 자기-관리 치료를 계속하면서 당신의 통증을 주시하는 것을 계속해야 하며, 그리고 나서 요구되는 당신의 접근법을 조절해라. 당신이 이 기술을 개발하거나 어떤 그것을 가진 시술자의 도움을 찾는 것이 중요하다.

시술자를 위하여 (For Practitioners)

근육 장들에서, 우리는 통증 유발점들을 없애는 다양한 테크닉들의 상세한 설명을 제공한다. 이에 더하여, 이 장의 처음 반에 있는 것들이 시술자들에게 결정적이므로, 조심스럽게 읽는 것을 부탁한다.

일반적인 테크닉들에 관한 몇 가지 부가적인 지침이 있다: 항상 점진적으로 가압을 하고 점진적으로 그것을 풀어라. 부드럽게 시작을 하며, 환자가 숨을 내 쉴 때 압력을 점진적으로 증가시켜라. 짧게는 6초에서 길게는 30초까지 압력을 유지하며, 환자의 통증 레벨이 10에서 6을 넘지 않도록 해라. 환자가 통증이 가라앉았다고 당신에게 말한다면, 당신은 10에서 6의 통증 레벨을 넘지 않는 한도에서 압력을 점진적으로 증가시킬 수 있다. 당신은 전신의 이완을 극대화시키는 방식으로 가압을 실행해야 한다.

우리가 우리 세미나에서 가르칠 때, 우리는 항상 우리 학생들에게 누르고 푸는 것을 느리게 그리고 신중히 하는 것을 항상 주지 시킨다. 근막 통증 유발점들을 없애기 위한 이러한 종류의 치료는 항상 우리에게 이해가 된다. 여기에 느린 가압을 하는 중요성에 대한 데이비드 사이몬스(2009년 12월) 박사와 견해를 개인적으로 같이하는 생화학적 설명이 있다: "타이틴(Titin) 분자는 미오신 분자를 위치시키며 그와 같이 해서 그것의 부착을 통하여 z-디스크를 위치시킨다. 그러나, 그것은 계속적으로 스프링과 같은 힘을 미오신에게 내며 그와 같이 그것의 z-디스크 부착에서 접힌다. 그 분자는 그것이 접히는 곳에서 끈끈하고, 근육원섬유마디(sarcomere)가 중간 범위의 길이를 되찾도록 그것을 푸는 것은 느린 과정인데 그것은 근육에 부드럽게 지속된 장력에 의하여 최적화 된다. 이것은 기본적으로 세포골격의 기전이다." 사이몬스 박사 자신은 근육에 부드럽게 지속되는 장력을 유지하는 것이 중요하다고 우리에게 말한다. 또한 이것은 환자를 최대한 스트레치된, 지지된, 그러나 아직까지 치료를 위한 통증 없는 자세로 있게 해야 한다는 우리의 주장에 좋은 뒷받침이다.

그 사람이 근육을 치료한 후에 통증이 덜하고 그리고 건강한 동작 범위 전체로 그 근육을 움직일 수 있는 더 많은 능력을 갖는다면, 당신은 가압을 올바르게 하고 있다는 것을 알 것이다. 가압 동안에, 가압에 의하여 생긴 어떠한 연관통이 있는 지를 주시해라. 이것은 유용한 정보인데 그것은 통증 유발점들을 가진 근육의 팽팽한 밴드들의 존재를 확인해 준다. 가압 전후에 크림 또는 오일을 사용한 미끄러지는 스트로크 또한 사용되는데, 특히 환자가 심각하게 아픈 상태일 때다. 이 통증 유발점 압력을 푼 다음에, 그 부위는 더 통증 없는 스트레치로 가게 해야만 하고, 그리고 나서 능동적 동작 범위를 세 번의 완전한 사이클로 실행해라.

임상 세팅에서 통증 유발점 치료 (Trigger Point Therapy in a Clinical Setting)

우리 클리닉에서, 우리의 목표는 근막 통증 유발점 치료를 사용해서 환자들이 전체적으로 통증 없는 동작 범위와 전체 기능을 얻는 것을 돕는 것이다. 사람들이 우리에게 왔을 때, 그들은 어떤 특별한 문제를 갖고 있고 그리고 어떤 특별한 결과를 마음 속에 갖고 있다. 그들은 통증, 허약, 또는 기능장애를 갖고 있고, 그리고 그들은 그것을 고치기를 원한다. 우리의 전체 프로토콜은 치료뿐만 아니라, 교육 및 사람들의 문제에 기여하는 근육을 위한 자기-관리 훈련을 포함한다. 이것은 능동적인 치료다. 환자는 수동적인 수혜자가 아니라, 그것보다는 통증을 없애는 여행으로의 움직이고, 배우고, 스트레칭 하는 참여자가 되어야 한다.

첫째 우리는 전체 병력을 듣고 그 사람에게 증상 또는 통증이 있는 곳을 나타내는 통증 차트를 적으라고 시킨다. 우리는 환자의 아픈 상태를 듣고 근육 문제들로 만들어진 기능이상을 기록한다. 이것은 무엇이 환자의 통증 문제를 일으키거나 지속시키는지에 관한 실마리를 줄 수 있다. 우리를 믿어라: 시술자가 그들에게 귀를 기울이게 하는 것이 종종 환자들을 위한 매우 새로운 경험이다. 그들은 당신이 들어 주는 시간을 내준 것에 크게 감사할 것이고, 보다 중요하게, 당신이 모은 정보는 효과적인 평가와 치료에 결정적인 것이 될 것이다.

이러한 초기 평가의 일부로서, 우리는 동작 범위 부족을 평가하고, 지속 인자들을 가려내고 우리의 소견을 기록한다. 그 다음 우리는 어떤 근육 연관통을 일으킬 가장 큰 가능성이 있는지를 결정하는 우리의 근막 연관통 차트를 사용한다. 마지막으로, 환자들의 목표를 염두에 두고서, 우리는 치료와 자기-관리 훈련 계획을 발전시킨다.

테크닉 뒤에 방법이 있다 (Behind the Techniques There's a Method)

물론, 당신은 활동적인 통증 유발점들을 경감시키는 일련의 테크닉들을 마스터할 필요가 있을 것이다. 그러나, 이 테크닉들 뒤에 우리가 할 그 밖의 모든 것을 알리는 어떤 원칙 또는 방법이 있다. 이 방법은 하나의 간단한 피드백 고리다: 근육들을 치료하고, 근육의 변화와 발전을 알아 채고, 치료를 조정하고, 변화를 알아채고, 치료를 조정하고, 그리고 계속하라.

이 방법은 인체의 반응에 다이나믹하고, 계속적으로 적응하는 것이다. 결국, 당신이 통증을 없애기 위해서 정확히 무엇을 해야 할 지를 말해주는 책은 없다, 왜냐하면 각각의 통증은 독특하기 때문이다. 당신의 효율성을 최적화 하기 위해서, 당신은 우리가 수 년간에 걸쳐 개발한 과정을 배워야만 한다. 만약 우리가 그것을 당신에게 전해 줄 수 있다면, 당신은 다른 사람의 통증을 줄여 줄 수 있을 것이고(당신 자신의 것이 문제라면 그것도), 그리고 당신은 모든 하나의 통증 문제가 어떻게 그것을 하는 것에 관하여 또 다른 레슨이라는 것을 깨달을 것이다. 그리고 시간이 가면, 당신은 더 잘 할 수 있을 것이다.

우리가 초보 치료사들을 훈련할 때, 우리는 그들에게 치료를 두 가지로 생각하라고 가르친다: 기능이상인 조직의 정상화, 그리고 근육의 반응을 느끼는 것. 이 방식으로 우리는 조직의 상태를 실제로 평가하고 동시에 그것을 치료한다. 모든 가압, 스트레치, 움직임, 및 수축은 근육을 약간 다소간의 통증, 다소간의 유연성, 또는 다소간 강하게 만든다.

성공적인 치료를 위한 열쇠 : 가압 동안의 포지셔닝
(A Key to Successful Treatment: Positioning During Compression)

통증 유발점 가압은 환자가 여러 많은 치료 자세들을 하고 있으면서 실행될 수 있는데, 중립 자세에서, 스트레치를 만들고, 능동적 또는 수동적 동작 범위 동안을 포함한다.

당신이 선택한 자세에 상관이 없이, 환자의 편안함은 당신의 주된 관심사이어야만 한다. 우리는 일반적으로 환자가 견딜 수 있는 가장 스트레치된 자세를 찾으려고 노력을 하는데, 왜냐하면 스트레치된 자세에서 치료가 가장 효과적이기 때문이다.

중립 자세에서 치료 (Treatment in the Neutral Position)

중립 자세는 치료될 근육이 짧아지거나 늘어나지 않은 상태인 자연스러운 휴식 자세를 뜻한다. 우리는 보통 이 자세로 첫 치료를 시작하는데 그것이 당신을 아직 모르고 당신을 믿지 못할 수도 있는 환자에게 가장 적은 스트레스를 주기 때문이다. 또한 이 자세는 가압에 대한 환자의 기본 민감도를 당신이 결정하게 해준다. 예를 들어, 당신은 엎드린 환자의 척추주위근을 가압을 하면서 가압이 0에서 10 척도에서 어느 정도의 불편을 일으키는 가를 당신에게 말하라고 환자에게 요청해라. 그 다음 당신은 당신이 찾는 10에서 6의 레벨을 찾기 위한 가압을 조절할 수 있다.

스트레치를 만들고 치료 (Treatment on the Stretch)

각 근육 장은 근육을 스트레치 시킨 자세로 근육을 치료하는 방법의 많은 예들을 포함한다. 이 자세는 여러 가지 이유에서 유용하다:

- 매우 자주, 팽팽한 밴드들은 실제적으로 튀어나와서, 그것들을 찾기 쉽게 만들어 준다.
- 종종 가압하는 것이 덜 아프게 느껴진다.
- 팽팽한 밴드들은 가압 하에서 더 잘 풀리기 쉽다.
- 당신은 한꺼번에 두 가지 일을 이룰 수 있다: 통증 유발점들을 치료하고 근육을 그것의 정상적인 스트레치된 길이로 늘려서 근육을 재교육 시킨다.
- 당신이 팽팽한 밴드들을 치료하고 그것들이 풀어 졌을 때, 스트레치가 보통 증가할 것이어서, 치료가 효과적이라는 것을 확신시켜 준다.

근육 수축 후의 치료 (Treatment After Contracting the Muscle)

환자가 치료에 능동적으로 관여하는 것이 대단히 중요하다. 우리는 환자에게 다양한 자세들로 근육들을 사용하거나 움직이라고 항상 알려 주는데, 종종 우리가 알려 주는 약간의 저항을 만든 채로도 한다. 이것이 뭉친 곳으로 혈류를 증진시키며 근육을 재훈련시키고 그것들의 전체 기능을 회복하게 도와 준다. 예를 들어, 환자가 엎드려서 햄스트링을 치료할 때, 환자는 햄스트링을 수축시켜서 무릎을 더 굽히게 할 때에 당신은 발꿈치를 잡아서 저항을 만들 수 있다. 이것을 10초간 유지하고 나서, 환자에게 힘을 빼라고 시킨다. 햄스트링 근육들과 주위 조직의 변화를 느껴라. 팽팽한 밴드들이 더 풀어졌는지 또는 아픈 점들이 덜 아프게 됐는 지를 보아라. 그 다음 당신은 아직까지 통증 유발점을 갖고 있는 몇몇 점들을 치료할 수 있다.

능동적인 수축과 수동적인 움직임 동안, 이 질문들을 생각해 보아라: 환자가 능동적으로 펴거나 또는 안쪽 또는 바깥쪽으로 그 근육 또는 근육들을 돌릴 수 있는가? 특정한 동작에 어떤 근육이 주로 사용되는가? 그 사람이 움직임 동안에 어떤 통증이 있는가? 만약 그렇다면, 그것은 어디인가? 수동적인 짧아짐 또는 늘림 동안에서처럼 근육이 이완되어야만 할 때 근육이 수축하는가? 다른 쪽보다 한 쪽에서 한 근육 또는 근육의 구획이 커지고 단단하게 느껴지는가? 이 질문들에의 답이 당신이 효과적인 치료 계획을 세우는 것을 도와 줄 것이다.

근막 기능장애의 명백한 징후들은 움직임 또는 가압에 통증 (또는 단지 닿기만 해도), 근육의 경련, 근육이 힘을 쓴 다음 완전히 이완되지 못함, 또는 어떤 정상적인 움직임의 제한 들을 포함한다. 햄스트링에서, 이 문제들의 일부 또는 모두를 찾는 것은 특히 흔하다. 당신과 당신의 환자는 가압 동안에 더 커진 동작 범위 또는 움직임 또는 가압 동안에 경련 또는 통증이 줄어드는 것 같은 것을 보여 줌에 따라서 진전을 측정할 수 있다.

수동적 운동 범위 동안의 치료 (Treatment During Passive Range of Motion)

당신이 통증 유발점들을 갖고 있는 팽팽한 밴드들을 찾았을 때, 당신은 치료될 인체의 부분을 움직이면서 그것을 치료할 수 있다. 통증 유발점들이 풀어짐에 따라, 당신은 근육의 동작 범위의 증가를 알아차릴 수 있다. 이 즉각적인 피드백은 치료가 효과적이라는 것을 보여 준다. 예로, 당신이 환자가 엎드리게 해서 햄스트링을 치료할 때, 아래 다리를 앞 · 뒤로 그리고 위 · 아래로 움직여라. 햄스트링의 통증 유발점들이 풀어짐에 따라, 당신은 통증 없는 움직임의 큰 변화를 알아차려야만 한다.

능동적 운동 범위 동안의 치료 (Treatment During Active Range of Motion)

환자가 근육을 그것의 동작 범위 전체로 능동적으로 움직이면서 치료하는 것은 또 다른 매우 효과적인 치료 테크닉이다. 한 예는 앉은 자세로 환자의 척추주위근을 치료할 때 척추주위근을 스트레치 시키기 위해서 앞쪽으로 굽혀서 그것을 치료하는 것이다. 환자에게 천천히 스트레치를 더 늘리게 시키고, 좌 · 우측으로 굽히게 한다. 이런 동작의 어떤 것에 통증 또는 제한이 있는지를 주시하고나서 통증 유발점들을 갖고 있는 부위들의 치료 후 통증 없는 움직임의 범위가 증가되었는지를 보아라.

스트레치 운동 범위 (Stretch Range of Motion)

당신이 이 책 전체를 읽어나감에 따라, 특정 근육들 내의 통증 유발점들의 존재를 확인하는 하나의 방법은 그것들의 스트레치된 동작 범위에서 어떤 부족을 측정하는 것이다. 그러나, 염두에 둘 중요한 것은 그러한 스트레치된 자세를 만드는데 있어서 여러 근육들이 역할을 한다는 것이다. 그러므로 등을 대고 무릎 가슴 대기 테스트를 통해서 환자가 그들의 대둔근에 통증 유발점들을 가졌는 지를 추론할 수 있는데, 그러나 치료 후에도 그 사람이 테스트를 통과하지 못할 수 있다. 이 경우에서, 수동적으로 짧아졌을 때 장요근과 복근이 무엇을 하고 있는 것을 확인하는 것이 중요한데, 그 테스트를 통과하기 위해서 그들은 완전히 이완될 필요가 있기 때문이다. 이 근육들이 활동적인 통증 유발점들을 갖고 있을 때, 그것들은 본의 아니게 수축할 수 있다.

근육들은 모든 자세들에서 기능이상을 가질 수 있다. 우리의 목적상, 수동적 짧아짐(passive shortening)은 시술자들이 근육을 환자 또는 그 근육 자체에 의한 어떤 노력이 가해짐이 없이 근육을 짧아진 자세로 움직일 때다. 그 근육이 이 자세에서 팽팽할 때, 그것은 근육 내의 팽팽한 밴드들과 활동성 또는 잠복 통증 유발점들에 의해 기인한 것일 수 있다. 또한 만성적인 수동적 짧아짐도 있다; 예를 들어, 태아 자세로 밤새 돌돌 말아서 자는 것으로 장요근과 복근인 경우라면, 그 사람이 똑바로 일어서거나 또는 힙을 펴려고 할 때, 그들은 근육 통증과 통증 유발점 활성화를 겪는다.

열과 냉 (Heat and Cold)

당신이 스포츠를 유심히 지켜 본다면, 냉 찜질(ice)이 스포츠 손상에 가장 흔하게 언급되는 치료라는 것을 확실히 알 것이다. 당신은 어떤 운동선수가 얼음 찜질을 했다는 것을 하루라도 빠짐없이 읽어보았을 것이다. 이것이 통증을 어느 정도 줄여주거나 막고 치유에 도움이 되려는 생각에서 한다. 그러나, 기껏해야 이것은 오해다. 냉 찜질은 두 가지 주된 효과를 가진다: 그것은 통증의 감각을 죽이며, 그것은 손상 후의 부종을 줄여 준다. 그러나 냉 치료는 근육 섬유들을 짧게 만들고, 통증 유발점들을 활성화 시킬 뿐만 아니라, 그것은 운동선수를 운동할 때 손상에 더 예민하게 만든다.

대부분의 사람들에게, 그들이 거의 참을 수 없는 통증이 없는 한, 열이 보다 도움이 된다. 그것은 치료 전, 동안, 또는 후에 쉽게 적용될 수 있다. 우리의 임상 치료의 부분으로서, 우리는 뜨거운 물 주머니, 따듯한 아마인 베개 (전자레인지에 데울 수 있는), 또는 데울 수 있는 팩들 사이로 환자를 감싼다. 열은 근육을 이완시킨다. 또한 그것은 사람을 보통 긴장을 풀게 만든다. 이에 더하여, 열은 어떤 감각 메시지를 중추신경계로 보내서 잠정적으로 통증 유발점들에서 온 통증 메시지를 대체한다. 냉 또한 통증 감각을 딴 데로 돌릴 수 있고 통증 유발점들을 갖고 있는 팽팽한 밴드들을 스트레칭 하면서 최상으로 사용되는데, 우리가 아래 기술한 스프레이와 스트레치 테크닉에 할 때와 같다.

스프레이와 스트레치 (Spray and Stretch)

스프레이와 스트레치는 기능이상인 근육들에게 통증 없는 완전한 동작 범위를 회복시키는데 도울 수 있는 또 다른 테크닉이다. 이 테크닉의 스프레이 부분은 활동성 통증 유발점들 위의 피부에 그리고 이러한 통증 유발점들에 의해서 기인한 연관통 부위 위로 얇고, 차가운 냉각제를 평행하게 쓸듯이 뿌리는 것을 말한다. 환자를 스트레치된 자세로 해서 적용할 때, 매우 심각한 통증을 거의 즉각적으로 없애거나 그것을 매우 현저하게 줄여줄 것이다. 우리가 보통 사용하는 냉각제는 인스턴트 얼음 또는 스프레이와 스트레치(Spray and Stretch; 면허가 있는 전문가만 사용할 수 있다)다.

그 테크닉의 스트레치 부분은 시술자가 냉각제를 스프레이 할 때, 스프레이 되고 있는 그 근육은 환자가 이완되고 편안하게 있는 동안 약간 더 많이 동시에 스트레치 된다는 사실을 말한다. 그 근육들의 팽팽한 밴드들의 이러한 스트레칭은 근육과 주위의 근막에 순환을 촉진시키고 제한되어왔었던 근육에 적합한 경감을 준다.

환자 자기-관리 (Patient Self-Care)

치료 후, 환자는 이 책에서 기술한대로 자기-관리 프로그램을 따르도록 격려되어야만 한다. 이것이 그 사람의 재활에 하나의 중요한 역할을 한다는 것을 설명하는 것이 중요하다. 당신이 자기-관리를 하는 것을 거부하는 많은 환자들의 통증의 일부를 덜하게 할 수 있더라도, 너무 오래 걸리고 치료가 끝났을 때 그들은 재발을 겪을 가능성이 더 크다.

제 3 장

유용한 자기-관리 도구들

Useful Self-Care Tools

당신의 통증을 없애고 재발을 막기를 원한다면, 당신은 자기-관리 도구들에 약간의 투자를 할 필요가 있다. 우리는 이 제품들을 수 년간 사용해왔으며, 우리의 환자들의 자기-관리 욕구에 잘 맞는 것을 알았다. 그것들은 잘 만들어졌으며 회사가 보증을 한다. 우리 환자들의 상당수가 우리의 문턱으로 들어서기 전에 검사와 실패한 치료에 낭비한 셀 수 없는 돈을 고려할 때, 이 도구들의 비용은 사소하며 당신의 회복에 있어서 매우 훌륭한 투자가 된다.

우리는 일부 제품들을 그들의 상품명으로 추천한다. 이 제품들은 시장에서 오직 하나만 있는 것이 아니기 때문에 마찬가지로 잘 듣는 다른 것들을 찾을 수 있을 것이다. 추천된 제품들 중의 일부는 우리 웹 사이트에서 구할 수 있다 (www.myopain.com).

당신은 당신 자신의 손과 집 주위에서 찾을 수 있는 것들(테니스공, 야구공, 배구공, 비치볼, 개 가죽 끈, 및 가열 패드)로 많은 것을 할 수 있다. 특히 비상 시 또는 당신이 단지 순간적으로 궁핍할 때, 즉각적인 경감을 위해 가까이 있는 것을 사용하기를 좋아한다.

그러나 당신의 목표가 당신의 통증을 일으키는 대부분의 심각한 문제들을 고칠 뿐만 아니라, 당신의 근육들을 잘 다뤄서 당신이 통증을 다시 마주치지 않게 하기 위하여, 자기-관리 도구들에 30-40만원을 쓰는 것이 당신이 해왔던 최상의 투자가 될 것이다. 잠시 당신의 차를 돌아 보자 : 차의 전면에 문제가 있거나 새로운 브레이크가 필요하다면, 당신은 그것을 고치는데 돈을 지불할 것이다. 그런 종류의 수리도 돈이 많이 들어가고- 보험이 되지 않는 정기적인 유지에도 돈이 들어 간다. 당신의 차를 안전하고 믿을 만하게 유지하는 그런 종류의 돈을 쓰는데 인색하지 않다면, 당신 자신을 통증이 없고 완전히 기능적으로 유지하는데 그 돈의 일부를 사용하는 것은 머뭇거릴 일이 아니다. 이 도구들은 오래 쓸 수 있으며, 매일 사용될 때라도, 그것들을 교체하기 전까지 아주 오래 당신을 도울 것이다.

손 가까이 자기-관리 도구들을 갖는 또 다른 좋은 이유는 통증 유발점들을 치료하는데 필요한 가압을 만들려고 하는 동안 당신의 손과 팔에 스트레스를 주거나 과사용 하기가 쉬운 것이다. 그리고 요통과 엉덩이 통증을 치료할 때, 당신의 손이 닿을 수 있는 곳이 몇 안 된다. 이러한 경우에서, 자기-관리 도구들은 당신이 필요한 지레 효과와 압력을 줄 수 있다.

당신은 이 도구들을 어디에 어떻게 쓰는 법을 배울 필요가 있다. 각각의 근육 장들에서, 그것들을 쓰는 곳을 가르쳐 줄 것이다. 이 장에서는, 우리는 그들을 언제, 왜, 그리고 어떻게 사용하는 가에 관하여 보다 상세하게 준비했다. 우리가 추천하는 도구들은 4분류로 나눠진다.

- 가압 도구
- 컨디셔닝 도구
- 열과 냉 재료
- 기타 치료 도구

가압 도구들 (Compression Tools)

다른 환경에는 다른 가압 도구들이 적합하다. 예를 들어, 어떤 것은 특정 근육들의 치료에 보다 적합하다. 또는 당신은 치료받을 부위의 크기와 압통에 따라 어떤 도구를 택할 수도 있다. 이에 더하여, 때때로 도구들을 병합해서 쓰는 것이 좋은데, 예를 들어, 하나의 도구로 가압을 하는 동안 스트레칭을 쉽게 해 주기 위해서 끈을 사용하는 것이다. 아래 기술한 모든 치료 테크닉은 근육 장에 자세히 기술되어 있고 그림으로 보여 진다.

백노버 (Backnobber)

백노버(그림 3.1)는 통증 유발점 자기-관리 도구들의 아버지라고 여겨질 수 있다. 첫 제품은 1970년대에 통증 유발점의 치료를 위해서 특별히 고안되었다. 우리는 그것을 20년 이상 사용해왔다.

백노버는 S자 모양의 도구로 목, 어깨, 등, 및 엉덩이 부위를 쉽게 댈 수 있도록 디자인되었다. 백노버는 두 종류가 있다 : 오리지널 백노버는 한 덩어리 쇠로 된 S 모양의 고리고, 각 끝은 압력을 가할 수 있는 나무로 된 돌기가 있다. 백노버 II는 유리섬유가 보강된 나일론으로 보관과 이동성을 쉽게 하기 위하여 두 개의 조각으로 분리될 수 있다.

오리지널 백노버는 세 사이즈가 있다. 가장 큰 것(The Big Bend Version)은 키가 크거나 덩치가 큰 사람에게 특히 유용하다. 이 도구는 큰 사람에게서 몸통 또는 허리를 돌아서 댈 수 있으며 그리고 등과 엉덩이의 어떤 근육들이라도 쉽게 누를 수 있다.

백노버 II는 두 개의 작은 조각으로 분리되는데, 그것은 여행이 잦은 사람에게 좋은 선택이다. 우리가 어떤 곳을 여행할 때마다, 우리는 백노버 II를 갖고 다니다. 그것의 반 쪽은 머리나 목 뒤 근육들을 치료하기 쉬우며, 그리고 전체 S 모양 도구는 다른 부위에 좋다.

백노버는 어떤 곳에서라도 쓸 수 있으나 얇은 옷 위에서 하는 것이 좋다. 뜨거운 탕 속에 담근 후 또는 뜨거운 샤워 또는 목욕 후에 도구를 사용하는 것은 따듯하거나 뜨거운 물의 치료 효과와 더불어 도구에 의한 가압으로 통증 유발점을 푸는 것을 증진시킬 것이다. 이 도구들을 사용할 때, 당신의 손의 힘을 빼라; 도구를 짜거나 꽉 쥐지 말아라. 당신이 당신의 척추주위근에 통증 유

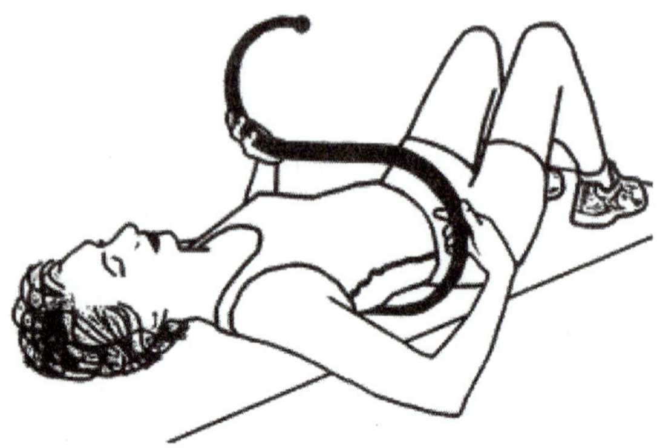

그림 3.1

발점이 있다고 가정하자. 당신은 카펫이 깔린 바닥에 등을 대고 누워있으면서 당신의 등 밑으로 백노버의 한쪽 끝을 미끄러뜨려 집어 넣고 그러한 통증 유발점을 매우 쉽게 누를 수 있다. 그림 3.1처럼 다른 끝을 바깥쪽으로 그리고 아래로 당신이 원하는 양만큼 부드럽게 밀어라.

등과 힙 근육들을 위한 백노버의 장점은 당신의 몸을 고정시킨 채로 그 도구를 한 곳에서 다른 곳을 쉽게 움직일 수 있는 것이다. 우리가 아래에 기술한 다른 가압 도구들의 대부분은, 동일한 장소에 있는 어떤 도구(공 또는 잭노버) 위로 당신의 몸이 움직일 필요가 있을 것이다. 이것은 약간의 조화와 근력이 요구될 수 있으며, 그리고 시작할 때 많은 통증이 있다면, 그것은 스트레스를 줄 수 있다.

백노버가 자기-관리를 위한 이상적인 선택이다.

잭노버 (Jacknobber)

잭노버(그림 6.13)는 삼발이를 닮은 작은 도구다. 네 방향의 갈래 때문에 이 도구를 바닥 또는 벽에 대고, 의자 등, 또는 의자 바닥에 놓고 그것으로 당신의 근육을 누를 수 있다. 또한 갈래들은 누워있거나, 앉아있거나, 또는 그것에 기대고 있으면서 가압을 만들기 위한 적절한 정렬로 도구를 유지하게 해 준다. 네 개의 갈래는 크기가 약간 다르기 때문에, 다른 갈래를 선택해서 특정-지점에 가압의 양을 조절할 수 있다. 이 제품은 회사에 따라 비슷한 제품이 많은데, 플라스틱, 나무, 또는 나무와 쇠로 된 것 들이다. 여러 가지의 다른 모양의 제품들이 있으며 모든 것들이 동일한 기본적 기능(손으로 가압할 수 있는 작은 도구)을 하게 해 준다. 이 도구들은 잭노버(Jacknobber), 인덱스 노블(the Index Knobble), 및 노블(Knobble) 들이다. 등, 둔근들, 힙, 햄스트링, 요방형근, 및 특히 앉아있으면서 하는 가자미근의 치료에 잭노버를 선호한다.

테니스공과 기타 공들 (Tennis Balls and Other Balls)

당신은 집 근처에 테니스공을 갖고 있을 수 있다. 실제로 어떤 공이라도 좋으나, 우리는 특히 테니스공의 질감과 비교적인 딱딱함을 좋아한다. 그것은 무릎 길이 정도의 (또는 전체 길이) 스타킹 속에 넣어서 쉽게 다뤄지는데 당신이 그것을 가지고 시술하면서 그것을 조절할 수 있다. 당신은 스타킹의 한 쪽 끝을 잡고 있으면서 다른 쪽 끝(테니스공이 들어 있는)을 어깨 뒤로 넘겨서 벽에 공을 대고 당신의 하부 등 또는 힙을 누를 수 있다. 테니스공은 가장 싼 자기-관리 도구다. 그것은 용도가 다양하고, 갖고 다니기 쉬우며, 그리고 사용하기가 쉽다. 그것의 작은 크기 때문에, 테니스공은 처음에 당신에게 약간 큰 압력을 준다. 자해 보아라, 너무 큰 불편함을 느낀다면, 조금 크거나 부드러운 공 또는 다른 자기-관리 도구들을 택해라. 그러나 일단 통증이 없어지면, 테니스공 또는 약간 더 단단한 라켓공이 가압을 위한 쉬운 선택이 될 수도 있는데 아무데서라도 당신이 기댈 벽 또는 앉을 의자만 있다면 쓸 수 있기 때문이다.

가압 치료 공들 (Compression therapy Balls)

바람을 넣을 수 있는 가압 치료 공들이 더 큰 부위들의 가압에 유용하다. 그것들은 대부분의 지름이 5-7인치인 여러 다른 크기가 있다. 그들은 바람을 넣을 수 있기 때문에, 당신이 원하거나 참을 수 있는 가압량을 정확하게 하기 위한 딱딱함을 조절할 수 있다. 이 공들은 특히 치료의 초기 단계에 도움이 되는데, 활동성 통증 유발점을 가진 부위들이 아직까지 매우 예민할 때다. 상당히 부드러운 7인치 공으로 시작해라. 당신이 통증 유발점들을 비활성화 시키기 시작하고 불쾌감을 덜 느낄 때, 당신은 공에 바람을 더 넣거나, 작은 공을 사용하거나 아니면 둘 다 사용할 수 있다. 더 딱딱한 공은 근육과 근막에 순환을 자극하는데 도움이 될 더 큰 가압력을 줄 수 있다. 공이 작아질수록, 어떤 특정 부위에 가압이 더 집중된다. 7인치 공은 당신이 당신 자신의 근육 문제들을 시술하기 시작할 때 더 다양하고 더 좋은 선택이 된다.

이제 막 시작했을 때, 당신은 침대에 누워서 이 공을 사용할 수 있다. 침대가 부드럽다면, 그 공이 상당히 단단하더라도 그 공의 큰 가압을 느낄 수 없을 것이다. 당신의 근육들이 가압력에 덜 민감해짐에 따라, 벽에 댄 공 위로 굴리는 것을 해 볼 수 있는데 당신의 둔근, 척추주위근, 또는 복근에 공을 대고 한다. 당신이 더 진전됨에 따라. 바닥 위에 공을 놓고 사용해 보아라. 때때로 벽에 대고 사용했을 때 딱 좋은 느낌인 가압 치료 공이 바닥에서는 너무 단단하게 느껴질 수도 있는데, 이 때는 공의 바람을 약간 빼라.

바닥에서 가압 치료 공을 사용할 때, 당신이 공 위로 굴리면서 당신의 몸의 조절을 확실히 유지해야 한다. 필요하다면, 당신의 굴리는 움직임을 조절하는 것을 돕기 위하여 소파 또는 큰 의자를 붙잡아라. 가압 치료 공을 굴릴 때, 운동화를 신는 것이 당신의 움직임을 조절하는 충분한 마찰력을 줄 것이다. 또한, 카펫이 깔린 표면에서 공 위로 굴리는 것이 최상이다. 단단한 나무 또는 타일 바닥이라면 요가 매트를 사용하는 것이 좋다. 당신은 가압 치료 공을 우리 웹 사이트에서 구할 수 있다(www.myopain.com).

폼 롤러 (Foam Rollers)

우리는 여러 가지 다른 종류의 폼 롤러를 사용하는데 개개인의 필요에 따라 두꺼운 것, 얇은 것, 부드러운 것, 단단한 것 들이다. 아마도 가장 많이 쓰는 것은 길이가 3피트이며 직경은 4인치고, 딱딱한 PVC 심이 있는 것이다. 당신은 "pool noodles(수영장에서 쓰는 길고 가는 튜브)"이라고 팔리는 보다 작은 폼 롤러, 그리고 또한 4인치 직경의 약간 큰 롤러를 쉽게 찾을 수 있다. 당신의 생각에 각 사이즈마다 하나씩 구하려고도 하겠지만, 그러나 한 개만 사려한다면, 4인치 직경인 롤러를 사라.

롤러는 바닥에서 가장 쉽게 사용되는데 당신의 체중을 그 위에 두고 천천히 그 위로 굴리는 것이다. 폼 롤러는 "노버" 도구 보다 더 넓고, 보다 퍼진 압력을 주며, 그리고 어떤 사이즈의 공보다 더 안정감을 준다. 당신이 치료 초기 단계 또는 큰 부위를(전체 등 따위) 짧은 시간 내에 치료할 필요가 있을 때 폼 롤러를 우선적으로 선택하게 만든다. 당신은 등, 복부, 엉덩이, 허벅지, 및 아래 다리를 치료하기 위하여 그것을 빨리 사용할 수 있다.

궤도 마사지기 (Orbit Massager)

Pressure Positive 회사에서 만든 궤도 마사지기는 특별히 아픈 부위들에 부드럽고 퍼진 가압을 하는데 사용될 수 있다. 그것은 사용자의 손을 감싸는 끈이 있기 때문에, 그것을 잡을 필요가 없고 그러므로 손을 피로하게 하지 않는다.

컨디셔닝 도구들 (Conditioning Tools)

컨디셔닝 도구들은 근육들을 완전하고 역동적인 기능으로 재교육시키는데 도움이 되는 품목들이다. 널리 쓸 수 있는 것들 중에서, 우리는 피트니스 볼과 역동적인 움직임 디스크가 최상이라고 생각한다. 이 품목들을 사용하는 것은 근육을 자극해서 과도한 피로 또는 스트레스 없이 일을 하게 해 준다.

피트니스 볼 (Fitness Balls)

큰 지름의 피트니스 볼은 거의 어느 곳에서라도 구할 수 있다. 많은 회사들이 지름이 45에서 65cm의 컨디셔닝 또는 피트니스 볼을 생산한다. 이 큰 공들은 자세(코어) 근육들을 스트레칭 하거나 컨디셔닝 하는데 주로 사용된다. 컨디셔닝을 위하여 공을 사용할 때, 당신은 공 위에 앉아서 하는데, 당신 밑의 공이 굴러나가는 것을 막기 위하여 고정된 작은 원형인 받침대 위에서 하거나, 당신의 균형이 좋다면, 받침대 없이 그냥 바닥 위에서 한다. 당신이 비정상적인 컨디션이 아니라면, 당신은 5분 동안 좋은 자세로 이 공 위에 앉을 수 있기 위하여 애 쓸 필요가 있을 것이다. 하는 방법은 공 위에서 좌우로 앞뒤로 약간 움직이는 것인데 몸통의 코어 근육을 스트레치하고 강화하기 위함인데 특히, 척추주위근, 그것은 척추의 움직임을 조절하고 안정화 시키는 것을 돕는다. 당신이 아직까지 통증 유발점 활성화와 통증의 급성 단계일 때 이러한 큰 공을 사용하는 것은 좋은 생각이 못 된다. 그것을 시도하기 전에 당신의 통증이 훨씬 덜 해질 때까지 기다려라.

역동적인 시팅 원반 (Dynamic Seating Disks)

이 원반들은 피트니스 볼과 많은 부분에서 동일하게 실행하는데 그러나 쉽게 가지고 다닐 수 있고, 아무 의자 꼭대기에 놓고 쓸 수 있으며, 그리고 당신이 견딜만한 역동적인 시팅 수준에 맞추기 위하여 바람을 넣고 뺄 수 있다. 역동적인 시팅은 당신이 앉는 표면이 딱딱하거나 고정되지 않음을 뜻한다; 그것은 유동성이며 그리고 당신을 안정되게 유지하기 위하여 당신의 코어 근육이 일하는 것을 요구한다. 처음에 무리하지 말아라. 처음에는 한 시간에 5분 이상 쿠션 위에 앉지 말며, 점차적으로 한 시간에 15분 까지 해 보아라. 이 쿠션들은 역동적인 스탠딩 도구로서도 사용될 수 있는데, 그 경우에서 쿠션은 최소로 바람을 넣어야 보다 안정할 것이다. 당신이 자신감과 균형이 늘게 됨에 따라, 당신은 바람을 조금 더 넣을 수 있다.

스트레칭 끈 (Stretching Straps)

스트레칭 끈들은 스트레치된 동작 범위를 안전하게 점차적으로 늘리는 것을 위한 효과적인 도구다. 우리는 6피트 스트레치 끈(6-foot Stretch Out strap)을 권하는데, 그것은 6인치 간격으로 묶인 고리가 있어서 당신이 적용되는 스트레치 양을 쉽게 조절할 수 있다. 이 도구를 사용할 때는 긴장을 풀고 있는 것이 중요하다. 조절을 유지하는데 필요한 이상으로 더 단단히 잡거나 짜지를 말아라. 많이 묶인 고리들이 당신의 발전을 보기 쉽게 만든다; 당신이 보다 유연하게 됨에 따라, 당신은 그 끈의 새로운 위치로 옮아갈 수 있다. 이 끈들은 비싸지 않고, 잘 만들어졌으며, 그리고 개 끈(당신이 끈이 없을 때 쓸 수 있는 것)에 비하여 다리와 힙의 스트레칭에 더 잘 쓸 수 있다. 당신은 스트레칭 끈을 빨랫줄로도 만들 수 있다.

열과 냉의 재료 (Sources of Heat and Cold)

근육들이 다치거나 또는 만성적으로 팽팽할 때, 그 부위 위로 열을 가하는 것은 바로 이완시키고 달래는 것이다. 또한 그것은 당신의 통증을 줄이기 위한 매우 간단한 어떤 것을 하기 위하여 권한을 주는 것이다. 그리고 2장에서 말했듯이, 압력, 냉, 피부 빗질, 및 열 모두 통증 사이클, 팽팽함, 및 더 큰 통증을 부수는 효과적인 방법들이다. 열의 어떤 형태라도 감각 분산을 넓게 시키는데 유용하다. 인체가 열 감각에 의해서 주의가 흩어질 때, 통증 유발점들에 기인한 연관통에 신경이 써지지 않게 된다. 이것으로 많은 통증을 느낌이 없이 가압을 하게 해 주는 것이다. 일단 당신이 따듯함을 느낀다면, 당신은 그 부위를 치료하는 것을 시작할 수 있다.

마더 어스 아마인 베개 (Mother Earth Flaxseed Pillows)

마더 어스 디자인(Mother Earth Designs) 회사는 아마인으로 채운 여러 종류의 베개를 만드는데 그것은 상당 시간 동안 열을 간직할 수 있다. 우리는 이 베개들을 10년 이상 사용해 왔다. 그들은 향을 넣은 것과 향을 뺀 것 중에서 살 수 있다. 우리는 그들을 좋아하는데 그 이유는 그들을 전자레인지에서 몇 분간 가열한 후, 그들은 30분까지 열을 간직할 수 있어서 치료의 전, 도중, 또는 후에 쉽게 사용할 수 있기 때문이다. 가열 시간은 베개의 크기에 따라 달라진다; 너무 많이 가열하지 않도록 주의해라. 우리는 1분으로 시작하고 필요에 따라 1분 간격으로 열을 더한다. 베개 전체로 열을 가하기 위하여, 1분 후에 전자레인지에서 베개를 꺼내서 아마인을 흔들어 주고, 나서 다시 1분을 가열하는데, 필요에 따라 반복한다.

마더 어스 베개들은 당신을 어느 때라도 이완시키는데 도울 수 있는 열 재료로 유용한 것이고, 그것들은 당신이 급성 통증 또는 경련이 있을 때 매우 유용하다. 우리는 가압, 스트레칭, 그리고 동작 범위 운동 전에 근육들을 위한 워밍업으로 이 베개를 주로 사용한다. 또한 우리는 치료 후에 환자를 이완시키기 위하여 그것들을 사용하고, 때때로 어떤 환자가 극심한 통증일 때 가장 부드러운 가압의 형태로 그것들을 사용한다.

마더 어스 베개는 여러 다른 모양과 크기가 있다. 크고 납작한 베개(The larger flat pillow)는 아마도 전체 허리와 엉덩이 부위를 가열하는데 가장 유용하다. 참을 만한 가장 높은 열 레벨로 그것을 가열해라(피부에 대서 불쾌감이 없을 정도로 따듯하게). 너무 뜨겁다면, 그것을 타월로 싸면 된다. 이 베개는 약간 무겁고 집에서 사용하기가 가장 좋다.

작고 납작한 아마 베개(Small flat flax pillows)는 용도가 다양하고, 가볍고, 여행할 때 또는 집에서, 직장에서, 차에서, 호텔에서 매일 사용하기가 좋다. 이 작은 베개는 대략 6×10인치 부위 위로 열을 제공한다.

어깨 통증 유발점 베개(Shoulder Trigger Point Pillow)는 전통적인 도우넛 모양의 꼬리뼈 쿠션의 대용으로도 사용될 수 있다. 또한 이 베개는 요방형근과 복사근 부위의 가열에 좋은데, 당신이 허리, 등, 또는 엉덩이를 쌀 수 있기 때문이다.

마더 어스 바디 랩(Mother Earth Body Wrap)은 길이가 24인치 폭이 4인치다. 그것은 꼬리뼈부터 중간 흉부 부위까지 척추로의 부드러운 가압과 열을 가하는데 유용하다. 또한 그것은 엉덩이 바로 위의 허리 주위를 감쌀 수 있다.

포멘텍 백 (Fomentek Bags)

포멘텍 백은 열 또는 냉을 가하기 위하여 뜨겁거나 찬 물을 채울 수 있다. 그것들은 사용하기가 쉬우며 당신이 쑤시거나 아플 때 당신의 할머니께서 당신에게 주셨을 수도 있는 전통적인 뜨거운 물병보다 훨씬 더 신축성이 있다. 뜨거운 물로 전체의 1/4에서 1/3 사이를 채우면 되며, 그리고 나서 마개를 닫기 전에 모든 공기를 빼내기 위하여 백을 밑으로 짜내라. 뚜껑을 딸깍 소리가 날 때까지 꽉 닫아라, 그리고 나서 채우는 동안 젖었다면 백 외부를 닦아라.

우리는 근육 이완을 위해서 열을 일반적으로 선호하며 당신이 불편함이 없이 참을 수 있을 만큼 뜨거운 물을 사용하는 것을 권한다. 또한 당신은 급성 통증 또는 경련을 돕기 위하여 찬 물을 사용할 수 있다. 포멘텍 백의 장점은 그것들이 당신 몸에 맞는 것이다. 당신은 침대에 누워있으면서 당신의 등 밑에 하나를 놓을 수 있으며 한 시간까지 따듯하게 해 줄 수 있다. 이 백들을 베개 싸개 안쪽 또는 타월로 싸서, 또는 얇은 옷을 입고 사용하는 것이 최상인데, 그렇게 그것들은 당신의 피부에 직접 닿게 놓이지 않는다.

포멘텍 물 백은 3사이즈로 나온다 : 큰 것, 작은 것, 그리고 미니. 큰 사이즈(18×24인치)는 큰 부위를 덥히는데 매우 좋으나, 채울 경우 어떤 사람들에게는 너무 무거울 수 있다. 작은 사이즈(15×18)는 다루기 쉽고 그리고 전체 엉덩이 또는 허리를 가열할 수 있을 정도로 여전히 크다. 미니(11×15인치)는 무게가 가벼워서 들고 다니기 좋다. 이 백들의 또 다른 좋은 용도는 역동적인 시팅 표면을 만들어 주는 것이다. 이것이 골반의 작은 움직임을 만들어 주어서 앉아있는 동안 당신은 한 고정된 포지션으로 있지 않아도 된다.

냉각제 (Instant Ice)

냉각제는 분무 냉각 스프레이인데 그것은 소비자가 직접 구할 수 있다. 냉각 스프레이는 당신의 심각하게 아픈 부위들을 잠시 동안 무감각하게 만들 수 있어서 당신은 기능장애인 근육 조직에 약간의 유연성을 회복할 수 있게 해 주는데, 그렇지 못하다면 당신은 치료 또는 스트레치를 못할 것이다. 이 제품의 용법은 "2장의 시술자를 위하여" 항목에 자세히 기술되어 있다. 그것은 약한 표면 마취제로서 작용을 하고, 당신에게 연관통으로부터 잠정적인 경감을 주며 그렇지 않았다면, 통증이 너무 심해서 아무 것도 못할 상황에서 자기-관리 치료를 시작하게 하는 기회를 준다.

다른 치료 보조재들 (Other Treatment Aids)

유용하게 찾을 수 있는 몇 가지 다른 도구들이 있는데, 피부 브러시와 마사지 크림 또는 오일이다. 그리고 나쁘게 앉은 자세와 맞지 않는 의자가 요통에 큰 역할을 하기 때문에, 당신은 시트 웨지를 구입하는 투자를 원할 수도 있다. 또한 당신의 몸에 잘 맞는 의자와 기타 가구들, 그리고 인체 공학적으로 잘 디자인된 작업장을 갖는 것 또한 중요하다. 우리는 이것을 특별히 근육 장들에서 더 다룰 것이다.

브러시 (Brushes)

통증이 아주 많다면, 부드러운 브러시를 사용하는 것이 시작하는 치료로서 좋은 형태일 것이다. 그것은 통증을 다른 데로 돌리고, 부드럽게 사용된다면, 내재한 근육들의 민감성을 줄이는데 도움이 되고 진정시켜 주는데, 최소한 짧은 시간 동안이다. 뜨거운 탕 또는 샤워를 하면서 한다면 특히 효과적이다. 또한 이것은 근육을 이완시켜주고 늘려 준다. 통증 유발점들을 갖고 있는 근육들뿐만 아니라 연관통의 전체 부위 위로 빗질해라.

오일과 크림 (Oils and Creams)

만약 가압을 한 다음에 화끈거린다면, 통증 유발점들을 갖고 있는 근육들과 연관통이 있는 부위들을 길게 미끄러지는 스트로크로 마사지해라. 크림 또는 오일을 사용해라. 당신이 안간 힘을 쓰지 않고 마사지 할 수 있는 부위만을 하는데, 예를 들어 복부, 햄스트링, 또는 가자미근 들이며, 당신이 그들을 마사지하면서 근육들을 스트레치 하는 것이 제일 좋다.

각진 발받침과 시트 웨지 (Angled Footrests and Seat Wedges)

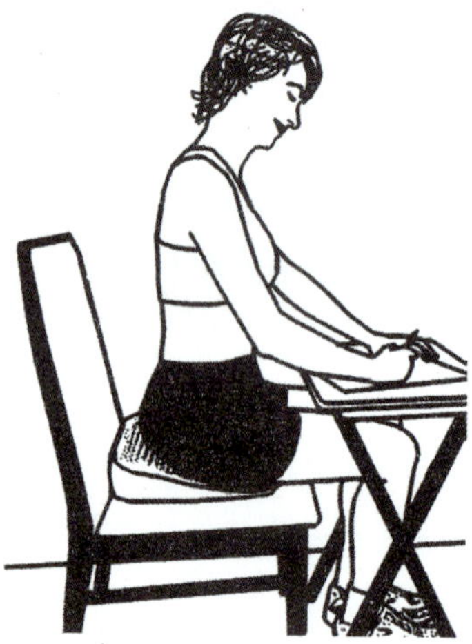

그림 3.2

기술적으로 볼 때 자기-관리 도구들은 아니지만, 각진 발받침과 시트 웨지는 자세성 지지를 제공하며 너무 오래 앉아있는 것으로부터 기인되거나 악화된 만성 근육 문제들에 도움이 될 수 있다. 각진 발받침은 당신의 등을 의자 등으로 미는 것을 도우며 당신의 햄스트링이 의자의 앞 가장자리로 눌리는 것을 막아 준다. 일단 유사시에, 바닥에 놓은 책 한 권이 이 목적에 사용될 수 있다; 당신의 발꿈치를 전면 가장자리에 대고 당신의 발가락을 각지게 해서 바닥에 놓아라.

완전하게 조절 가능한(높이, 앉는 각도, 팔걸이 높이, 및 등 각도) 잘 디자인된 의자를 갖는 것이 최상이기는 하지만, 간단한 시트 웨지로서 많은 것을 이룰 수 있다. 시트 웨지는 당신이 척추후만증(kyphosis)라고도 알려진 나쁜 앉은 자세를 만드는 것을 막아준다. 의자의 전방으로 각이 진 시트 웨지를 사용하는 것은 올바른 요추 만곡과 함께 좋은 앉은 자세를 촉진한다, 그림 3.2. 시트 웨지들은 다양한 재료로 만들어 지는데, 소프트 폼, 비닐로 싼 단단한 폼, 그리고 메모리 폼 따위가 있다. 일부는 바람을 넣을 수 있는데, 그것은 당신의 골반을 앞뒤 좌우로 움직이게 해 준다. 몇 분마다 약간의 골반 움직임 조차도 통증 유발점들이 생기는 것을 막아 준다. 또한, 당신에게 이상적인 요추 만곡을 주기에 필요한 정확한 지지를 주기 위하여 웨지의 바람을 넣고 뺄 수 있다.

시술자를 위하여 (For Practitioners)

우리는 당신이 이 장에 있는 도구들과 친숙하게 되고 그것들을 당신 자신을 위하여 사용하는 것을 강력히 추천하며 그래서 당신은 그것들을 환자들에게 추천할 수 있다. 대부분의 환자들은 그들의 회복에 책임을 갖는 것을 원하며, 그리고 동기화되고, 권한을 가진 환자들은 성공적인 치료 결과를 얻는데 있어서 당신의 최선의 동지가 될 것이다. 이에 더하여, 손으로 시술하는 치료사라면, 요통과 손과 팔 통증이 당신이 개인적으로 당신의 경력에서 마주치게 되는 가장 흔한 고통 들이다. 또한 이것들이 사람들이 그 분야를 떠나는 가장 흔한 이유의 두 개다. 그러므로 손으로 치료하는 치료사들을 위하여, 자기-관리 도구들을 사용하는 것을 배우는 첫 번째 이점은 그 일을 오래 하게 해 준다. 이에 더하여, 그것들은 재미있으며 실제로 당신의 근육들의 건강에 차이를 만들어 준다. 그것들을 자신을 위하여 사용하는 것으로서, 당신은 당신 자신의 개인적 경험을 토대로 그들을 추천할 수 있을 것이고, 이 책에 있는 자기-관리 프로토콜로 당신의 환자들을 잘 훈련할 수 있다. 당신과 당신의 환자들 모두 치료를 주도하는 이러한 접근법으로서 이득을 볼 것이다. 이 도구들을 갖고 있고 그것들을 사용하는 지식을 갖고 있는 동기화된 환자들은 당신의 능력에 큰 감사를 할 것이다.

테스트 도구들 (Testing Tools)

압력 통각계(pressure algometer)는 환자가 참을 수 있는 한계치의 압력의 양(보통 스퀘어 인치 당 파운드)을 측정한다. 예를 들어, 가자미근이 심하게 수축한 환자가 몇 년 전에 우리에게 왔었고 처음에 2파운드보다 큰 압력을 견디지 못했다. 2주간의 치료 후, 그녀는 15파운드가 넘는 압력을 편안하게 참을 수 있었다. 압력 통각계는 근막 통증 유발점 치료 후 발전을 객관적으로 나타낸다.

측각기(goniometer)는 어떤 한 관절의 최대 스트레치 각도를 측정한다. 예를 들어, 어떤 사람이 바닥에 앉아서 그들의 발가락 쪽으로 앞으로 스트레치 할 때, 힙 관절의 각도를 측정할 수 있다. 객관적인 측정은 치료에 응답한 기록 변화들을 도울 수 있고, 그 소견들은 다른 건강관리 제공자들과 소통할 때, 연구를 위하여, 또는 필요 시 보험 배상을 위한 기록 소견들을 명확히 하기 위하여 유용할 수 있다.

통각계는 500달러 이상 가며, 그리고 측각기는 약 20달러 이다. 둘 다 만성 통증을 정기적으로 다루는 시술자들에게 가장 유용하다.

인체 지지 시스템 (Body Support Systems)

인체 지지 쿠션들은 근막 통증 유발점 치료의 효율성을 상당히 증진할 수 있다. 그것들은 당신이 좋은 지지를 유지하고 있으면서 스트레치된 포지션으로 환자를 치료하게 해 준다. 그리고 많은 포지션들에서, 지지 시스템은 옆구리 또는 환자가 누워있는 부위의 압력을 줄여 준다. 만약 어떤 부위로 누워있는 것이 너무 아플 때 이것은 큰 차이를 만들 수 있다. 당신은 우리 웹 사이트에서 인체 지지 시스템에 관한 보다 많은 정보를 얻을 수 있다 : www.myopain.com.

도구냐 손이냐? (Tools or Hands?)

이 장에서 일찍 기술한 자기-관리 가압 도구들을 당신의 손의 대용이라고 생각하지 말아라. 손은 당신의 환자를 위한 최상의 도구로 남아있다. 이것은 어떤 기술적인 시술자를 위한 두 가지 방식의 기전이기 때문이다. 치료를 하는 것 이외에도, 감각적인 손은 근육의 팽팽한 밴드들의 유무를 발견할 뿐만 아니라, 치료 동안 조직 내의 변화도 알 수 있다. 그러므로 당신의 엄지, 손가락, 손가락 관절, 및 팔꿈치들은 당신 자신이 아닌 어떤 사람을 치료할 때 최상의 도구들이 된다.

하나의 마지막 당부 (One Final Note)

근육 장들의 여럿의 치료 부분에서, 우리는 따듯한 포멘텍 백을 통해서 환자를 치료하는 옵션을 제공한다. 만약 당신이 이것을 한다면, 백을 베개 케이스의 안쪽에 넣어서 백이 환자의 피부에 직접 닿지 않도록 하는 것이 최상이다.

제 4 장

요통 증상의 색인

Index of Low Back Pain Symptoms

이 장은 – 통증 경감– 을 가능한 빨리 당신의 목표에 도달하려고 불안해 하는 당신과 같은 사람들을 위한 "커닝 쪽지"로서 쓸 수 있다. 그것은 두 가지 자원을 포함한다: 이 책에서 다룬 근육들을 위한 일반적인 통증 연관 패턴의 그림, 그리고 그러한 증상들에 책임이 있는 통증 유발점들을 갖고 있을 수 있는 근육들에 맞춘 증상들의 광범위한 테이블.

가장 쉬운 접근법은 통증 연관 패턴들의 도해를 따라 살피는 것이다. 이 그림들 중의 어떤 것이 당신의 통증 패턴과 닮았다면, 그 근육을 위한 장으로 돌아 가서 그 근육을 위한 자기–관리하는 법을 배워라. 또한 근육 장들은 다른 도움이 될 정보를 포함하는데, 예를 들어,

그 근육의 통증 유발점들을 위한 원인들과 지속 인자들이다.

페이지 43, 44, 45,46,47
바바라 D. 커밍스가 그린 이 그림들은 데이비드 G. 사이몬스 박사의 허락을 받아서 그가 자넷 트라벨 박사와 같이 쓴 책인 근막 통증과 기능장애 : 통증 유발점 매뉴얼 I과 II *(Myofacial Pain and Dysfunction: The Trigger Point Manuals Volumes I and II)*에서 사용된 것이다.

장요근 통증 연관 패턴들 (5장 참조)

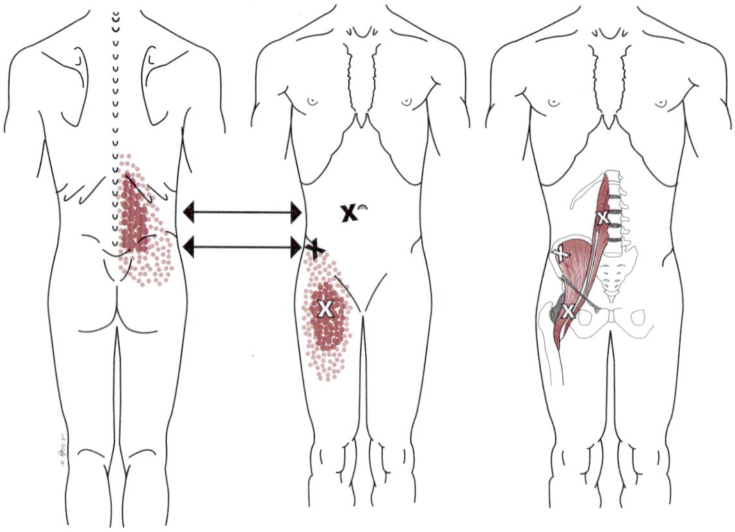

척추주위근 통증 연관 패턴들 (6장 참조)

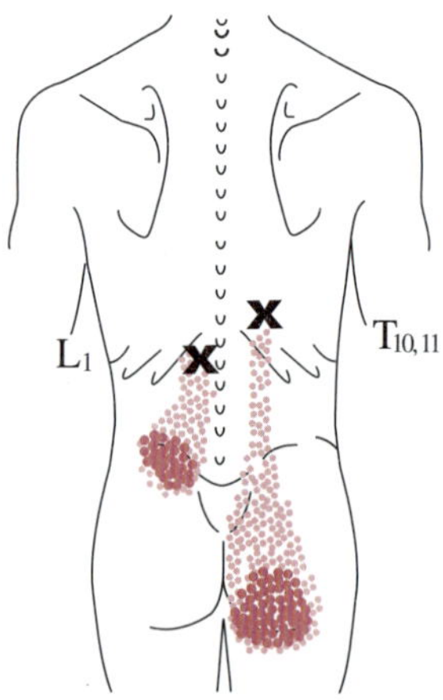

흉최장근(longissimus thoracis)

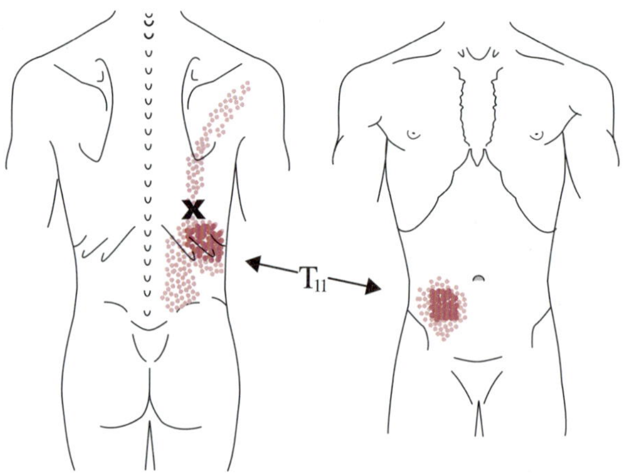

흉장륵근(Iliocostalis thoracis)

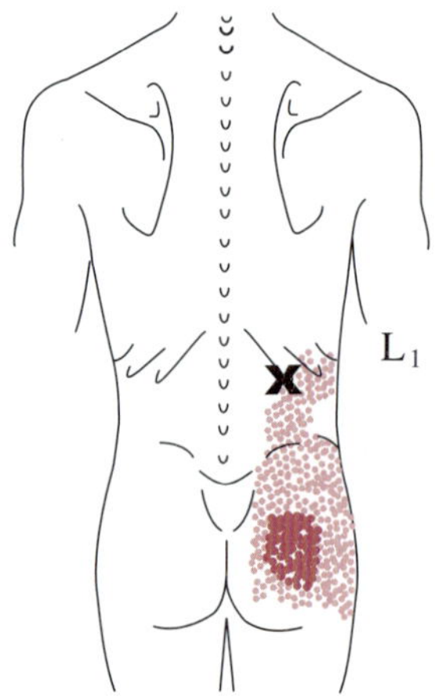

요장륵근(Iliocostalis lumborum)

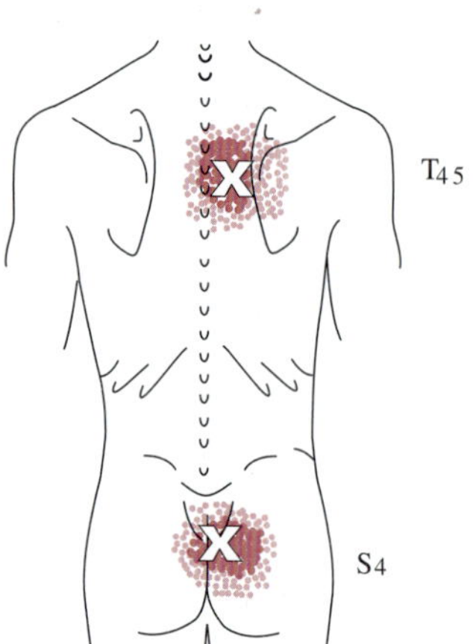

다열근과 회선근(Multifidi and rotatores)

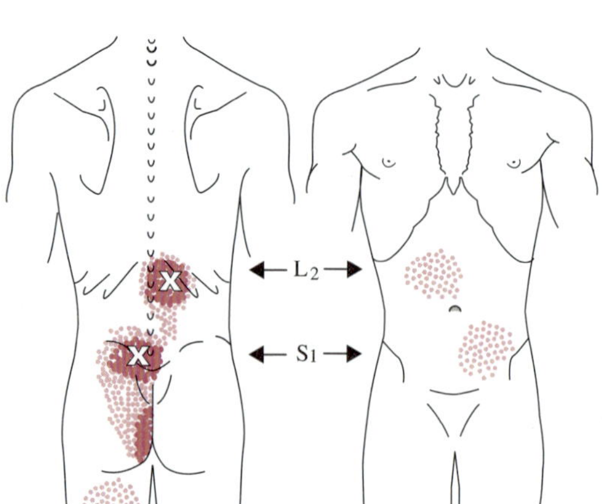

다열근(Multifidi)

복직근 통증 유발점들과 통증 연관 패턴들 (7장 참조)

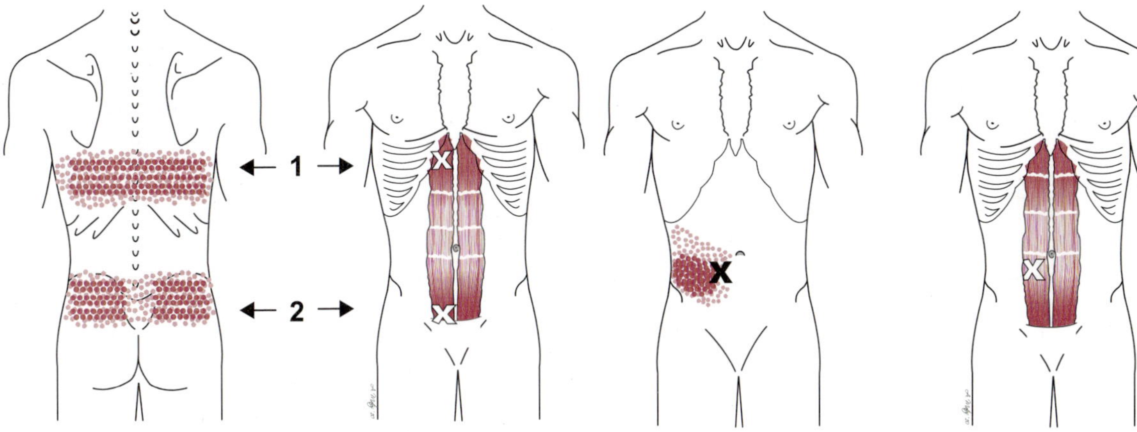

복직근(Rectus abdominis)

맥버니 포인트(McBurney's point)

요방형근 통증 유발점들과 통증 연관 패턴들 (8장 참조)

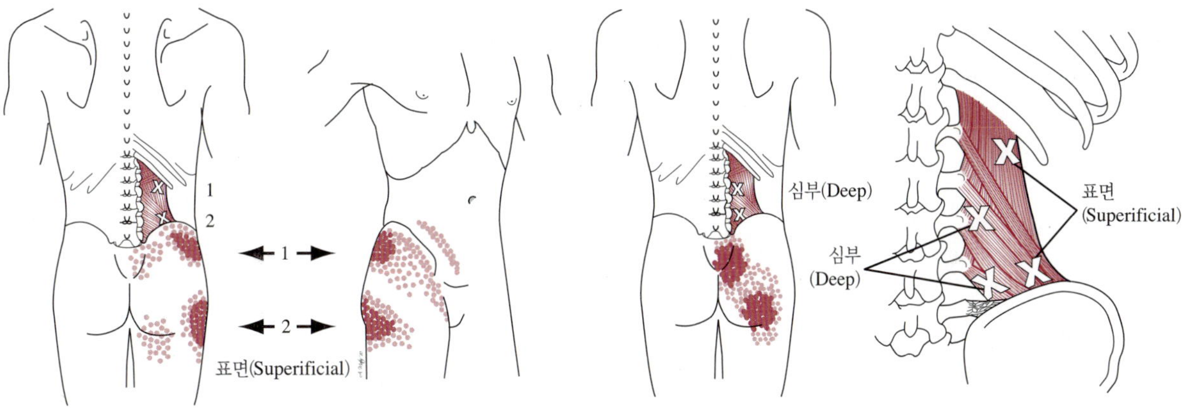

대둔근 통증 유발점들과 통증 연관 패턴들 (9와 12장 참조)

대둔근(Gluteus maximus)

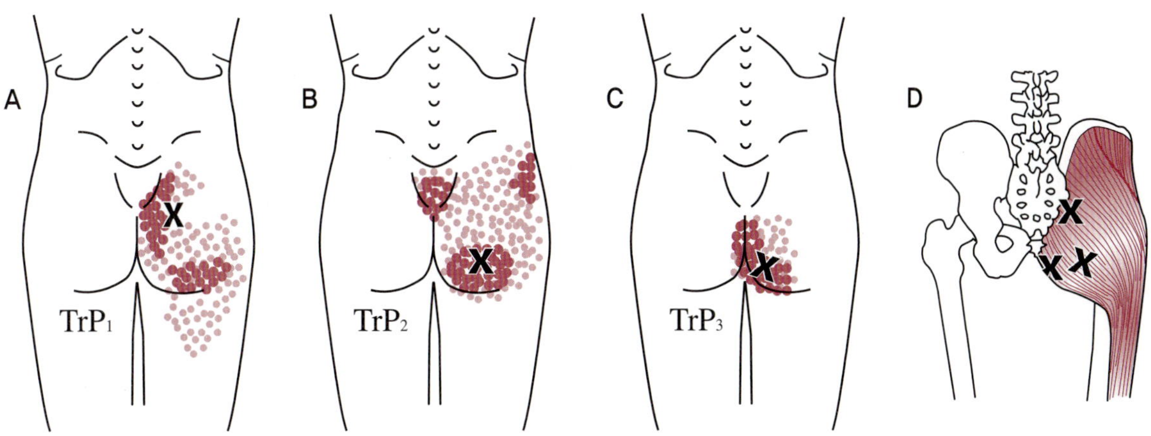

중둔근 통증 유발점들과 통증 연관 패턴들 (10과 12장 참조)

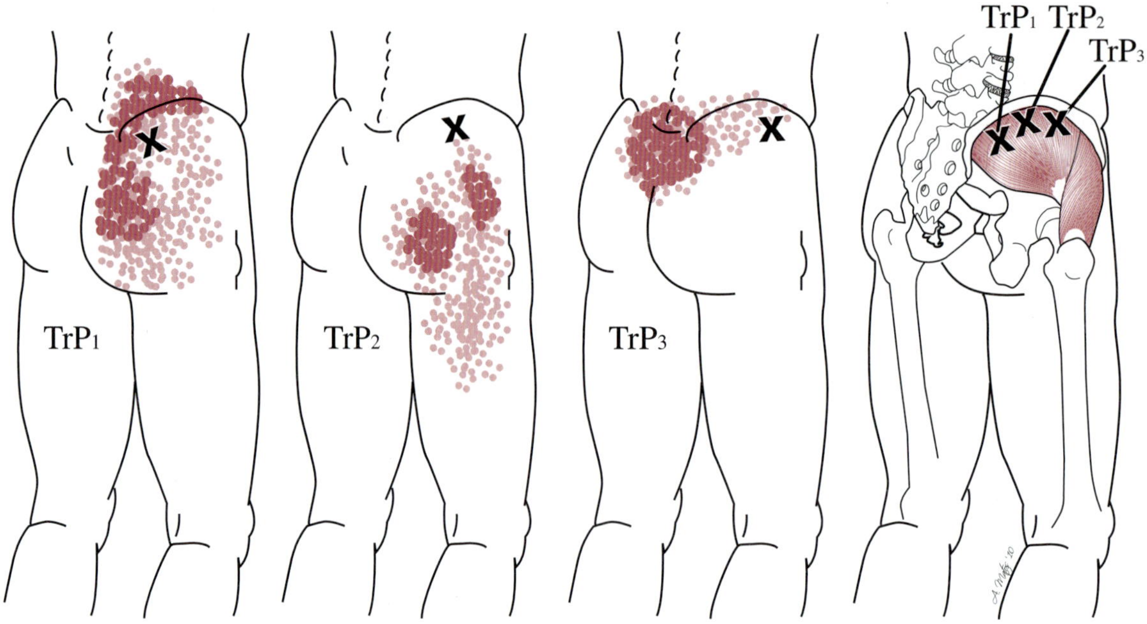

소둔근 통증 유발점들과 통증 연관 패턴들 (10과 12장 참조)

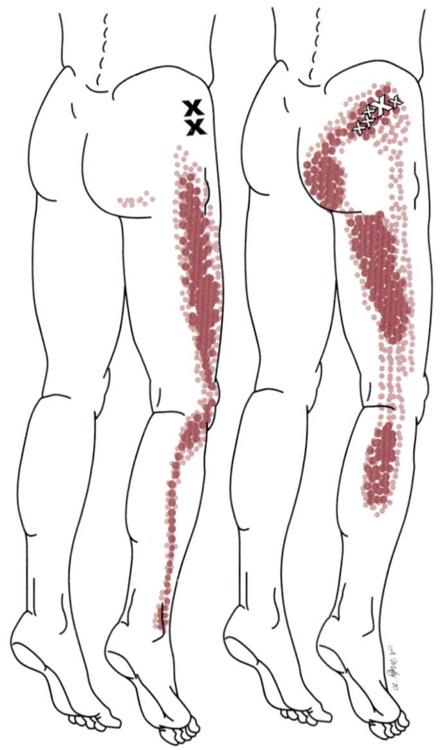

이상근 통증 유발점들과 통증 연관 패턴들 (11과 12장 참조)

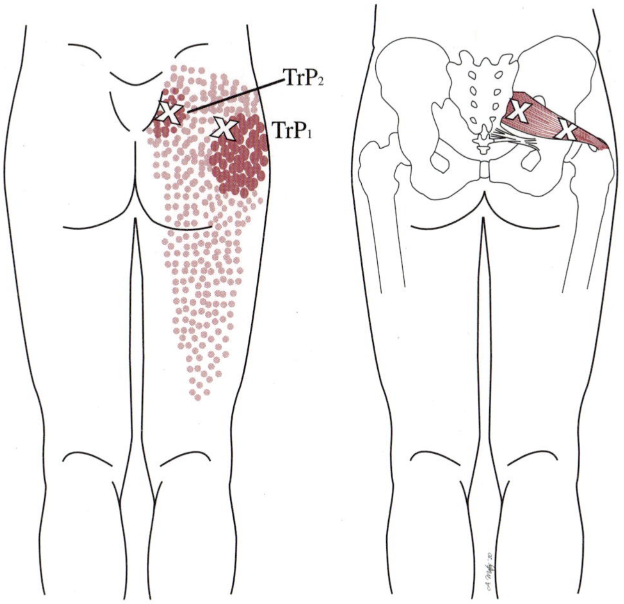

햄스트링 통증 유발점들과 통증 연관 패턴들 (13장 참조)

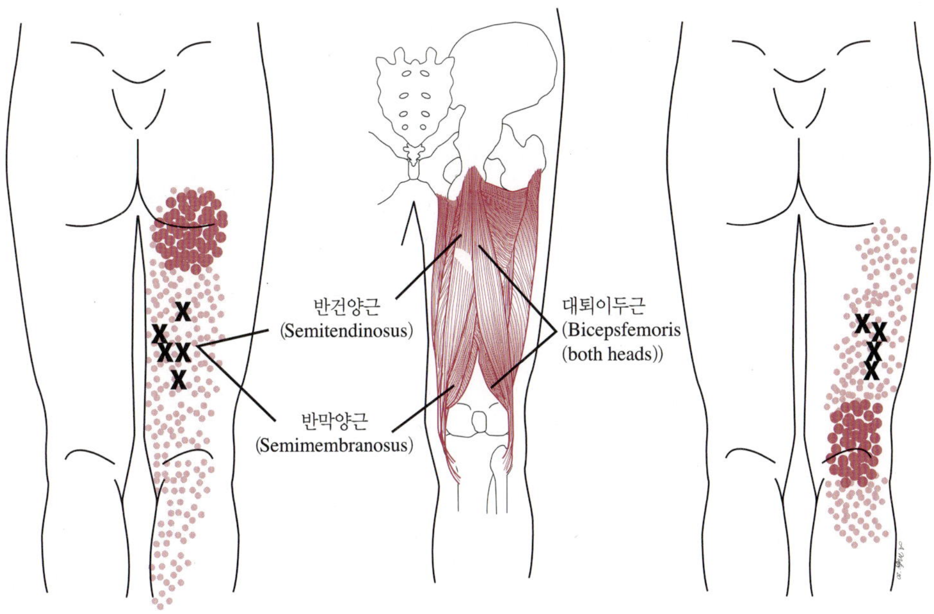

가자미근 통증 유발점들과 통증 연관 패턴들 (14장 참조)

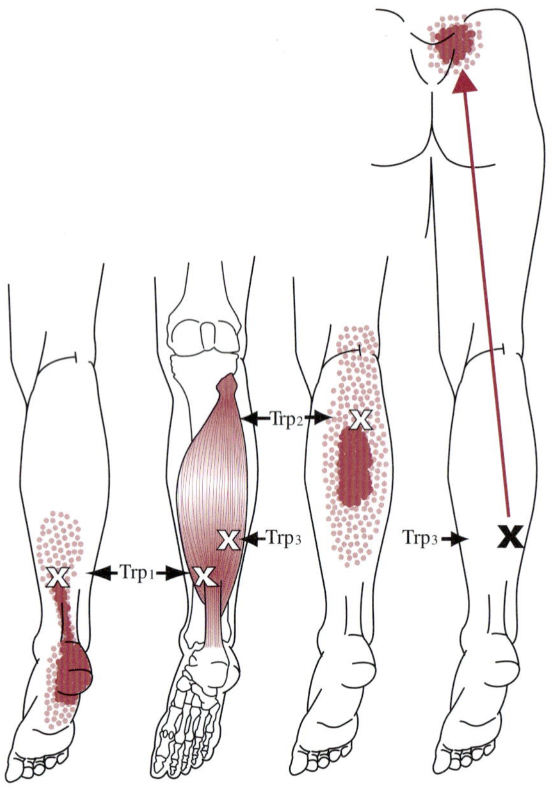

다른 접근법은 다음 페이지들의 테이블을 참조하는 것인데, 거기서 허리와 엉덩이의 통증에 책임이 있는 통증 유발점들의 존재를 가리킬 수 있는 증상들의 목록들을 모아 놓았다. 이 증상들은 여러 종류의 통증과 기능이상을 포함한다. 관련 있는 증상들 또한 나열되었고 "나의 어느 부위에 통증 유발점이 있는지?"로 제목이 붙여진 항목의 근육 장들의 각각에 세세히 기술되었다.

이 테이블을 사용하는 것은 상당히 간단하다. 단지 증상들의 왼쪽과 중앙 칸들을 찾아 내려 가는데, 그것은 통증의 다른 종류들 또는 위치 그리고 당신이 어떤 것을 하는데 힘든 것들 또는 당신이 그들을 할 때 통증을 일으키는 것을 적어 놓았다. 당신의 문제들을 나타내는 증상들을 찾아라, 그리고 나서 그 통증 또는 기능이상을 가장 일으킬만한 근육 또는 근육들을 위한 우측 칸을 보아라. 즉, 당신이 찾을 것들은 그 통증과 기능이상을 일으키는 통증 유발점들을 갖고 있을 가능성이 큰 근육들이다. 거기에 겹치는 것들이 많다; 어떤 증상들은 둘, 셋, 또는 그 이상 근육들에 있는 가능한 통증 유발점들을 나타낸다. 그렇다고 하더라도, 많은 경우에서 그것은 의심스러운 근육들의 목록을 좁혀 나가게 당신을 도울 것이다. 하나의 근육 이상이 나열된 곳에서는, 그것들은 의심스러운 증상을 일으키는 통증 유발점들을 품고 있을 가능성이 큰 순서로 나열되어 있다.

당신의 증상들을 찾은 후, 관련된 장 또는 장들로 가서 읽기를 시작해라. 각 근육 장은 그 특정한 근육의 통증 유발점들을 확정 짓거나 제외하는 여러 방법들을 제공한다. 당신이 그 첫 번째 근육이 통증 유발점들 갖고 있지 않다고 결정했을 때, 당신은 둘째로 의심스러운 근육으로 갈 수 있다. 당신이 확신이 들지 않는다면, 어떤 근육이 통증 유발점들을 갖고 있는지 아니지를 정하는 실패할 염려가 없는 방법이 있다 : 그냥 그것을 치료해라, 그것을 스트레치 해라, 그리고 그것을 움직여라. 당신의 통증 또는 다른 증상들이 눈에 띄게 감소하거나 없어진다면, 당신은 문제를 찾은 것이다.

이 테이블을 사용할 때, 이 책에서 다루지 않은 다른 근육들이 그 통증을 일으키거나 관여할 수 있다는 것을 염두에 두어야 하는데 특히, 허리와 엉덩이 통증 이외의 증상들에서다. 이 테이블은 이 책에서 다룬 근육들 만을 나열하는데, 그것은 허리와 엉덩이의 근막 연관통의 원인일 가능성이 가장 큰 것들이다. 또한, 요실금과 같이 나열된 증상의 일부는 종종 근육 이외의 원인들 갖는다는 것을 염두에 두어라. 나열된 근육들은 단지 기능장애를 일으킬 가능성이 가장 큰 것들인데 그 원인이 근육성이고 당신의 허리 또는 엉덩이 통증에 연관된 경우다.

중요한 메모 : 많은 진단적 용어들이 이 장에서 나열된 증상들 속에 있는데, 그것들은 지각이상(paresthesia), 좌골신경통(sciatica), 신경근증(radiculopathy), 골관절염, 및 척추측만증(scoliosis) 들이다. 이것들은 모두가 요통, 무감각(numbness), 저림(tingling), 허약, 또는 이 증상들의 조합과 관련된 상태들이다. 일부 시술자들은 위-신경근증, 위-좌골신경통, 그리고 통상적으로 그 증상에 관련이 있다고 여겨지는 신경 손상 또는 이러한 증상들의 원인이라고 여겨지는 유사한 용어들을 언급할 수도 있다. 사실상, 그 통증과 이러한 상태들과 관련이 있는 다른 증상들은 종종 부분적으로나, 어떤 경우에서는 전부가 근육의 기능이상에 기인할 수 있다. 불행하게도, 그러한 통증의 근육적 요소는 좀처럼 검사되거나 치료되지 않는다. 일단 초기 진단이 내려졌다면, 그 책은 종종 덮인다. 우리는 여기에 이러한 진단들을 나열하는 이유는 당신이 이러한 진단들의 하나가 주어졌다면, 그 상태의 가능한 근육적 요소를 고려하거나, 당신의 주치의에게 그렇게 하는 것을 물어 볼 가치가 있기 때문이다. 당신은 간단히 근막 증상들의 평가와 치료에 의하여 이러한 상태들을 부분적으로 또는 심지어 완전한 경감 조차 얻을 수도 있다.

일반적인 위치 또는 문제	보다 특정한 부위 또는 문제	관련 근육 장
복부	상부 또는 중간 복부 통증	복직근, 7 척추주위근(심부), 6
	하부 복부 통증	복직근, 7 요방형근, 8 척추주위근, 6 골반 바닥 근육들, 15
	복부 경련	복직근, 7
	복근들의 처짐	복직근, 7
아킬레스건염과 위-아킬레스 건염	뒤 발목과 발꿈치 통증	가자미근, 14
발목	제한된 동작 범위	가자미근, 14
	부종	가자미근, 14
선 자세가 비대칭	자세 비대칭	장요근, 5 요방형근, 8 척추주위근, 6 복직근, 7 중둔근, 10 소둔근, 10 (17장도 참조)
등 통증	허리를 가로지르는 통증	복직근, 7
	척추 옆의 위아래 통증	장요근, 5 척추주위근, 6
	척추의 어디에서라도 심하게 쑤시는 "뼈 통증"	척추주위근(심부), 6
	몸을 똑바로 세우지 못하는, 앞으로 웅크린 자세 (척추후만증)	척추주위근, 6 장요근, 5 복직근, 7 중둔근, 10 소둔근, 10
호흡	심호흡 시 등 통증이 심해짐	복직근, 7 척추주위근, 6
	역행성 호흡 (정상적으로 숨을 들이 마실 때 복근의 수축)	복직근, 7

일반적인 위치 또는 문제	보다 특정한 부위 또는 문제	관련 근육 장
엉덩이	엉덩이의 어떤 통증	요방형근, 8 대둔근, 9 중둔근, 10 소둔근, 10 이상근, 11 척추주위근, 6 햄스트링, 13 가자미근, 14 골반 바닥근들, 15
	아래 다리와 장딴지로 뻗어가는 통증	소둔근, 10
	엉덩이 중앙과 천골 주위의 통증	중둔근, 10 대둔근, 10 이상근, 11
	엉덩이의 깊은 쑤심	대둔근, 9 척추주위근, 6 요방형근, 8 중둔근, 10 이상근, 11 복직근, 7 가자미근, 14 골반 바닥근들, 15
차 또는 의자	차 또는 의자에 앉고 나오기가 어려움	장요근, 5 복직근, 7 척추주위근, 6 소둔근, 10 대둔근, 9 요방형근, 8 햄스트링, 13
	편안하게 앉은 포지션을 찾기가 어려움	대둔근, 9
기침	기침하는 동안 극심한 통증	요방형근, 8 복직근, 7

<table>
<tr><th>일반적인 위치 또는 문제</th><th>보다 특정한 부위 또는 문제</th><th>관련 근육 장</th></tr>
<tr><td rowspan="2">발</td><td>부종</td><td>가자미근, 14</td></tr>
<tr><td>발이 바깥으로 벌어짐 (힙에서 바깥쪽으로 돌아감)</td><td>중둔근, 10
소둔근, 10
대둔근, 9
장요근, 5
햄스트링, 13
(17장의 모톤의 발 증후군 참조)</td></tr>
<tr><td>위장관 장애</td><td>속쓰림, 메스꺼움, 구토, 식욕감퇴,
팽만감, 소화불량, 화끈거림, 부종, 및 가스</td><td>복직근, 7</td></tr>
<tr><td>서혜부</td><td>통증</td><td>요방형근, 8
복직근, 7
골반 바닥 근육들, 15
장요근, 5</td></tr>
<tr><td>성장통 (Growing pains)</td><td>아이들의 다리</td><td>가자미근, 14
햄스트링, 13</td></tr>
<tr><td>발꿈치</td><td>통증, 쓰림, 또는 밤에 쑤심</td><td>가자미근, 14</td></tr>
<tr><td rowspan="5">힙</td><td>힙이 전체적으로 굳는 통증</td><td>요방형근, 8</td></tr>
<tr><td>낭염과 위-낭염, 힙 뼈 (대퇴골 대전자) 안과 주위의 심한 통증 또는 압통</td><td>요방형근, 8
소둔근, 10</td></tr>
<tr><td>힙을 굽히기가 어려움</td><td>장요근, 5
대둔근, 9
중둔근, 10
소둔근, 10</td></tr>
<tr><td>허벅지 또는 다리를 뒤쪽으로 움직이기 어렵거나 통증</td><td>대둔근, 9
햄스트링, 13
장요근, 5
요방형근, 8
척추주위근, 6
소둔근, 10
중둔근, 10</td></tr>
<tr><td>약한 힙</td><td>중둔근, 10
소둔근, 10</td></tr>
<tr><td>과민성 대장 증후군</td><td>변비, 복통, 또는 설사</td><td>복직근, 7</td></tr>
<tr><td>무릎</td><td>무릎 뒤 통증</td><td>햄스트링, 13</td></tr>
</table>

일반적인 위치 또는 문제	보다 특정한 부위 또는 문제	관련 근육 장
다리	다리를 들어 밖으로 벌리기 (힙 외전)가 어려움	대둔근, 9 중둔근, 10 소둔근, 10 이상근, 11
	다리 길이가 틀림	장요근, 5 요방형근, 8 중둔근, 10 소둔근, 10 (17장 참조)
	절름발이	소둔근, 10 중둔근, 10 가자미근, 14 햄스트링, 13 (17장의 다리 길이 불일치 참조)
	하지 불안 증후군 (다리 근육들이 무의식적으로 씰룩거림, 특히 밤 또는 누워있는 동안)	장요근, 5 둔근들, 9, 10 햄스트링, 13 척추주위근, 6 가자미근, 14
	다리와 허벅지의 저림	이상근, 11
	허벅지 하나만 저림	장요근, 5
	엉덩이와 허벅지와 다리를 따라 내려가는 통증 (좌골신경통)	소둔근, 10 햄스트링, 13 이상근, 11
척추전만 (Lordosis)	허리 또는 요추의 과도한 만곡 (골반의 전방 기울기)	장요근, 5 척추주위근, 6 요방형근, 8 중둔근, 10 소둔근, 10

일반적인 위치 또는 문제	보다 특정한 부위 또는 문제	관련 근육 장
허리 (요추 부위)	요추부의 전반적인 통증	장요근, 5 복직근, 7 척추주위근, 6 둔근들, 9, 10
	요통 (lumbago; 제일 하부의 등과 천골 주위의 통증을 나타내는 오래된 용어)	중둔근, 10 대둔근, 9 척추주위근, 6 요방형근, 8
	서거나 걷지 못하게 만드는 찌르는 듯한 통증	요방형근, 8 척추주위근, 6 장요근, 5 복직근, 7
	하부 또는 중간 등을 가로질러 달리는 통증	복직근, 7
	척추에 평행하게 위 아래로 달리는 통증	장요근, 5
	요추 또는 천골 지역의 위-관절염	척추주위근, 6 요방형근, 8 장요근, 5 복직근, 7 둔근들, 9, 10 이상근, 11 가자미근, 14 (17장의 작은 반골반 참조)
누워 있을 때	누워있거나 잠 자는 동안의 통증, 거의 돌아 눕지 못함	요방형근, 8 소둔근, 10
	다리를 계속 굽힌 침대에서 오래 있은 다음에 엉덩이 통증	햄스트링, 13
	옆으로 누워 잘 때 통증	중둔근, 10 대둔근, 9 소둔근, 10 이상근, 11 요방형근, 8 햄스트링, 13
	다리를 펴서 등을 대고 누워있을 때 통증	대둔근, 9 이상근, 11

일반적인 위치 또는 문제	보다 특정한 부위 또는 문제	관련 근육 장
생리통	심한 경련	복직근, 7 척추주위근, 6
메스꺼움 *(위장관 장애들 참조)*		
부위에 따라 무감각, 저림, 또는 고도화된 민감성 (마비 또는 지각과민)	발목 또는 발	이상근, 11 가자미근, 14
	엉덩이, 힙, 회음	대둔근, 9 이상근, 11
	서혜부, 음낭, 또는 음순	장요근, 5 이상근, 11
	다리	이상근, 11
	허리	이상근, 11
	허벅지 앞쪽	장요근, 5
	허벅지 뒤쪽	이상근, 11 햄스트링, 13
	척추 부위 위와 주위의 피부	척추주위근, 6
자세 비대칭 *(서있는 비대칭 참조)*		
신경근증(radiculopathy)과 위-신경근증(pseudo-radiculopathy)	무감각, 저림, 또는 여러 근육들의 허약, 신경뿌리 문제라고 생각되지만, 종종 근육 기능장애로 기인한다	척추주위근, 6 요방형근, 8 장요근, 5 복직근, 7 둔근들, 9, 10 이상근, 11 햄스트링, 13 가자미근, 14
직장	통증	골반 바닥 근육들, 15
하지 불안 증후군 *(다리 : 하지 불안 증후군 참조)*		
천장골 관절	안과 주위의 통증	척추주위근, 6 대둔근, 9 중둔근, 10 요방형근, 8 복직근, 7 이상근, 11 가자미근, 14 골반 바닥 근육들, 15
	관절의 안 또는 주위, 또는 하부 엉덩이, 복부, 또는 서혜부의 찌르는 듯한 통증	요방형근, 8

일반적인 위치 또는 문제	보다 특정한 부위 또는 문제	관련 근육 장
좌골신경통 또는 위-좌골신경통	엉덩이 그리고 허벅지의 옆과 뒤를 따라 또는 아래 다리의 바깥과 뒤를 따라 통증	둔근들, 9, 10 햄스트링, 13 이상근, 11 장요근, 5 척추주위근, 6 요방형근, 8 가자미근, 14
음낭 (고환을 포함)	통증	장요근, 5 요방형근, 8 이상근, 11
성적 기능이상	성교통	이상근, 11 골반 바닥 근육들, 15 복직근, 7
	발기불능	이상근, 11
앉아있기	오래 앉아 있은 후 통증	대둔근, 9 장요근, 5 복직근, 7 이상근, 11 햄스트링, 13 요방형근, 8 골반 바닥 근육들, 15
	앉은 자세에서 일어날 때 통증	장요근, 5 척추주위근, 6 대둔근, 9 이상근, 11
수면 *(누워있기 참조)*		
웅크리기	등을 앞으로 둥글게 하고 앉아있음	복직근, 7 척추주위근, 6
재채기	재채기할 때 극심한 통증	요방형근, 8 복직근, 7

일반적인 위치 또는 문제	보다 특정한 부위 또는 문제	관련 근육 장
척추 *(몸통, 구부림 참조)*	비정상적 만곡 (척추측만증과 기능적 척추측만증)	요방형근, 8 장요근, 5 척추주위근, 6 복직근, 7 (17장의 기계적 요인들 참조)
	척추의 한쪽 또는 양쪽에서 깊숙이 쑤시는 통증	척추주위근, 6
	척추의 어떤 움직임에서 통증	척추주위근, 6
	척추의 어느 부분에서라도 심한 "뼈 통증"	척추주위근, 6
	척추를 따라 날카로운 통증	척추주위근, 6
쪼그려 뛰기 (스쿼트)	뛸 때 발꿈치가 바닥에 닿지 못함	가자미근, 14
계단	계단을 오를 때 등과 엉덩이 통증	장요근, 5 요방형근, 8 대둔근, 9 햄스트링, 13 척추주위근, 6 가자미근, 14
	계단을 오를 때 제한된 동작 범위	대둔근, 9 소둔근, 10 중둔근, 10 장요근, 5

일반적인 위치 또는 문제	보다 특정한 부위 또는 문제	관련 근육 장
서 있기	서있는 동안 뒤꿈치 통증	가자미근, 14
	서있는 동안 통증	요방형근, 8 장요근, 5 복직근, 7 척추주위근, 6 이상근, 11 가자미근, 14
	똑바로 서있는 동안 심한 통증	요방형근, 8 소둔근, 10
	서있는 동안 웅크림	복직근, 7 장요근, 5 척추주위근, 6 요방형근, 8 햄스트링, 13
	한 다리로 서있기가 어려움	중둔근, 10 소둔근, 10 요방형근, 8 가자미근, 14
	항상 발을 밖으로 벌리고(힙에서 측방 회전) 서있음	둔근들, 9, 10 장요근, 5 (17장의 모톤의 발 증후군 참조)
부종	발과 발목의	가자미근, 14
수영	수영할 때 요통	척추주위근, 6
	물장구 치기를 할 때 힘들거나 약함	대둔근, 9 햄스트링, 13 척추주위근, 6
꼬리뼈 (미골)	꼬리뼈 주위의 깊은 통증	대둔근, 9 골반 바닥 근육들, 15 척추주위근, 6
허벅지	허벅지 앞쪽의 통증, 무감각, 저림, 또는 고도 감각	장요근, 5
	허벅지 뒤쪽의 통증, 무감각, 저림, 또는 고도 감각	햄스트링, 13 소둔근, 10 이상근, 11
	내측 허벅지 통증	골반 바닥 근육들, 15

일반적인 위치 또는 문제	보다 특정한 부위 또는 문제	관련 근육 장
발가락	발가락을 닿기가 어려움	햄스트링, 13 가자미근, 14 대둔근, 9 척추주위근, 6 장요근, 5
	걷거나 달릴 때 발가락으로 밀기가 어려움	가자미근, 14 중둔근, 10 소둔근, 10 요방형근, 8
몸통, 숙이기	앞쪽으로 그리고 옆으로 숙일 때, 어디서 발생하는지 모르는 날카로운 통증	요방형근, 8 척추주위근, 6 장요근, 5 복직근, 7 대둔근, 9
	뒤로 휠 때 통증	척추주위근, 6 요방형근, 8
	앞으로 숙일 때 통증	척추주위근, 6 요방형근, 8 장요근, 5 복직근, 7
	어느 한 쪽으로 굽히거나 기울이기가 어렵거나 통증	요방형근, 8 척추주위근, 6 복직근, 7
배뇨	잦은 배뇨 또는 간헐적인 발기부전	골반 바닥 근육들, 15 복직근, 7
	방광 경련	복직근, 7
질	통증, 강렬한 화끈거림	골반 바닥 근육들, 15
	성교 후 깊숙이 쓰림	골반 바닥 근육들, 15 햄스트링, 13
척추골	척추에서 심하게 쑤시는 "뼈 통증"	척추주위근 (심부), 6 복직근, 7 장요근, 5

일반적인 위치 또는 문제	보다 특정한 부위 또는 문제	관련 근육 장
걷기	비정상적인 절름발이 걸음	중둔근, 10 소둔근, 10 이상근, 11 햄스트링, 13 가자미근, 14
	걸을 때 참을 수 없는 통증	요방형근, 8 가자미근, 14
	걸을 때 전반적인 통증	중둔근, 10 소둔근, 10 요방형근, 8 골반 바닥 근육들, 15 햄스트링, 13 가자미근, 14
	발가락 끝으로 설 수가 없음, 또는 언덕 또는 계단을 오르내릴 때 어려움	가자미근, 14
	언덕을 걸어갈 때 등 통증 특히, 몸통을 앞으로 굽히고 올라갈 때	대둔근, 9
	걸을 때 옆에서 옆으로 체중을 옮기기가 어려움	가자미근, 14 중둔근, 10 소둔근, 10 요방형근, 8
	짧아진 발걸음	가자미근, 14 햄스트링, 13 장요근, 5 중둔근, 10 소둔근, 10 (17장의 모톤의 발 증후군 참조)
	걸을 때 힙의 허약	중둔근, 10 소둔근, 10 이상근, 11 (17장의 모톤의 발 증후군 참조)
	언덕을 걸어갈 때 엉덩이 통증	가자미근, 14
	무릎을 구부리고 걷기가 어려움	가자미근, 14
	걸을 때 뒤꿈치 통증	가자미근, 14

제 5 장

장요근 (엉덩허리근)

Iliopsoas

우리 경험 상, 장요근의 통증 유발점들은 다른 어떤 근육들의 그것들 보다 더 요통을 일으킨다. 많은 사람들이 요근을 들어보지 못했고, 어떤 근육 차트들은 그것 조차 없다는 것을 고려할 때 특별히 주목할 만하다. 장요근의 통증 유발점들은 우리의 요통 증례의 반 이상에서 문제를 보인다. 많은 경우에서, 장요근의 문제를 교정하는 것이 통증을 완전히 없애 준다. 그것의 위치 때문에, 장요근이 관여됐을 때, 등의 통증을 없앤다는 것은 복부 전면에서부터의 치료를 요한다.

장요근은 어디에 있으며 그것이 하는 일은?
(Where Is the Iliopsoas and What Does It Do?)

장요근은 두 개의 근육을 포함하고 –요근(허리근)과 장골근(엉덩근)– 그림 5.1에서 보여지는 것처럼 그들 모두의 낮은 끝은 골반부 바로 아래 대퇴골(허벅지뼈)의 내면에 붙어있다. 둘 중에서 긴 것, 요근은 복강 내의 깊이 있고 아래쪽 척추의 전면에 붙어있다. 그것은 아래로 그리고 앞쪽으로 하부 복부를 통과해서 고관절와(hip socket) 조금 아래의 대퇴골의 안쪽 가장자리로 간다. 장골근은 크고 부채 모양인 골반뼈의 전체 내면에 붙어있고 골반 안쪽으로 내려가서, 거기에서 요근과 합친다. 물론, 오른쪽과 왼쪽에 장요근이 있으며 한쪽 또는 양쪽에 통증 유발점들이 있을 수 있다.

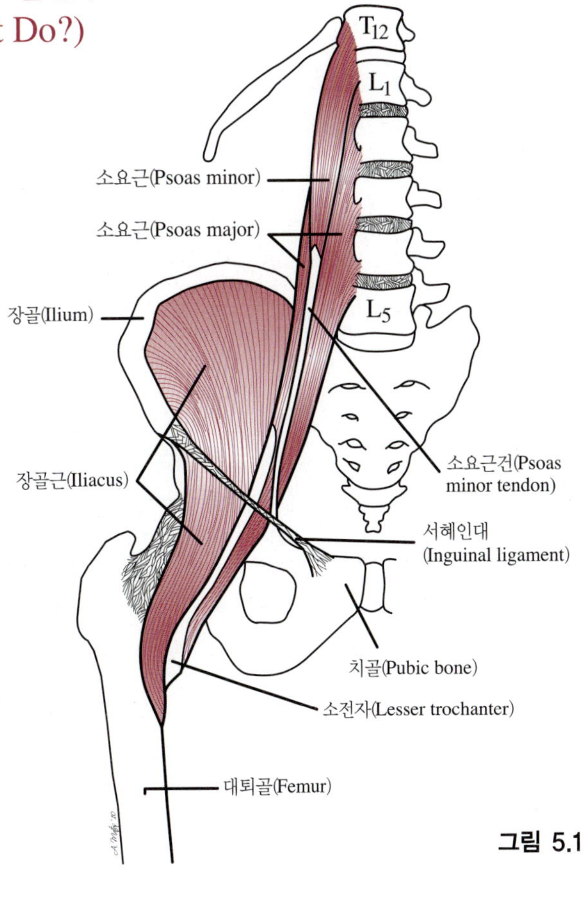

그림 5.1

장요근은 거의 끊임없이 일을 하는데, 그것들은 상체를 안정시키는 것을 돕고 우리가 앉거나 설 때마다 몸통을 똑바로 있게 해 준다. 이 근육의 밀도는 나이가 듦에 따라 감소하며, 그리고 요근은 달릴 때 다리를 들어올리는데 중요하므로, 우리가 나이가 들어감에 따라 최대 속도로 달리는 것이 힘든 이유를 설명할 수 있다. 이 근육들은 흔히 다른 일들을 수행하는데, 다음과 같다 :

- 그것들이 우리가 고관절에서 굽히고 허벅지를 가슴 쪽으로 들어올리는 것을 돕기 때문에, 그것들은 걷고, 조깅하며, 달리고 또 계단을 올라갈 때 항상 활동적이다.
- 그것들은 다리를 함께 당기고 다리를 바깥으로 돌리는 것을 보조한다.
- 그것들은 발이 한 위치에서 고정되어 있다면, 윗몸 일으키기에 관여된 많은 일을 한다.

장요근 통증 연관 패턴 (Iliopsoas Pain Referral Patterns)

장요근은 3개의 주된 통증 유발점 부위들을 갖고 있는데 그것들 모두가 척추와 평행하게 하부 등의 위아래로 달리는 통증을 일으킬 수 있다, 그림 5.2의 왼쪽 그림. 제일 위쪽의 통증 유발점 부위는 척추 가까운 복부 안쪽에 있는데, 당신의 배꼽 양쪽 약 5cm에 있다. 그것이 복부 깊이 있기 때문에, 당신은 이완된 복근을 통해서 똑바로 배 속으로 척추를 향하여 누를 필요가 있을 것이다. 또한 당신은 배꼽의 바깥쪽 약 10cm에서 시작하고, 그 다음 아래쪽으로 그리고 척추를 향하여 비스듬히 가압하여 이 부위를 치료할 수 있다.

중간 통증 유발점 부위는 장골 안쪽에 있다. 당신의 장골릉을 찾고 그것을 따라서 약 일 인치 밑으로 내려 간다. 테두리 안쪽을 움직이며 그리고 장골에 대고 누른다. 세 번째 그리고 가장 아래의 장요근의 통증 유발점은 상부 허벅지에 있다. 이 부위의 활동성 통증 유발점들은 허벅지 앞에 그리고 또 하부 등 속으로 통증을 일으킨다 (트라벨과 사이몬스 1992).

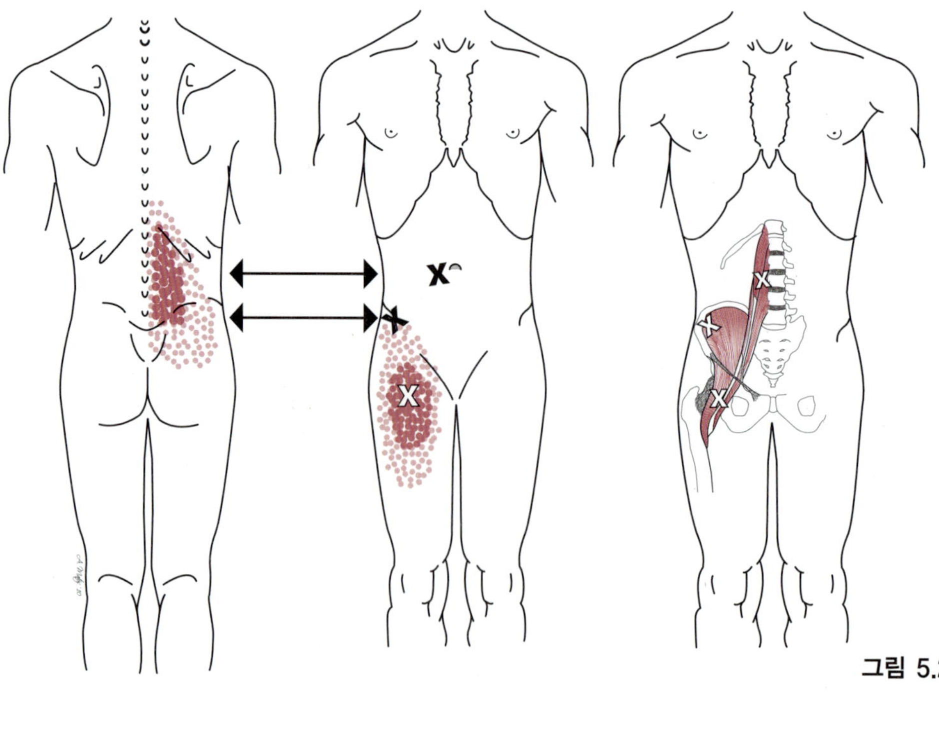

그림 5.2

무엇이 장요근을 악화시키는가? (What Aggravates the Iliopsoas?)

많은 활동들이 장요근의 팽팽한 밴드들을 만들거나 악화시킬 수 있다:

- 너무 오래 앉아 있는 것(가장 흔한 악화 요인)
- 근육의 갑작스런 과부하, 빙판 위에서 미끄러질 때 넘어지지 않으려고 할 때
- 오랜 시간 동안 운전 또는 무릎이 엉덩이보다 높게 해서 낮은 자세로 앉아서 운전할 때
- 태아 자세로 자는 것 – 그것은 장요근을 수축 시킨다– 또는 배를 대고 자는 것– 그것은 장요근을 스트레칭 시킨다 (자세한 수면 자세는 17장을 참조)
- 요추 수술
- 척추측만
- 무거운 물체를 옮기기 위하여 당신의 다리를 쓰는 것, 또는 태권도 또는 축구처럼 반복적인 발차기
- 허리를 구부린 자세로 오래 동안 자전거 타기
- 만성적인 복부 긴장의 유지

이 모든 악화 인자들에서, 단연코 가장 중요한 것은 첫 번째다: 너무 많이 앉아 있는 것. 불행하게도, 이 것을 피하기가 어려울 수도 있으며, 우리가 이 책을 쓰고 있듯이 우리가 앉아있는 것을 받아들여야만 한다. 우리는 일하러 출퇴근하면서 운전할 때 앉아있는다. 우리는 앉아서 식사를 한다. 우리는 회합 동안, TV와 영화를 볼 때, 앉아서 본다. 즉, 많은 사람들은 하루의 대부분을 앉아서 지낸다. 우리의 대부분이 앉는 것을 그만두지 못하므로, 요점은 자기-관리 치료, 스트레칭, 및 동작 범위 운동으로 앉아 있기를 끝내야 하는데, 그렇게 하는 것이 나쁜 영향을 상쇄하는 것을 돕는다.

장요근에 통증 유발점이 있나? (Do I Have Trigger Points in My Iliopsoas?)

척추에 평행하게 하부 등 위 아래로 오르내리는 통증은 장요근의 통증 유발점들의 가장 신뢰할만한 지표다. 그러나, 오른쪽과 왼쪽의 장요근 모두가 수축될 때, 당신은 당신의 하부 등을 가로질러 달리는 통증을 느낄 수도 있다. 어느 하나의 통증 패턴에서라도, 장요근이 관여되고 주의를 기울일 필요가 있음을 의심하는 것이 합당하다. 당신은 근육을 치료해서 확실히 찾을 수 있다. 통증이 감소되거나 완전히 사라진다면, 당신은 장요근에 통증 유발점들을 갖고 있다(또는 있었다).

이러한 통증 패턴에 더해서, 여러 다른 문제들이 장요근을 주범으로 지목하게 해 준다:

- 당신이 일어날 때, 당신은 고관절에서 약간 앞쪽으로 구부리거나 (통증이 있기도 없기도 한다), 한쪽으로 앞쪽으로 구부리며 몸을 트는데, 그것은 장요근의 한 쪽이 수축되었다는 표시다.

- 앉았다가 일어나는 것이 힘들다.
- 당신이 몸을 완전히 펼 때마다 등 통증을 느낀다.
- 낮은 소파 또는 카 시트에서 나오는 것이 힘들다.
- 통증은 너무 심해서 당신은 손과 무릎을 바닥에 대고 몸을 웅크릴 수도 있다.

간단한 테스트 (Simple Tests)

두 가지 간단한 테스트가 당신의 장요근이 통증 유발점들을 갖고 있는 지를 결정하는 것을 도와 준다 : 앉아서 가슴을 허벅지에 대기와 편 다리 올리고 있기 테스트.

앉아서 가슴을 허벅지에 대기 (Seated Chest to Thighs)

이 테스트는 당신의 장요근이 정상적으로 수축될 수 있는지 아니지를 결정한다. 바닥이 딱딱한 똑바로 선 의자에 앉아서, 허리에서 앞으로 숙이고, 그림 5.3처럼 가슴을 허벅지에 댄다. 허벅지 또는 하부 등에 통증 없이 가슴을 허벅지로 내릴 수 있다면, 당신의 장요근은 정상적으로 기능한다. 가슴을 허벅지로 내릴 수 없거나 당신의 하부 등에 통증을 겪는다면, 당신의 장요근, 또는 아마 당신이 스트레칭 하고 있는 당신의 등 근육의 근육들에 통증 유발점들을 갖고 있다.

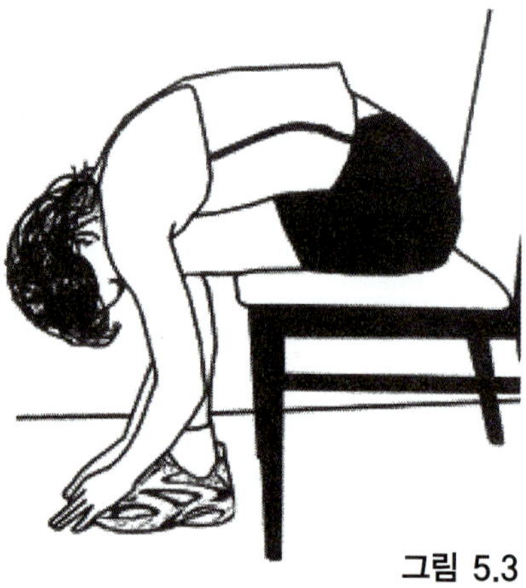
그림 5.3

배가 많이 나왔다면, 그것이 몸통을 완전히 숙여서 허벅지로 구부리는 당신의 능력에 제한을 줄 수 있다. 그 경우에서, 장요근 자체의 어떤 팽팽한 느낌 또는 당신이 이러한 앞으로 굽히는 자세를 취할 때, 당신의 하부 등에 통증을 느끼는 것이 더 중요하다. 이 테스트 동안에 어떤 통증 또는 당김을 느끼지 않는다면, 당신의 장요근은 아마도 좋은 것이다.

편 다리 올리고 있기 테스트 (Straight Leg Raise and Hold Test)

이 테스트는 신체 피트니스와 근막 통증 유발점 치료 분야의 선구자들 중의 한 명인 Hans Kraus 박사가 개발한 것이다. 그는 그것을 자세 근육들을 위한 최소한의 피트니스 테스트라고 불렀다. 주의 : 튀어나온 디스크(bulging disks)라는 진단을 받았다면 이 테스트를 시도하지 말아라.

등을 대고 눕는다. 당신의 골반을 위로 기울이고 당신의 하부 등을 바닥으로 밀어라. 가능하다면, 파트너에게 당신의 하부 등이 바닥에 닿아있는 지를 확인시켜라. 양 다리를 똑바로 펴서 약 30cm 정도로 바닥에서 들어 올려라, 그림 5.4. 당신의 하부 등을 바닥에 대고 있으면서 이 자세를 10초간 유지해라. 등을 바닥에 대고 있으면서 당신의 다리를 올리고 있을 수 있고, 당신이 요통을 느끼지 않으며, 당신의 근육들이 떨리지 않는다면, 당신의 장요근은 양호하다는 표시이며 그리고 정상 자세를 유지하는데 필요한 최소한의 힘을 갖고 있는 것이다.

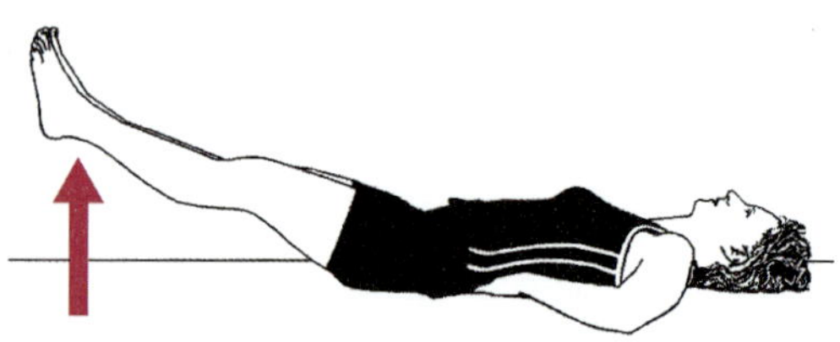
그림 5.4

당신의 하부 등이 바닥에서 떨어지고, 통증을 느끼거나, 다리를 10초간 유지할 수 없다면, 당신은 아마도 장요근에 통증 유발점들을 갖고 있을 것이다. 만약 당신의 다리를 올리거나 그것들을 바닥에서 들어서 유지하지 못한다면, 그것들을 내려 놓고 이 테스트가 장요근의 통증 유발점들의 긍정적인 표식이라고 생각해라.

장요근의 통증 유발점들을 없애는데 유용한 힌트 (Helpful Hints for Eliminating Trigger Points in the Iliopsoas)

자기-관리 치료에 더해서, 장요근의 통증 유발점들을 줄이거나 막기 위해서 당신이 할 약간의 간단한 일들이 있다.

- 오랫동안 운전할 때, 스트레치를 위하여 자주 서서 쉬어라. 운전 동안 요통을 겪는다면, 통증을 줄이기 위해서 필요하다면 스트레치를 위해서 자주 쉬어라 - 심지어 매 20분 마다.
- 당신의 다리 또는 몸통을 늘려주기 위해서 당신의 수면 자세를 다양하게 해라 (수면 자세를 자세히 보려면 17장 참조).
- 따듯한 포멘텍 백 또는 마더 어스 베개를 당신의 배 위 그리고 상부 허벅지 밑에 사용해라.
- 조절할 수 있다면 당신의 의자 시트를 약간 앞쪽으로 기울여라. 만약 그렇지 못하다면, 3장에서 기술한 시트 웨지를 사용해라, 그래야 앉아있는 동안 당신의 허벅지가 아래쪽으로 경사진다. 대용으로, 간헐적인 사용을 위해서 정강이를 대고 앉는 의자(kneeling chair)의 구입을 고려해라.
- 당신의 매트리스가 너무 부드럽거나 너무 딱딱하지 않은지 확인해라.

자기-관리 치료 (Self-Care Treatment)

여기에 이장에서 기술한 모든 가압 테크닉과 스트레칭을 할 때 염두에 둘 몇 가지 일반적인 지침이 있다 :

- 치료 전에 부위를 따듯하게 해라, 특히 당신의 증상이 심할 때.
- 자기-관리(가압, 스트레칭, 동작 범위 운동들)의 어떤 과정을 위하여 바닥에 눕거나 앉을 때, 카펫이 깔린 바닥이 이상적이다; 대안으로, 당신은 운동 매트를 사용할 수 있다.
- 양쪽을 치료해라, 오직 한 쪽에만 통증 유발점들을 갖고 있는 것처럼 보일지라도. 양쪽은 공력근이며 자주 동일한 일을 하기 위하여 함께 일을 하므로, 통증 유발점들은 종종 양쪽에 생긴다. 또는 한 쪽에 통증 유발점들이 생긴 후에, 다른 쪽이 보상을 위하여 과로할 수가 있어서, 새로운 통증 유발점들을 만들기 시작한다.
- 근육 도해들을(그림 5.5) 참조하고 모든 X자로 표시된 부위를 눌러라. 큰 X자는 통증 유발점들이 더 있음직한 점들을 나타내는데, 그러나 전체 근육이 치료를 요한다.

- 0에서 10 척도에서 절대로 6레벨을 넘지 말아라.
- 가압을 할 때, 30초 이상 가압을 지속하고 적어도 2-3차례 반복하거나, 통증이 눈에 띌 만하게 감소하거나 동작 범위의 증가가 있을 때까지 적용한다.
- 당신이 근육이 부드러워지고 이완됨을 느낌에 따라서 점차적으로 가압량을 늘려라. 조직들이 어떻게 치료에 반응하는 가를 주시해라.
- 스트레칭을 할 때, 정상적인 숨을 2-3번 하는 동안 자세를 유지해라.
- 양쪽에 스트레칭을 여러 번 반복할 때, 각 반복마다 하는 쪽을 바꿔라.
- 치료와 스트레칭 후에, 16장에 있는 장요근을 위한 동작 범위 운동들을 해라.

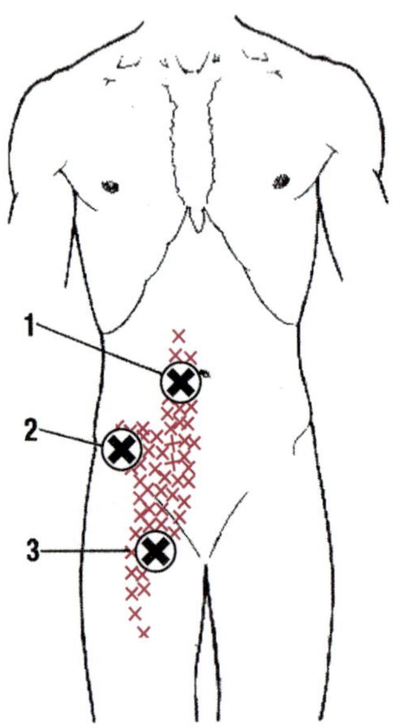

장요근 내에 가압할 부위

그림 5.5

가압 (Compression)

자기-가압을 위한 안내는 그림 5.5를 보라. 큰 원으로 싼 X자는 통증 유발점들을 찾을 가능성이 가장 큰 곳을 나타낸다. 그러나, 근육의 길이 전체가 기능이상일 수 있기 때문에, 우리는 전체 근육에 압력을 가하는 것을 추천하는데, 작은 x자로 표시되어 있으며, 더 딱딱하고 더 아픈 어떤 부위들에 보다 지속된 압력을 가해라.

장요근을 치료하기 위해서, 당신은 복부의 표층 근육과 상부 허벅지를 통해서 누를 필요가 있다. 복부의 이완을 돕고 보다 효과적인 가압을 하는 것을 돕기 위해서, 가압을 시작하기 전에 몇 분 동안 당신의 복부 위에 따듯한 포멘텍 백 또는 마더 어스 베개를 덮는 것에 좋다.

초보 레벨 (Beginner Level)

7인치 가압 치료 공을 당신의 배꼽의 바로 왼쪽이나 오른 쪽에 놓고, 당신의 복부와 벽의 사이에 두고 벽을 보고 선다, 그림 5.6. 당신의 복근들을 이완시키면서 치료 공에 기댄다. 장요근에 통증 유발점이 있다면, 이것은 틀림없이 "아프지만 동시에 시원할 것(hurt good)"이다. 점차로, 당신이 큰 압력에 견뎌감에 따라, 공에 바람을 넣어 더 단단하게 만들어라. 이러한 아이디어는 한 주 한 주 점차적으로 압력을 증가시키는 것이다. 근육이 유연성을 회복함에 따라, 당신은 가압 동안에 불편함을 덜 느낄 것이다.

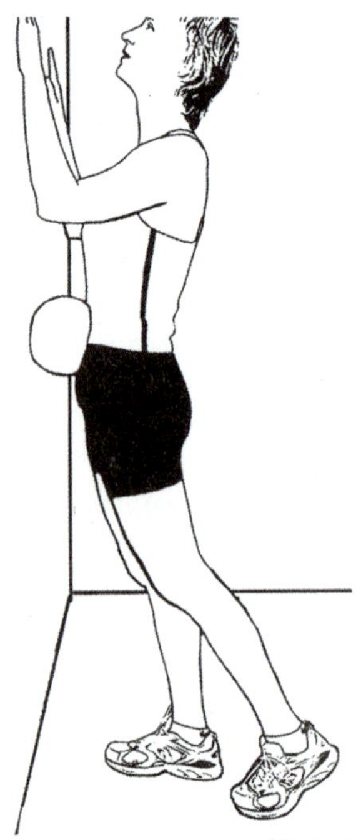

그림 5.6

중간 레벨 (Intermediate Level)

당신이 장요근의 동작 범위 - 줄어든 등 통증과 더 쉬워진 움직임 유연성-에서 약간의 진전을 이루고 특히, 낮은 의자 또는 카 시트에서 나올 때, 당신은 보다 집중된 자기-치료의 준비가 되었다. 지탱을 위해서 베개 또는 접은 담요로 상체를 받히고 옆으로 눕는다. 7인치 가압 치료 공을 배꼽 근처에

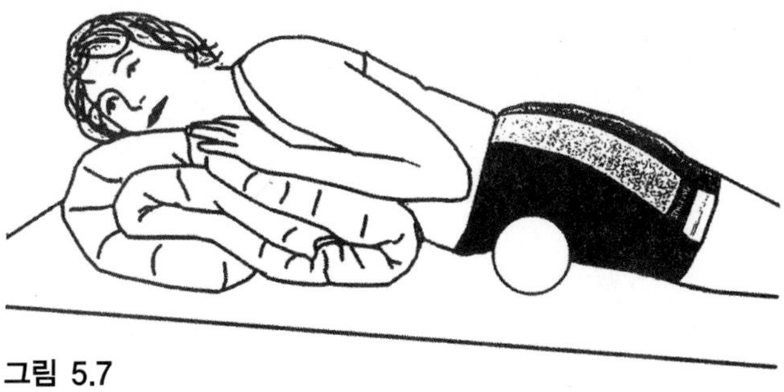
그림 5.7

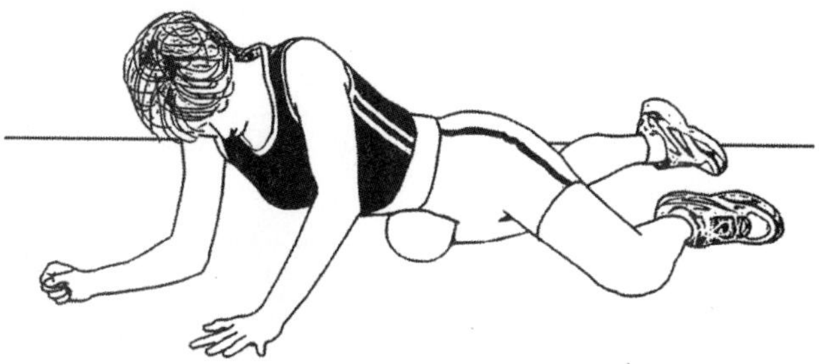
그림 5.8

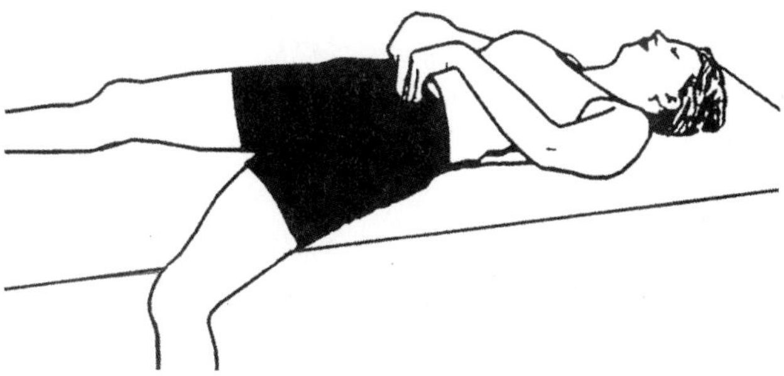
그림 5.9

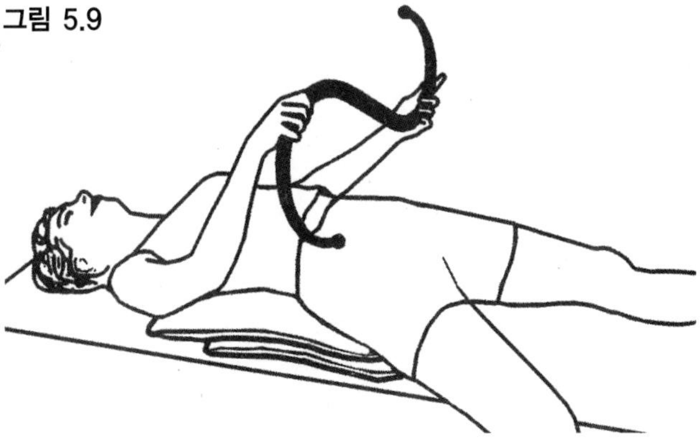
그림 5.10

대고 공 위로 구르는데, 약간의 체중을 장요근 위에 있는 공에 가한다, 그림 5.7. 오직 당신이 쉽게 참을 수 있는 만큼의 압력을 가한다. 이 자세를 10초간 유지하고 나서, 다시 당신의 옆으로 굴려 돌아가고 공을 약간 복부 아래로 움직이고 다시 공 위에서 굴린다. 공이 당신의 허벅지의 제일 위쪽을 누를 때까지 점차적으로 공을 아래로 움직이는 것을 계속한다.

대부분의 사람들은 그들이 치료에 보다 편안하게 됨에 따라 좀 부드러운 공을 시작하고 보다 단단한 (그것에 바람을 넣어) 공으로 바꿔 간다. 대안은 5인치 가압 공 같은 좀 더 지름이 작은 공으로 바꿔가는 것이다. 가압이 덜 아프게 됨에 따라, 당신 몸을 팔꿈치 또는 손으로 몸을 밀어라, 그림 5.8. 그래서 당신은 가압을 하면서 장요근을 스트레치 시킨다.

당신의 힘이나 재주에 따라, 당신은 손가락, 손가락 관절, 또는 잭노버를 사용해서 공으로 하는 동일한 가압을 만들 수도 있다. 스트레치 된 자세에서 장요근을 치료하는 것이 더 좋으므로, 침대에 등을 대고 누워 당신의 다리를 아래로 뻗고 있으면서 그것의 치료를 시도해 보아라, 그림 5.9. 당신은 손가락, 손가락 관절, 또는 잭노버를 배꼽의 어느 한 쪽 1–2인치 되는 곳에 대고 10초간 세게 속으로 눌러라. 어떤 사람들은 백노버를 쓰는 것을 좋아하는데 잡기가 쉽고 보다 큰 지레효과를 주기 때문이다, 그림 5.10. 이 그림에서, 베개를 등 밑에 깔아서 장요근을 스트레치 시킨 후 자기-치료를 하게 한다. 일단 부드러운 치료 방법들로 근육의 일부 유동성을 회복했다면, 치료할 근육이 스트레칭 되어 있는 동안 가압하는 것은 이상적인 조합이다.

스트레칭 (Stretching)

장요근의 스트레칭은 아주 즐거울 수 있다. 근육들이 늘어나기 시작함에 따라 통증은 종종 현저히 덜해진다. 여러 다른 스트레치들이 번 갈아서 또는 조합으로 사용될 수 있다. 아래의 스트레치들에 더해서, 7장(112페이지, 그림 7.24)의 코브라 스트레치 또한 도움이 된다. 그러나 그것은 여기에 기술한 것들에 비하여 보다 진전한 테크닉이다. 코브라가 당신에게 통증 또는 스트레스를 준다면, 그것을 하기에 너무 빠르다는 것을 나타낸다. 당신은 잠깐 동안 스트레칭을 만드는 것과 같은 어떤 변형된 형태를 시도할 수 있거나, 다른 치료들과 스트레치들이 당신에게 훨씬 큰 근육 유연성과 힘을 줄 때까지 기다려라.

앉아서 장요근 스트레치 (Seated Iliopsoas Stretch)

어떤 팔 받침 없는 튼튼한 의자의 한 쪽 바깥에 걸쳐 앉아서, 왼 다리를 의자의 앞 쪽으로 내 딛고, 오른 다리를 뒤쪽으로 뻗으며 똑바로 앉은 자세를 유지한다, 그림 5.11. 단지 다리를 당신이 할 수 있는 만큼 아래로 그리고 뒤로 민다. 멀리 가지 않는다고 걱정하지 말아라, 그것을 과하게 하지 말아라. 안 그러면 경련의 위험이 있다. 각 다리를 최소한 3번 스트레치하고 그리고 매 번 점진적으로 스트레치를 조금 더 늘려라.

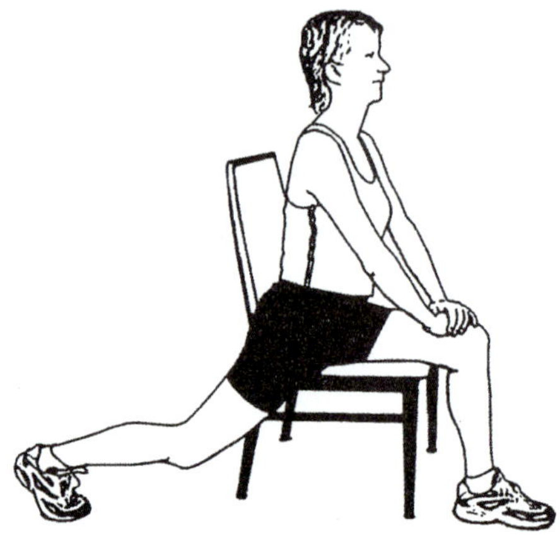

그림 5.11

서서 장요근 스트레치 (Standing Iliopsoas Stretch)

이 운동을 위해서, 주방용 조리대 또는 튼튼한 의자를 붙들고 몸을 받히고 선다. 한 다리를 뒤로 뻗으면서 몸을 똑바로 선 자세를 유지한다, 그림 5.12. 몸통을 뒤로 약간 휘게 만들어서 몸통과 다리를 곡선으로 만들고, 당신이 스트레칭을 하는 매 번 약간 더 커브를 증가시킨다. 각 다리를 세 번 스트레치 한다. 당신의 밸런스가 좋다면, 어떤 것을 잡지 않고 손을 몸 옆에 두고 이 스트레치를 할 수도 있다.

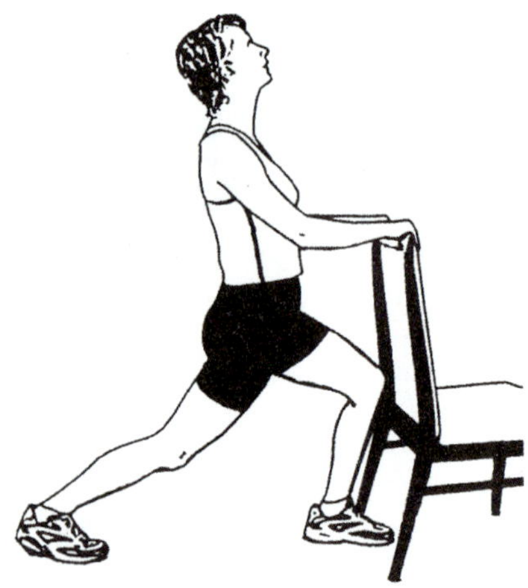

그림 5.12

엎드린 장요근 스트레치 (Prone Iliopsoas Stretch)

얼굴을 대고 누워 한 허벅지 밑에 두꺼운 베개를 놓는다. 그 다리를 몸 뒤로 올리고, 그림 5.13, 골반의 앞과 복부를 이완시킨다. 이 스트레치를 각 다리에 3번 한다. 당신이 더 큰 유연성을 만듦에 따라, 당신은 당신의 허벅지 밑에 베개를 더 놓을 수 있다.

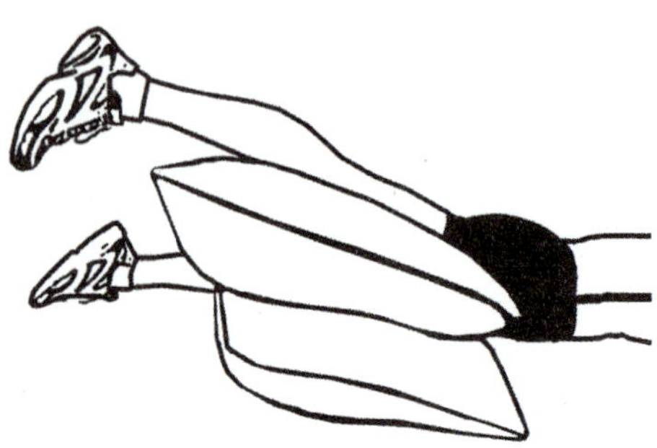

그림 5.13

문틀 스트레치 (Doorjamb Stretch)

문틀에 서서 양 손을 머리 위로 해서 문설주 양쪽에 댄다. 한 발은 앞으로 다른 발은 뒤로 해서, 당신의 몸통을 뒤로 휘게 만들면서 앞으로 천천히 런지자세를 한다 그림 5.14. 이 스트레치를 각 다리에 3번 하며, 매 번 조금 더 앞으로 런지 한다.

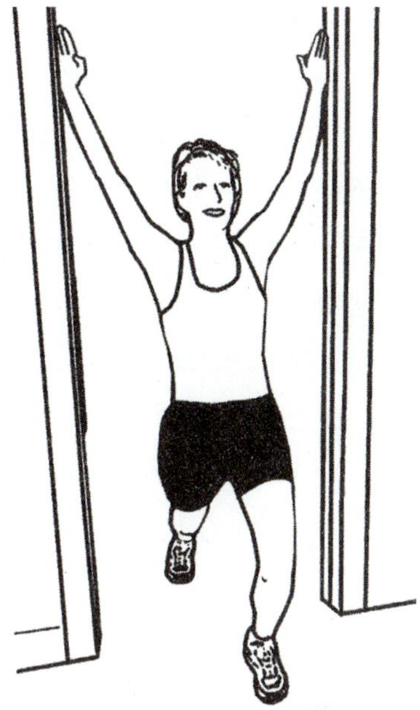

그림 5.14

무릎 꿇고 스트레치 (Kneeling Stretch)

왼 장요근을 스트레치 시키기 위하여, 당신의 왼 무릎을 꿇고 당신의 오른 발은 몸 앞의 바닥에 놓은 런지 자세를 만든다. 천천히 앞발 위로 몸을 앞으로 흔들어서 당신의 가슴과 몸통을 부드럽게 휘게 하여 스트레치가 더 되게 한다. 밸런스를 위해서 도움을 필요로 한다면, 문설주에서 이 스트레치를 하며 문설주를 붙잡는다. 이것을 각 다리에 적어도 3번 하고, 10초간 유지하며 매 번 조금 더 스트레칭을 만들려고 애써라. 부드러운 불편함 이상을 만드는 스트레칭을 하지 말아라.

수축과 이완 (Contracting and Relaxing)

당신이 더 큰 운동성을 이루는데 도움이 되기 위하여 저항에 대한 움직임을 사용하는데 이완을 교대로 한다. 이 수축-이완 운동들을 위에서 기술한 스트레치들 사이에 사용해라. 스트레칭과 수축을 교대로 하는 것이 간단한 스트레칭 만을 하는 것보다 운동성의 진전을 더 가져다 줄 것이다.

첫째, 의자에 앉아서, 허벅지를 올리는 동시에 그것을 아래로 밀어라, 그림 5.15. 이 저항을 10초간 유지하고 나서, 숨을 내 쉬며 이완하며, 다리를 밖으로 스트레칭 한다. 각 다리에 3번 반복한다.

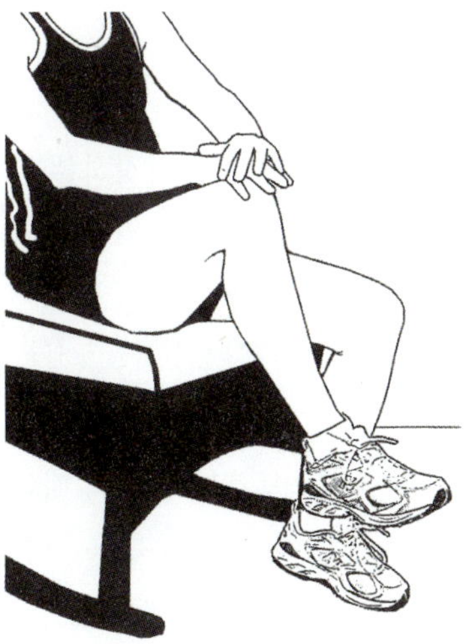

그림 5.15

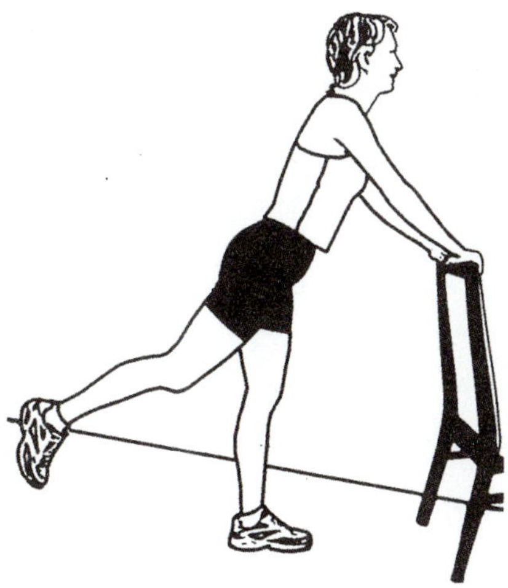

그림 5.16

장요근을 푸는데 도움이 될 다른 좋은 방법은 맞서는 근육을 수축하는 것인데, 그것은 둔근들과 표층 척추주위근들을 포함한다. 여기에 그것을 하는 한 가지 방법이 있다 : 튼튼한 의자 뒤를 손으로 잡고 선다. 한 다리를 뒤로 뻗어서 그것을 바닥에서 약 30cm 들어 올리는데, 그림 5.16, 가능한 똑바로 펴서 유지한다. 10초간 유지하고 나서, 숨을 내 쉬며 이완하며, 다리를 바닥에 내려 놓고 위의 그림 5.12과 비슷한 것인 서서 런지(standing lunge)를 실행한다. 각 다리에 3번 반복하며, 매 번 당신의 다리를 조금 더 뒤로 스트레칭 한다.

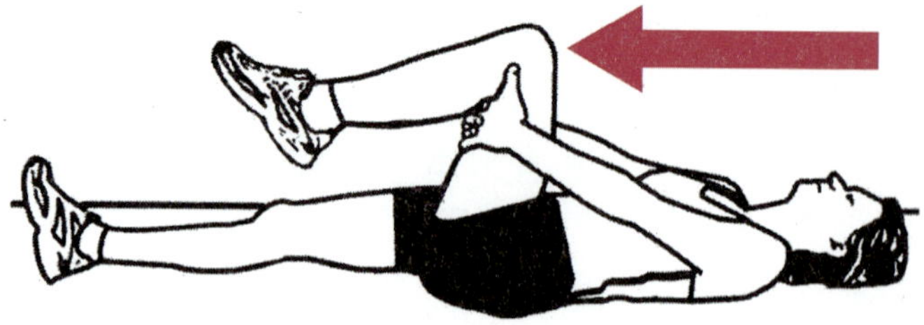
그림 5.17

여기에 맞서는 근육들을 수축시키는 또 다른 방법이 있다 : 바닥에 등을 대고 누워, 한 무릎을 가슴 쪽으로 당긴다. 손으로 허벅지의 뒤를 잡거나, 그림 5.17, 또는 당신이 허벅지를 잡을 수 없다면, 옷 끈이나 타월을 사용한다. 허벅지를 몸에서 멀리 밀고, 그와 동시에 그것을 움직이지 않게 10초간 잡고 있는다. 그 다음 숨을 내 쉬고, 완전히 복부를 이완시키며, 당신의 무릎을 당신이 편안하게 할 수 있을 만큼 당신의 가슴에 가깝게 당긴다. 각 다리에 3번 반복한다. 변형으로, 당신이 무릎을 가슴 쪽으로 당길 때, 반대 어깨 쪽으로 당겨라.

시술자를 위하여 (For Practitioners)

치료사들이 장요근의 기능이상을 어떻게 치료하고 평가하는 방법을 이해하는 것이 특히 가치가 있다. 근육의 위치 때문에, 늙고, 허약하거나, 자기-치료를 하기에 심하게 뭉친 장요근을 가진 환자들에게는 까다로울 수 있는데, 특히 환자들이 자기-관리 도구들을 쓰지 않을 때 더 그렇다. 당신이 여러 종류의 자기-관리 도구들을 갖고 있다면- 최소한으로, 잭노버와 가압 치료 공- 당신은 이러한 환자들에게 효과적인 자기-치료 테크닉들을 가르칠 수가 있다. 또한 일단 당신이 장요근을 치료하고 스트레치 시켰다면, 그것은 당신의 환자들이 완전한 동작 범위의 회복을 돕는데 결정적이다. 당신이 환자들이 집에서 할 것을 가르치는 전체 운동 프로그램을 위해서 16장을 참조하라.

평가와 테스트 (Assessment and Tests)

여러 간단한 테스트들이 어떤 환자가 장요근 통증 유발점들을 갖고 있는지 아닌지를 당신이 결정하는 것을 도울 수 있다: 무릎-겨드랑이 테스트, 한쪽 고관절 신장을 위한 토마스 테스트, 및 비대칭을 위한 시각 테스트 들이다. 오직 한 쪽에만 통증 유발점들을 의심이 들더라도, 항상 양쪽을 테스트 해라.

무릎-겨드랑이 테스트 (Knee to Armpit Test)

이 테스트는 장요근이 정상적인 방식으로 이완되어 짧아질 수 있는지 아닌지를 확인한다. 환자의 다리를 펴서 등을 대고 눕게 한다. 환자의 한 무릎을 가슴을 가로질러 가슴 쪽으로 가게 하고 (왼 무릎을 오른 겨드랑이 위로 그리고 그와 반대), 그리고 근육이 수동적으로 짧아질 때 어떤 수축을 느껴라. 무릎에서부터 가슴까지의 거리를 주시해라. 환자가 무릎을 가슴에 상당히 가깝게 통증 없이 옮길 수 있다면, 이것은 정상 (짧아지는) 동작 범위 그리고 아마도 통증 유발점들이 없다는 것을 나타낸다. 무릎이 가슴으로 옮겨질 때 복부 또는 골반에 당김, 등 또는 허벅지로의 연관통, 또는 무릎이 가슴의 30cm 내로 옮길 수 없다면, 이것은 장요근의 통증 유발점들을 나타낸다. 그러나, 이것이 통증 없이 나타난다면, 그것은 배에

살이 많이 찌거나 또는 대둔근의 통증 유발점들에 기인할 수 있다. 많은 최고의 운동선수들이 우리 클리닉에서 이 테스트를 실패해왔다는 것은 특별히 말할 만한 것은 못 된다. 단지 힘이 아닌, 전 동작 범위를 통한 근육 유연성은 완전하게 기능적인 장요근을 위해서 필요하다.

한쪽 고관절 신장을 위한 토마스 테스트

(Thomas Test for Single Hip Extension)

이 테스트는 정상적으로 스트레치 할 수 있는 장요근의 능력을 측정한다. 엉덩이를 치료대 끝에 대고 앉게 한다. 환자에게 한 무릎 아래를 잡고 그것을 가슴 쪽으로 당기게 한다. 환자의 상체를 유지하고 (등에서부터) 환자가 천천히 치료대 위쪽으로 뒤로 기댈 때, 그들을 부드럽게 잡는데, 편 다리를 이완시키고 있게 한다. 환자가 테이블 밖으로 떨어지지 않도록 유의해라. 환자의 편 다리의 허벅지가 아래를 향한 각도로 있다면, 그림 5.18처럼, 그러면 장요근은 통증 유발점들이 없는 것이다. 뻗은 다리가 테이블 높이 위에 있거나 하부 등에 통증이 있다면, 이것은 장요근 통증 유발점들을 나타낸다.

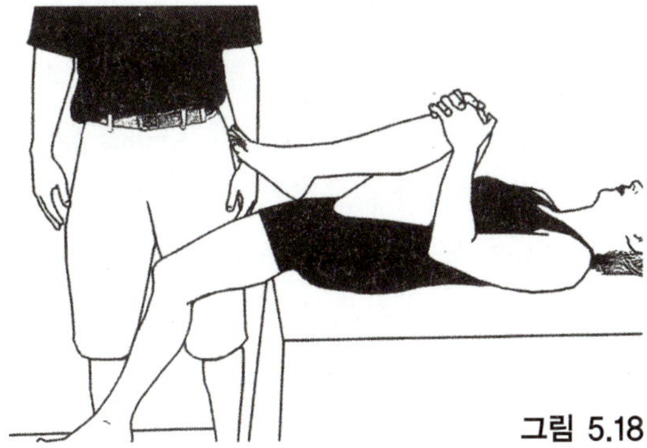

그림 5.18

내재된 영속 인자들 (Underlying Perpetuating Factors)

당신이 기능이상 장요근을 찾았을 때 구조적인 문제들을 확실히 살펴라. 이것은 작은 반골반, 다리 길이 불일치, 및 모톤의 발 증후군들이다. (이 모든 상태들은 17장에서 논의된다.) 이러한 문제들은 흔하고, 아직까지 많은 사람들이 그것을 알지 못하고 삶을 살아 간다. 수 백만 달러가 만성적인 등 통증의 가능한 원인을 찾기 위해 MRI와 다른 진단 테스트에 낭비되는데, 그 답은 구조적 또는 근육 불균형일 수 있다.

치료 테크닉 (Treatment Techniques)

여기에 장요근의 완전한 통증 없는 기능을 회복하기 위한 약간의 진전된 테크닉을 기술한다. 통증 유발점 가압 같은 다른 치료 테크닉 후에 이것을 사용해라. 저항에 대한 능동적으로 수축하기, 유지하기, 이완하기, 그리고 나서 스트레칭 하기의 순서를 사용하는 것이 가장 효과적이다. 첫 번째의 저항 작전에서는, 환자를 치료대에 엎드리게 하고, 그림 5.19처럼 당신의 무릎을 환자의 허벅지 밑에 둔다. 환자에게 당신의 허벅지를 15에서 30초간

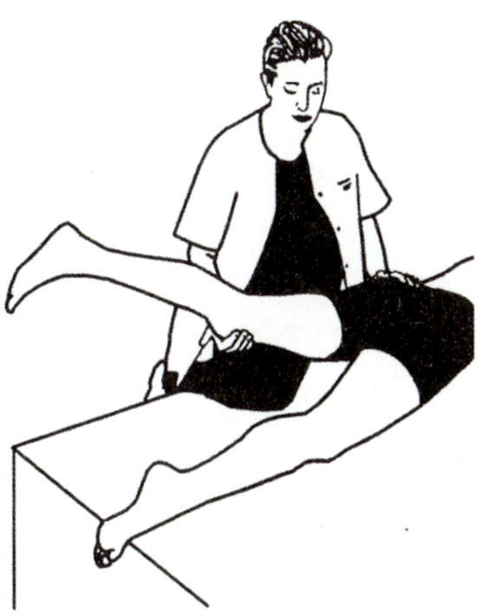

그림 5.19

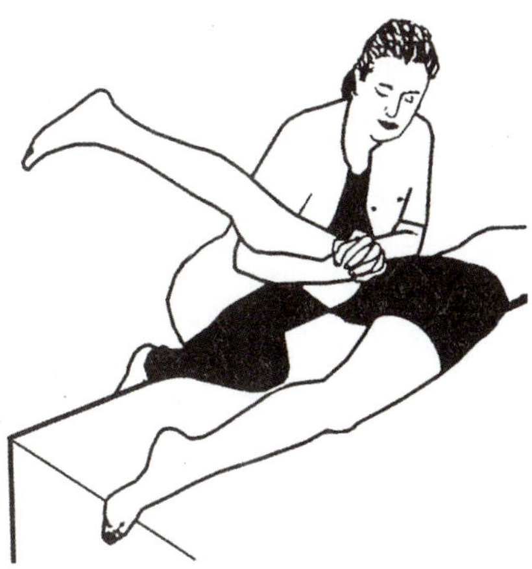

그림 5.20

아래로 누르라고 시킨다. 이 운동의 이점은 치료사의 스트레스를 줄여 주는 것이다. 비록 통증 유발점들이 오직 한 쪽에 분명히 있어도, 양쪽을 적어도 2번 이 치료를 해라.

다음 작전에서는, 그림 5.20처럼, 앞팔 또는 팔꿈치로 환자의 힙을 억누르고 다른 팔로 장요근을 스트레치 하기 위하여 다리를 들어 올리고 있으면서 당신의 팔로서 다리를 흔들어라. 그 다음 환자에게 당신의 저항에 대항하여 그들의 힘의 10에서 20%를 사용해서 15초 동안 그 허벅지를 테이블로 누르라고 시킨다. 숨을 천천히 내 쉰 후, 환자에게 완전히 힘을 빼고 있게 하면서 당신은 다리를 부드럽게 조금 더 많이 들어 올리고 장요근의 느슨함을 죄어라. 다리를 약간 높게 해서, 환자에게 20%의 힘으로 10초간 밑으로 다시 누르게 해라. 이러한 수동적인 스트레치를 마지막 타임에 5초 동안 반복한다. 이것은 만성적으로 팽팽한 장요근을 풀기 위한 매우 효과적인 방법인데, 그러나 치료사에게는 스트레스를 줄 수 있다. 환자가 당신보다 크다면, 시도하지 말아라; 단지 너무 힘들기 때문이다. 그러한 경우에서는, 당신은 저항 요소로서 단단한 덧베개를 허벅지 밑에 놓고 그리고 비슷한 절차를 계속해라.

장요근을 위한 약간의 보편적인 치료 제안들을 당신인 치료사들에게 주려고 한다. 당신은 복직근을 통해서(그림 5.5를 보라) #1 통증 유발점을 확실히 누를 수 있겠지만, 복직근의 측면 가장자리 바깥을 당신이 복직근 섬유들 밑으로 움직이면서 척추를 향하여 수평으로 누르면서 가압을 처음에 시작하는 것 또한 효과적이다. 당신이 그 방식으로 제일 위쪽의 요근을 치료할 때 특정한 압통 부위들이 재빨리 명백해 진다. #2 통증 유발점을 위해서, 당신은 장골릉의 안쪽 가장자리 밑 그리고 안쪽으로 장골을 바로 누를 필요가 있을 것이다. 장골 내측 전체에 걸쳐서 팽팽한 밴드들을 찾아라. 당신은 장요근의 대퇴골 부분과 복근들을 부드럽게 하기 위하여 환자의 힙을 굽히게 할 수 있다. 이것이 당신이 실제로 장요근의 장골부에 도달하게 해 줄 것이다. #3 통증 유발점은 대퇴골의 제일 위쪽 1/4인 서혜인대의 원심 그리고 소전자의 위에 있다.

스프레이와 스트레치 (Spray and Stretch)

스프레이와 스트레치를 하려면, 환자를 치료대의 가장자리에 가깝게 눕게 한다. 치료할 다리를 테이블 가장자리 밖으로 뻗게 하고 한 손으로 위쪽 힙을 부드럽게 뻗고 있는 동안 복부, 서혜부, 및 앞쪽 허벅지에 냉각제를 뿌린다, 그림 5.21. 가능하다면, 수동적으로 장요근을 더 스트레치 시키고, 힙의 안쪽 회전을 더하고, 복부, 서혜부, 및 앞쪽 허벅지에 다시 스프레이 한다. 그 다음 환자를 옆으로 돌리고 연관통이 있는 전체 부위들에 있는 하부 등과 엉덩이에 스프레이 한다.

항상 스프레이와 스트레치 치료 다음에는 피부와 근육들을 따듯하게 하기 위하여 열을 사용하고, 나서 16장의 운동들을 사용해서 장요근을 전체 동작 범위에서 움직이게 시킨다. 마지막으로, 이러한 전체 치료를 반대쪽에 반복한다. 비록 통증의 대부분과 짧아짐이 오직 한 쪽에만 있어도, 항상 양쪽의 장요근을 치료해라. 흥미롭게도, 트라벨 박사는, 만성적으로 수축된 장요근에 기인한 통증이 주로 하부 등에서 느껴지더라도, 복부, 서혜부, 및 앞쪽 허벅지에 스프레이

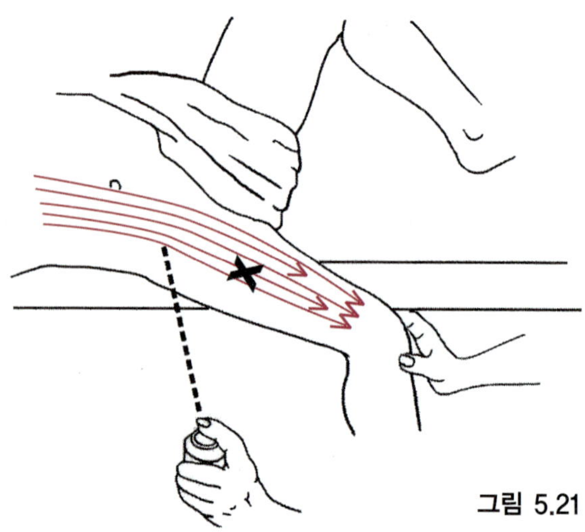

그림 5.21

www.LearnSprayAndStretch.org ©2009 Gebauer Company

하는 것이 근육 속의 팽팽한 밴드들의 실질적인 제거에 훨씬 더 효과가 있다는 것을 발견했다. 그러므로 현재 통증을 느끼는 곳을 치료하는 것 보다, 연관을 시키는 근육들을 치료하는 것이 스프레이와 스트레치의 효율성을 더 높인다. 우리는 장요근 그리고 또한 자주 기능이상을 보이는 맞선 근육들을 치료하기 위해서, 앞 · 뒤 모두 하기를 좋아한다.

피할 것들 (Things to Avoid)

만성적으로 짧아진 통증 유발점들을 갖고 있는 장요근을 강화시키려는 시도가 비생산적이기는 하지만, 이것은 요통을 가진 사람들에게, 코어 강화 운동의 형태로 종종 처방되는 바로 그것이다. 그러나, 통증 유발점들이 근육 약화뿐만 아니라 통증을 만들기 때문에, 통증 유발점들을 포함한 근육들은 아무리 코어 운동들을 많이 하더라도 계속 약하게 될 것이다. 그런 노력에도 불구하고 어떤 환자는 종종 물리치료가 실패하는 것을 보게 된다. 첫 번째 우선 사항은 가압, 강화, 및 16장에 있는 장요근 운동들을 통해서 정상 동작 범위를 회복하는 것이다. 일단 그것이 이뤄진다면, 강화 운동은 적절하고 도움이 된다.

신경 구속 (Nerve Entrapment)

장골근은 대퇴피신경(femoral cutaneous nerve)을 구속할 수 있고 허벅지의 앞과 옆에 화끈함과 무감각을 일으킬 수 있다. 장골근은 또한 음부대퇴신경(genitofemoral nerve)을 구속할 수 있고, 음부에 감각 손실을 일으킨다. 음부 부위의 무감각 또는 얼얼함은 장요근의 두 번째 또는 세 번째 통증 유발점 부위의 가능한 통증 유발점들을 나타낸다.

제 6 장

척추주위근
Paraspinals

척추주위근은 여러 가지 개개 근육들을 포함하는데, 어떤 것은 매우 작고 다른 것은 아주 길다; 어떤 것은 깊이 있고 어떤 것은 보다 표면에 있다; 그리고 어떤 것은 척추에 가깝고 어떤 것은 멀리 떨어져 있다. 우리는 이 모든 근육들을 부를 때 "척추주위근(Paraspinals)"이라는 용어를 사용할 것이다. 당신이 이 근육군의 해부를 자세히 보면 (그림 6.1과 6.2를 보라), 당신은 아마도 포기할 마음이 들지도 모른다. 당신은 "내가 어떻게 내 등에 통증을 일으키는 특정 근육들을 찾으란 말인가?"라고 생각할 수도 있다.

해답은 통증의 본질과 위치가 종종 당신이 꽤 작은 부위로 그것을 집어내는 것을 돕는데 있다. 그리고 나서 당신이 올바른 근육을 찾았는지 어떤지에 관한 궁극적인 테스트가 있다 : 당신이 그 근육을 치료한 후에 통증이 감소되거나 전체적으로 사라졌다면, 당신은 통증 원인을 찾은 것이다.

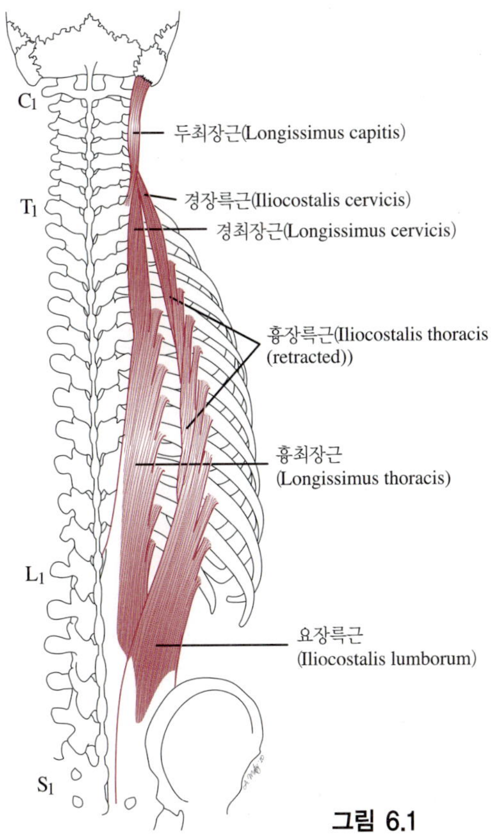

그림 6.1

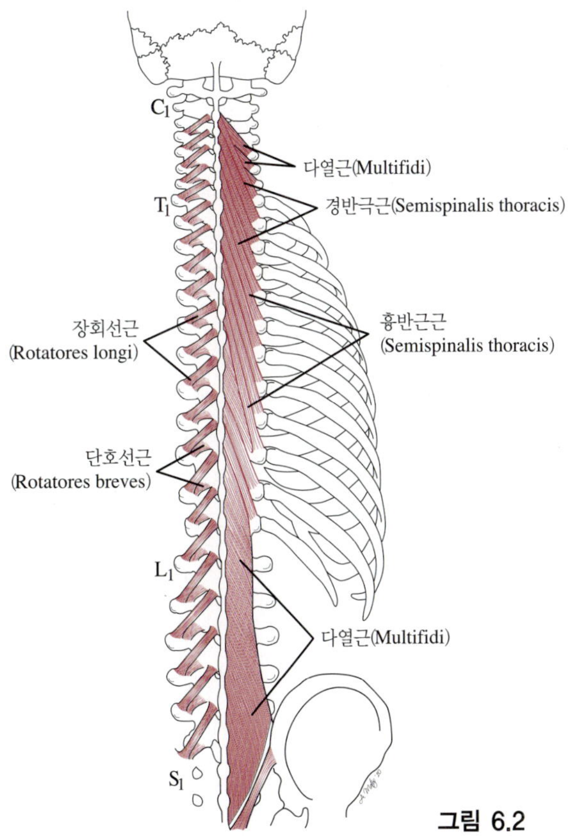

그림 6.2

추간판 탈출증, 꽉 낀 신경, 및 부풀은 디스크 따위의 만성적 등 통증과 연관된 많은 용어들은 수술을 요하는 것처럼 보이는데, 특히 당신이 느끼는 통증이 심하고 집요한 경우다. 그러나, 종종 이 문제들은 근육적인 원인을 갖고, 이것이 바로 그 경우라면, 당신은 그 인자를 없앨 힘을 자질 수도 있다. 뼈들은 혼자서 움직이지 않는다는 것을 염두에 두어라. 척추측만(scoliosis), 불거진 디스크, 또는 눌린 신경 같은 기술적으로 올바른 진단을 가졌을 때라도, 그러한 척추 문제들은 근육 또는 근막의 팽팽함 또는 근육적 허약에 의하여 자주 기인되거나 심하게 악화된다. 이것은 척추주위근, 그들의 동작, 그들의 부착들, 및 그들의 척추에 대한 영향의 훌륭한 이해가 도움이 되는 곳이다. 이 근육들의 근막 통증 유발점들은 이러한 흔한 조건들의 일부를 만들 수 있거나 그것들을 악화시킨다. 예를 들어, 깊게 있는 척추주위근의 일부는 척추의 옆 날개(횡 돌기)에 붙어있다. 통증 유발점들을 갖고 있을 때, 그것들은 척추를 당길 수 있고 그것들을 중립에서 기울게 만들 수 있다.

일부 사람들에게서, 척추 한 쪽의 근육들이 만성적으로 팽팽하게 될 수 있다. 이렇게 된다면, 다른 쪽의 근육들은 때때로 포기해서, 척추를 더 팽팽한 근육들 쪽으로 당겨지게 된다. 척추주위근, 장요근, 및 요방형근을 포함한 많은 근육들은 척추에 붙어있다. 그리고 장요근은 척추와 척추 자체 사이의 디스크들에 붙어있기 때문에, 디스크들은 만성적인 근육 긴장에 의해서 당겨지거나 빠져 나올 수 있다. 우리는 이것을 치료하는 것이 자주 척추 자체의 균형을 회복하는데 매우 효과적이라는 것을 발견했다. 통증 유발점들이 있는 근육들을 치료하고 어떠한 내재된 지속인자들을 다룸에 의하여, 척추, 척추 기둥, 또는 골반의 배열 이상, 기울임, 또는 돌림을 만드는 조건들에 영향을 줄일 수 있다(트라벨과 사이몬스 1999).

척추주위근은 어디에 있으며 그것이 하는 일은?
(Where Is the Paraspinals and What Does It Do?)

척추주위근은 척추를 따라 달리는 한 세트의 긴 표층 근육들(척추 기립근), 그리고 척추에 사선으로 달리는 한 세트의 짧고 깊은 근육들로 이루어진 하나의 등 근육 그룹이다. 척추 기립근은 흉최장근, 흉장륵근, 및 요장륵근을 포함한다, 그림 6.1. 이 긴 근육들은 부착부에서 하나의 커다란 건모양 덩어리로 합쳐져서 천골이 있는 골반으로 간다. 짧고 깊은 근육들은 다열근, 반극근, 및 회선근들을 포함한다, 그림 6.2.

표층 척추주위근 *(The Superficial Paraspinals)*

표층 척추주위근들(종종 척추기립근 그룹이라고 불린다)은 척추의 양쪽에서 골반에서부터 두개골의 기저부로 달리는 두 개의 평행한 근육 그룹들로 이루어져 있다. 척추 가까이 있는 것은 최장근 그룹이고, 척추에서 약간 멀리 있는 그룹은 장늑근 그룹이라고 불린다 (그림 6.1을 참조). 이 긴 근육 그룹들이 짧은 근육 그룹들로 어떻게 구성되었는지를 보아라, 그것들의 대부분이 늑골에 붙어있다. 이 근육들의 통증 유발점들은 척추의 포지션과 배열에 영향을 줄 수 있다. 한 그룹이 짧다면, 그것은 척추를 그 쪽으로 당길 수 있다.

심부 척추주위근 (The Deep Paraspinals)

심부 척추주위근들은 – 반극근, 다열근, 및 회선근 – 척추에서 척추로, 척추에서 늑골로, 또는 요추 부위에서, 척추에서 천골과 골반으로 달린다, 그림 6.2. 이 근육들은 사선으로 달리며 그리고 각 척추의 위치와 배열에 영향을 줄 수 있다.

척추주위근의 기능 (Function of the Paraspinal Muscles)

함께 작용해서, 심부와 표층 척추 근육들은 척추를 편다. 이것은 당신이 무엇을 집어 올리려고 굽혔을 때, 이 근육들의 수축이 당신을 다시 똑바로 일어서거나 뒤로 굽히게 해 준다.

한 쪽 혼자서 활동할 때, 그들은 또한 척추와 몸통을 돌릴 수 있고, 당신이 옆으로 구부리는 것을 돕는다. 척추 기립근은 똑바로 선 자세를 유지하는 것을 돕고 서 있거나 또는 앉아있으면서 움직일 때 작은 조정을 하는 것을 돕는다. 또한 그것들은 기침을 할 때와 같이 숨 쉬는 것을 돕는다. 대체로, 척추주위근은 중력에 대항하며 복근들을 수축하는 일을 한다. 우리가 나이가 들어감에 따라, 우리는 우리를 앞으로, 밑으로 잡아 당기는 중력에 대항을 하는 끊임없는 싸움을 하고 종종 앞으로 구부정한 어깨와 머리–내민 자세로 끝을 맺는다.

척추주위근의 통증 연관 패턴 (Paraspinals Pain Referral Patterns)

척추주위근의 통증 유발점들은 너무 심한 통증을 만들어서 당신은 칼로 찔렸다고 욕을 할 정도다. 당신은 아마도 서있기 위해서 테이블을 잡을 필요도 있다. 그 통증은 너무 심해서 사람들은 전전긍긍하게 된다. 때때로 이것은 숨쉬기가 힘들고 더 통증과 불안이 심해져서, 그리고 궁극적으로 당신을 응급실로 보낼 수도 있다.

준비된 도해들이 척추를 따라 특정한 포지션에서 통증 유발점들로 인한 연관통을 보여주고 있지만, 통증 유발점들은 척추를 따라서 어떤 위치에서도 나타날 수 있다는 것을 주목해라. 여기서, 우리는 특별히 하부 등에 관련성을 가진 것들을 살필 것이다. 그림 6.3은 통증을 아래쪽인 엉덩이의 상 하부로 연관하는 흉최장근의 두 개의 있음직한 통증 유발점들을 보여 준다. 그림 6.4에서처럼, 흉장륵근(Iliocostalis thoracis)의 중간 부분의 통증 유발점들은 아래인 상부 엉덩이, 복부 속으로, 그리고 심지어 위쪽인 어깨로 통증을 연관한다. 이 근육 그룹의 가장 낮은 부분인 요장늑근의 통증 유발점들은 하부 등과 엉덩이의 중간부터 낮은 곳으로 통증을 연관할 수 있다, 그림 6.5. 척추와 가깝고 각 척추 사이에 붙은, 다열

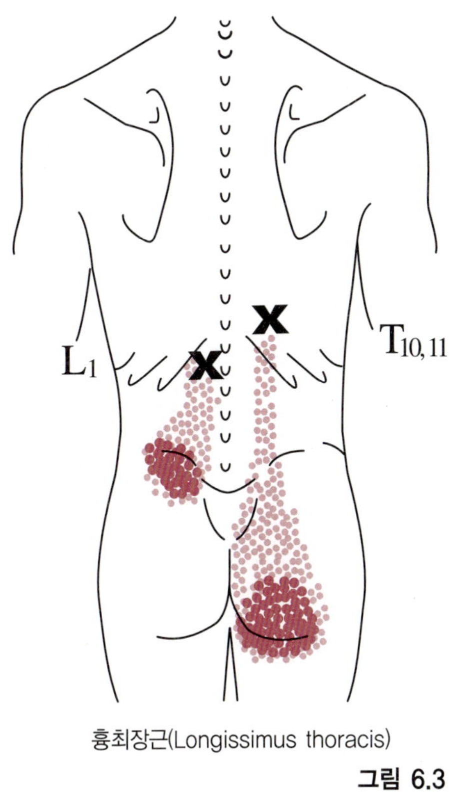

흉최장근(Longissimus thoracis)

그림 6.3

근과 회선근들은 머리에서부터 꼬리뼈까지 어떤 곳에서의 척추 옆이나 위로 그리고 엉덩이 속으로 특정-지점인 통증을 일으킬 수 있는데, 그림 6.6, 그림에서는 두 개의 특정한 예만을 그렸는데, 어느 위치에서도 생길 수 있다.

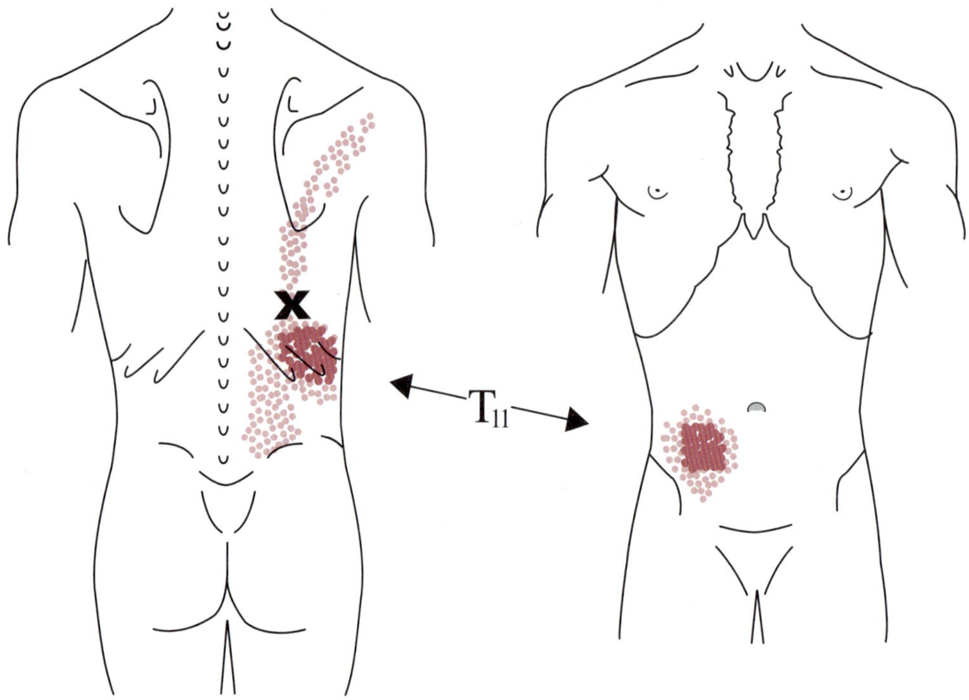

흉장늑근(Iliocostalis thoracis) **그림 6.4**

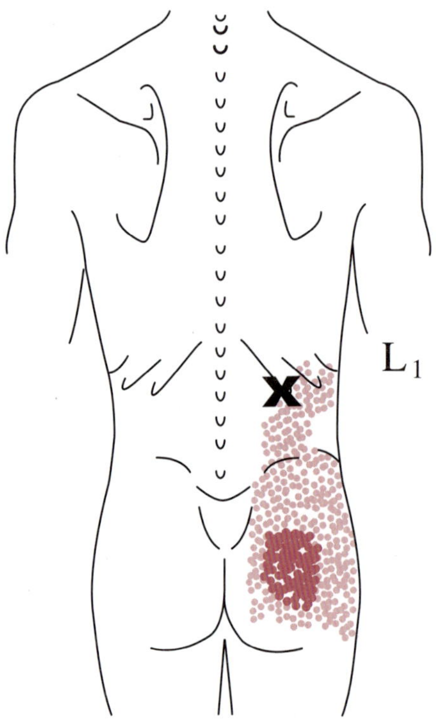

요장늑근(Iliocostalis lumborum)

그림 6.5

심부 척추주위근의 어떤 특정한 근육에 기인해서 연관된 통증은 보통 통증 유발점 자체 가까이 위치한다. 통증 유발점들은 심부 척추 근육들의 목에서부터 꼬리뼈까지의 어떤 레벨에서도 나타날 수 있다는 것을 기억해라. 예를 들어, 요추 부위의 하나 또는 그 이상의 통증 유발점들은 꼬리뼈 끝으로 통증을 연관할 수 있고, 그것을 압력에 민감하게 만들며, 복부 속으로 그리고 아래인 엉덩이와 위 허벅지로 통증을 방사한다, 그림 6.7.

다열근의 통증 유발점들이 활성화될 때, 통증이 너무 심신을 약화시켜서 몇 일 동안 등을 대고 누워있게 할 수 있다. 약간의 회전 움직임일지라도 매우 아플 수 있다. 심부 척추주위근에서의 연관통이 척추와 매우 가깝고 자주 심하기 때문에, 그것은 당신을(그리고 당신의 의사도) 탐사 수술 또는 외과적 개재가 필요하다는 결론으로 이끌 수 있다. 그러나 통증이 첫 번째 장소에서 심부 척추주위근의 통증 유발점들에 의해서 주로 기인한다면, 척추 수술은 지속된 경감을 가져다 줄 가망성이 거의 없다. 수술의 위험성과 비용, 시간과 돈의 의미를 고려할 때, 수술을 찾기 전에 근육적 원인들을 배제하는 것이 어떻겠는가? 통증 유발점들이 당신 문제들의 근원이라면, 이 장의 자기-관리 테크닉이 당신이 이러한 통증을 줄이도록 도움을 주어서 당신의 건강을 되찾을 수가 있다- 그리고 당신의 건강한 삶을 되찾을 수 있다 (트라벨과 사이몬스 1999).

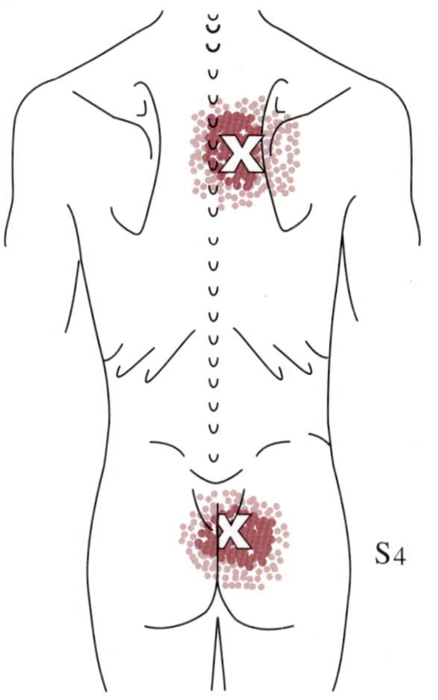

다열근과 회선근(Multifidi and rotators)

그림 6.6

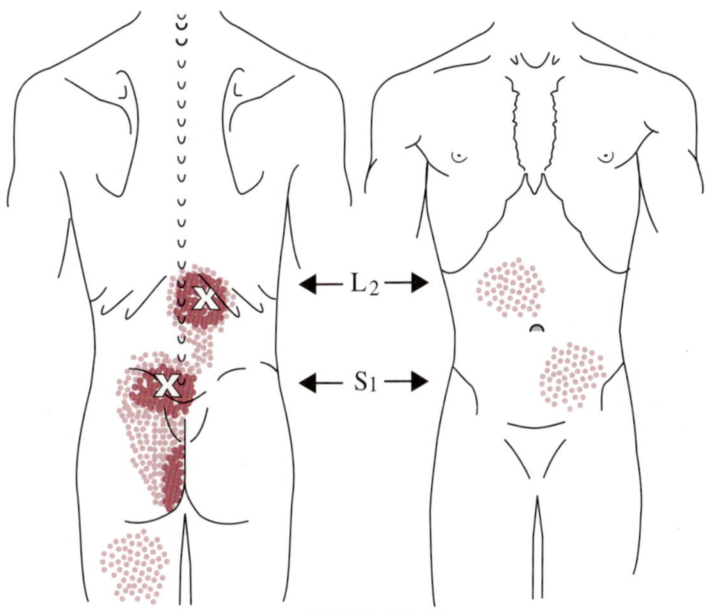

다열근(Multifidi)

그림 6.7

무엇이 척추주위근을 악화시키는가? (What Aggravates the Paraspinals?)

많은 것들이 척추주위근의 문제를 일으킬 수 있는데, 많은 일상적인 매일의 활동을 포함한다 :

- 갑작스런 과부하, 예를 들어, 들어 올리기, 밀기, 또는 무거운 물체를 당기거나 넘어지지 않으려고 버틸 때
- 높은 곳에서 떨어지거나 갑작스런 충돌에 의한 차 사고
- 오랜 시간 동안 굽히고 있는 것, 반복적으로 아래로 굽히기, 또는 페인트 칠 또는 짐을 싣는 것 같은 힘든 일을 할 때 휴식을 취하지 않는 것과 같은 활동으로 인한 척추주위근의 반복적인 과사용
- 굽히기, 틀리, 또는 뻗기, 특히 근육이 과로 상태일 때, 같이 빠르고 어색한 움직임
- 17장에 기술된 전반적인 지속인자들의 어떤 것
- 나쁜 작업 인체역학 또는 운전할 때를 포함한 나쁜 앉은 자세
- 팽팽한 햄스트링, 이것은 골반을 밑으로 당길 수 있고 당신의 걸음걸이를 짧게 만들고 척추주위근에 과부하를 준다
- 머리-내민 자세

- 만성적으로 짧아진 복근, 그것은 몸통을 구부정한 자세로 당길 수 있고, 척추주위근에 과부하를 준다
- 오랜 시간 동안 앉아있거나 일반적으로 움직이지 않는 것
- 전반적인 높은 스트레스
- 광배근, 하후거근, 복직근, 요방형근, 또는 장요근에서 온 연관통, 그것은 척추주위근에 위성 활성화를 일으킬 수 있다 (처음 두 개의 나열된 처음 두 개의 근육은 이 책에서 다루지 않음)

척추주위근에 통증 유발점이 있나? (Do I Have Trigger Points in My Paraspinals?)

많은 증상들이 척추주위근의 통증 유발점들을 가리킨다.

- 등과 엉덩이 어디의 통증
- 어떠한 척추 움직임이 힘들거나 아플 때; 앞 뒤 또는 옆으로 구부릴 때
- 의자나 낮은 소파에서 일어날 때 힘이 들거나 아플 때
- 통증이 없거나 통증을 수반한 제한된 동작 범위; 예, 신발을 신으려 할 때 같은 동작
- 등이 전반적으로 힘이 없음
- 똑바로 서있거나 계단을 올라가기 어려움
- 척추 한 쪽 또는 양쪽에 계속되고 깊게 쑤시는 통증
- 깊은 요추 척추주위근에서의 연관통에 기인한 둔근들의 통증 유발점들
- 등이 깊숙이 쑤셔서 편안한 자세를 찾기가 어려움
- 차를 타고 내리기 어려움
- 등의 찌르는 듯한 통증이 너무 심해서 네발로 엉금엉금 기어 다님
- 척추 가까이 특정 통증 점

간단한 테스트 (Simple Tests)

두 간단한 테스트가 당신이 척추주위근에 통증 유발점들을 가졌는 지를 결정하는데 도움이 될 수 있다: 서서 발가락 닿기와 서서 몸통 회전.

서서 발가락 닿기 (Standing Toe Touch)

이것은 당신의 척추주위근에 통증 유발점들이 있는 지를 알아보는 테스트인데, 또한 대둔근, 햄스트링, 및 가자미근의 제한도 테스트하므로, 이들 근육들에서 특정한 어떤 것의 기능장애를 결정적으로 가리킬 수 없다. 이 테스트를 실패한다면, 당신은 원인을 집어내기 위하여 다른 테스트를 할 필요가 있을 것이다. 맨발로 서서, 당신의 복근을 이완시키고 있으면서, 천천히 무릎을 굽히지 말고 앞으로 숙이이며 당신의 손가락 끝이 발가락에 얼마나 가까이 가는 지를 보아라. 통증을 느낀다면 그 위치에서 멈추고 그 곳을 측정한다. 당신이 40대 또는 더 젊고, 그리고 당신의 햄스트링이 좋은 컨디션이라면, 당신은 틀림없이 손가락

끝으로 바닥에 닿을 수 있어야만 한다. 40대를 넘어서는 매 10년 마다 일 인치(2.54cm)의 간격으로 늘어날 것이다. 우리의 나이 허락 한도를 고려하더라도, 당신이 거기까지 미치지 못 할 때, 또는 당신의 등, 엉덩이, 또는 허벅지 또는 아래 다리의 뒤쪽에 통증을 느낀다면, 척추주위근들 또는 대둔근, 햄스트링, 또는 가자미근의 하나 또는 그 이상에 통증 유발점들을 갖고 있다고 생각해라.

서서 몸통 회전 (Standing Torso Rotation)

이 움직임은 심부 척추주위근을 테스트한다. 벽에서 약 30cm 떨어져 등이 벽을 보게 해서 서고, 당신의 발은 똑바로 앞을 향하게 한다. 오른쪽으로 몸을 틀어서 양 손을 몸 뒤의 벽에 대려고 시도한다. 그림 6.8. 이 테스트를 왼쪽으로 반복한다. 이것을 할 수 없거나, 그것을 하는 동안 당신의 척추 가까이 통증을 느낀다면, 당신은 아마도 당신의 깊은 척추주위근에 통증 유발점들을 갖고 있을 것이다. 그림 6.9에서 몸통을 돌릴 수 없는 것과, 반면에 그림 6.8에서는 가슴의 중앙이 훨씬 많이 벽 쪽으로 돌아간 것을 주목해라.

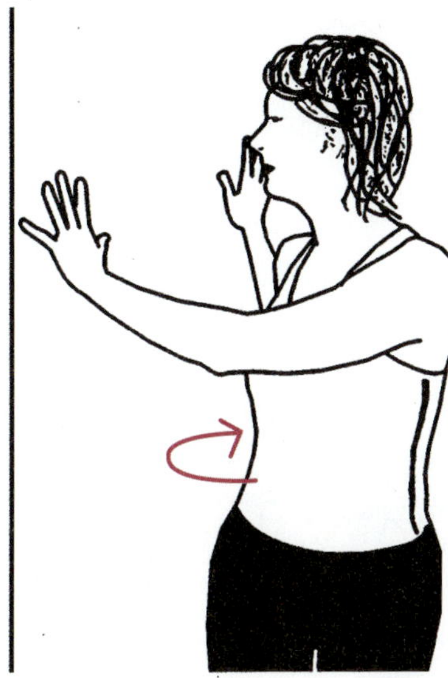

그림 6.8

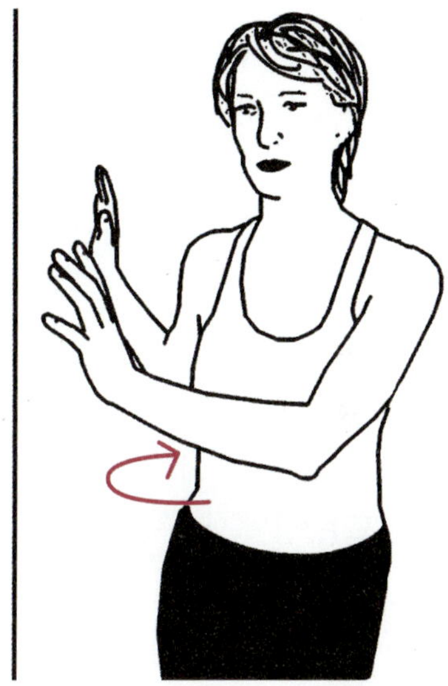

그림 6.9

척추주위근의 통증 유발점들을 없애는데 유용한 힌트 (Helpful Hints for Eliminating Trigger Points in the Paraspinals)

그림 6.10에 표시된 지역에 대한 자기-관리 치료와 함께, 척추주위근의 통증 유발점들을 줄이거나 막기 위해서 당신이 할 약간의 간단한 것들이 있다.

- 어떤 한가지 자세로 오랫동안 있지 말아라, 특히 당신의 일이 몸을 쓰는 것이라면. 16장의 척추주위근을 위한 동작 범위 운동들을 해라, 그리고 그것들 중의 일부를 당신의 일상 생활의 일부로 만들어라. 이것은 당신의 척추주위근을 돕는 가장 중요한 것들 중 하나이다.
- 마더 어스 베개 또는 포멘텍 백 같은 열을 당신의 등과 복부에 사용하는데, 필요 시 하루에 여러 번 한다.
- 당신이 통증이 없을 때, 당신의 몸통 근육들 모두를 위해 부드럽고, 점진적인 강화운동들을 실행해라. 이 목적에 커다란 피트니스 볼이 좋다.
- 당신이 앉아있을 때 몸을 세우고, 중립적이며, 받혀지고, 이완된 포지션을 확실히 만들어라.

자기-관리 치료 (Self-Care Treatment)

경험에서 볼 때, 요방형근, 장요근, 및 복근의 기능이상에서 기인한 자세의 비대칭은 척추주위근을 치료하기 전에 종종 처치할 필요가 있다. 우선적으로 이 다른 근육들의 치료에 의해서, 당신은 자주 자세의 비대칭을 없앨 수 있다. 그런 다음 당신이 척추주위근으로 다가갈 때, 통증 유발점 가압은 훨씬 더 효과적일 것이다.

당신이 척추주위근에 압력을 가할 때, 복근도 치료하는 것이 필수적인데 (7장 참조), 그것은 척추주위근에 맞서는 근육이다. 지속된 통증 없는 상태를 유지하기 위하여, 당신은 당신 몸통의 앞 뒤 근육 모두의 유연성과 힘을 유지할 필요가 있다.

여기에 이 장에서 기술된 모든 가압 테크닉과 스트레치들을 위하여 염두에 둘 일반적인 지침들이 있다 :

- 치료 전에 부위를 따듯하게 해라, 특히 당신의 증상이 심할 때.
- 자기-관리(가압, 스트레칭, 동작 범위 운동들)의 어떤 과정을 위하여 바닥에 눕거나 앉을 때, 카펫이 깔린 바닥이 이상적이다; 대안으로, 당신은 운동 매트를 사용할 수 있다.
- 양쪽을 치료해라, 비록 당신이 오직 한 쪽에만 통증 유발점들을 갖고 있는 것처럼 보일지라도. 양쪽은 공력근이며 자주 동일한 일을 하기 위하여 함께 일을 하므로, 통증 유발점들은 종종 양쪽에 생긴다. 또는 한 쪽에 통증 유발점들이 생긴 후에, 다른 쪽이 보상을 위하여 과로할 수가 있어서, 새로운 통증 유발점들을 만들기 시작한다.
- 근육 도해들을 참조하고(6.10) 모든 X자로 표시된 부위를 눌러라. 큰 X자는 통증 유발점들이 더 있음직한 점들을 나타내는데, 그러나 전체 근육이 치료를 요한다.
- 0에서 10 척도에서 절대로 6레벨을 넘지 말아라.
- 가압을 할 때, 30초 이상 가압을 지속하고 적어도 2-3차례 반복하거나, 통증이 눈에 띌 만하게 감소하거나 동작 범위의 증가가 있을 때까지 적용한다.
- 당신이 근육이 부드러워지고 이완됨을 느낌에 따라서 점차적으로 가압량을 늘려라. 조직이 치료에 어떻게 반응하는 지를 보아라.
- 스트레칭을 할 때, 정상적인 숨을 2-3번 하는 동안 위치를 유지해라.
- 양쪽에 스트레칭을 여러 번 반복할 때, 각 반복마다 하는 쪽을 바꿔라.
- 치료와 스트레칭 후에, 16장에 있는 척추주위근을 위한 동작 범위 운동들을 해라.

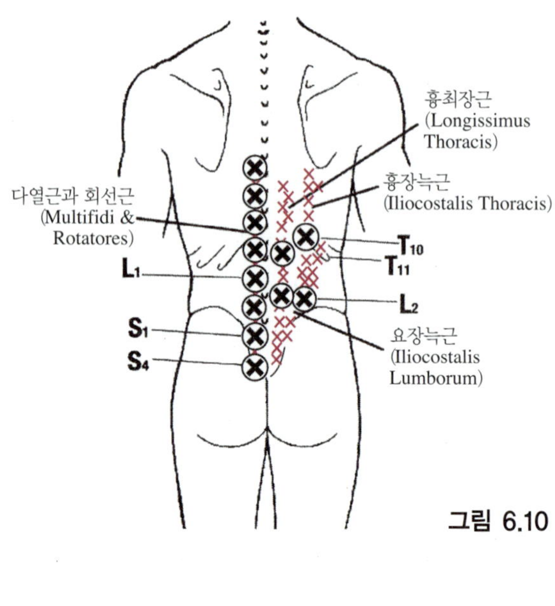

그림 6.10

가압 (Compression)

척추주위근에서, 당신이 편안하게 참을 수 있는 가압 레벨에 맞추는 것이 특히 중요하다. 시작할 때 너무 아프다면, 마더 어스 베개 또는 포멘텍 백으로 열을 가하는 것으로 시작해라.

자기-가압을 위한 안내는 그림 6.10을 보라. 작은 x자는 당신이 압력을 가해야만 하는 모든 부위를 나타낸다. 큰 원으로 싼 X자는 통증 유발점들을 찾을 가능성이 가장 많은 곳을 나타낸다. 옆에 숫자가 있는 T자는 흉부의 척추 레벨과 그 구획에서 특정한 척추를 나타낸다; L자는 요추부 척추를 나타내고; S자는 천골의 척추를 나타낸다(성인에게서는 융합되어 있다). 위에서 아래까지 모든 척추주위근들에서 통증 유발점들, 팽팽한 밴드들, 아픈 지역들, 및 스트레치나 수축이 잘 안 되는 지역들을 찾아라. 너무 많은 척추주위근들이 있고 그것들의 일부는 겹치기 때문에, 그림 6.10은 치료될 부위의 오직 반 만을 보여준다; 당신은 반대편의 같은 지역들 역시 치료할 필요가 있다.

초보 레벨 : 서서 벽에 대고 가압 (Standing Compression Against a Wall)

벽에서 조금 떨어져 서서, 등이 벽을 향하게 하고, 부드럽게 부풀린 가압 치료공을 벽에 대고 민다. 당신이 이것을 할 때 몸에 힘을 빼는 것을 기억해라. 이것이 충분한 가압을 주지 못한다면, 당신의 발을 벽에서 약간 멀리 떨어뜨리고 당신의 체중을 더 공 쪽으로 기대게 만들거나, 공에 바람을 더 넣어서 그것을 더 단단하게 만들어라.

또한 당신은 무릎용 스타킹 안에 테니스공을 넣어 사용할 수 있다, 그림 6.11. 스타킹의 한 쪽 끝을 잡고 어깨 뒤로 공을 넘기고, 나서 간단히 벽에 댄 공에 기대서 압력을 가하고, 해왔듯이 천천히 숨을 쉰다. 다시, 그림 6.10에서 보는 전체 부위를 다뤄라. 당신은 어깨판 기저부의 바로 밑의 척추 가깝게 시작하고 계속 내려가면서 치료하는 것이 제일 쉽다는 것을 알 것이다. 당신이 새로운 방법으로 시작하려면, 매 번 척추에서 약 2.5cm 밖으로 옮겨라. 아프거나 따끔거리는 어떤 점들에 두 번의 긴 호흡 동안 가압을 유지해라.

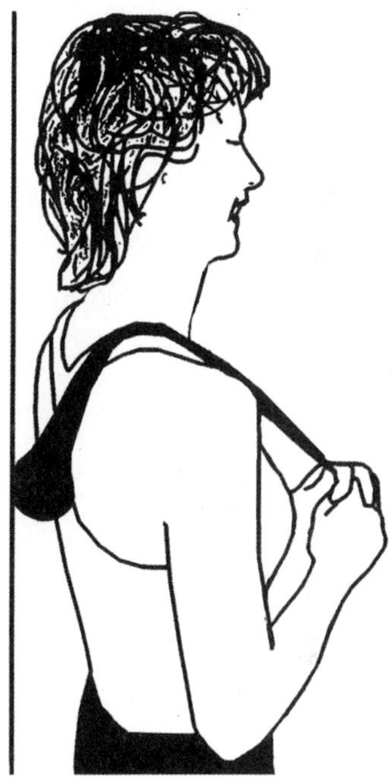

그림 6.11

중간 레벨 : 백노버 또는 잭노버로 치료

(Treatment with the Backnobber or Jacknobber)

보다 특정 지점 가압을 위해서, 서서 (그림 6.12), 앉아서, 또는 누워 있으면서 백노버를 사용해라. 이 도구는 쉽게 위치시킬 수 있으며 다양한 방식으로 사용되는 장점도 있다 당신이 서서 당신을 치료하는 것이 너무 아프다면, 당신은 앉을 수 있으며 침대에 누워서 당신의 등을 치료하기 위하여 그것을 사용해라. 또한 당신은 따듯한 포멘텍 백과 함께 사용할 수 있는데 따듯한 백을 통해서 누른다. 다른 방식은 마더어스 베개 같은 따듯한 팩 위에서 쉬는 것인데, 그 다음 백노버를 써서 가압한다. 중간 레벨 가압의 다른 옵션은 잭노버를 벽에 대고 사용하는 것이다. 도구를 당신 등과 벽 사이의 척추 바로 옆 그리고 어깨판 기저부 바로 아래에 놓고 밑으로 내려가면서 시술한다. 각각의 위치

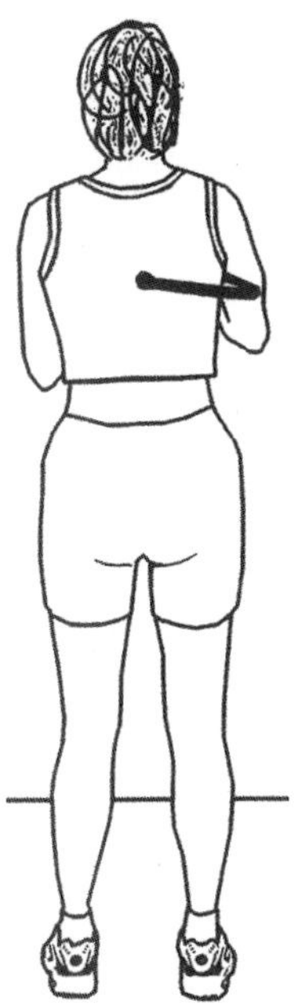

그림 6.12

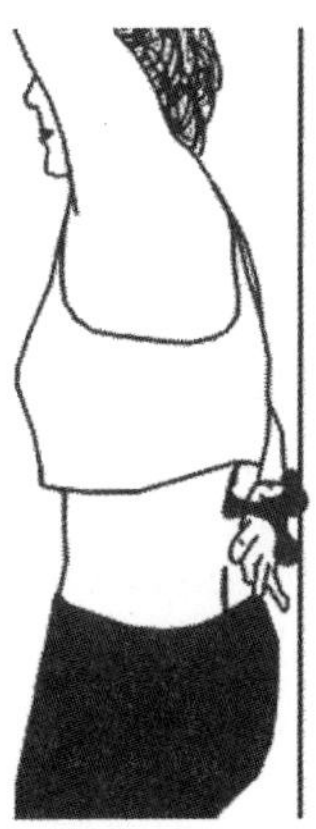

그림 6.13

에서, 당신의 등을 그것에 부드럽게 누른다, 그림 6.13. 한 번 호흡할 동안 유지하고 나서, 당신의 손으로 근육을 따라 다른 곳으로 도구를 재위치 시킨다.

진전된 레벨 : 바닥에서 가압 치료 공 사용 (On the Floor Using a Compression Therapy Ball)

일단 당신이 위에서 기술한 치료 테크닉으로 편안하다면, 당신은 바닥에 공을 놓고 당신의 척추주위근에 압력을 가할 준비가 되었다. 7인치 가압 치료 공으로 시작하는데, 당신이 참을 수 있는 단단함을 주기 위하여 바람을 넣거나 빼라.

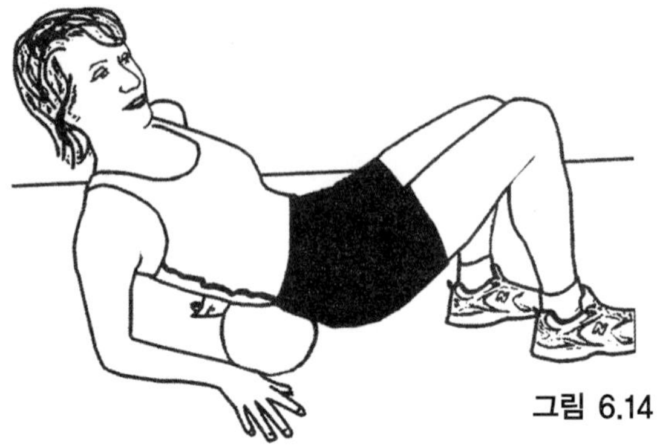
그림 6.14

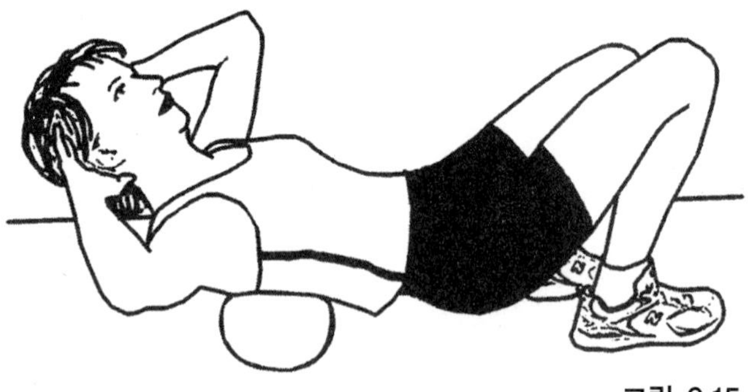
그림 6.15

엉덩이에서 시작해라, 천천히 그림 6.14처럼 공 위로 굴려 올라가고, 공 위의 몸 포지션의 유지를 위해 발을 사용해라. 하부 척추 바로 밑에 공의 포지션을 잡고, 그 다음 당신의 몸을 공 위로 굴리기 위해서 발을 앞으로 나아가라. 당신이 어깨판 사이에 도달하면 공을 멈춰라. 그 다음 다시 시작하는데, 척추의 어느 한 쪽에 공을 바깥에 놓아라. 이 가압을 하는 동안, 가능하다면 하나 또는 두 손으로 당신의 머리를 받히고, 그림 6.15, 그리고 당신의 척추를 똑바로 펴고 수평으로 만들어라, 또는 그것이 아프다면, 약간 앞으로 굽혀라. 등을 휘게 하지 말고 또 당신의 등이 휜 채로 당신의 몸이 공 위에서 쉬게 하지 말아라, 그러면 이것이 척추주위근의 경련을 일으킬 수도 있다. 더 쉽고 더 안정감을 주는 변형으로, 4인치 폼 롤러를 등을 대고 누워서 사용해 보아라, 그림 6.16과 6.17.

이 테크닉이 중간 이상의 통증을 일으킨다면 (0에서 10 척도에서 6), 보다 부드러운 가압 형태로 돌아가라. 또 그것이 당신의 복근들에 너무 힘이 든다면, 돌아 누워서 그것들을 7장에서 기술한 대로 치료해라. 보다 부드러운 방식들을 사용한 후, 당신이 그들을 견딜 수 있는 지를 보기 위하여 또 진전된 테크닉들을 다시 한 번 시도해 보아라.

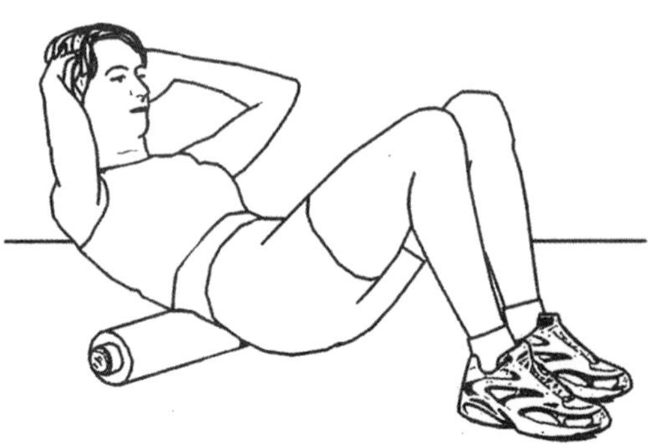
그림 6.16

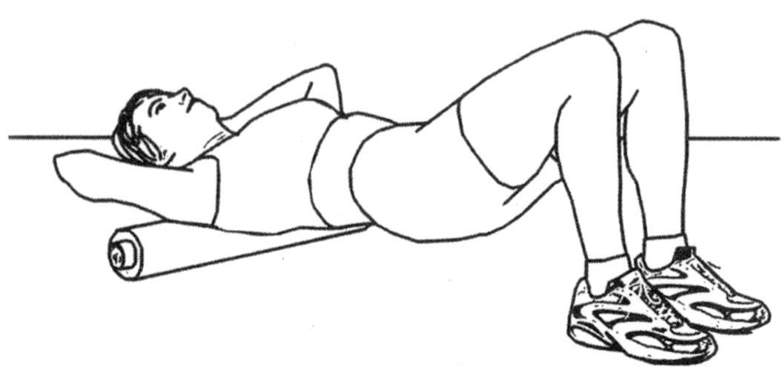
그림 6.17

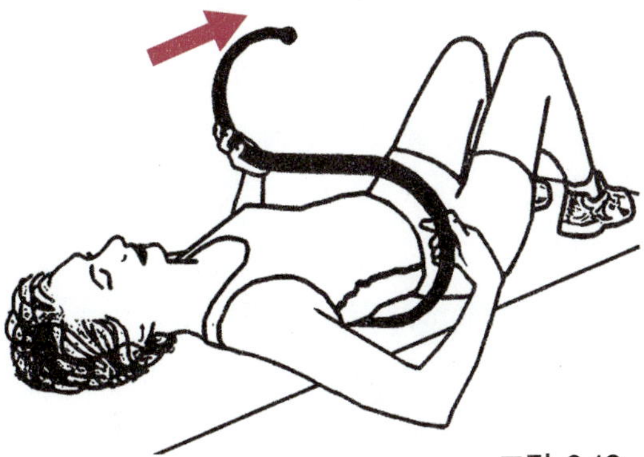

그림 6.18

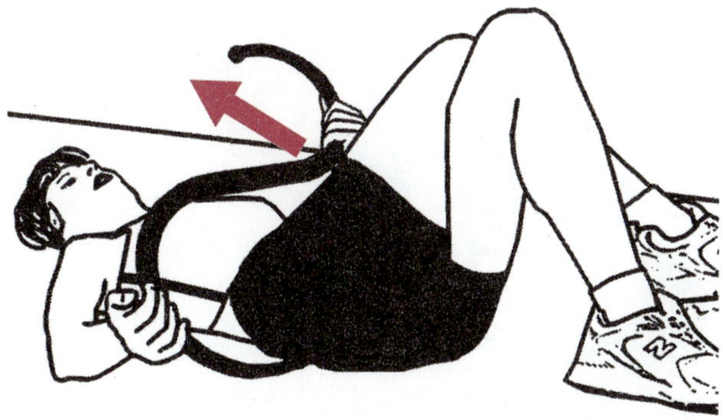

그림 6.19

진전된 레벨 : 바닥에서 백노버 사용 (On the Floor Using a Backnobber)

보다 특정한 지점 가압을 위해서, 바닥에 등을 대고 누워 백노버를 사용해라, 그림 6.18. 바닥을 지렛목으로 사용하고 좋은 가압을 만들기에 필요한 최소한의 힘으로 위쪽으로 민다. 가압이 처음에 너무 강하다면, 당신은 당신이 압력을 견딜 수 있을 때까지 도구의 돌기 위에 목욕 수건을 고정하기 위해 고무 밴드를 사용할 수 있다. 보다 더 진전된 가압을 위해서, 당신의 오른 다리를 왼 다리 위로 교차시키고, 양 다리와 힙을 좌측으로 떨어뜨린다, 그림 6.19. 이것이 당신의 오른 척추주위근을 스트레치 시킬 것이다. 백노버를 당신의 등 밑에서 미끄러뜨리며 오른쪽의 척추를 따라 근육 속으로 누른다. 전체 오른쪽을 치료한 후, 당신의 다리를 다른 쪽으로 바꾸고 왼쪽의 척추주위근을 치료한다.

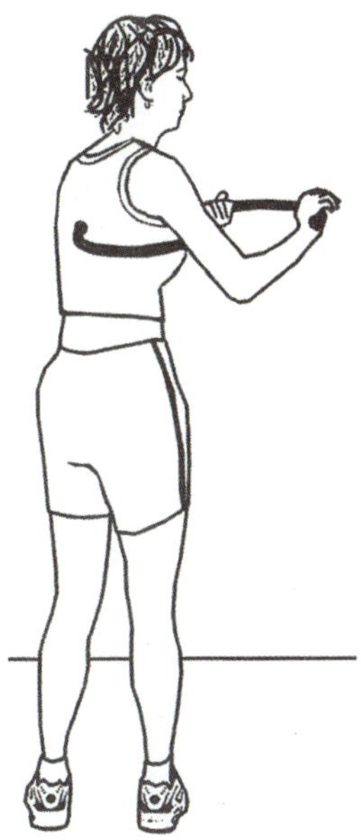

그림 6.20

진전된 가압 : 서서 돌면서 백노버 사용

(Standing Using a Backnobber While in Rotation)

척추주위근을 약간 스트레치 시켜서 그것들에 백노버를 사용하는 또 다른 방식은 당신의 몸통을 오른쪽으로 약간 틀고 백노버를 오른팔 밑으로 몸통 주위로 가져가서, 그것을 당신 등의 왼쪽에 있는 척추주위근에 대는 것이다. 오른손을 사용해서 도구의 끝을 바깥쪽(우측을 향하여)으로 민다, 그림 6.20. 다른 각도에서 스트레치와 회전을 실험해 본다.

진전된 가압 : 숙여서 백노버 사용 ((Bent Over Using a Backnobber)

우리는 앉은 포지션에서 허리를 앞으로 숙이고 백노버를 사용하는 것을 강력히 추천한다. (당신은 이것을 서서도 할 수 있는데, 그러나 앉아서 하는 것이 스트레스를 덜 준다.) 이것은 당신이 가압을 하는 동안 척추주위근을 스트레치된 자세로 두는 또 다른 자세인데, 그것은 가압을 하기 위한 가장 효과적인 방법이다. 이 자세는 또한 당신이 조절을 잘하게 만들어 준다.

앉아있는 동안, 허리를 굽히고 팔꿈치를 당신의 허벅지에 놓아서 당신 몸통의 체중을 받힌다, 그림 6.21. 복부와 힙의 긴장을 풀고 유지한다. 백노버를 허리 주위로 가져가고 양 손으로 당신 앞의 도구 끝을 민다. 당신의 등을 누르는 끝으로는, 척추 바로 옆의 선을 따르고, 팽팽한 밴드들과 아픈 점들을 찾으며,

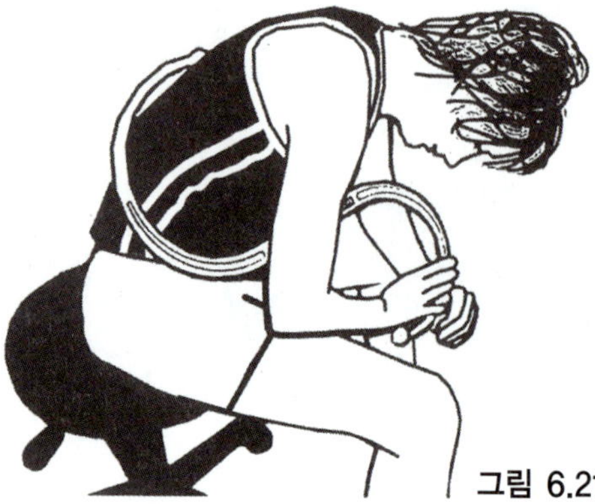

그림 6.21

그리고 나서 일 인치 간격으로 바깥쪽으로 가압을 한다. 다른 자세들로 실험을 해 보는데, 당신의 골반을 앞 뒤로 기울여 보거나 당신의 척추를 부드럽게 휘게 하거나 똑바로 있게 하는 따위다.

운전 동안 치료 (Treatment While Driving)

잭노버(또는 테니스공)는 당신이 아픈데 먼 거리를 운전해야만 할 때 사용하는 훌륭한 도구다. 운전을 하면서 그것을 당신의 등과 운전석 시트 사이에 놓는다. 도구에 기대고, 당신은 집에서 등을 대고 누워서 해왔던 동일한 가압을 만들 수가 있다. 다른 사람이 당신 옆에 있다면, 그에게 도구의 위치를 가끔 약간씩 조정하게 청해서 당신이 뭉친 근육들의 전 부위에 압력을 가하게 할 수 있는데, 또는 더 좋은 방법으로, 그에게 운전하라고 하는 것이다. 혼자 운전한다면, 차가 정차할 수 있는 곳에서 주차하고 있는 동안 도구를 사용하는 것이 좋은데, 그래야 당신이 혼자서 포지션을 조절할 수 있다. 긴 여행에서, 잭노버는 목적지에 도달하는 매우 귀중한 도구가 될 수 있고 그곳에 도착해서도 걸어 다닐 수 있게 해 준다.

스트레칭 (Stretching)

표층 척추주위근을 하려면, 당신의 몸통을 앞으로 구부리기 위해서 할 수 있는 어떤 것이 좋은 스트레치를 줄 수 있고, 앞으로 숙인 포지션에서 일어나는 어떤 것이 수축으로 작용할 것이다. 앞으로 숙이는 동안 당신의 복근의 긴장을 풀고 있는 것을 잊지 말아라. 그것을 확신하지 못한다면, 근육들이 수축되는지 아닌지 느끼기 위해서 당신이 앞으로 숙이면서 한 손으로 배를 눌러보아라. 고양이 등과 늙은 말(cat back and old horse) 운동 (16장의 척추주위근을 위한 운동 참조)이 척추주위근에 특히 좋다. 당신은 힙을 좌우로 움직여서 이 스트레칭을 강화할 수 있다.

심부 척추주위근들은 몸통이 틀어지고 굽힐 때 스트레치와 수축을 한다. 당신은 의자 주위로 좌우 그리고 뒤로 간단히 트는 것에 의하여 이 근육들을 스트레치 할 수 있다. 당신이 오른쪽으로 틀 때, 당신은 오른쪽 근육들을 수축하고 왼쪽 근육들을 스트레치 해주며 역도 또한 같다. 여기에 척추주위근을 위한 초보 스트레치를 위한 가르침이 있다.

앉아서 발가락 닿기 (Seated toe touch)

의자에 앉아서, 앞으로 숙이고, 발로 손을 뻗어 내리고, 바닥에 댄다, 그림 6.22. 당신의 복근의 힘을 빼고 있는다. 척추주위근을 수축시키기 위해서, 똑바로 앉고 깊게 숨을 쉰다. 그 다음 스트레치를 반복하는데, 이번에는 당신이 할 수 있다면 다리 사이로 약간 더 뒤로 뻗는다.

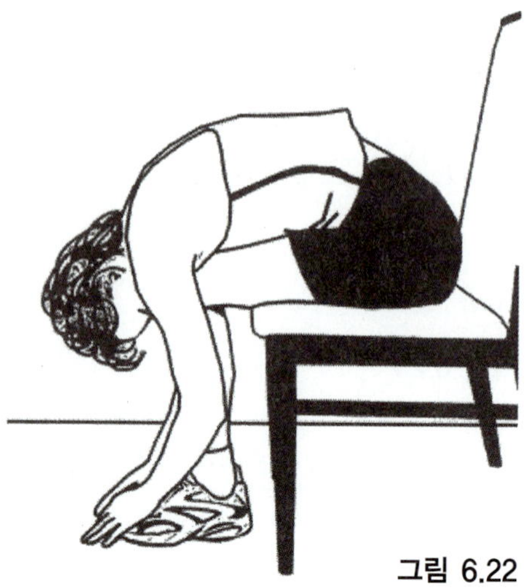

그림 6.22

한 다리 가슴 대기 (Single leg to chest)

등을 대고 누워, 한 다리를 위로 올려 같은 쪽의 겨드랑이쪽으로 보내고 당신의 무릎을 가슴에 당긴다, 그림 6.23. 당신의 복근을 완전히 힘을 빼고 있으며 당신의 무릎 위가 아닌 당신의 허벅지 뒤의 다리를 잡는다.

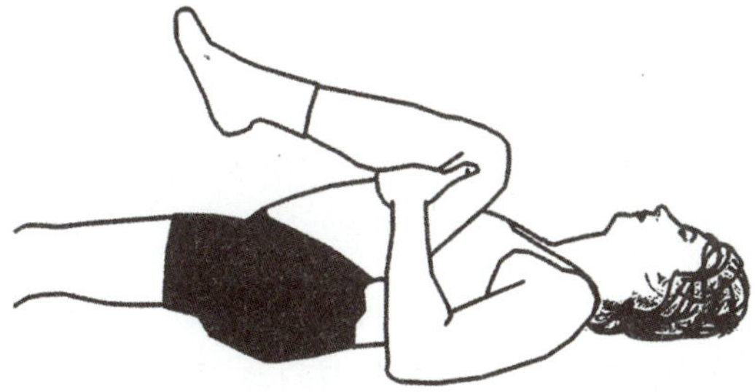

그림 6.23

양 다리 가슴으로 올리기 (Double leg to chest)

동일한 출발 자세에서, 양 허벅지의 뒤를 잡고 팔 힘으로 양 다리를 가슴에 당기고, 할 수 있다면 당신의 엉덩이를 올려 꼬리뼈가 바닥에서 떨어지게 만든다. 다시, 당신의 복근의 긴장을 풀고 있는다.

어린아이 포즈 (The child' s pose)

이 스트레치는 인기 있는 요가 자세에서 이름을 얻었다. 발뒤꿈치에 앉고, 몸통을 앞으로 기울여 허벅지에 대고 당신의 이마를 바닥에 댄 후 당신의 팔을 몸 앞으로 뻗는다, 그림 6.24. 무릎이 아프거나 당신의 엉덩이를 발뒤꿈치에 댈 수 없다면, 당신은 발뒤꿈치와 엉덩이 사이에 베개를 놓아도 된다. 허벅지가 뻣뻣해서 이 자세를 만들 수 없다면, 이것은 당신의 허벅지 앞에 있는 대퇴사두근에 통증 유발점들을 나타낼 수 있다.

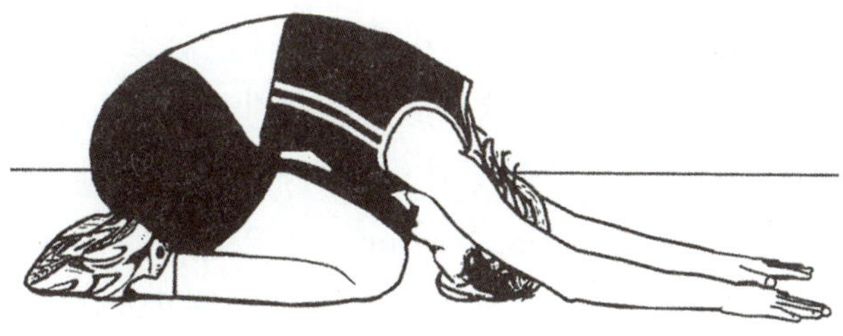

그림 6.24

수축과 이완 (Contracting and Relaxing)

많은 테크닉들이 척추주위근들의 수축을 도울 수 있다. 앉아서 몸 돌리기(seated rotation)가 회선근과 다열근을 수축시킨다. 첫 번째로 통증 없이 할 수 있는 만큼 한 방향으로 몸을 돌리고 두 번의 호흡 동안 그 자세를 유지하고 나서, 이완하며 다른 쪽을 반복한다. 변형을 더하려면, 당신이 이 회전을 하면서 몸을 약간 뒤로 기울인다.

16장의 척추주위근 프로토콜에서 기술한 두 가지 운동들 역시 척추주위근을 수축시킨다: 고양이 등과 늙은 말 시리즈와 앉아서 골반 기울이기 시리즈. 함께할 친구가 있다면, 7장의 앉아서 복근 수축을 위한 운동(113페이지)을 해보아라. 척추주위근을 수축시키고 나서 스트레치를 더 시키는 또 다른 좋은 방법은 서서 발가락 닿기(Standing toe touch)이다. 발가락에 닿기 위해서 당신이 구부리는 매 번, 척추주위근은 스트레치하며, 당신을 다시 일어나게 하려고 수축한다.

시술자를 위하여 (For Practitioners)

간단히 환자의 하부 등 통증을 없애기 위해서 등 근육들의 치료를 시작하는 것이 최상이라고 여겨지지만, 우선적으로 어떤 근육들이 그들의 통증의 주 원인인지를 결정하기 위해서 완전한 평가를 하는 것이 중요하다. 전체 병력을 얻는 것이 당신이 어떤 지속적이고 또 촉진하는 인자들을 밝히는데 도움을 줄 것이다. 당신이 그들의 증상들과 불평을 들을 때, 당신은 그들의 통증의 가능한 이유에 대한 보다 명백한 아이디어를 그릴 것이다.

우리의 경험상으로, 요방형근, 장요근, 및 복근들에 기인한 자세 비대칭이 종종 척추주위근의 치료 전에 손 볼 필요가 있다. 그 다음 당신이 척추주위근을 손 볼 때, 통증 유발점 가압이 훨씬 더 효과적일 것이다.

감별 진단 (Differential Diagnosis)

이 책은 하부 등과 엉덩이 통증의 근막 요소에 관여한다. 서론에서도 말했듯이, 우리는 하부 등 통증을 가진 사람들에게 근막 원인이 아닌 통증을 제외하기 위해서 의사와 상담을 하라고 권한다. 그러나, 여러 원인들로 인한 만성 등 통증이 흔하기 때문에, 그 중의 어느 하나가 수술을 받는 것을 정당화하지 못한다. 이러한 환경에서, 근막 요소는 자주 완전히 간과되며, 그리고 만약 다른 접근법들이 효과가 없다면, 환자는 끝없는 통증으로 겪게 남겨진다. 이러한 경우들에서, 요추 절단면 증후군(lumbar facet syndrome) 또는 천장골 증후군(sacroiliac syndrome) 같은 인자들에 관하여 아는 것이 도움이 되는데, 그것은 등 통증의 주된 구성 요소일 수 있다. 또한 당신이 많은 근막의 그리고 비근막적 요소들이 서로서로 상호작용한다는 것을 이해하는 것이 상당히 중요하다. 척추주위근에서 온 연관통에서는, 다른 종류의 하부 등 통증 보다 이 통합된 인과관계의 가능성이 더 크다. 다른 치료사들과 열린 마음으로 일하는 당신의 능력이 당신의 환자들에게 큰 차이를 만들 수 있다.

치료 테크닉 (Treatment Techniques)

환자들이 급성 통증이 있을 때, 센 스트레칭이나 어떤 종류의 수기 가압을 참는다는 것은 거의 불가능하다. 이러한 경우에서, 당신은 우선적인 일은 아픈 부위들을 둔감화 시키는 것이다. 따뜻한 포멘텍 백 또는 마더 어스 베개가 도움이 될 것이고, 스프레이와 스트레치 치료가 특히 유용할 수 있다. 또한 환자를 어떤 한 자세로 두는 시간의 양을 제한하는 것이 꼭 해야 할 일이다. 위치를 다양하게 하고 그들의 편안함을 위해 덧베개나 베개를 사용해라. 열을 사용해라, 특히 스트레칭과 스프레이와 스트레치 치료 바로 직후에.

스트레칭, 수축, 및 이완 (Stretching, Contracting, and Relaxing)

우리는 치료할 때마다 거의 환자들에게 치료할 근육들을 스트레치, 수축, 그리고 이완을 교대로 하는 것을 좋아한다. 수축은 우리가 섬유들의 팽팽한 밴드들을 더 쉽게 찾게 해주고 특정한 근육들이 요구에 의해 수축하고 이완하는 능력을 단정하기 쉽게 도와 준다. 척추주위근에서, 수축과 이완은 우리가 아래에 기술한 어떤 형태의 치료형태에서도 행해질 수 있다. 환자들이 견딜 수 없는 통증이 아니라면, 그들은 하나 또는 양 팔 다리 또는 그들의 전체 몸통을 엎드려 누운 자세에서 적어도 약간 들어 올릴 수 있어야만 한다. 만약 그들이 이들 중 어떤 것을 할 수 있다면, 그들에게 그 자세는 단지 몇 초간 유지하게 시키고, 그 다음 이완하게 한다. 척추주위근의 안정화 기능을 느끼고 어떤 단단하거나 굳은 부위를 주시해라. 또한 저긴장 또는 축 늘어진 부위들을 느끼고 조화된 숨을 내쉬고-이완하는(exhalation-relaxation) 단계를 느껴라. 근육이 짧은 수축 후에 이완되는 시간이 한참 걸리는가? 떨림 또는 경련이 있는가? 이들은 명백한 기능이상의 징조이고 치료를 계속할 좋은 이유가 된다.

치료 포지션 (Treatment Positions)

치료를 시작하기 위해서, 우리는 보통 인체 지탱 시스템 위에서 엎드려 누은 환자 아래에 따듯한 포멘텍 백을 놓고 시작한다. 우리는 표층 척추주위근을 촉진하고 나서, 이 근육들의 커다란 부위들을 가압하기 위해서 앞팔을 사용하는데, 그림 6.25, 우리가 찾은 어떠한 팽팽한 밴드들과 통증 유발점들을 찾고 치료하기 위함이다. 그 다음 우리는 그림 6.26처럼 팔꿈치 끝을 사용해서 심부 척추주위근에 가압을 한다. 아주 많은 다른 근육들이 척추주위근과 자세에 영향을 줄 수 있으므로, 전체 세션 동안에 우리는 환자들에게 몸을 옆으로 돌리게 하고 요방형근, 복근들, 및 장요근을 환자가 편안하게 참을 수 있는 만큼의 스트레치를 만들고 치료를 한다 (8, 7, 5장 참조). 그 다음 환자를 등을 대고 눕게 하고 따듯한 포멘텍 백을 짧아진 척추주위근 밑에 깔고 다시 한 번 환자가 편안하게 참을 수 있는 만큼의 스트레치를 만들고 복근과 장요근을 치료 한다. 이 포지션으로 환자를 너무 오래 놓아두지 말아야 하는데, 척추주위근이 활성화될 수 있기 때문이다. 환자가 그들의 등의 딱딱함을 인지하는지 계속 주시해라. 환자에게 어느 한 옆으로 몸을 돌리게 하고 일어나기 전에 그들의 무릎을 가슴으로 당겨 올려서 등을 스트레치 시킨다.

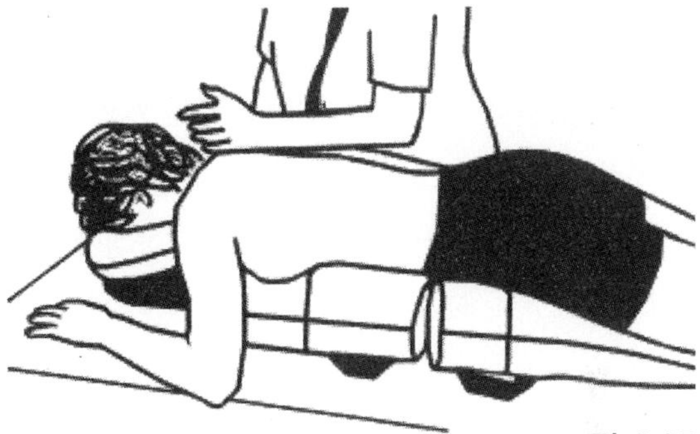

그림 6.25

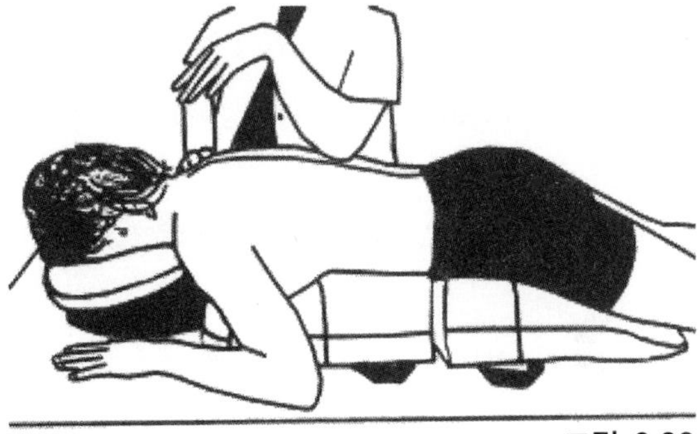

그림 6.26

여기에 척추주위근을 치료하는데 효과적인 몇 가지 다른 포지션들이 있다.

엎드려 누워 돌린 포지션 (Prone position with a rotational component) : 인체 지탱 쿠션을 분리하고 엎드려 누은 환자에게 그들의 오른팔을 가슴을 가로질러 밑에 두게 한다, 그림 6.27. 인체 지탱 쿠션이 없다면, 베개를 환자의 목과 허리 밑에 두어라. 이 포지션이 당신의 모든 몸통 근육들을 스트레치 시킨 채로 치료를

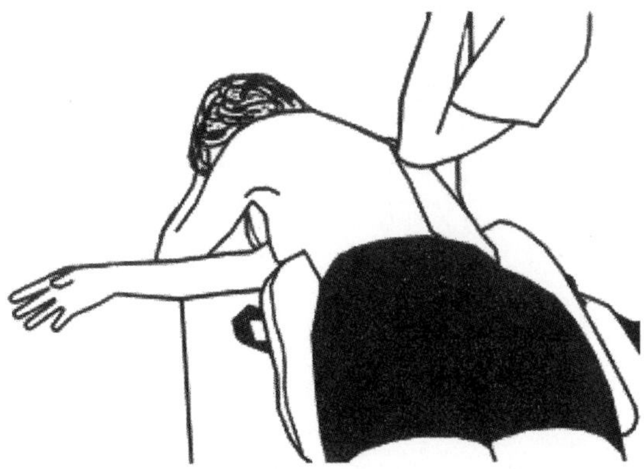

그림 6.27

받게 만들어 준다. 오른쪽의 다열근과 회선근들을 치료하고, 조직의 팽팽한 밴드를 찾고 당신이 찾은 어떤 것을 치료해라. 그 다음 포지션을 반대로 하고 반대편의 근육들을 치료한다.

엎드려서 몸통을 휜 포지션 (Prone position with a lateral torso curve) : 이 포지션에서, 오른쪽의 척추주위근을 스트레치된 포지션으로 두기 위하여 환자의 몸통과 다리를 왼쪽으로 휘게 만든다, 그림 6.28. 환자가 편안할 때까지 이 포지션을 유지한다. 포지션을 반대로 하고 반대편을 치료한다. 환자를 스트레치된 포지션으로 두는 것이 일반적으로 팽팽한 밴드들을 구분하기 쉽게 해 준다.

치료대 위로 서서 스트레치와 엎드리기 (Standing stretched and bent over the treatment table) : 이 포지션에서, 몸통 굽힘의 각도를 환자에게 편안하게 확실히 하는 것이 중요하다. 조절 가능한 치료대가 (전동으로 높이를 조절하는 것이 좋다) 이 목적에 이상적이다. 또는 상체를 지탱하기 위하여 따듯한 포멘텍 백과 함께, 접은 인체 지탱 시스템 (그림 6.29와 6.30), 또는 베개를(그림 6.31) 사용할 수 있다. 그림 6.31에서, 환자는 따듯한 포멘텍 백을 통해서 가압을 받으면서 치료대 위로 편안하게 이완하고 있다. 대용으로 그림 6.32처럼 가열한 마더 어스 인체 덮개를 통해서 가압을 하는 것이다.

치료대 위로 서서 스트레치와 몸 틀어 엎드리기 (Standing stretched and bent over the treatment table with a rotational component) : 환자에게 한 팔을 가슴을 가로질러 밑에 두게 하는데, 그들의 어깨와 얼굴 옆을 치료대에 댄다, 그림 6.33. 그림처럼 왼팔을 가슴 밑에 두고, 등의 왼쪽(스트레치된)을 치료한다. 그 다음 포지션을 반대로 하고 반대편을 치료한다.

치료대에 앉아서 굽히기 (Sitting on the treatment table flexed) : 환자에게 치료대 위에 앉아서 몸통을 숙이고 다리를 앞으로 뻗게 한다, 그림 6.34. 이 포지션은 수기 가압, 스프레이와 스트레치, 및 그리고

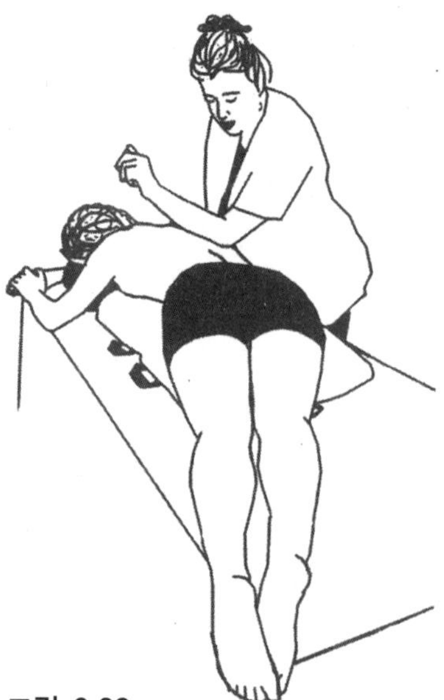

그림 6.28

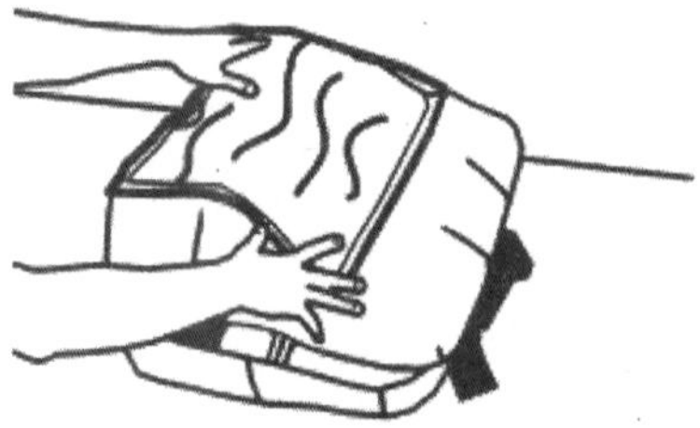

그림 6.29

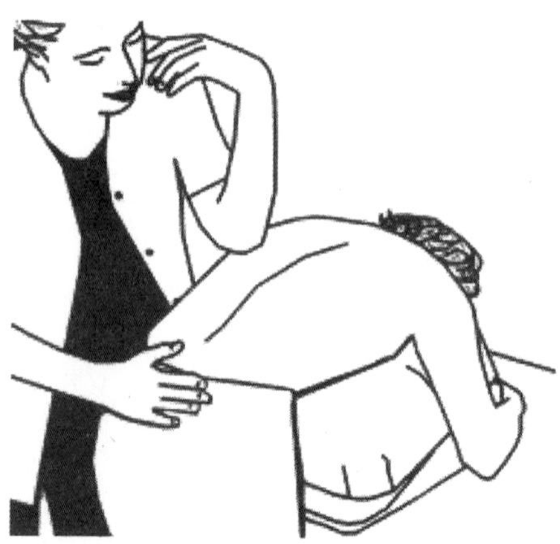

그림 6.30

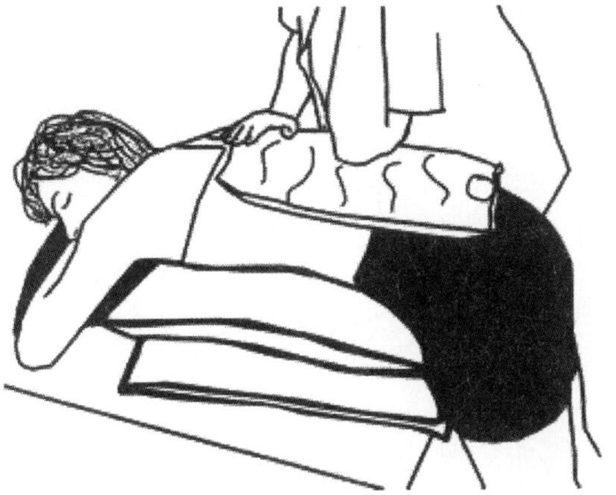

그림 6.31

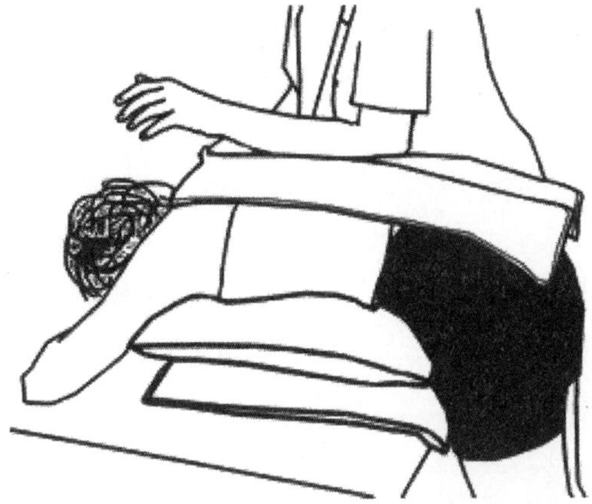

그림 6.32

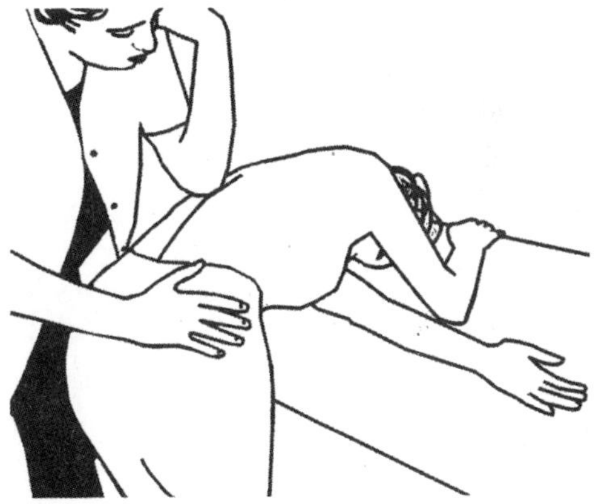

그림 6.33

스트레칭, 수축, 및 이완 따위의 다양한 치료 테크닉을 위한 스트레치된 포지션에서 척추주위근으로의 거의 이상적인 접근을 만들어 준다.

치료대에 앉아서 돌아 굽히기 (Sitting on the treatment table flexed with rotation) : 환자를 치료대 위에서 그들의 몸통을 굽혀서 돌려 앉게 한다, 그림 6.35. 이 포지션은 치료 초기 단계에서는 좋은 선택이 아닌데, 환자가 그러한 몸통의 굽힘과 회전을 만들기에 너무 많이 아프기 때문이다. 그러나, 환자가 편안하게 이 포지션을 취할 수 있을 때, 그것은 스트레치된 포지션에서 심부 척추주위근으로 최상의 접근을 하게 해 주며 위에서 말한 어떠한 치료 테크닉에서도 이상적이다.

스툴 또는 의자에 몸통을 굽혀서 그리고/또는 틀어 앉기 (Sitting with the torso flexed and/or rotated on a stool or chair) : 햄스트링이 팽팽한 환자에게서는, 위에서 기술한 다리를 편 포지션이 매우 불편할 수

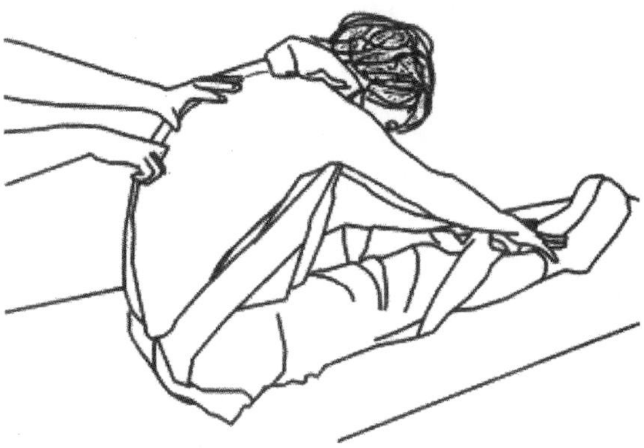

그림 6.34

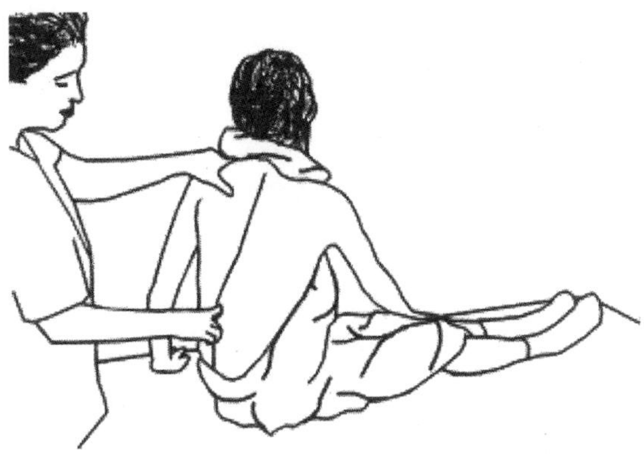

그림 6.35

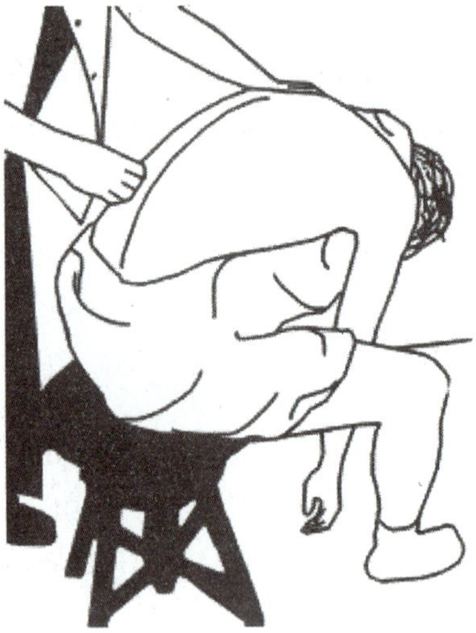
그림 6.36

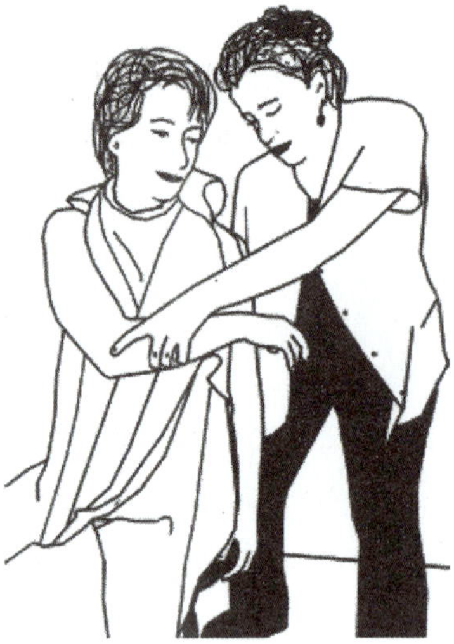
그림 6.37

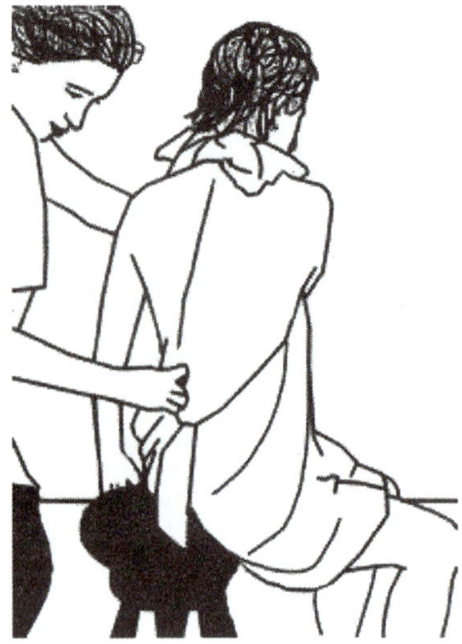
그림 6.38

있다. 이 경우에서, 그림 6.36처럼, 의자나 스툴(stool)에 앉아서 몸통을 굽히는 것이 더 좋은 선택이 될 수 있다. 물론, 그러한 경우에서 환자의 햄스트링은 적절한 코스로 치료되어야만 한다. 또한 당신은 그림 6.37처럼, 환자의 팔을 잡아서 몸통 회전을 보조할 수 있다(그렇게 해서 스트레치된 심부 척추주위근으로의 접근을 더 좋게 해 준다). 여기서, 치료사는 환자의 오른팔을 붙잡고 환자가 좌측으로 돌게 만든 상태에서 척추의 오른편에 가압을 한다. 복근과 힙 굴근들을 이완된 상태로 확실히 있게 해라.

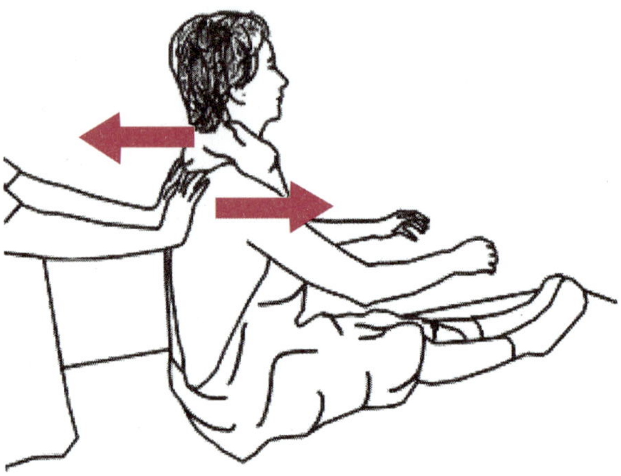
그림 6.39

앉아서 능동적 몸통 펴기 (Active seated torso extension) : 이 포지션에서 (테이블 또는 바닥 위의 아무거나), 환자는 그림 6.39처럼 치료사의 받힌 손을 향해서 등을 뒤로 밀려고 한다. 적어도 10초 후, 환자는 숨을 내 쉬고 미는 것을 멈춘다. 그들의 복근의 힘을 빼고 있은 후, 그림 6.34에서처럼 앞으로 뻗는데 치료사는 부드러운 힘으로 뻗는 것을 뒤에서 돕는다. 염두에 두어야 할 것은 매우 흔한 팽팽한 햄스트링과 둔근들이 스트레치 정도를 제한할 수 있고 차후에 손을 볼 필요가 있다.

진전된 치료 테크닉 (Advanced Treatment Technique)

다음의 치료 테크닉들과 포지션들은 치료의 후기 단계에서 사용될 수 있는데, 환자의 통증의 대부분이 사라지고 정상적인 근육 유연성이 되돌아 왔을 때다. 척추주위근과 복근의 치료 완료가 주된 근막 기능이상 또는 통증이 없는 것을 보장한 후, 당신은 짧아진 포지션에서 척추주위근을 치료할 수 있다. 그림 6.40처럼 수동적인 몸통 신장을 위해서 그들의 팔꿈치 또는 베개를 사용해서 변형된 코브라 포즈를 취하게 한다. 요추 제일 아래 구획에서 가압을 시작하고 거기에서부터 올라가면서 일을 한다.

코브라 포즈는 몸통을 올리기 위해서 그들의 팔을 뻗게 해서 변형될 수 있는데, 가능한 등 근육과 복근을 이완시키고 있는다. 한 손을 배꼽 바로 아래 복직근의 어느 한 쪽에 대고, 부드러운 압력으로 안쪽으로 누른다, 그림 6.41. 당신은 스트레칭 되지 않은 아픈 팽팽한 밴드들을 찾는 것이다. 동시에, 다른 손의 엄지 또는 엄지와 검지를 사용해서 대략 같은 레벨의 하부 등의 척추기립근 속으로 누른다. 치골과 천골로 내려가면서 작업을 하며 환자는 힘을 주지 않고 있는다. 그 다음 배꼽에 가압을 다시 시작하고 흉골과 중간 등으로 올라가면서 일을 한다. 그들 각각의 스트레치 되고 수축된 포지션에서 두 개의 주된 맞선 근육들을 치료하는 상당히 효과적인 방법이다. 그 사람이 척추주위근의 거의 정상적인 동작 범위를 가질 때까지 이 진전된 테크닉을 시도하지 말아라, 그렇지 않으면 그 근육들은 이 짧아진 포지션에 놓였을 때 굳어질 수 있다.

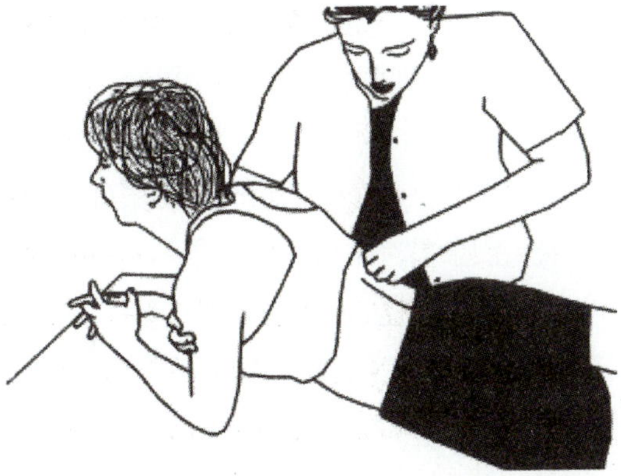
그림 6.40

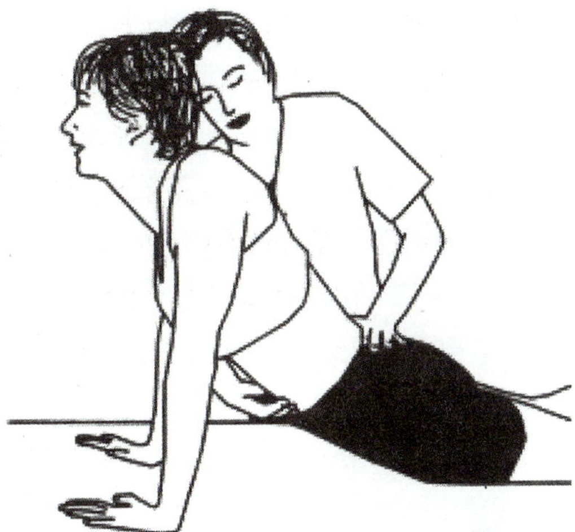
그림 6.41

스프레이와 스트레치 (Spray and stretch)

스프레이와 스트레치는 척추주위근들에 놀랄 만큼 효과적일 수 있는데 그것이 당신에게 비교적 짧은 시간 안에 커다란 부위를 다룰 수 있는 기회를 주기 때문이다. 2장의 스프레이와 스트레치테크닉을 위한 일반적인 가이드라인을 복습해라. 그리고 환자들의 복근과 장요근이 만성적으로 팽팽한 환자에게서, 척추주위근을 치료하기 전에 그들을 치료하는 것이 일반적으로 좋은 아이디어라는 것을 기억해라. 아래에 나타낸 모든 스프레이와 스트레치 치료 후, 전체 동작 범위를 적어도 3번 완료하게 해라 (16장의 척추주위근 프로토콜의 서서 틀기와 굽히기 시리즈 참조).

앉아서 스프레이와 스트레치 (Seated spray and stretch) : 환자에게 의자에 앉아서 몸을 굽히고, 그들의 팔을 다리 사이에 두게 한다, 그림 6.42. 어깨판 사이부터 시작해서 아래쪽으로 상부 엉덩이까지 스프레이 한다. 척추 양쪽을 따라 빗질하듯이 뿌려라. 그 다음, 당신이 방금 스프레이한 부위에 열을 가하고 환자를 완전히 긴장을 풀게 한다; 그 다음 환자에게 더 스트레치된 포지션으로 굽히라고 하고, 스프레이 테크닉을 반복한다. 환자에 따라서, 복근과 장요근도 치료하는 것이 필요할 수도 있는데 (치료대 위에서; 7장과 5장을 보라), 그 근육들이 이러한 짧아진 포지션에 있는 동안 활성화될 수 있기 때문이다.

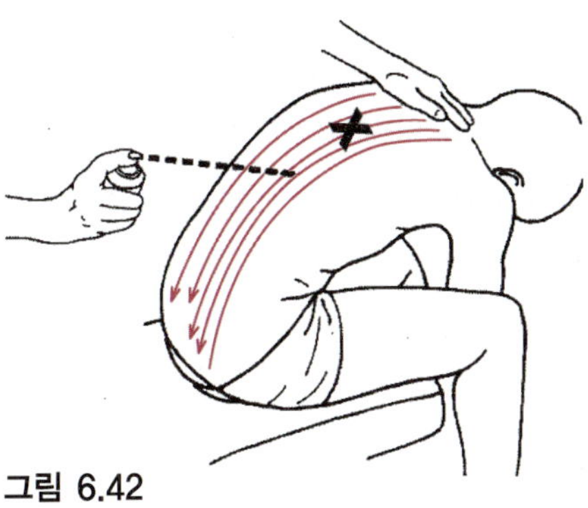
그림 6.42

흉추와 요추 기립근을 위한 스프레이와 스트레치 (Spray and stretch for the thoracic and lumbar erectors) : 환자에게 치료대 위에 다리를 죽 펴서 앉게 한다. 그들에게 앞으로 숙이게 하고, 머리를 떨구고, 등을 웅크리며, 발가락 쪽으로 뻗게 한다. 환자가 천천히 숨을 내 쉬는 동안 스프레이 하는데, 어깨 중간 부위에서 시작해서 아래로 내려가 엉덩이까지 간다. 척추 양 옆을 따라 확실히 스프레이 해라. 당신이 냉각제를 뿌리는 동안 환자에게 발가락 쪽으로 뻗는 것을 계속하라고 지시한다. 그 후 바로 열을 가하고 당신이 약간 더 큰 스트레치를 위해서 그들의 상부 몸통을 앞쪽으로 부드럽게 누르는 동안 환자에게 완전히 힘을 빼라고 시킨다. 환자에게 반드시 복부를 가능한 이완시키라고 한 후, 복부와 장요근을 확실히 손을 본다.

심부 척추주위근을 위한 스프레이와 스트레치 (Spray and stretch for the deep Paraspinals) : 이 테크닉은 보통 척추 기립근이 치료된 후에 행해 진다. 환자를 의자에 앉히고, 그림 6.43처럼 몸통 회전과 굽힘 모두를 만들려고 해라. 환자에게 통증 있는 쪽으로 몸을 돌리라고 시킨다. 근육에 스프레이 하는 것을 흉부 척추 돌기들에서 시작하고 짧게 뿌리는 것을 아래와 바깥 쪽인 사선으로 계속한다. 그 후 즉시 열을 가하고, 환자에게 완전히 긴장을 풀게 하고 약간 더 스트레치를 하게 시킨다.

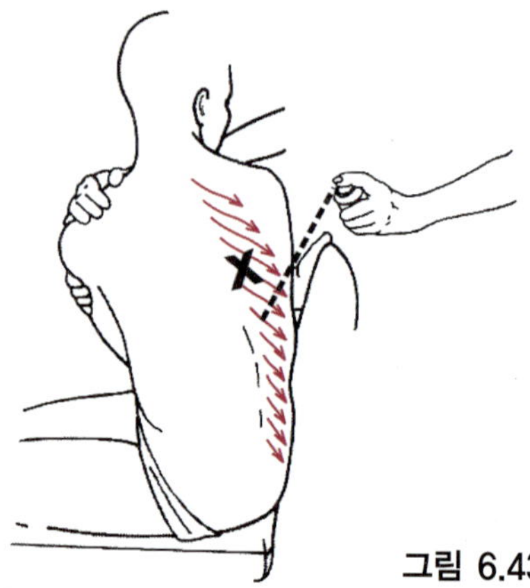

그림 6.43

www.LearnSprayAndStretch.org ©2009 Gebauer Company

요약 (Summary)

우리는 이 책의 다른 어떤 근육들 보다 이 근육 그룹을 위해서 아주 많은 포지션과 치료 옵션들을 제공했다. 이것은 척추주위근에 아주 많은 다른 근육들이 있기 때문이고, 그 근육들의 본질이 그 자신을 그렇게 많은 다른 방법들의 치료에 적합하기 때문이다.

만성적인 척추주위근의 팽팽함에 연관된 통증의 심각함 때문에, 당신의 환자들에게 이 장에 기술된 자기-관리 프로토콜들을 배우고 사용하라고 권해라, 그리고 가까이 약간의 자기-치료 도구들을 준비해서 환자들에게 그들의 사용법을 가르쳐 주어라. 매일의 치료가 보통 척추주위근의 통증 유발점들에 기인한 통증을 이기는데 필요 되며, 당신의 환자들은 자기-관리로부터 큰 이득을 볼 것이다.

제 7 장

복직근
Rectus Abdominis

복근들은 기능이상이 있을 때 하부 등 통증을 악화시키거나 만드는 많은 근육들로 구성되어 있다. 그들의 통증 유발점들은 인체의 여러 부분으로 통증을 연관한다. 그러나 오직 복직근만은–그것을 우리는 간단히 Abs라 부를 것이다– 등으로 직접 통증을 연관해서, 우리의 주된 관심사가 될 것이다.

다행스럽게도, 통증의 원인으로 복직근을 넣거나 빼는 것은 쉽고, 그것은 가장 치료하기 쉬운 근육들 중의 하나다. 복직근은 종종 "식스–팩(six–pack)" 복근 추구를 위한 강렬한 노력의 초점이다; 그러나, 이러한 허영에의 헌신은 종종 만성적인 복직근의 수축, 그리고 그 결과로 등 통증으로 귀결될 수 있다. 즉, 조화가 틀어진 복근들은 문젯거리가 될 수도 있다. 모든 것들이 다 그렇듯이, 적당함이 열쇠다.

복직근은 어디에 있으며 그것들이 하는 일은? (Where Is the Abs and What Do They Do?)

복직근은 그들의 위쪽 끝에서 5, 6, 7번째 갈비뼈의 바깥 면에 붙고 (그리고 보다 드물게, 4번째 또는 다섯 번째 갈비뼈), 아래로 곧장 내려가서 치골의 상부에 붙는다, 그림 7.1. 그들은 선(inscriptions)이라 불리는 셋 또는 넷의 건성(tendinous) 다리를 포함하고, 좌우측은 백선(linea alba)라고 불리는 결체조직의 수직선에 의해서 나뉘어 진다. 이 수직선과 3개 (또는 때때로 넷)의 수평선들은 잘 단련된 (또는 과도하게 단련된) 사람 근육의 "식스–팩"을 형성한다.

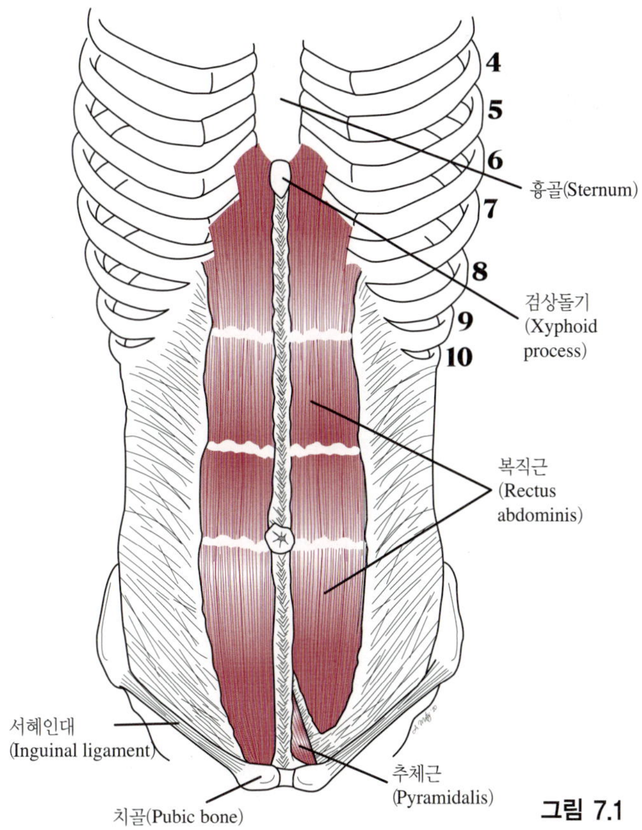

그림 7.1

복직근은 몸통을 앞으로 구부리는 것을 돕

고 싯-업 또는 복부 크런치 동안에 명백히 사용된다. 그것들은 우리가 똑바로 서있을 때 안정을 유지하는 것을 돕고, 그것들은 우리가 평지를 걸을 때보다 등반할 때 더 힘들게 일을 한다. 등 근육들 역시 수축되었을 때, 복직근은 기침과 배변뿐만 아니라 출산을 포함한 보다 많은 기본적인 기능을 보조한다.

복직근의 통증 연관 패턴 (Rectus Abdominis Pain Referral Patterns)

복직근은 각각 나뉜 구획 내에 통증 유발점들을 생성할 수 있는데, 그러나 가장 낮은 건성 선들(inscriptions) 밑에 있는 통증 유발점들만이 하부 등으로 통증을 연관한다. 이 부위는 치골 바로 위에 있다 (그림 7.2의 낮은 통증 유발점 참조). 여기의 통증 유발점들은 가로질러 하부 등, 상부 엉덩이, 및 천장관절 (천골이 골반과 결합하는 곳), 그리고 또한 요로 괄약근의 경련을 일으킬 수 있다. 복직근 한 쪽의 통증 유발점들은 전체 하부 등을 가로질러 통증을 연관할 수 있다.

또 다른 중요한 부위는 하부 복부에서 배꼽 바로 옆과 약간 밑에 이다, 그림 7.3. 여기의 통증 유발점들은 충수돌기염, 생리 전 증상, 및 심각한 생리 경련과 통증, 그리고 또한 움직이면 더 심해지는 복부 전체에 걸친 경련과 통증에 유사한 통증들을 일으킬 수 있다. 이 통증 유발점들은 설사, 그리고 덜 흔하지만, 생식기 통증 조차 일으킬 수 있다.

통증 유발점들을 함유할 가능성이 많은 세 번째 부위는 복직근의 상부 부착부 근처의 늑강 내측 가장자리를 따라서 있다 (그림 7.2의 상부 통증 유발점들 참조). 여기의 통증 유발점들은 중간 등을 수평으로 가로지르는 통증과 때때로 속쓰림(heartburn)의 느낌을 만든다. 이들 통증 유발점들에서의 연관통은 종종 척추주위근에 위성 통증 유발점들을 만든다 (트라벨과 사이몬스 1999).

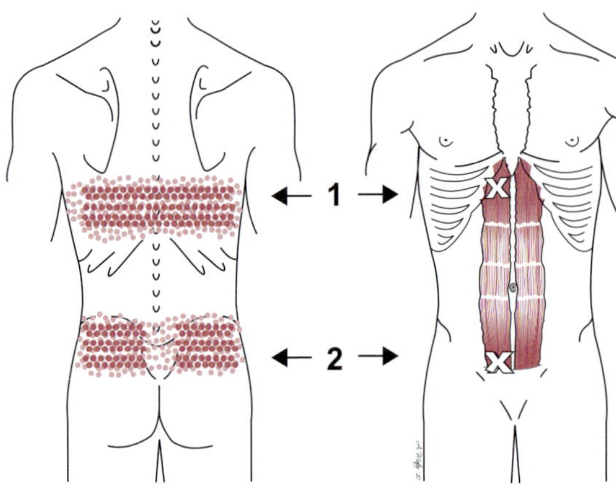

복직근(Rectus abdominis)

그림 7.2

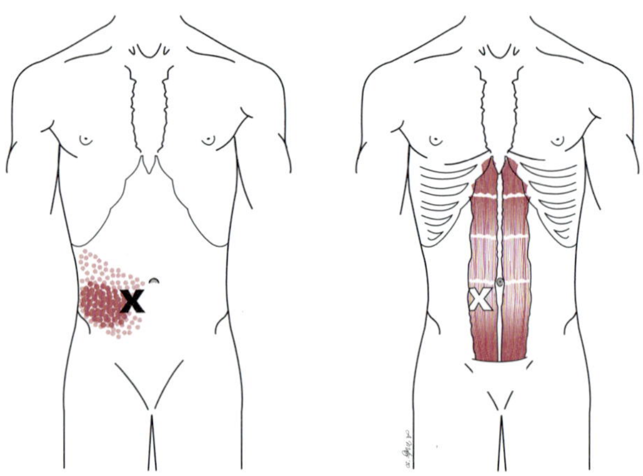
맥버니 포인트(McBurney's point)

그림 7.3

무엇이 복직근을 악화시키는가? (What Aggravates the Abs?)

복직근의 통증 유발점들의 가장 흔한 원인은 너무 많이 앉아있기, 특히 머리를 내밀고 구부정한 자세다. 다른 지속 인자들은 다음을 포함한다 :

- 너무 많은 싯업 또는 전반적으로 과도한 운동
- 높은 스트레스와 정서적인 긴장
- 장 운동 또는 오랜 노동 동안의 압박감
- 수술로 인한 흉터 조직
- 무거운 물건을 들어올리는 동안 부적절한 숙임 (무릎을 굽히지 않고 허리를 숙이는 것 그리고 이완시키지 않고 구부리기)
- 너무 많은 복부 지방이 몸통 움직임을 제한
- 배를 들이밀기 위해서 그리고 늘씬해 보이려고 복직근의 만성적인 팽팽함
- 꽉 끼는 벨트, 팬티 호스, 또는 꽉 끼는 거들 착용

복직근에 통증 유발점이 있나? (Do I Have Trigger Points in My Abs?)

등을 가로지르는 하부 등 통증의 존재가 하부 복직근의 통증 유발점들의 한 표식이다. 다른 숨길 수 없는 사인들은 복부 허약, 줄어든 동작 범위, 아픈 생리 경련, 속쓰림, 및 전반적인 복통과 복부 경련 들이다. 또 다른 표식은 숨을 깊게 들이 마실 때, 당신의 하부 등의 통증이 증가하는 것이다. 여기에 복직근의 통증 유발점들을 위한 몇 가지 간단한 테스트가 있다.

촉진 테스트 (Palpation Test)

그림 7.4를 보는 것으로 시작한다. 커다란 X자는 등 통증을 일으킬 수 있는 가장 가능성 있는 통증 유발점들을 보여준다. 이 테스트를 하기 위하여, 등을 대고 반듯이 눕는다. 치골 바로 위에서 시작하는데, 당신의 손가락 또는 손가락 관절로 복직근 속으로 누른 후, 그림 7.5, 힘을 뺀다. 팽팽한 밴드들은 주위 조직보다 단단한 느낌일 것이다. 점차적으로 위 쪽으로 움직이며 당신이 근육의 상부에 다다를 때까지 가압을 반복한다, 그림 7.6. 이것을 양쪽에 하고 어떤 부위들이 주위의 조직보다 더 단단하거나 따가운지를, 또 당신이 그들을 누를 때 그것이 등 또는 다른 곳에 통증을 일으키는지를 주목해라.

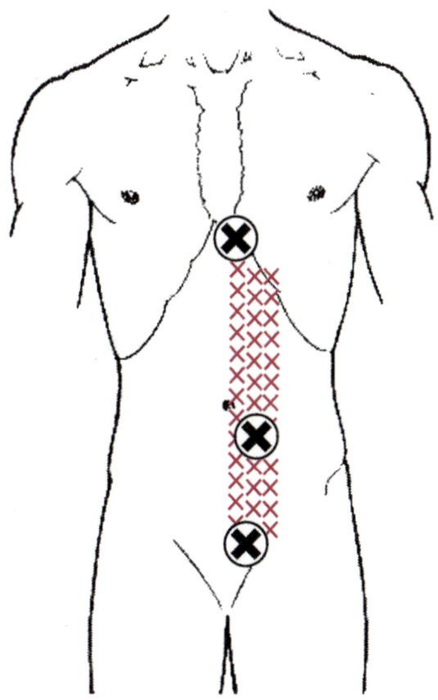

그림 7.4

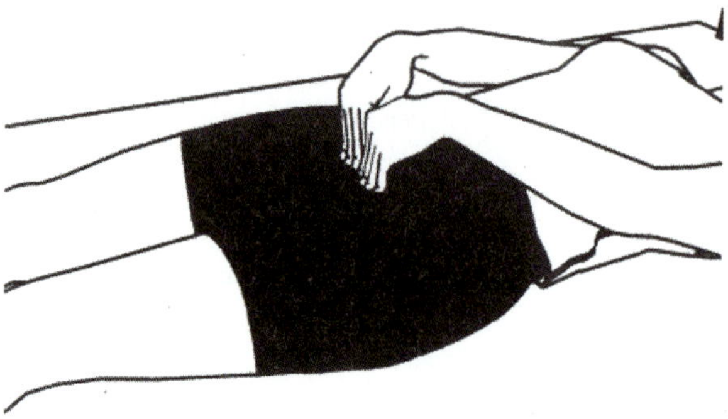

그림 7.5

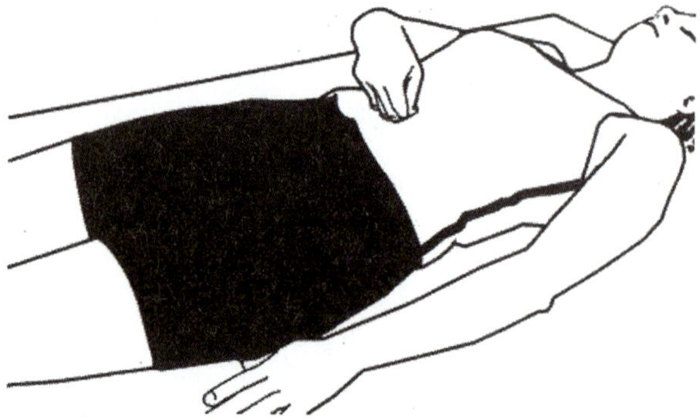

그림 7.6

수축과 느낌 테스트 (Contract and Feel Test)

수축과 느낌 테스트는 근육 허약 또는 가압에 통증이 증가하거나 감소하는지를 찾는다. 당신이 등을 대고 누워있는 동안 친구에게 당신의 배를 부드럽게 누르라고 시킨다. 어떤 아픈 부위를 주목하고, 친구에게 주위 조직보다 굳고 단단한 어떤 것을 구별하라고 요구한다. (복부 지방이 상당히 많다면, 이것은 훈련 받지 않은 사람에게는 힘들 수도 있다.) 다음, 당신의 친구가 가압을 푸는 동안에, 당신의 복직근을 수축시키기 위해서 당신의 다리를 바닥에서 약 15cm 들어 올리고, 그 다음 친구에게 어떤 민감한 복부 부위를 부드럽게 누르라고 시킨다. 당신의 통증이 이러한 가압에 증가한다면, 이것은 복직근에 통증 유발점들의 존재를 확신시켜 주는 경향이 있다. 가압에 당신의 통증이 감소한다면, 그 통증은 복강 내의 기관들에서 기인할 수 있으므로, 당신은 의사의 진찰을 받아야만 한다.

복부 밑으로-굴리기 (Abdominal Roll-Down)

복부 밑으로 굴리기는 복직근의 힘을 테스트한다. 바닥에 앉은 자세를 취하고 무릎은 굽히며 친구에게 당신의 발을 잡고 있으라고 시킨다. 가능하다면 당김을 최소로 해서, 당신의 몸통을 뒤쪽으로 굴리고 10초에 걸쳐 점차적으로 바닥으로 내려간다, 그림 7.7. 통증 없이 뒤로 굴릴 수 있다면, 당신의 복직근은 아마도 문제가 없을 것이다. 너무 아프거나 당신이 몸통을 낮출 때 당신의 복직근이 떨리기 시작해서 천천히 내려갈 수 없다면, 아마도 당신의 복직근에 통증 유발점들을 갖고 있을 것이다.

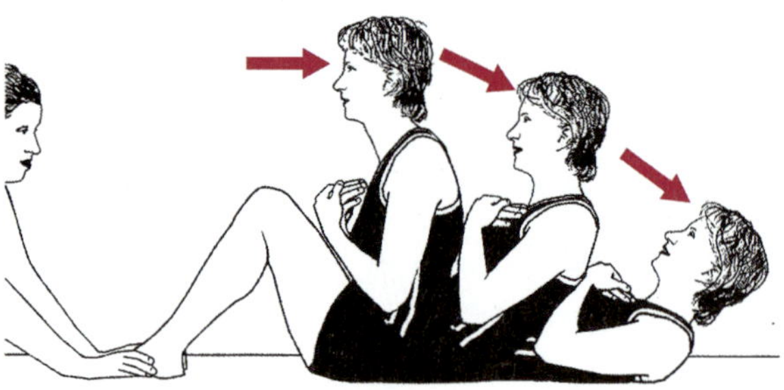

그림 7.7

팔 흔들며 싯업 (Swing Arm Sit-Up)

복직근을 위한 또 다른 좋은 테스트는 운동량을 위해 당신의 팔을 사용하는 복부 싯업을 하는 것이다. 무릎을 구부리고 등을 대고 눕고 친구에게 발을 밑으로 잡고 있으라고 한다. 당신의 팔을 머리 위로 뻗고, 당신이 싯업을 하면서 당신의 팔을 위로 그리고 앞 쪽으로 흔든다, 그림 7.8. 싯업을 할 수 없거나 그것을 하면서 통증을 느낀다면, 아마도 복부 통증 유발점들을 갖고 있다.

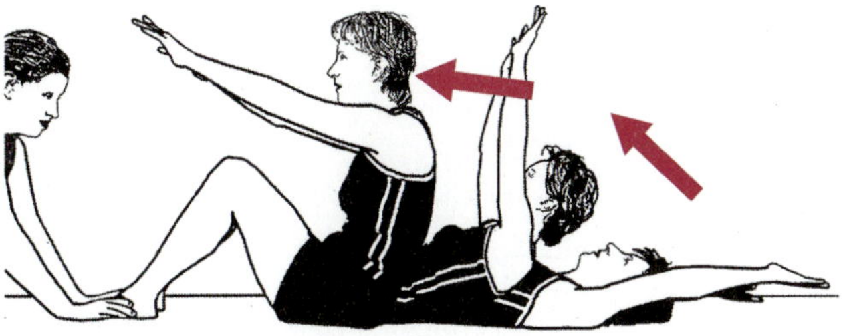

그림 7.8

자세 테스트 (Postural Tests)

통증 유발점들은 만성적으로 짧아지거나 약한 근육들을 만들어서 그것은 당신을 편안하고, 통증 없는, 똑바른 자세로 서는 능력을 방해한다. 당신이 자연스러운 자세로 있는 동안, 당신에게 만성적으로 수축된 복직근 또는 약한 척추주위근 또는 복직근을 나타낼 수 있는 다음 상태들의 어떤 것이 있는지를 확인하도록 친구에게 청해라 :

- 앞으로 기울이거나 머리를 내민 자세
- 팔 또는 손이 안쪽으로 말려있음
- 당신의 하부 등의 정상 커브의 상실 (몇몇 편평한 하부 등 부위)
- 과도한 요추 커브 또는 커다랗게 앞으로 나온 배
- 갈비뼈 앞쪽이 밑으로 당겨지고 둥그런 중간 등
- 숨을 쉴 때 어깨와 가슴이 위 아래로 움직임

다음 당신은 앉은 자세를 검사하고 다음 질문에 답해라. 그것들 중 어떤 것에 예라고 답을 한다는 것은 만성적으로 팽팽한 복직근을 나타낸다 :

- 당신이 똑바로 앉아있을 때 빨리 피곤해 지는가?
- 당신은 앞으로 기울이고 당신의 팔꿈치를 무릎 또는 책상에 대고 있는 경향이 있는가?
- 당신은 머리를 내민 자세로 있는가?
- 당신은 앞으로 구부정하게 있는 것이 더 편안하다고 느끼는가?
- 당신은 뒤로 기대며 당신의 하부 골반보다 상부 엉덩이로 앉는가?

마지막으로, 걷은 동안 당신의 자세를 살펴보거나 당신이 걸을 때 친구에게 당신을 살피라고 요청한다. 다음의 어느 것이 당신에게 적용된다면, 당신은 아마도 만성적으로 팽팽한 복직근, 그리고 또 다른 만성적으로 팽팽한 근육이 있을 가능성이 있다 :

- 앞으로 숙인 자세
- 머리를 내민 자세

- 정상보다 작은 보폭
- 걸을 때 당신의 골반을 한 자세로 유지

복직근의 통증 유발점들을 없애는데 유용한 힌트
(Helpful Hints for Eliminating Trigger Points in the Abs)

자기-관리 치료 이외에도, 당신의 복직근의 통증 유발점들을 경감시키는데 도움이 되기 위하여 당신이 할 수 있는 몇 가지 간단한 일들이 있다 :

- 오랫동안 앉아있다면, 서서, 걷고, 스트레치를 위해서 휴식을 자주 취해라. 스탠딩 책상의 사용을 고려해라.
- 하루 종일 당신의 복근을 의식적으로 이완시켜라. 숨을 쉬는 동안 당신의 목과 가슴을 이완하고 있고, 당신이 숨을 들이 마시는 동안 당신의 복근이 늘어나게 해라. 전반적으로, 보다 천천히 호흡하도록 노력해라.
- 태아 자세로, 등을 편평하게, 또는 배를 대고 자는 것을 피해라. 등을 대고 잔다면, 당신의 무릎 밑에 베개를 두어라. 옆으로 자는 것이 최선인데, 그러나 당신의 무릎을 가슴 쪽으로 올리고 자지 말아라. (수면 자세를 더 보려면 17장 참조)
- 당신의 벨트를 느슨하게 하며, 컨트롤 톱 팬티-호스 또는 꽉 끼는 거들을 입지 말아라.

자기-관리 치료 (Self-Care Treatment)

하부 등으로 통증을 연관하는 주된 부위는 치골 바로 위의, 가장 낮은 부분이다. 그러나 중요한 원칙이 필요하다: 많은 사람들에서, 전체 복부 그룹은 근육 전체에 통증 유발점들로서 만성적으로 수축되어 있는데, 많은 우리들이 깨어있는 시간의 대부분을 앉아있기 때문이다. 당신은 근육의 다른 부분의 수축을 줄이지 않고서는 근육의 가장 낮은 부분의 통증 유발점들을 제거할 수 없는데, 전체 복직근을 위한 가압, 스트레칭, 수축, 및 동작 범위 운동들을 하는 것이 최선이다. 그리고 당신이 복직근을 치료할 때마다, 당신의 등 근육들을 스트레치 하는 것 또한 중요하다. 사실상, 복직근이 치료를 필요로 한다면, 당신은 6장(척추주위근) 역시 읽어야만 하고, 그곳의 권고를 따라야 한다.

우리는 복근을 스트레치 시켜서 치료하는 것을 선호하는데, 이것은 당신이 그들을 치료할 때, 복직근을 늘리기 위해서 베개에 편안하게 대고 등을 대고 눕는 것이다. **주의** : 부풀거나 빠져 나온 요추라는 진단을 받았다면, 이 방식으로 당신의 복직근을 스트레칭 하기 전에 의사에게 확인해야 한다.

스트레치된 자세는 당신의 등 근육들을 짧아지게 하므로, 이 자세로 한 동안 있다면, 그 후 당신의 등 근육을 스트레치 시키는 것이 중요하다. 그렇게 하기 위한 좋은 방법은 옆으로 돌아 누운 다음, 그림 7.9처럼 당신의 무릎을 가슴에 대고 잡는 것이다. 그 다음 사지 자세로 돌아서 일어난다. 동일한 이유로, 당신의

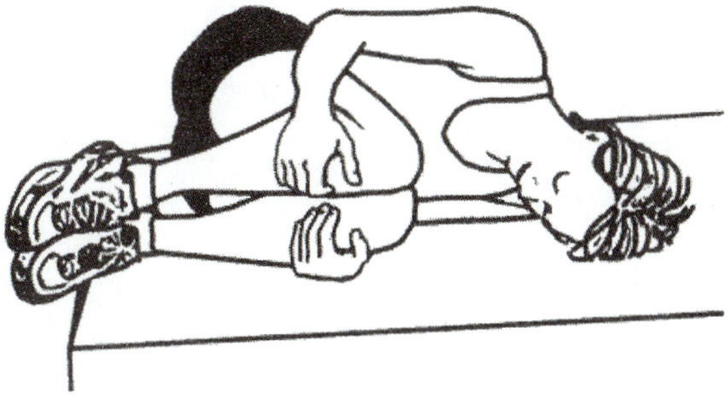

그림 7.9

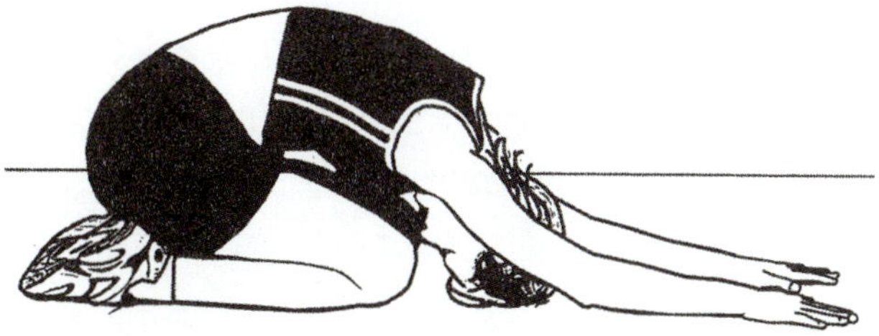

그림 7.10

복직근을 스트레치 시켜서 치료할 때마다, 나중에 고양이 등과 늙은 말 운동을 몇 번 반복한다 (16장의 복직근을 위한 운동 참조). 어린아이 포즈(그림 7.10) 또한 복근을 이완하면서 등 근육을 늘리는 좋은 방법이다.

여기에 이 장에서 기술한 모든 가압 테크닉과 스트레치들을 위해서 염두해야 할 몇 가지 전반적인 지침들이 있다 :

- 치료 전에 부위를 따듯하게 해라 특히, 당신의 증상이 심할 때
- 자기-관리(가압, 스트레칭, 동작 범위 운동들)의 어떤 과정을 위하여 바닥에 눕거나 앉을 때, 카펫이 깔린 바닥이 이상적이다; 대안으로, 당신은 운동 매트를 사용할 수 있다.
- 양쪽을 치료해라, 당신이 오직 한 쪽에만 통증 유발점들을 갖고 있는 것처럼 보일지라도. 양쪽은 공력근이며 자주 동일한 일을 하기 위하여 함께 일을 하므로, 통증 유발점들은 종종 양쪽에 생긴다. 또는 한 쪽에 통증 유발점들이 생긴 후에, 다른 쪽이 보상을 위하여 과로할 수가 있어서, 새로운 통증 유발점들을 만들기 시작한다.
- 근육 도해들을(7.4) 참조하고 모든 X자로 표시된 부위를 눌러라. 큰 원이 쳐진 X자는 통증 유발점들이 더 있음직한 점들을 나타내는데, 그러나 전체 근육이 치료를 요한다.
- 0에서 10 척도에서 절대로 6레벨을 넘지 말아라.
- 가압을 할 때, 30초 이상 가압을 지속하고 적어도 2-3차례 반복하거나, 또는 통증이 눈에 띌 만하게 감소하거나 동작 범위의 증가가 있을 때까지 적용한다.
- 당신이 근육이 부드러워지고 이완됨을 느낌에 따라서 점차적으로 가압량을 늘려라. 조직들이 치료에 어떻게 반응하는지를 주시하라.
- 스트레칭을 할 때, 정상적인 숨을 2-3번 하는 동안 자세를 유지해라.
- 양쪽에 스트레칭을 여러 번 반복할 때, 각 반복마다 하는 쪽을 바꿔라.
- 치료와 스트레칭 후에, 16장에 있는 복직근을 위한 동작 범위 운동들을 해라.

가압 (Compression)

자기-가압을 위한 안내는 그림 7.4를 보라. 작은 x자는 당신이 압력을 가해야만 하는 모든 부위를 나타낸다. 큰 원으로 싼 X자는 통증 유발점들을 찾을 가능성이 가장 많은 곳을 나타낸다. 그러나, 당신은 전체

근육 길이를 정상화시키는 것이 요구되므로, 우리는 위에서 아래까지 전체 근육을 치료하고, 더 단단하거나 더 아픈 어떤 부위들에 지속된 가압을 적용하는 것을 권한다. 특별히 따끔거리거나 팽팽한 복직근을 가졌을 때, 따듯한 포멘텍 백 또는 긴 마더 어스 인체 덮개로 먼저 열을 가해라, 그림 7.11. 따듯한 목욕 또한 좋은 아이디어다. 당신은 또한 표층 기분 전환(distraction) 테크닉을 쓸 수도 있다. 이것은 탕 속 또는 샤워를 하면서 당신의 복직근을 약간 스트레칭 시키고 있는 동안 설탕 통 또는 소금 통 솔(a sugar or salt scrub), 부드러운 부러시, 또는 목욕용 수세미를 사용하는 간단한 것이다. 당신은 그림 7.12처럼 등을 대고 눕거나 서있는 동안, 궤도 마사지 도구를 쓸 수도 있다.

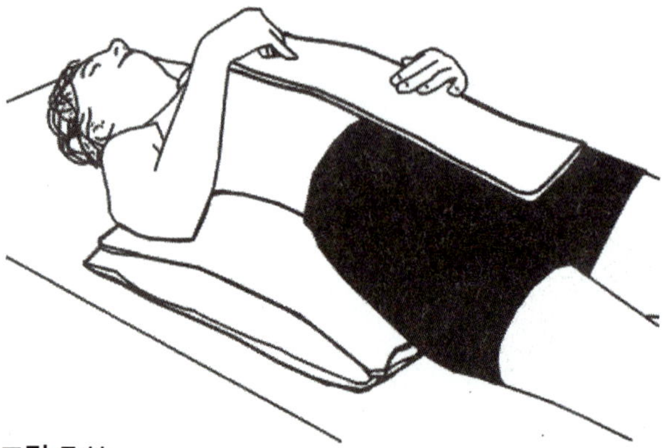

그림 7.11

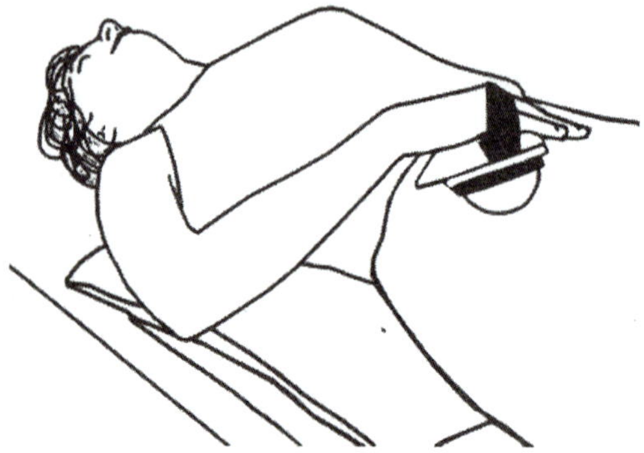

그림 7.12

가압의 효과를 높이기 위한 스트레치된 포지션

(Stretched Positions to Enhance the Effectiveness of Compression)

당신 복직근의 팽팽한 정도에 따라서, 가압을 위한 최상의 포지션일지라도, 처음에는 그들을 매우 많이 스트레치 시키기가 어려울 수가 있다. 그러나, 당신이 중립 포지션으로 등을 대고 누워있으면서 복직근을 간단히 눌러서 당신은 어느 정도 그들을 스트레치 시킬 수 있다.

여기에 스트레치된 치료 포지션을 늘리는 단계가 있다. 당신이 과도한 통증과 불편함이 없이 할 수 있는 레벨에서 시작하며, 그리고 이 포지션들을 너무 빨리 진행해 나가거나 당신이 통증 없이 할 수 있기 전에 다음 포지션으로 가지 말아라. 각 포지션으로 몇 일에서 몇 주가 지나서, 당신은 다음으로 옮겨갈 수 있어야만 한다. 아래에 기술한 다양한 스트레치된 포지션에서부터, 오직 미약한 불편함으로 할 수 있는 제일 큰 스트레치를 선택하고, 당신이 아래 기술한 대로 당신의 복직근을 치료하는 동안 3분을 넘지 않게 이상 그 포지션을 유지해라 :

1. 등을 편편하게 대고 누워 팔을 몸 옆에 두고, 그 다음 양 팔을 머리 위로 들어 올린다. 이것이 어떻게 당신 복부의 스트레치된 느낌을 더하는지를 주시해라. 당신은 한 팔을 머리 위로 두고 다른 팔로 가압을 할 수 있다.
2. 당신의 하부 등 아래에 베개 하나를 두고 등을 대고 눕는다.
3. 당신의 하부 등 아래에 베개 하나를 두고 등을 대고 눕고, 한 팔은 머리 위로 둔다.
4. 당신의 등을 더 휘게 하고 당신의 복직근을 더 스트레치 시키기 위하여 당신의 등 밑에 베개 하나를 더 추가한다.

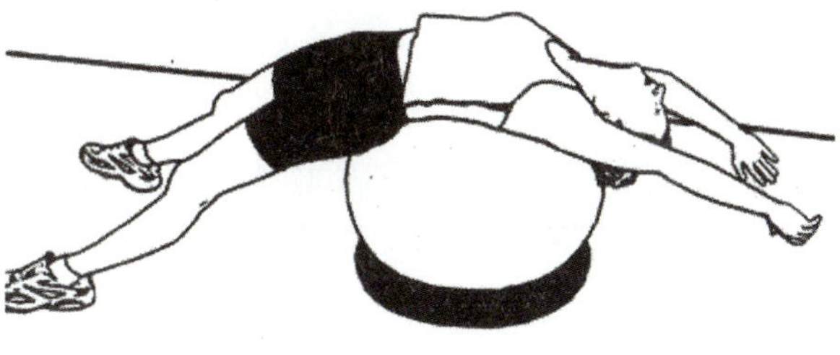

그림 7.13

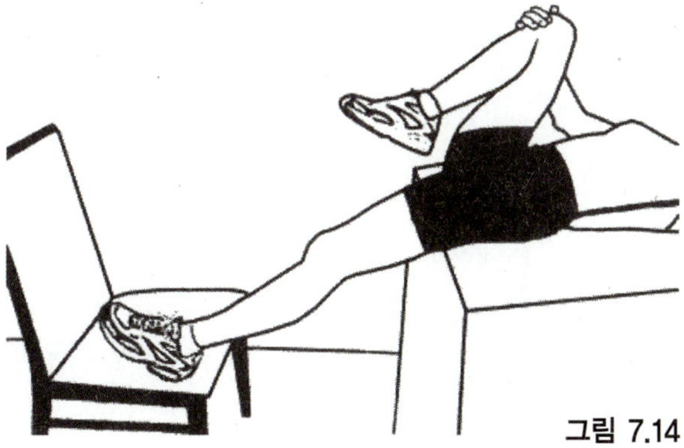

그림 7.14

5. 세 번째 베개를 더추가한다.
6. 그림 7.13처럼 고정대 위에 65cm의 피트니스 볼 위에 등을 대고 눕는다. 당신이 확신을 가질 때까지 친구에게 옆에서 붙들라고 할 수 있다. 당신은 또 이 스트레치를 하는 동안 소파 또는 침대 밑에 발을 걸쳐 안정되게 할 수도 있다.
7. 침대 또는 치료대 위에서 한 다리를 끝 밖으로 매달리게 하고, 그것을 의자로 받힌다, 그림 7.14.
8. 그 다음, 양 다리를 끝 밖으로 매달리게 해서 의자로 받힌다, 그림 7.15.
9. 마지막으로, 같은 포지션을 만드는데, 그러나 당신의 다리를 받히는 의자 또는 스툴을 낮은 것으로 사용한다.

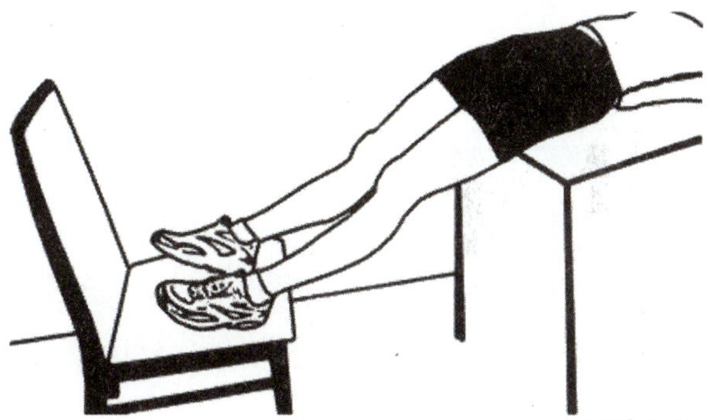

그림 7.15

이들 포지션에서 일어날 때에는 몸을 옆으로 굴리고 나서 무릎을 가슴에 대고 일어나라. 그 다음 당신의 등 근육을 스트레치 시키고 당신의 복직근을 이완하고 줄이기 위해서 약간의 고양이 등과 늙은 말 스트레치를 해라 (16장의 복근을 위한 운동 참조).

등을 대고 누워서 가압 (Compression While Lying Face-Up)

이 책에서 다룬 모든 근육들 중에서, 복직근이 아마도 당신 자신의 손으로 가장 치료하기 쉽다. 당신의 치골 바로 위에서 시작하는데, 당신의 손가락으로, 위의 그림 7.5처럼, 또는 당신의 손가락 관절, 또는 잭 노버, 노블, 또는 궤도 마사지 도구를 사용해서, 당신의 복직근 속으로 누른다. 당신의 손으로 다른 손이 누르는 것을 돕는데 사용해라. 양쪽에 가압을 하고, 점차적으로 근육 위로 움직이면서 아픈 점들이나 근육의 팽팽한 밴드들을 찾는다. 당신이 하나를 찾았을 때, 속으로 누르고 적어도 10초간 유지한다. 다른 방법은 아픈 부위 위의 피부를 집고, 그것을 10초간 꼬집고, 그 다음 당신의 손가락과 엄지 사이로 그 조직을 마는 것이다. 이 방법은 복부 근막의 표층이 건강하고 유연하다는 것을 보장한다. 너무 아파서 당신의 복직근에 가압을 할 수 없다면, 로션 또는 크림을 사용해서 길고 미끄러지는 스트로크로 전체 복부 부위를 마사지해 보아라.

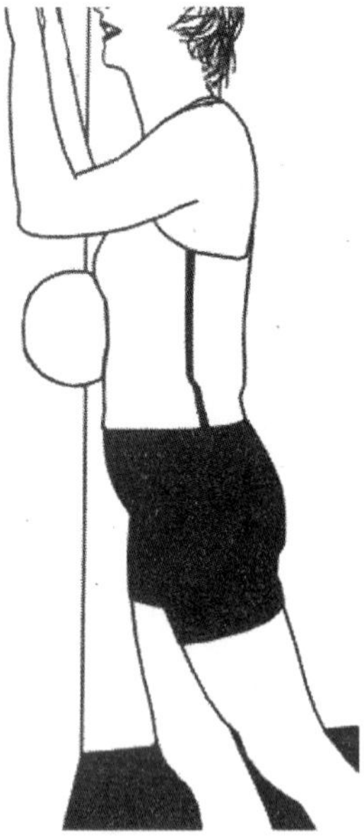

그림 7.16

서서 가압 (Compression While Standing)

위의 포지션들이 처음에 너무 아프다면, 그 대신 이 포지션을 시도해 보아라 : 벽을 보고 서서 당신의 복직근으로 7인치 가압 치료공을 미는데 당신의 복근을 이완시키고 한다, 그림 7.16. 천천히 움직이며 양쪽 복부의 전 부위로 공을 누르는데, 늑강의 밑에서부터 아래로 치골까지다.

옆으로 누워서 가압 (Compression While Lying on Your Side)

복직근을 가압하는 또 다른 좋은 방법은 아래 팔 또는 베개로 머리를 지지하고 옆으로 눕는 것이다. 7인치 가압 치료공을 당신의 배꼽 쪽으로 놓고 그 위로 부분적으로 굴린다, 그림 7.17. 공 위에서 당신이 참을 있을 만큼의 체중을 천천히 더하는데, 동시에 이완시켜서 공 속으로 녹아 들어가게 해라. 아픈, 근육의 팽팽한 밴드들을 찾고, 당신이 그것들을 찾으면, 가압을 적어도 10초간 유지해라. 그 다음 당신이 그 쪽의 모든 근육을 치료할 때까지 공을 계속해서 움직여라. 양쪽을 치료하고, 가압을 반복하는데, 보다 민감하고 아픈 부위에서는 조금 오래(25초까지) 유지해라. 당신이 이 가압을 하면서 당신의 등에 어떤 연관통이 있는지를 주목해라. 걱정하지 말아라, 이것은 단지 당신이 복직근에 통증 유발점들이 갖고 있다는 확인일 뿐이다.

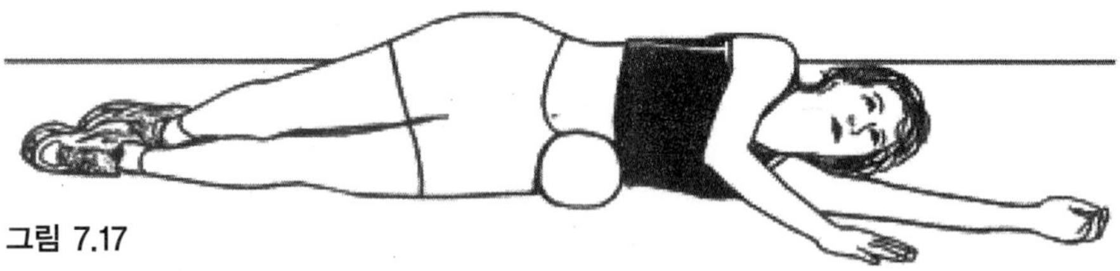

그림 7.17

바닥에서 진전된 가압 (Advanced Compression on the Floor)

전체 자기-관리 프로토콜을 따른다면, 몇 주가 지나지 않아서 당신은 틀림없이 당신의 복직근과 그것을 덮고 있는 근막의 가압에 덜 민감해 질 것이다. 이 때가 다음 레벨로 나갈 시기다.

당신의 한 쪽 복직근의 치골에 놓은 7인치 가압 치료공 위에 얼굴을 아래로 해서 시작하는데, 그 쪽의 팔꿈치로 당신의 체중을 받히고, 반대 다리의 무릎을 구부린다, 그림 7.18. 이것이 공 위에 놓은 체중의 양을 조절하면서 당신의 복근을 스트레치 하게 해 준다. 천천히 당신의 몸을 아래쪽으로 움직여서 공이 당신의 복부를 따라 계속 늑강까지 올라가게 한다. 힘을 빼고 근육과 근막이 늘어남을 느껴라. 이것이 처음에 너무 힘들다면, 당신의 체중의 일부를 받히기 위해서 당신은 그림 7.19처럼 베개 또는 접은 담요를 사용할 수 있으며, 그래서 당신은 처음에 공으로 많은 체중을 두지 않아도 된다.

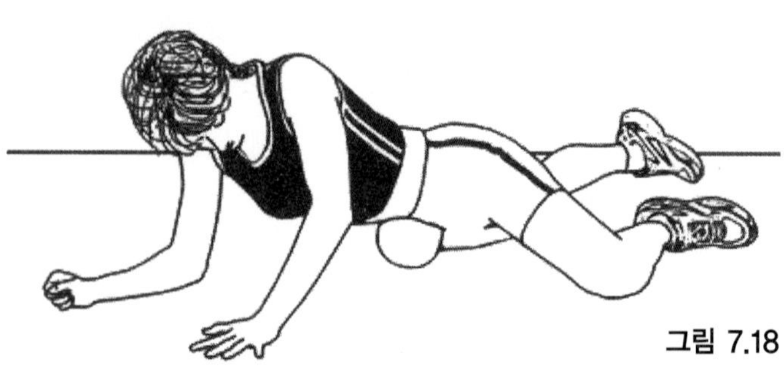

그림 7.18

보다 진전된 테크닉으로, 공을 당신의 치골에 놓고 양 다리를 펴고 당신의 팔로 몸통을 위로 유지한다, 그림 7.20. 팔을 뻗어서 당신의 몸을 천천히 아래쪽으로 미끄러뜨린다, 그림 7.21, 그래서 공은 당신의 복부를 따라 당신의 늑골까지 계속 움직인다. 힘을 빼고 있으면서 당신이 가압을 하는 동안에 당신의 복직근을 수축시키려 하지 말아라.

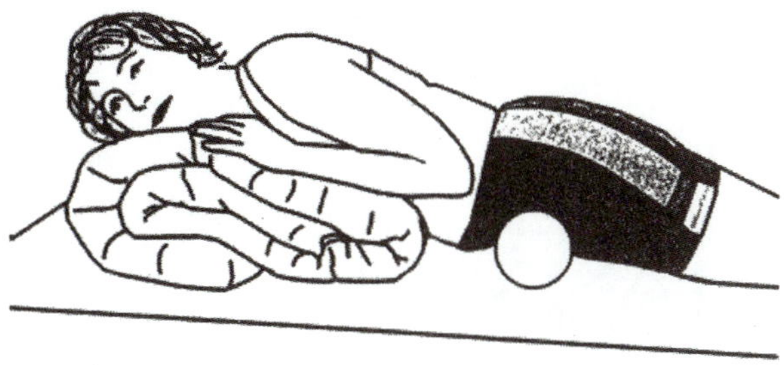

그림 7.19

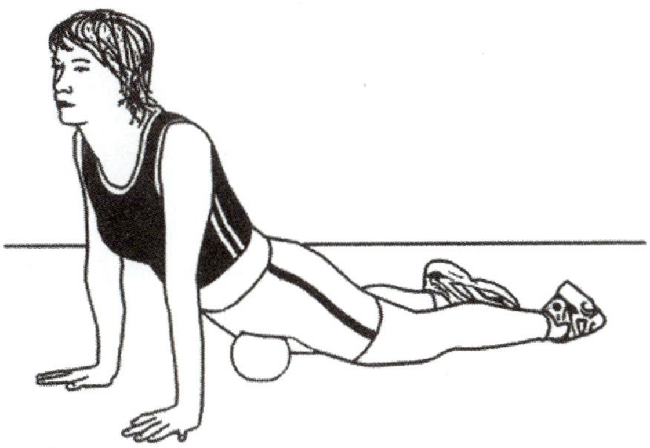

그림 7.20

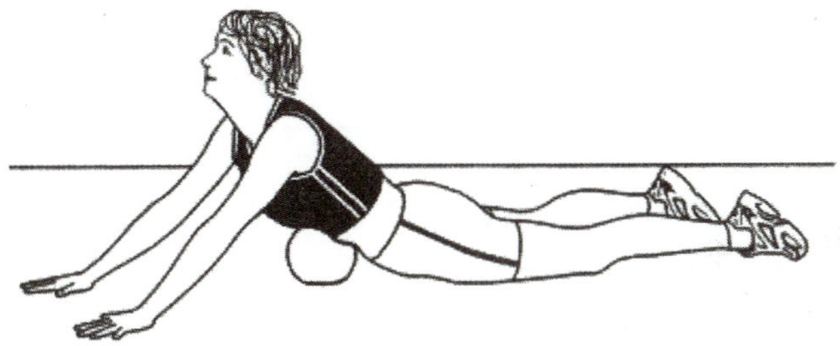

그림 7.21

스트레칭 (Stretching)

위에서 기술한 거의 모든 치료들이 약간의 스트레칭 요소들을 포함한다. 여기에 하나의 변형 또는 위에서 기술한 것들에 추가하여 실행될 수 있는 약간 다른 복부 스트레치들이 있다.

뒤쪽으로 구부려서 런지 (Lunge with Backward Bend)

서있으면서, 한 다리를 앞으로 내딛고 다른 다리 위로 뒤로 기울인다, 그림 7.22. (당신은 안정을 위해서 주방용 조리대 또는 튼튼한 의자를 붙잡을 수 있다.) 스트레치를 10초간 유지하고, 그것을 각 쪽에 적어도 두 번 한다. 이것 역시 장요근을 스트레치 시킨다. 처음에는 뒤로 똑바로 기대고, 한 옆으로 그리고 나서 다른 쪽으로 기대는 것으로 이 테크닉을 변화시켜라.

당신이 이 포지션으로 있으면서 수축과 이완을 더하기 위하여, 당신이 늑강을 아래쪽으로 숙여서 당신의 복직근을 수축하는 동안 친구에게 당신 어깨 앞을 밀라고 시킨다. 이 저항을 10초간 유지하고 나서, 숨을 내쉬면서 이완시키고 계속 런지를 하면서 더 뒤로 기대라. 다른 쪽을 반복한다.

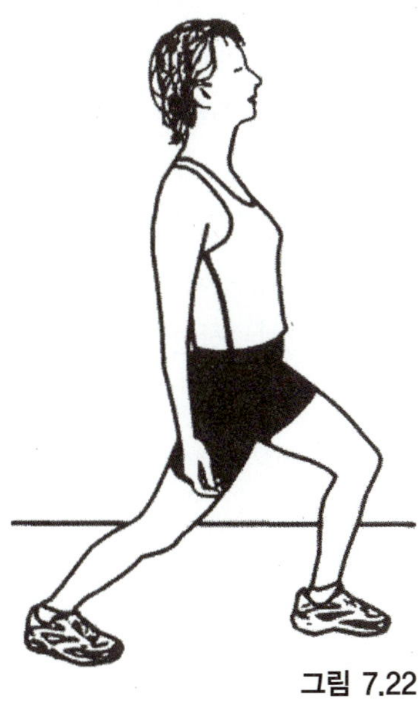

그림 7.22

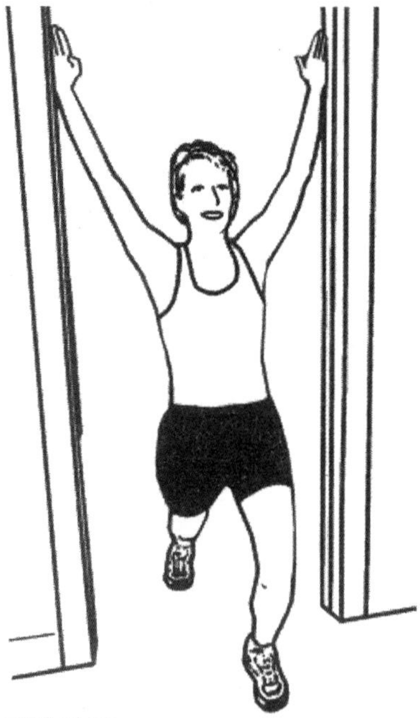

그림 7.23

서서 몸 스트레치 (Standing Body Stretch)

출입구에 서서 당신의 앞팔을 할 수 있는 만큼 높게 문설주의 양옆에 놓는다. 이것이 당신의 늑강을 올리고 당신 몸통의 앞을 늘린다. 한 다리를 앞으로 내딛고, 당신의 체중을 앞발에 두면서, 할 수 있는 만큼 편안하게 몸통을 뒤로 구부린다, 그림 7.23, 그리고 10초간 유지한다. 이것을 최소한 두 번 반복하며, 그리고 나서 다른 다리를 앞으로 두고 스트레치를 반복한다. 당신의 가슴 근육들이 팽팽하다면, 당신은 이 포지션으로 당신의 복직근을 완전히 스트레치 시킬 수 없을 수도 있다. 이런 경우에서는, 단지 불편함이 없이 할 수 있는 만큼의 스트레치를 해라. 당신이 스트레치를 하면서, 어떤 부위가 가장 민감하거나 아픈 지를 주목해라. 이 부위들은 치료를 더 요구한다. 이 스트레치는 당신의 몸통 앞의 모든 근육들에게 이득이 되는데, 당신의 가슴에서부터 아래로 치골까지 그리고 심지어 당신의 허벅지 까지이다. 당신의 상부 가슴 근육들이(당신의 흉근들) 너무 팽팽하다면, 한 번 할 때 한 팔만 문설주에 대고 이 스트레치를 해라. 시간을 두고 이 스트레치를 증진시키려면, 당신의 앞 무릎을 약간 더 굽히고 더 뒤로 기울여라.

코브라 스트레치 (Cobra Stretch)

당신의 등 통증이 거의 없어지고 당신이 거의 통증 없이 이 장에 있는 다른 스트레치들을 할 수 있을 때까지 그림 7.24의 진전된 스트레치를 하지 말아라. 수동적인 형태의 스트레치로 시작을 하는데, 단지 당신의 가슴 아래에 한 개, 그리고 두 개, 그리고 세 개의 베개를 놓고 얼굴을 밑으로 해서 눕는다. 당신의 체중이 스트레치를 더 깊게 만들도록 하며, 당신의 복직근과 하부 등 근육들을 가능한 한 힘을 빼서 유지한다. 우리는 이 스트레치를 계속 실행할 수 있는 심한 등 통증을 가진 고급반 요가 학생들을 보아왔다. 자세히 관찰해보니, 우리는 그들이 등 근육들을 무의식적으로 수축시키고 있는 것을 발견했다. 이것이 그들에게 짧아진 포지션에서 그 근육들이 이완하는 것을 방해하며, 그리고 통증 유발점들과 하부 등에 깊게 위치한 근육들의 만성적인 팽팽함을 실제적으로 만든다.

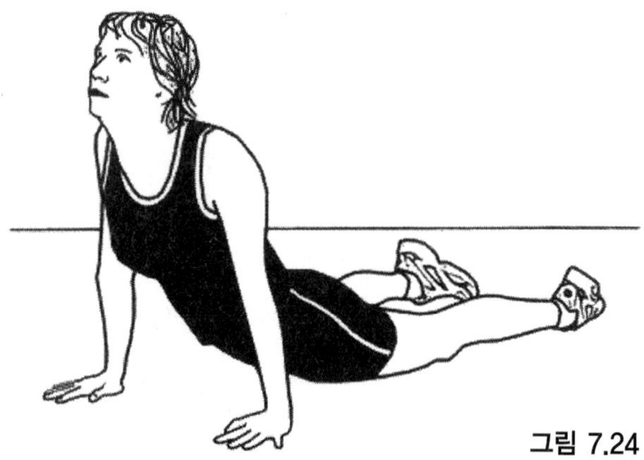

그림 7.24

당신이 코브라 포지션에서 베개로 당신의 복직근을 수동적으로 스트레치 한 후에, 운동을 능동적으로 해라. 얼굴을 밑으로 하고 누워서 당신의 손을 어깨 밑에 두고 시작한다. 점차적으로 팔이 펴질 때까지 팔로 당신의 몸통을 올려라, 그림 7.24. 적어도 10초간 유지하고 나서 점차적으로 당신의 몸통을 내리는데, 당신의 등과 복부 근육들이 완전히 이완되게 유지한다.

수축과 이완 (Contracting and Relaxing)

이 운동들은 당신이 더 큰 가동성을 얻는데 도움이 되기 위하여 이완을 교대로 하면서 저항을 만든 움직임을 사용한다. 이 운동들을 위에서 기술한 스트레치들과 번갈아 하는 것이 스트레치 하나만 하는 것보다 가동성에 있어서 커다란 증진을 만들어 준다. 파트너와 함께 이 운동들을 하는 것이 가장 효과적이다. 일단 당신이 당신의 복직근의 통증 유발점들을 제거했다면, 당신은 통상적인 피트니스 절차를 재개할 수 있는데, 이들은 팔을 흔들면서 하는 싯업 (위의 그림 7.8을 보라), 전통적인 싯업, 또는 65cm 피트니스 볼 위에서 하는 크런치 조차 포함한다.

앉아서 복직근 수축 (Seated Contraction of the Abs)

당신은 의자에 앉고, 당신의 뒤에 선 파트너에게 당신의 어깨 앞을 잡으라고 시킨다. 파트너는 계속 잡고 있으면서 당신의 복직근을 수축시켜서 당신의 늑강을 밑으로 가게 한다, 그림 7.25. 이 수축을 적어도 10초간 유지하고 나서, 숨을 내 쉬며 이완한다. 그 다음, 척추주위근(복직근의 맞선 근육)을 수축시키기 위해서, 당신이 전체 상체를 뒤쪽으로 밀고, 파트너는 그들의 손으로 당신의 상부 등을 제지하라고 시킨다. 이것을 적어도 10초간 유지하고 나서, 숨을 내 쉬고 이완한다. 전체 절차를 3번 실행한다.

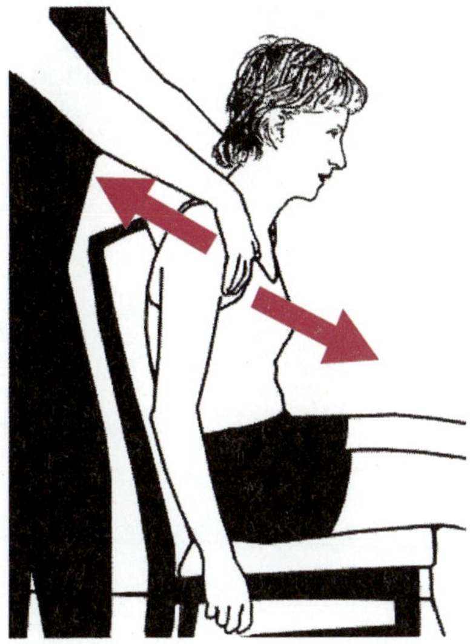

그림 7.25

복부 밑으로-굴리기 수축 (Abdominal Roll-Down Contraction)

이 운동은 바닥에서 전통적인 싯업 자세로 시작한다. 당신의 무릎을 구부리고 파트너는 당신의 발을 잡고, 당신의 몸통이 바닥에 닿을 때까지 천천히 뒤쪽으로 굴린다 (위의 그림 7.7 참조). 이것이 복직근을 강화시키며 그리고 늘려 준다. 당신이 끝냈을 때, 등을 대고 누워서, 이완하며, 당신의 팔을 머리 위로 올려 10초간 스트레치 한다. 출발점으로 돌아가기 위해서, 한 쪽으로 몸을 굴리고 당신의 손으로 몸을 위로 민다. 이 운동을 다섯 번 실행하고, 시간이 가면서 반복 회수를 늘린다.

반대 근육들 수축 (Contracting the Opposer Muscles)

당신이 반대 근육들을 치료하는 것이 필수적인데, 복직근을 치료하는 이 경우에서 척추 기립근 (6장의 척추주위근 참조)이다. 몸통에 지속적으로 통증 없는 상태를 유지하는 단 하나의 방법은 몸통 앞 뒤 모두의 근육들의 힘과 유연성을 유지하는 것이다. 이것을 위하여, 당신은 슈퍼맨 운동(16장의 척추주위근을 위한 운동 참조)과 함께 복부 밑으로 굴리기 운동을 번갈아 해야 할 것이다.

시술자를 위하여 (For Practitioners)

복직근의 문제들을 논의하려면 사려 깊은 판별을 해야만 한다 : 이 근육의 통증 유발점들은 하부 등 통증과는 관계가 없는 많은 문제들을 일으킨다. 우리는 당신에게 이러한 문제들을 충분히 이해시키기를 원하는데, 환자들이 그들을 갖고 있을 수 있고 실수로 거기에 어떤 다른, 근육이 아닌 원인이 있다고 가정하기 때문이다.

감별 진단 (Differential Diagnoses)

놀랍게도 많은 증상들이 복직근의 통증 유발점들에 의하여 일어날 수 있고, 이것은 당신을 잘못된 길로 따르게 만들 수 있다. 복직근의 통증 유발점들은 다른 근육들에게 연관통뿐만 아니라, 다른 장애들을 만들 수 있어서, 다음과 같은 상태를 차지한다; 역행성 호흡, 얕고 빠른 호흡, 불안, 속쓰림, 설사, 심한 생리통, 변비, 식욕감퇴, 메스꺼움, 폐뇨(retention of urine), 사타구니 통증, 및 아기의 배앓이 들이다. 이 통증 유발점들은 협심증, 충수돌기염, 부인과 질병, 소화성 궤양, 및 과민성 대장 증후군과 유사한 통증도 일으킬 수 있다. 우리는 복직근의 통증 유발점들이 항상 이러한 상태들을 만든다는 것을 뜻하지 않으나, 그러나 그것들이 그럴 때, 그것들은 항상 간과된다. 치료사들과 의사들은 근육 통증 유발점들이 많은 걱정거리 증상들의 원인일 수 있는 가능성을 고려할 필요가 있다. 그렇게 하지 못했을 때 이것은 비싸고, 위험하며, 또 불필요한 의학적 검사나 치료 들을 받게 만들 수 있다. 그러므로 고객들 또는 그들의 치료사들이 이런 다양한 복부 증상들에 제산제, 이뇨제, 또는 강력한 처방약을 생각할 때, 왜 우선적으로 그 상태의 어떤 근막 요소를 테스트하거나 치료를 하지 않는가? 그 증상들이 없어진다면, 그 고객은 약 또는 다른 의학적 절차를 피할 수 있을 것이다.

복직근의 통증 유발점들은 제왕절개 수술과 흉터 같은, 수술 후 외상의 결과로 생길 수 있다. 오래 끄는 정서적인 스트레스 또한 만성적으로 팽팽한 복근들에 기여할 수 있다. 치료사들은 질병 또는 정서적 또는 신체적 외상이 어떻게 복직근의 팽팽함을 만들고, 그것이 오랜 기간에 걸쳐 통증 유발점들의 생성, 근막 기능장애, 및 위에서 언급한 심각한 신체적 증상들로 가게 되는 것을 고려할 필요가 있다. 이러한 간단한 관계들이 현대 테스트와 진단의 미궁에서 매우 자주 잊혀진다.

복직근이 통증 유발점들과 팽팽한 밴드들을 갖고 있다면, 그것은 그 사람이 그들의 늑강을 들어 올리는 것을 힘들게 할 수 있다. 만성적으로 짧아진 복직근은 구부정한 자세, 굽은 등, 및 나쁜 호흡 습관들로 이끈다. 이러한 자세에서, 사람들은 얕게 숨을 쉬는 경향이 있는데, 늑막을 확장시키고 배로 호흡하는 대신 상부 가슴과 목으로 숨을 쉰다. 얕고, 빠른 호흡은 종종 만성 과호흡 증후군, 과호흡 및 호흡에 관여된 다른 근육들의 통증 유발점들을 만든다.

치료 테크닉 (Treatment Techniques)

몸을 받치고 옆으로 눕기 (Side-Lying with Body Support)

등을 대고 반듯이 누운 치료는 시작할 때 너무 환자에게 힘들기 때문에, 환자를 인체 지지 시스템 위에 옆으로 눕게 해서 치료를 하는 것이 최상이다. (따듯한 포멘텍 백과 함께 이것을 위한 준비를 보려면 그림 2.1을 참조) 이 포지션은 환자의 머리, 목, 및 가슴을 받혀서 어깨를 위한 공간을 만들어 주며, 허리 아래를 받혀 주어서 복직근, 복사근, 및 요방형근을 스트레치 하게 만들어 준다.

복직근과 척추주위근을 함께 치료하기 (Treating the Rectus Abdominis and Paraspinals Together)

환자가 편안하게 참을 수 있을 만큼 스트레치를 시켜 근육들을 치료하는 것을 일반적으로 추천하지만,

스트레치된 복직근을 치료하는 것이 척추 기립근을 짧아진 포지션으로 둔다. 그들을 이러한 포지션으로 준비하기 위해서, 우리는 종종 스트레치된 척추주위근을 먼저 치료하고, 그 다음 스트레치된 복직근을 치료하며, 그 다음 스트레치된 척추주위근을 다시 치료한다. 환자에게 선 다음 치료대 위로 엎드리게 하는 것이 등 근육들을 재빨리 치료하는 훌륭한 포지션이다.

치료대에 누워서 의자에 다리 올리기 (Lying on the Table with Legs on a Chair)

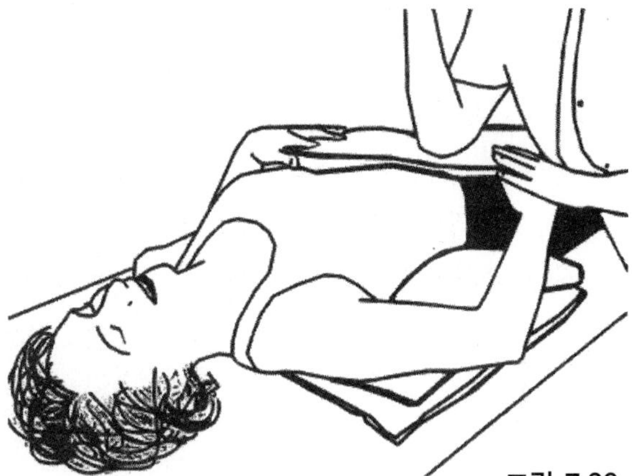

그림 7.26

척추주위근을 치료한 후, 복직근을 스트레치 시켜서 치료한다. 가압을 하는 동안 복직근을 스트레치 시키지 못한다면, 치료를 위해 복직근 밑의 근육들과 내장 쪽으로 향한다. 이에 더해서, 스트레치된 포지션에서 팽팽한 밴드들과 통증 유발점들은 눈에 띌 것인데 왜냐하면 그들은 스트레치 되지 않으려고 하기 때문이어서, 문제 부위들을 찾는 것을 더 쉽게 해 준다.

환자를 치료대 발치에 앉게 한다. 인체 지지 쿠션들과 베개들을 환자의 허리와 머리가 있을 곳에 배치한다. 하부 등이 놓일 자리인 베개 위에 따듯한 포멘텍 백을 놓는다. 이제 환자의 몸통을 따듯한 포멘텍 백의 위로 눕게 한다. 그들의 발을 의자에 올린다. 스트레치를 더 크게 하기 위해서, 다리가 펴질 때까지 의자를 멀리 둔다 (앞의 그림 7.15 참조). 이 스트레치가 너무 아프다면, 따듯한 포멘텍 백을 복직근의 위에 덮어서, 환자를 따듯한 물 가운데 끼게 만든다. 따듯한 포멘텍 백을 통해서 팔꿈치로 복직근을 치료하는데, 그림 7.26, 골반의 일 인치 위에서 시작해서 천천히 누르면서 위로 늑골까지 간다. 우리는 통증 유발점들을 누르기 위해서 종종 팔꿈치 끝을 사용해서 치골과 치골 결합부를 누른다. 우리는 보통 치료 동안에 스트레치를 더하기 위해서 환자의 팔을 머리 위로 올리게 만든다. 비록 통증과 팽팽함이 주로 한 쪽에만 있더라도 항상 양쪽을 치료해라. 더 스트레치 시키기 위해서, 당신이 치료하고 있는 쪽의 발을 의자에서 떨어뜨려서 그것이 더 스트레치가 되게 만들어라.

다음, 오일 또는 크림을 사용해서 전체 복부 위를 미끄러뜨리는 스트로크를 적용한다. 환자가 가벼운 압력에도 움찔한다면, 아래에 기술한 냉각제를 사용해 보도록 해라.

이 스트레치를 올바르게 끝내는 것이 중요하다. 첫째로, 환자의 팔을 몸 옆으로 두게 하고 그들에게 긴장을 풀라고 말한다. 당신이 스트레치 정도를 줄이면서 복직근을 가볍게 마사지 해라. 이제 의자 위에 그들의 발을 두고 무릎을 굽히게 한다. 환자에게 숨을 쉬며 이완하라고 요청하면서 복직근의 마사지를 계속한다. 그 다음 한 손은 복직근 위로 그리고 또 한 손은 상부 등 뒤에 놓고 환자가 앉은 자세로 일어나는 것을 돕는다. 그들에게 복직근을 수축하기 위해서 앞으로 숙이라고 한다. 그들이 할 수 있다면, 그들의 가슴을 그들의 허벅지로 가게하고, 거기서 잠시 동안 쉬게 하는데 당신은 치료 동안에 줄어든 흉쇄장근과 요장륵근을 늘리기 위해서 가볍게 미끄러지는 스트로크를 해 준다.

다음, 환자가 서도록 돕고, 그 다음 환자에게 테이블 위로 상체를 엎드리게 하는데, 베개들을 복직근과 가슴 아래에 둔다. 이렇게 하는 것이 당신이 등을 다시 치료하게 해 줄 것이다.

진전된 치료 포지션 : 배를 대고 눕기 (Lying Face

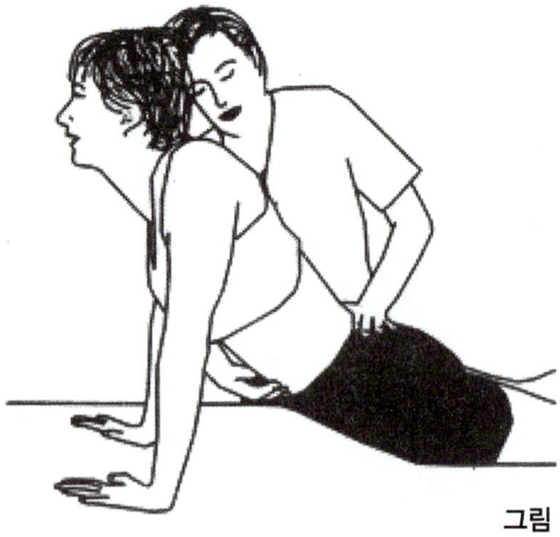

그림 7.27

척추주위근을 약간 스트레치 시키기 위해서 인체 지지 시스템 위에 환자를 엎드려 눕게 하는데, 치료 전에 그것들을 따듯하게 하기 위하여 복직근 밑에 따듯한 포멘텍 백을 놓는다. 첫째로 몇 분간 척추주위근을 치료하고 나서, 인체 지지 시스템을 빼기 위해서 잠시 동안 손과 무릎으로 몸을 약간 들라고 시킨다. 환자를 다시 엎드리게 하고 나서, 팔꿈치로 몸통을 천천히 들어 올리게 시키는데 그들의 힙은 테이블에 붙이고 있게 한다. 몸통 밑으로 손을 뻗어서 복직근에 팽팽한 밴드들을 찾는다. 복직근이 이완되고 늘어남에 따라, 환자가 그들의 손으로 몸통을 밀어 올리게 해서 스트레치를 증가 시킨다, 그림 7.27. 이것이 실제로 팽팽한 밴드들을 끌어내게 하는데 그 스트레치가 너무 심하기 때문이다. 당신의 손가락으로 아픈 팽팽한 밴드들을 복직근의 처음부터 끝까지 찾고, 아픈 팽팽한 밴드 속으로 위로 밀어 치료해라. 환자가 이 포지션을 힘들어 한다면, 잠깐 쉬는 시간을 주어라. 양쪽을 확실히 치료해라, 그리고 당신이 끝냈을 때, 환자에게 고양이 등과 늙은 말 운동을 여러 번 반복하게 하거나 (16장의 복근을 위한 운동 참조), 그들을 옆으로 돌아 눕게 한 후, 그들의 무릎을 가슴에 대도록 해서 등 근육을 스트레치 시키고 복직근을 수축시키게 해라.

스프레이와 스트레치 (Spray and Stretch)

스프레이와 스트레치는 만성적으로 팽팽한 복근들의 전체 동작 범위를 회복시키는데 매우 도움이 될 수 있다. 환자를 스트레치된 포지션으로 등을 대고 눕게 하는데, 한 다리는 허공에 뜨게 하고 다른 다리는 물체에 올리고 있게 한 후, 그림 7.28, 흉골에서 스프레이를 시작 한다. 아래 쪽으로 치골을 향해서 그림 7.28에 그려진 화살표 방향으로 천천히 평행하게 쓸면서 스프레이 한다. 당신이 한 줄의 스프레이를 마치면, 환자에게 이완을 시키고 숨을 내 쉬라고 주지시킨 후, 다시 스프레이를 시작한다. 냉각제가 추위를 느끼게 할 수 있으므로, 무의식적인 긴장을 막기 위해서 방안의 온도를 따듯하게 확실히 한다. 당신이 스프레이와 스트레치를 완료한 후에, 스트레치된 포지션에서 복직근을 더 이완시키는데 도움이 되기 위해서 그 부위에 열을 가한다. 그런 다음, 항상 환자의 무릎을 가슴에 옮겨서 잠시 있게 한다. 다른 다리를 스트레치 시키게 테이블 밖으로 내리게 하고, 이전에 스트레치된 다리는 이제는 굽혀서 받히고 있게 해서 전체 절차를 반복한다. 그런 다음, 환자에게 16장의 복근 프로토콜에 있는 약간의 운동으로 적어도 3번 그들의 전체 동작 범위로 움직이게 해라.

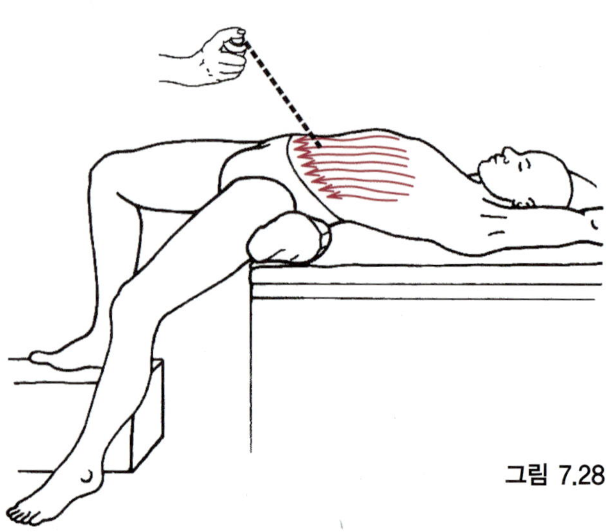

그림 7.28

www.LearnSprayAndStretch.org ©2009 Gebauer Company

제 8 장

요방형근 (허리네갈래근)
Quadratus Lumborum

트라벨과 사이몬스는 요방형근을 요통의 예측 불허한 골치 아픈 것(joker)라고 불렀다. 그들이 뜻했던 것은 그것이 다른 근육들로 덮여 있어서 찾는 것과 치료하기가 쉽지 않아서, 자주 간과됐기 때문일 것이다. 또한 그들은 이 근육의 만성 수축에 의해 기인된 통증의 심각함이 때때로 의사들이 가능한 원인으로 신경뿌리 압박이라고 진단을 하게하고 가장 절절한 치료법으로 수술을 권하게 만든 것과 관련이 있다. 사실상, 요방형근 혼자만으로도 종종 하부 등과 엉덩이 통증의 하나의 원인이다. 우리의 임상 경험에서 볼 때, 우리는 이들 부위로 통증을 연관하는 모든 근육들의 목록의 선두에 그것을 둔다.

이 근육의 중요한 모습은, 일반적인 시술과는 반대로, 그것은 당신이 옆으로 누워서 스트레치된 자세일 때 가장 효과적으로 치료된다. 앞 또는 뒤에서부터 치료하는 것은 더 힘 드는데 그것이 다른 근육들 밑에 묻혀 있기 때문이다. 요방형근에 기인한 만성 통증은 너무 몸을 쓰지 못하게 하므로, 당신은 처음에는 치료사에게 치료를 받을 필요가 있을 수 있다. 불행스럽게도, 옆으로 누은 자세로 그것을 치료하는 치료사는 거의 없어서, 당신의 시술자가 이 근육을 가장 효과적으로 치료하는 방법을 이해하는 것을 돕기 위하여 이 책을 보여 주시오.

요방형근은 어디에 있으며 그것이 하는 일은? (Where Is the Quadratus Lumborum and What Does It Do?)

요방형근은 복부 뒤 벽의 일부를 형성한다. 그것은 가장 낮은(12번째) 갈비뼈, 상부 요추의 횡돌기, 및 장골릉의 부분에 붙는다, 그림 8.1.

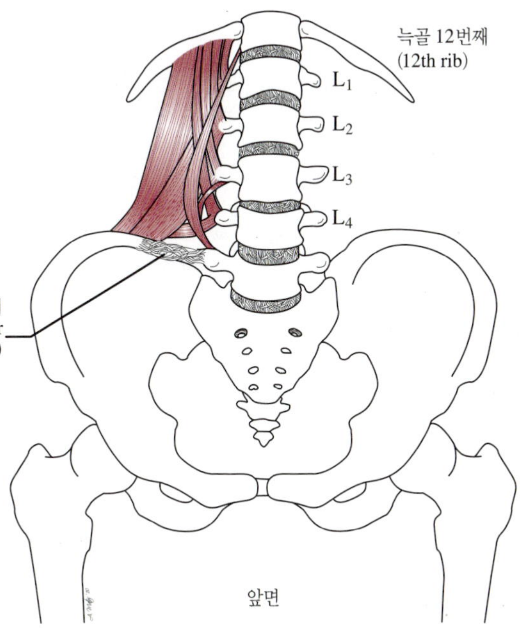

그림 8.1

이 근육은 호흡에서 한 역할을 하는데, 기침과 강하게 숨을 내 쉬는 것을 보조한다. 한 쪽만 혼자서 일을 할 때, 그것은 같은 쪽으로 몸을 기울이게 하거나 그 쪽의 힙을 들어 올린다. 당신이 앉거나 서서 양쪽의 요방형근을 함께 수축시킬 때, 그것들은 당신의 등을 휘게 해 준다. 이 근육은 또한 당신이 서있거나 앉아있을 때 요추를 안정시키는 것을 돕는다.

요방형근 통증 연관 패턴 (Quadratus Lumborum Pain Referral Patterns)

요방형근은 두 개의 통증 유발점 지역이 있다 (그림 8.2와 8.3). 흰 X자는 통증 유발점들이 가장 많이 있음 직한 곳들을 보여준다; 점들은 통증 연관 패턴들을 보여 준다. 표층(바깥)의 통증 유발점들은 상 · 하부 힙, 엉덩이, 및 충수돌기 가까이에 있는 복부의 통증을 만든다. 두 번째 지역의 통증 유발점들은 몸통의 보다 깊이 그리고 척추에 가까이 있는데, 하부 엉덩이와 천골이 골반과 결합하는 천장관절 위의 중간 엉덩이 위로 통증을 만든다.

이 근육이 심하게 수축되면, 그것은 몹시 고통스러운 통증을 일으킬 뿐만 아니라, 또한 당신이 옆으로 누워 있을 때 마치 칼날에 찔린 듯한 통증을 느낄 수 있다. 그 경우에서는 옆으로 눕는 것이 불가능하다. 요방형근에서 연관된 통증은 또한 척추주위근, 장요근, 복사근, 및 광배근의 활성화를 만들 수 있다 (마지막 두 개는 이 책에서 다루지 않는다). 요방형근에서 연관된 통증은 또한 중둔근과 소둔근의 활성화를 만들어서, 좌골신경통 또는 디스크 증후군과 닮거나 오인할 수 있는 다양한 이차 증상들로 이끈다(트라벨과 사이몬스 1992).

요방형근 압통 유발점들과 연관통 패턴들

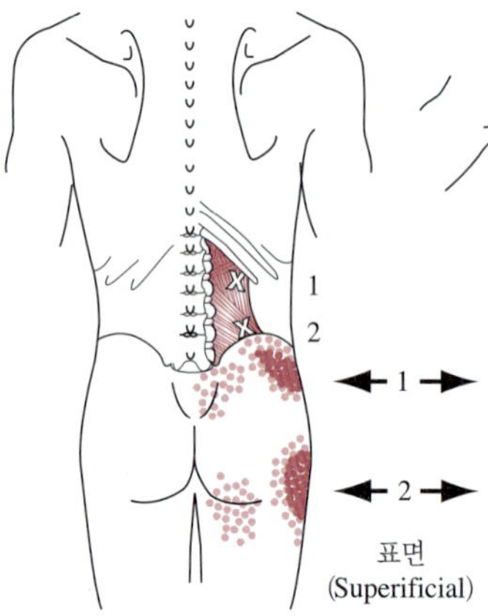

그림 8.2

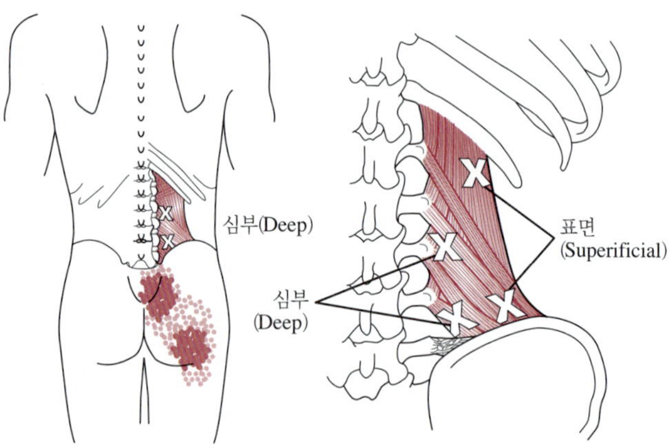

그림 8.3

무엇이 요방형근을 악화시키는가? (What Aggravates the Quadratus Lumborum?)

만성적으로 짧아진 근육들이 골반을 뒤 또는 앞으로 고정된 기울어진 상태로 있게 해서, 요방형근에 통증 유발점들을 활성화 시킨다. 이에 더해서, 인체의 구조적 불균형과 나쁜 인체 역학(직장 또는 집에서) 또한 이 근육을 악화시킨다.

구조적 불균형 (Structural Imbalances)

보통 잘 모르고 지나가는, 3개의 흔한 구조적 불균형은 요방형근의 통증 유발점들을 만들 수 있다 : 작은 반골반(Hemipelvis; 골반 한 쪽이 다른 쪽에 비해서 작은 것); 다리 길이 불일치(한 쪽 다리가 다른 쪽 보다 짧음); 몸통 길이에 비해서 짧은 위팔, 이것은 당신의 앞팔이 팔걸이에 대기 위해서 한 쪽으로 몸을 기울게 만들 수 있다. 다행스럽게도, 이 모든 구조적 불균형은 쉽게 교정된다. (자세한 것은 17장의 기계적 인자들 참조)

나쁜 인체역학 (Bad Ergonomics)

습관적으로 당신에게 한쪽 또는 다른 쪽으로 기울이게 만드는 것은 요방형근의 통증 유발점들을 악화시킬 수 있다; 예를 들어, 맞지 않은 의자, 팔걸이 없는 것, 또는 틀린 높이의 팔걸이. 이것은 의자뿐만 아니라, 자동차 시트도 해당된다. 또한 맞지 않는 의자는 당신을 앞으로 웅크리게 만들 수 있다. 옆에 있는 원고를 보고서 타이핑하는 것은 또 다른 주범이다. 수면 자세 또한 문제를 일으킬 수 있다. 예를 들어, 당신이 항상 오른쪽으로 누워서 잔다면, 오른 요방형근은 늘어나고 왼 요방형근은 줄어든다. (수면 자세에 관한 자세한 것은 17장 참조)

요방형근에 통증 유발점이 있나?
(Do I Have Trigger Points in My Quadratus Lumborum?)

여러 흔한 문제들이 요방형근의 통증 유발점들을 표시한다 :

- 통증 때문에 침대에서 돌아 누울 수 없다.
- 통증 때문에 똑바로 서있거나 걸을 수 없다.
- 앞으로 구부리거나 어느 한 쪽으로 기울이기가 힘들다.
- 기침 또는 재채기가 극도로 통증을 일으킨다.
- 만성적으로 수축된 요방형근에 의하여 척추가 옆으로 당겨진 것 때문에 신경 가압의 증거가 있다.
- 만성적으로 수축된 요방형근은 자세 불균형을 만들어서 궁극적으로 편두통, 측두하악관절 장애, 또는 다른 국소적인 근막 통증 증상들을 만든다.
- 자세의 비대칭은 요방형근의 통증 유발점들에 기인할 수도 있다.
- 심지어 움직이지 않더라도 깊숙이 쑤시는 통증을 느낄 수도 있다. 이것은 몹시 고통스러워서 서있는 동안에 지지를 위해서 어떤 것을 잡아야만 한다.
- 하부 등의 약간의 움직임이 날카롭고, 찌르는 듯한 통증을 일으킬 수 있다.
- 심한 통증 유발점 활성화는 쥐 또는 경련처럼 느껴져서 네 발로 기게 만든다.
- 흔하지는 않지만, 당신은 서혜부, 음낭(scrotum), 또는 고환, 또는 고관절로 내려가고, 허벅지 옆 그리고 발목으로 가는 통증을 느낄 수 있다.

신경 압박 (Nerve Compression)

요방형근은 하부 등에서 요추의 횡돌기에 붙어있다. 서로 더 가깝게 붙는다. 이러한 근육들이 한 쪽에서 짧아진다면, 그것들은 실제로 척추의 옆을 당길 수 있는데, 그것이 그 쪽의 척추를 기울어지게 할 수 있고, 심한 경우에서, 이것이 신경 뿌리를 실제로 누를 수 있다. 그래서 어떤 만성적으로 짧아진 요방형근은 실제의 신경 뿌리 좌골신경통(sciatica)을 일으킬 수 있는데, 좌골 신경의 뿌리가 이들 구멍들을 통해서 척수를 빠져 나오기 때문이다. 이러한 요방형근의 팽팽한 밴드로 인한 척추의 옆으로의 기울어짐은 척추 사이의 디스크를 누를 수도 있으며 그것을 바깥쪽으로 불거져 나오게 만든다.

이것이 만든 통증이 너무 심하기 때문에, 이 추간 공간의 압력을 없애기 위해 수술이 종종 추천된다. 이것은 불행한 일인데, 그 이유는 근막 통증 유발점 치료가 이러한 상태를 완화할 수 있기 때문이다. 우리는 그것을 증명하는 X-레이를 보아왔다. 물론, 당신이 신경 압박 또는 불거져 나온 디스크라는 진단을 받았을 때 당신의 주치의는 당신의 주된 안내자이어야만 한다. 그러나 수술에 동의하기 전에 그 상태에 대한 근막 원인에 대한 가능성을 고려해야만 한다. 비용과 잠재적인 부작용 모두의 관점에서, 수술을 받기 전에 먼저 근막 원인들을 제거하는 것이 타당할 것이다.

트라벨과 사이몬스 박사들은 말한다, "골관절염 돌기들 그리고 줄어든 요추 디스크 공간 사이의 소견 만으로는 하부 등 통증의 원인이 될 수 없는데, 왜냐하면 중등도의 퇴행성 관절 질환을 가진 많은 사람들이 통증이 없기 때문이다." (트라벨과 사이몬스 1992, p.39)

서서 옆구리 굽히기 (Standing Side bend Test)

위에서 논의된 문제들 중에서 하나 또는 그 이상을 가졌다면, 요방형근 내에 압통유발점들이 있는 지 결정하기 위한 하나의 쉬운 테스트가 있다. 이 테스트를 할 때, 줄어든 동작 범위, 약함, 또는 통증에 주의를 살펴라.

발을 어깨 너비로 벌리고 손바닥은 펴서 허벅지 옆에 대고 선다. 당신의 몸통을 교대로 옆으로 굽혀서, 당신의 손가락들을 무릎 바깥쪽을 향해서 허벅지를 따라 내려 뻗어라. 옆으로 똑바로 굽혀라; 몸을 숙이지 말아라. 중립 선 자세로 돌아 가라, 아래에 기술된 부가적인 움직임들을 해보고 연관된 질문들에 답해라.

- 당신이 어느 한 쪽 옆으로 구부려 뻗어서 당신의 가운데 손가락이 당신의 무릎 꼭대기 또는 밑에 댈 수 없는가?
- 당신이 어느 한 쪽으로 구부리거나, 당신의 등을 구부릴 때 당신의 하부 등과 고관절을 아프게 하는가?
- 서있거나 걸을 때 당신의 손을 당신의 고관절 위에 두고 누르면 당신의 하부 등과 엉덩이의 통증이 덜해지는가?
- 당신의 고관절을 좌우로 흔드는 것이 아프거나 힘이 드는가?
- 당신의 골반을 기울이거나 한쪽 고관절을 치켜 올릴 때 당신의 하부 등 또는 엉덩이의 통증 또는 불편함이 있는가?

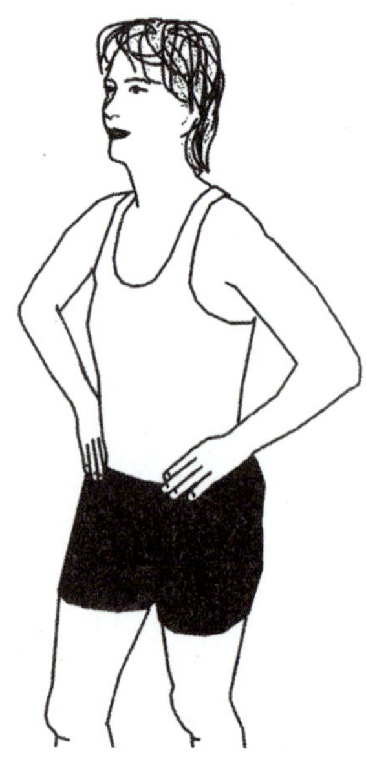

그림 8.4

당신이 이러한 질문의 대부분에 예라고 답한다면, 당신은 아마도 요방형근에 통증 유발점들을 갖고 있을 것이다.

요방형근의 통증 유발점들을 없애는데 유용한 힌트
(Helpful Hints for Eliminating Trigger Points in the Quadratus Lumborum)

자기-관리 치료 이외에도, 만성적으로 수축된 요방형근의 통증을 줄이는데 도움이 되기 위하여 당신이 할 수 있는 몇 가지 간단한 일들이 있다 :

- 오른쪽과 왼쪽 모두로 자라. 당신이 침대에서 옆으로 누워서 당신의 힙을 앞 또는 뒤로 기울이는 실험을 해라. 어떤 자세가 가장 편안한 지 보아라, 그리고 당신이 잠자는 동안 당신을 유지하는 것을 돕기 위해서 베개를 사용해라.
- 당신이 서 있을 때 당신의 손을 당신의 힙 뼈에 놓고 당신의 힙으로 그리고 허리 속으로 눌러라, 위의 그림 8.4처럼.
- 앉아있거나 운전할 때 하부 등 쿠션을 사용해라.
- 오랜 시간 동안 앉아있을 때 앞으로 경사진 시트 웨지를 사용해라. 이것이 당신의 골반을 앞쪽으로 기울게 하는데 도움이 될 것이다.
- 당신의 위팔이 짧다면, 조절 가능한 팔걸이를 사용해서 한쪽으로 기울어지지 않게 만들어라.
- 짧은 다리 밑에 발꿈치 받침(heel lift)을 사용해서 틀린 다리 길이를 교정해라. (자세한 것은 17장 참조)
- 짧은 쪽 골반에 엉덩이 받침을 깔고 앉아서 작은 반골반을 교정해라.
- 모톤의 발 증후군을 확인하고 교정해라 (자세한 것은 17장 참조)
- 앉아있는 시간을 줄여라, 그리고 오랜 동안 앉아있어야만 한다면, 적어도 한 시간에 한 번 휴식을 취해라. 이 휴식 동안에, 16장에 있는 요방형근 운동을 해라.
- 가능하다면 서서 많은 일을 해라.
- 의자, 소파, 또는 카 시트의 고르지 않은 면을 고쳐라.
- 등을 대고 잔다면, 요방형근의 과도한 짧아짐을 막기 위하여 무릎 밑에 베개를 놓아라.
- 옆으로 누워 잔다면, 당신의 무릎과 아래 다리 사이에 킹 사이즈 베개를 끼워라, 양 발 사이까지 길게 해서. 또한 요방형근을 중립 자세로 두기 위하여 작은 베개 또는 심지어 따뜻한 포멘텍 백을 허리 아래에 놓는 것이 매우 도움이 될 수 있다.

자기-관리 치료 (Self-Care Treatment)

여기에 이 장에서 기술된 모든 가압 테크닉과 스트레치를 위하여 염두에 둘 약간의 일반적인 지침들이 있다.

- 치료 전에 부위를 따듯하게 해라, 특히 당신의 증상이 심할 때
- 자기-관리(가압, 스트레칭, 동작 범위 운동들)의 어떤 과정을 위하여 바닥에 눕거나 앉을 때, 카펫이 깔린 바닥이 이상적이다; 대안으로, 당신은 운동 매트를 사용할 수 있다.
- 양쪽 모두를 치료해라, 오직 한 쪽에만 통증 유발점들을 갖고 있는 것처럼 보일지라도. 양쪽은 공력근이며 자주 동일한 일을 하기 위하여 함께 일을 하므로, 통증 유발점들은 종종 양쪽에 생긴다. 또는 한 쪽에 통증 유발점들이 생긴 후에, 다른 쪽이 보상을 위하여 과로할 수가 있어서, 새로운 통증 유발점들을 만들기 시작한다. 이것은 요방형근을 치료할 때 특히 중요하다.
- 근육 도해들을 참조하고(그림 8.5) 모든 X자로 표시된 부위를 눌러라. 큰 X자는 통증 유발점들이 더 있음직한 점들을 나타내는데, 그러나 전체 근육이 치료를 요한다.
- 0에서 10 척도에서 절대로 6레벨을 넘지 말아라.
- 가압을 할 때, 30초 이상 가압을 지속하고 적어도 2-3차례 반복하거나, 통증이 눈에 띌 만하게 감소하거나 동작 범위의 증가가 있을 때까지 적용한다.
- 당신이 근육이 부드러워지고 이완됨을 느낌에 따라서 점차적으로 가압량을 늘려라. 조직이 치료에 어떻게 반응하는 지를 알아 차려라.
- 스트레칭을 할 때, 정상적인 숨을 2-3번 하는 동안 자세를 유지해라.
- 양쪽에 스트레칭을 여러 번 반복할 때, 각 반복마다 하는 쪽을 바꿔라.
- 치료와 스트레칭 후에, 16장에 있는 요방형근을 위한 동작 범위 운동들을 해라.

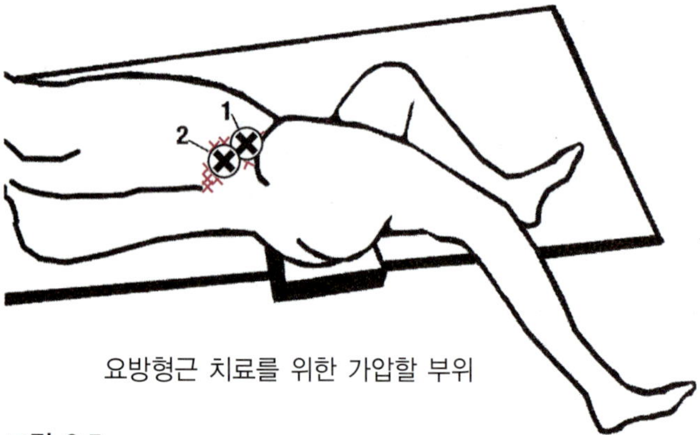

그림 8.5

가압 (Compression)

자기-가압을 위한 안내는 그림 8.5를 보라. 작은 x자는 당신이 압력을 가해야만 하는 모든 부위를 나타낸다. 큰 원으로 싼 X자는 통증 유발점들을 찾을 가능성이 가장 많은 곳을 나타낸다. 요방형근을 치료할 때, 당신은 복근을 통해서 눌러야만 한다. 가압은 당신의 부풀린 작은 공, 백노버, 또는 잭노버를 쓸 수 있다. 당신 자신의 옆을 누르는 힘을 쓸 동안, 올바른 자기-관리 도구들을 쓰는 것이 훨씬 쉬울 것이다. 중립 그리고 스트레치된 자세 둘 다를 써서 이 근육을 치료하는 것이 최상이다.

부드럽게 시작해라 (Start Gently)

당신의 복근 또는 요방형근이 특별히 뭉치거나 아프다면, 궤도 마사지 도구로 시작하는 것이 좋다. 또한 당신은 허리를 마사지하기 위하여 기름기 없는 크림, 또는 심지어 가벼운 브러쉬를 사용할 수 있다. 천천히 호흡하며 뭉친 근육들을 이완시키는데 초점을 맞춰라. 가압치료를 잘하기 위하여 가벼운 마사지와 열을 사용하는 것이 당신을 충분하게 이완시키는데 도움이 될 것이다. 또한 당신은 매우 따끔거리거나 아픈 부위들을 둔감

하게 만드는 것에 관한 청량제를 위해서 3장을 복습해라. 당신이 처음에 자신을 가압하는 것이 너무 많은 불편함을 만든다면, 친구에게 청해서 그들의 손 또는 팔꿈치를 사용해서 가압하게 한다. 당신이 요청하는 만큼의 압력만을 가하게 시킨다.

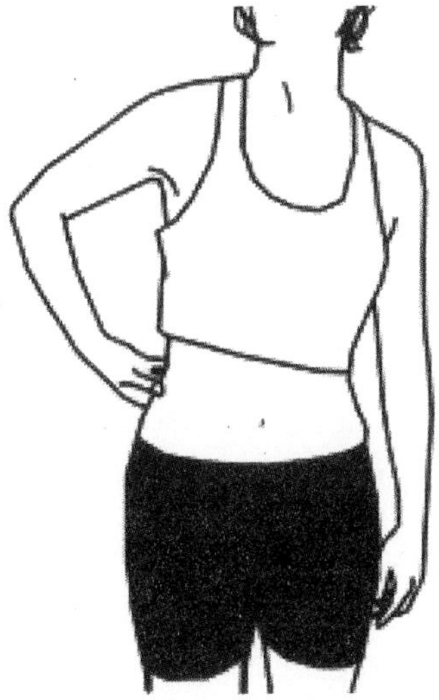

그림 8.6

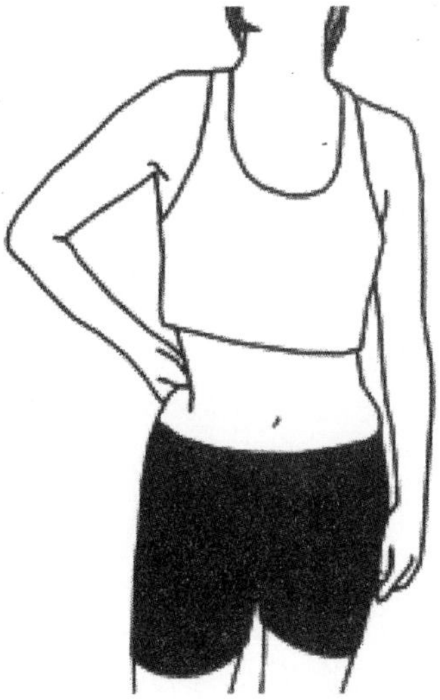

그림 8.7

당신은 요방형근 위의 피부를 꼬집기 위해서 자신의 손을 사용할 수 있다, 그림 8.6. 또는 그림 8.7처럼 당신의 손가락 또는 엄지로 허리를 직접 누를 수 있다. 그러나 이 테크닉은 힘이 들기 때문에 오래동안 지속하기가 힘이 든다. 그러므로 요방형근을 가압하는데 마련된 자기-관리 도구들을 사용하는 것이 훨씬 더 선호된다.

벽에서 공 가압 (Ball Compression on the Wall)

가압 치료 공을 당신의 허리와 벽 사이에 놓고 시작한다. 시작할 때 압력이 너무 세다면, 공을 바람을 조금 빼거나, 조금 더 큰 공을 사용해라. 먼저, 공으로 기대서 골반 위의 허리 속으로 눌러라. 팔을 벽에 가깝게 올려서 근육을 약간 스트레치 시키고 공의 반대 쪽으로 옆으로 몸을 약간 굽힌다, 그림 8.8. 부드러운 압력을 가하고 공을 누르면서 공 위로 천천히 굴려서, 따끔거리고 아픈 점들을 찾아라. 하나를 찾았을 때, 압력을 최소한 10초간 유지하고 나서 부드럽게 힘을 뺀다. 이것은 가압 치료를 시작하는 매우 효과적인 방법인데, 당신이 올바른 점들을 찾았을 때 당신의 반응이 당신에게 말할 것이다. 양쪽 모두를 치료해라, 오직 한 쪽만의 통증 유발점이 의심 가더라도.

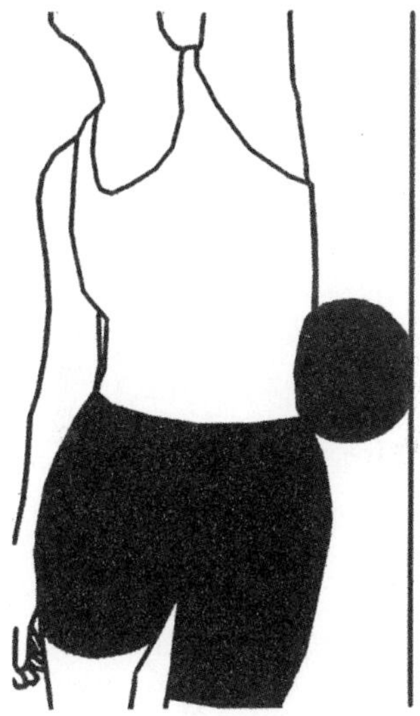

그림 8.8

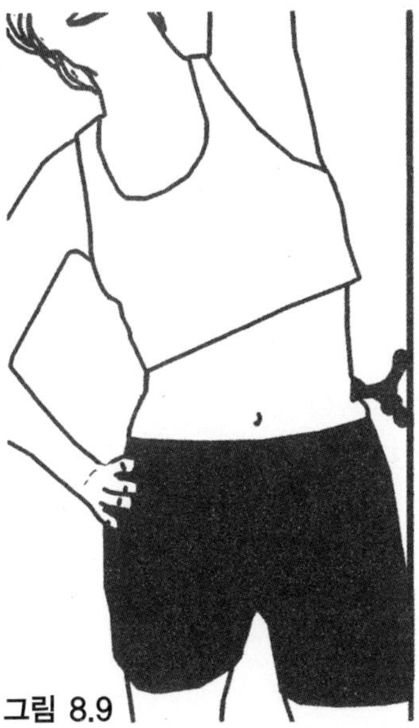

그림 8.9

벽에서 잭노버 사용 (Using a Jacknobber Against a Wall)

잭노버는 요방형근을 치료하는데 훌륭한 도구다. 돌기들의 작은 표면부가 공보다 더 특정-지점에 압력을 가하게 해 준다. 벽 옆에 서 있는 동안, 잭노버를 당신 힙의 바로 위의 벽에 대고, 그림 8.9, 그리고 부드럽게 거기에 허리를 대고 미는데, 당신이 팽팽한 밴드들과 아픈 점들을 찾으면서 조심스럽게 옆으로 미는 가압량을 조절한다. 그 다음, 당신이 팔을 머리 위로 벽에 가깝게 올리면서 당신의 몸을 벽에서부터 약간 떨어뜨리면서 스트레칭 한다.

약간 비스듬히 기댄 자세로 스트레칭 동안 공 가압

(Ball Compression While Stretched in a Partially Reclined Position)

당신의 체중을 팔꿈치 또는 앞팔로 받히면서 옆으로 눕는데, 그렇게 당신의 허리를 스트레칭 한다. 이제 당신의 허리를 천천히 가압 치료 공 위로 굴리면서, 아픈 점들을 찾아라. 이 자세는 요방형근에 얼마나 많은 압력을 가하는 정도의 조절을 잘 하게 해 주며, 스트레치된 자세에서 치료하는 것이 근육을 덜 짧아지게 해 줄 가능성이 크다.

요방형근을 약간 짧게 해서 바닥에서 공 가압

(Ball Compression on the Floor with the Quadratus Lumborum Slightly Shortened)

다음, 옆으로 누워 가압 치료 공을 허리 쪽의 몸 옆에 놓는다. 팔을 머리 위로 넘겨 바닥에 대고, 공 위에서 조금 굴리는데, 그림 8.10처럼, 다시 따끔거리거나 아픈 점들을 찾는다. 당신이 그것들을 찾는 곳마다, 공 위로 체중을 올려서 그것들 위로 이완시키며 그리고 적어도 두 번의 호흡 동안 유지한다. 당신의 골반 위의 복부 옆 그리고 늑강 아래에 있는 다른 점들로 공을 계속 굴린다.

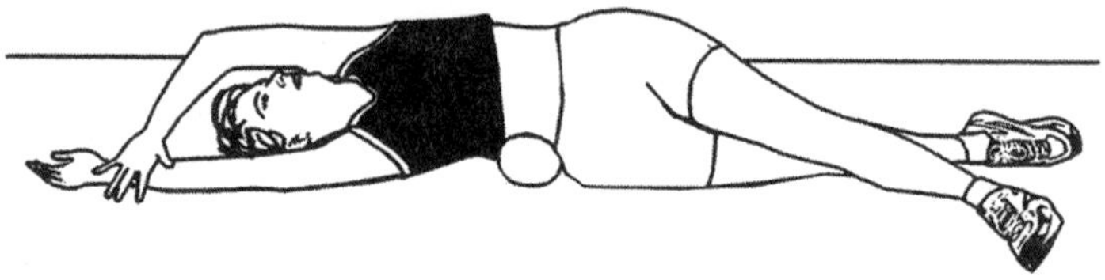

그림 8.10

등을 대고 누워서 백노버 사용 (Using the Backnobber While Lying on Your Back)

백노버 또한 요방형근을 치료하는데 훌륭하다. 그것은 잭노버보다 압력을 더 가하게 해 주며, 매우 조절하기가 쉽다. 돌기들의 작은 표면부가 공보다 당신에게 바로 특정한 점에 압력을 가하게 해 준다. 등을 대고 누워서 백노버의 커다란 끝을 척추에서 5cm 떨어진 등 아래에 놓는다, 그림 8.11. 도구를 당신의 등 아래에 위치시키는데 그것이 당신의 허리 커브에 맞게 하고 당신이 팽팽함과 따끔거림을 느끼는 곳마다 돌기를 놓는다. 이 자세에서, 거의 압력을 가하면 안 된다. 그 다음, 백노버의 대지 않은 끝을 몸에서부터 멀리 미는데, 처음에는 매우 부드럽게 시작한다. 점차적으로 당신이 참을 수 있는 수준까지 압력을 올리며, 10초간 압력을 유지하며, 그리고 나서 점차적으로 압력을 푼다. 당신이 어떤 특별히 따끔거리거나 아픈 점을 찾았을 때, 30초까지 압력을 연장할 수 있는데, 당신이 10 중에 6의 통증 레벨을 넘지 않는 한도에서 한다. 도구를 위, 아래, 그리고 양 옆으로 움직이며, 압력을 가하는 매 번 전의 위치에서 약 3cm 정도 옮겨서 한다. 당신은 어떤 점에서는 다른 것에 비하여 센 압력을 참을 수 있을 것이다. 각 점마다 참을 수 있는 정도의 같은 레벨만큼의 압력을 사용해라. 오직 한 쪽만 통증이 있다 하더라도, 양쪽을 치료해라.

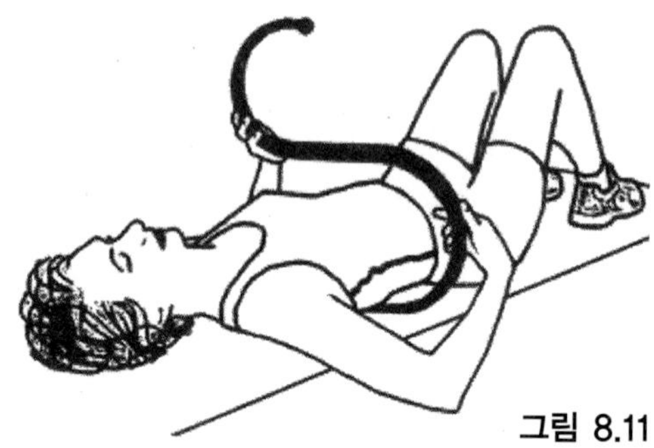

그림 8.11

스트레치된 옆으로 누은 자세에서 백노버 사용

(Using the Backnobber in a Stretched Side-Lying Position)

요방형근의 위 부분을 스트레치 하기 위하여, 베개를 두 겹으로 깔고 그 위에 옆으로 눕는다, 그림 8.12. 당신 허리의 스트레치 된 부분을 누르기 위하여 백노버를 사용한다. 당신이 압력을 가하면서 약간 앞쪽으로 그리고 약간 뒤쪽으로 기울여라.

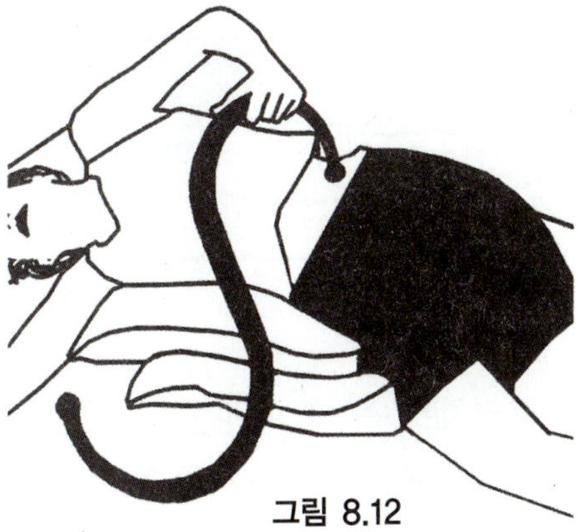

그림 8.12

스트레칭 (Stretching)

기억해라, 스트레칭은 수축과 이완과 함께 병행할 때 보다 효과적이라는 것을, 그래서 당신의 요방형근을 스트레칭 할 때 아래 기술된 그러한 요소들을 명백하게 포함시켜라.

서서 스트레치 (Standing Stretch)

이것은 통증 유발점들이 요방형근에 있는 가를 확인하기 위한 서서 옆 구부리기 테스트와 똑같다. 발을 어깨 너비로 벌리고 서서 당신의 손바닥을 허벅지 옆에 댄다. 당신의 몸통을 옆으로 교대로 굽히고, 당신의 손가락을 다리를 따라 아래로 뻗는다. 불편함이 없을 때까지 멀리 스트레칭 한다. 최소한 10초간 스트레칭을 유지하고 나서, 점차적으로 선 자세로 돌아 간다. 이 스트레치를 양쪽에 3번 반복하는데, 매 번 아주 약간 더 스트레칭 한다.

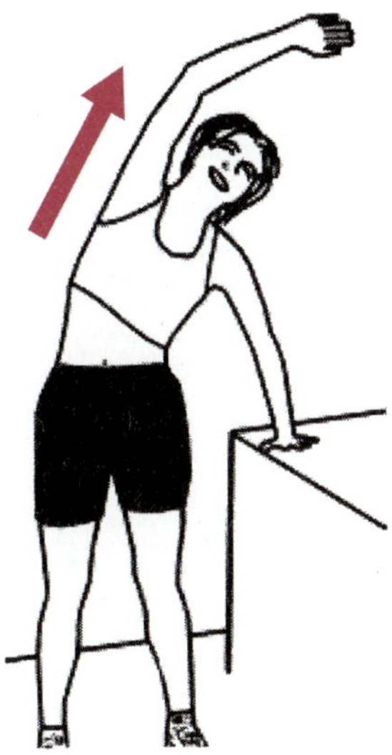

그림 8.13

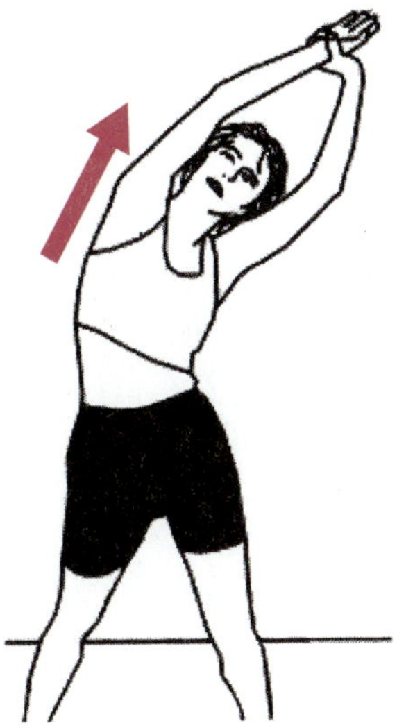

그림 8.14

진전된 서서 스트레치

(Advanced Standing Stretch)

이 스트레치는 요방형근 이외에도 복부와 몸통의 다른 근육들에게 좋다. 다리를 어깨 너비로 벌리고 당신의 오른 팔을 머리 위로 뻗으면서 점차적으로 왼쪽으로 기울인다, 그림 8.13. 필요하다면, 지탱을 위해서 당신의 왼손으로 튼튼한 테이블 또는 의자를 잡는다. 스트레칭을 크게 하기 위해서, 당신의 오른 팔을 왼팔로 위로 오른 쪽으로 당긴다, 그림 8.14. 양쪽에 이 스트레치를 3번 한다.

옆으로 누은 수동 스트레치 (Side-Lying Passive Stretch)

침대 중앙에 베개를 놓는다. 당신의 왼 쪽으로 누워서, 베개를 허리 밑에 대고, 팔은 머리 위로, 오른 다리는 뻗고, 왼 다리는 굽혀서 침대에 댄다, 그림 8.15. 이것이 힘들다면, 당신은 따듯한 포멘텍 백 또는 마더 어스 베개를 허리 밑에 둘 수 있다. 이것은 일단 당신이 자세를 잡는다면 완전하게 수동적인 스트레치이므로, 그냥 이완시키고 그것을 즐겨라. 이 자세를 20-30초 동안 유지하고 당신의 몸이 베개 속으로 녹아

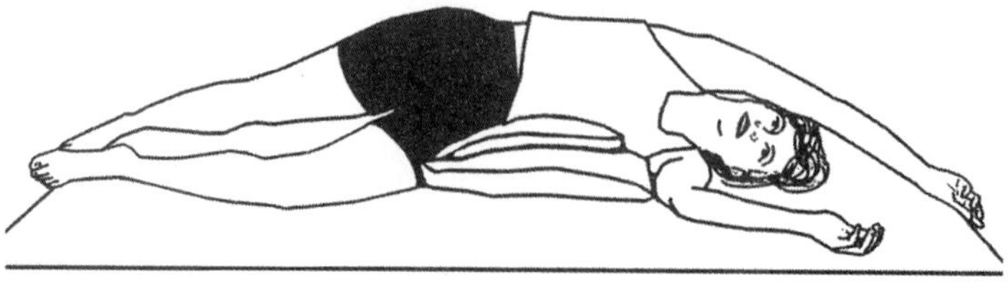
그림 8.15

들어가는 것을 느껴라. 오직 한 쪽에만 통증이 있다고 하더라도 양쪽을 스트레치 해라.

몇 주가 흘러서, 당신이 더 큰 정도의 스트레치를 할 준비가 되었다고 느끼면 베개를 추가하여 허리 밑에 두어라. 이 스트레치에 수축과 이완을 더하기 위하여, 당신의 힙을 당신의 제일 낮은 늑골 쪽으로 치켜 올려서 당신이 스트레칭을 하고 있는 쪽의 허리를 단지 짧게 만들어라. 이 수축을 적어도 10초간 유지하고 나서, 당신이 완전히 이완시키면서 천천히 숨을 내 쉬고 다시 수동적으로 스트레치 해라.

진전된 옆으로 누운 스트레치 (Advanced Side-Lying Stretch)

이 진전된 스트레치는 허리와 힙의 옆 모두에 효과적이다. 오른쪽을 스트레치 하기 위하여, 침대에 왼 옆으로 눕는데 상체와 힙을 침대 위에 그리고 당신의 다리를 뻗어서 끝 바깥으로 둔다, 그림 8.16. 오른 다리를 똑바로 펴서 있고 당신의 왼 다리는 구부린다. 당신의 오른 다리를 바닥 쪽으로 밑으로 민다. 이 스트레치를 적어도 15초간 유지한다. 오직 한 쪽에만 통증이 있다고 하더라도, 다른 쪽을 반복해라. 스트레치 해라. 양쪽에 이 스트레치를 3번 하며 매 번 스트레치를 약간 증가시켜라.

이 스트레치가 처음에 불편하다면, 당신이 스트레칭 하고 있는 쪽의 발을 스툴 또는 의자 위에 올려 놓고 그것을 해 보아라, 그림 8.17. 반면에, 더 큰 스트레치를 참을 수 있다면, 스트레치 받는 쪽의 다리를 부드럽게 아래로 누르라고 파트너에게 요청해라.

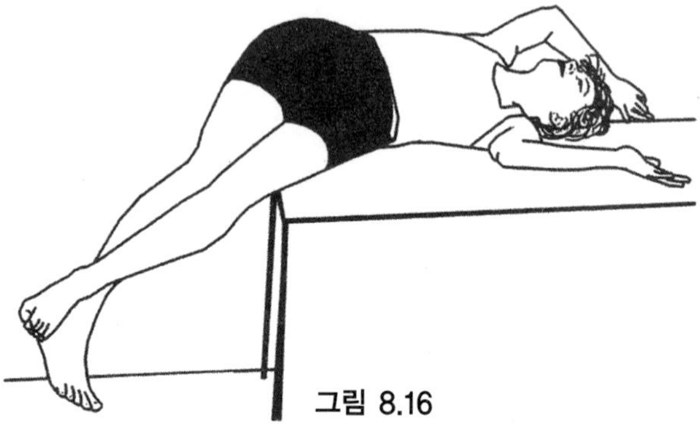
그림 8.16

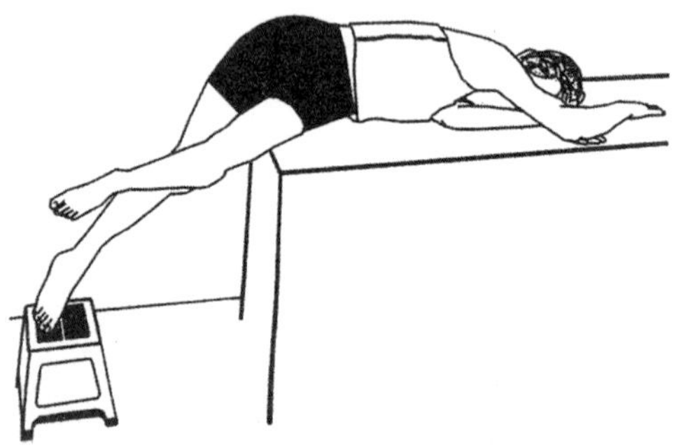
그림 8.17

피트니스 볼로 스트레칭 (Stretching with a Fitness Ball)

이 스트레치는 안정된 받침이 있는 커다란 피트니스 볼을 써서 하는 것이 제일 좋다. 당신이 이것을 처음 해 볼 때, 당신이 공에서 떨어지지 않게 친구에게 도움을 청해라. 벽에서부터 약 60cm 떨어지게 공을 놓고 공 옆에 쪼그려 앉는다 (벽을 향하여 옆으로), 그림 8.18. 당신의 위 발로 벽을 밀면서 당신의 힙으로 공을 누른다, 그림 8.19. 다음, 몸 옆으로 공 위에 눕는데, 당신 몸을 아래 팔로 지탱하며, 위 팔을 머리 위로 스트레칭하며, 그리고 당신의 발이 떨어지게 벌린다, 그림 8.20. 자기-관리 치료의 초기에서는 이 스트레치를 해보려고 하지 말아라; 이 전의 스트레치들을 사용하여 꾸준히 해라. 이 스트레치에 수축과 이완의 요소를 더하기 위하여, 당신의 몸통을 공 위에서 세우기 위하여 당신의 요방형근(그리고 다른 근육들)을 사용하도록 노력해 보아라, 그림 8.21.

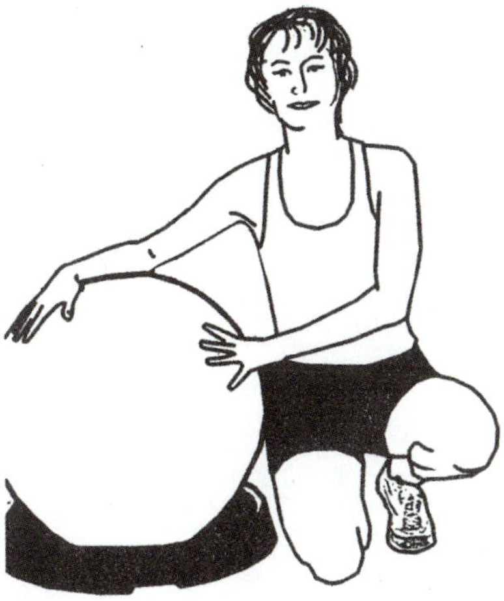
그림 8.18

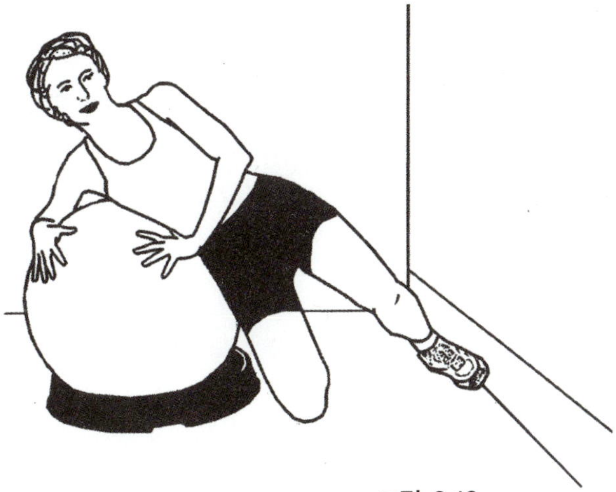
그림 8.19

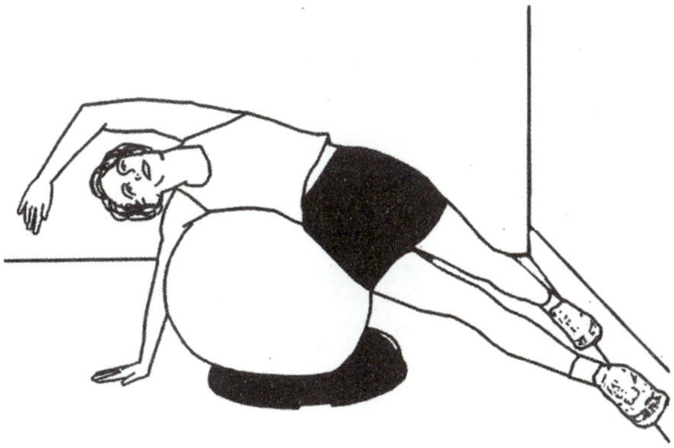
그림 8.20

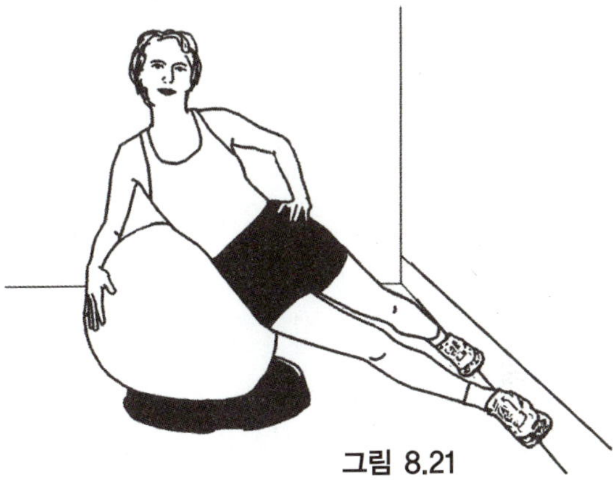
그림 8.21

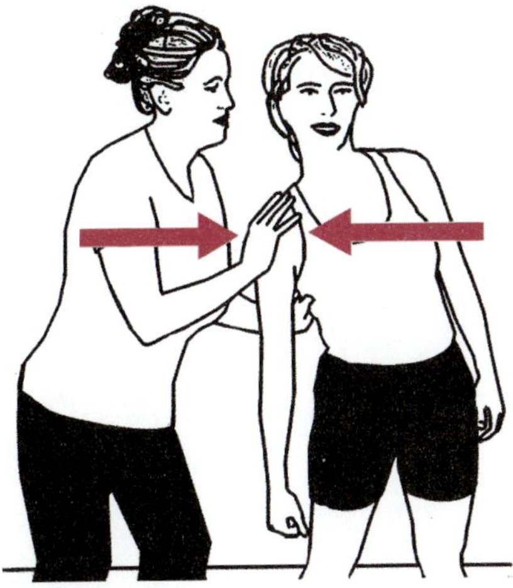
그림 8.22

파트너와 함께 수축과 이완 (Contracting and Relaxing with a Partner)

이 스트레치를 하기 위해서는 파트너가 필요하다. 발을 어깨 너비로 벌리고 서서 무릎을 약간 구부린다. 파트너에게 한 손은 당신의 오른 어깨 옆에 대고 다른 손은 당신의 오른쪽 늑강에 대게 한다, 그림 8.22. 파트너가 받히고 있는 동안 당신의 힘의 30%를 사용해서 당신의 몸통을 오른쪽으로 밀어 보아라. 밀고 적어도 15초간 유지해라, 그 다음 숨을 내 쉬고 15초 동안 이완시킨다. 이 운동을 적어도 각 쪽에 두 번 반복한다. 매 번, 약간 더 세게 미는데, 그러나 약간 짧은 시간으로 이완시킨다. 이 운동은 매우 만족스러운데, 특히 가압과 스트레칭 후에 실행했을 때다. 파트너가 있다면, 하루에 한 두 번 그것을 하도록 해라.

파트너 없이 수축과 이완 (Contracting and Relaxing without a Partner)

발을 어깨 너비로 벌리고 선다. 오른 손바닥을 당신의 오른 힙에 대고 힙으로 민다. 당신의 오른 손으로 밀고 있으면서 당신의 오른 힙을 치켜 올린다. 이것이 당신의 오른 요방형근을 수축시킬 것이다. 15초간 유지하고 나서 이완시킨다. 적어도 각 쪽에 두 번 반복한다. 처음에 이 운동을 하기 힘들다면, 16장에 있는 요방형근을 위한 초보 동작 범위 운동의 약간을 시도해 보아라.

시술자를 위하여 (For Practitioners)

만성적인 하부 등 통증에서 요방형근의 중요성을 강조하는 것은 지나치지 않을 것이다. 이 근육이 골반과 척추에 영향을 줄 수 있는 아주 많은 양식이 있고, 그것 때문에 40 가까이의 다른 근육들에 근육적인 불균형을 일으킨다. 하부 등과 엉덩이 통증이 있는 환자들에서, 치료의 초기 단계에 이 근육을 평가하고 치료하는 것은 중대하다.

평가 (Assessment)

요방형근 통증 유발점들을 위한 가장 신뢰할만할 테스트는 서서 옆으로 구부리기 테스트(standing Side bend Test)다. 환자에게 신발을 벗고 이 테스트를 시켜라, 그리고 척추를 앞쪽 또는 뒤쪽으로 돌리지 않고 옆으로 굽히는 것을 확실히 해라. 그들이 옆으로 구부려 내려갈 때, 그들이 최대로 뻗었을 때 중지에서부터 바닥까지의 거리를 측정해라. 각 치료 후에 이 거리를 기록해야 어떤 진전을 알아볼 수 있다. 또한 이 스트레칭을 할 때 통증의 위치와 강도를 주목하고, 환자가 0에서 10 척도에서 6레벨을 넘게 해서는 안 된다.

내재된 영속 인자들 (Underlying Perpetuating Factors)

요방형근의 통증 유발점들이 작은 반골반, 다리 길이 불균등, 또는 짧은 위팔 길이 같은 다년간의 구조적 불균형에서 생겼다면 요방형근은 성공적으로 치료하기가 어렵다는 것을 알았다. 이러한 상태들을 확인하거나 교정함이 없이 근육을 치료하는 것은 기껏해야 잠정적인 경감을 줄 것이므로, 알았을 때 이러한 상태들을 테스트하고 그들을 교정하는 것이 중대하다. (구조적인 불균형을 자세히 알려면 17장의 기계적인 인자 참조)

치료 테크닉 (Treatment Techniques)

옆으로 누운 자세 사용 (Use of the Side-Lying Position)

그림 8.15에서처럼, 옆으로 누운 자세는 요방형근을 스트레칭 시킨 상태에서 치료를 하게 해 주므로 훨씬 좋은 결과를 만들어 준다. 우리는 치료대 위에서 인체 지지 시스템을 사용하는 것을 권한다. (이것을 위

한 준비(setup)를 보려면 그림 6.25 참조) 이 근육이 스트레칭 된 상태에서 양쪽을 치료받았을 때, 환자들은 종종 그들의 통증이 빨리 없어지는 것을 보고 놀라움을 금치 못한다. 우리는 우리 환자들을 자기 전과 일어날 때 그들의 침대에서 베개로 이러한 스트레칭을 하라고 권장한다.

이 자세로 요방형근을 치료할 때, 허리와 목 아래에 따듯한 포멘텍 백을 사용하는 것을 고려해라. 치료의 초기 단계에서는, 스트레칭을 중간 정도로 하고, 그 다음에 환자가 거기에 참을 만하면 강도를 증가시켜라. 요방형근의 심각한 활성화 경우에서, 환자들은 통증이 너무 심해서 초기에 큰 스트레칭을 가하는 것을 참지 못할 수가 있다.

초기 치료 (Beginning Treatment)

치료의 초기 단계에서는, 인체 지지 시스템의 두 조각을 분리해서 환자가 옆으로 누웠을 때 조각 사이의 공간에 그들의 팔과 어깨를 둘 수 있게 한다, 그림 8.23처럼. 인체 지지 시스템이 없다면, 환자를 그들의 왼편으로 눕게 한 후, 베개 하나를 머리와 목 아래에 그리고 다른 베개는 허리 아래에 두고 시작한다.

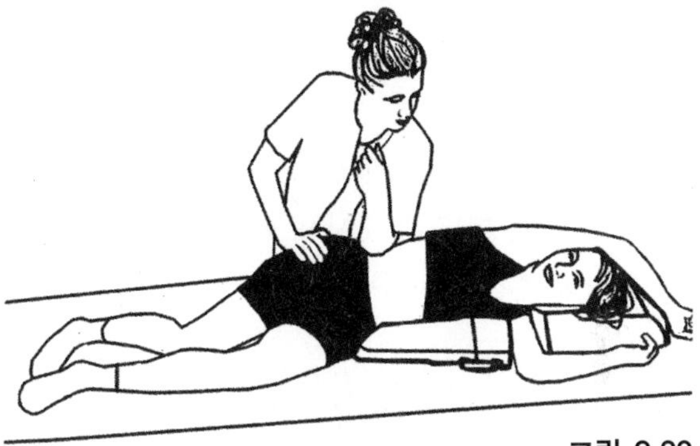
그림 8.23

요방형근 부위 안으로 누르고 팽팽한 밴드를 느끼는데, 그것은 때때로 장골릉에서부터 위쪽으로 하단 갈비뼈들까지가 칼날이 찌르는 것같이 여겨질 수 있다. 환자에게 위쪽 다리를 앞쪽으로 들어올리라고 시키면서 이러한 팽팽한 밴드에 압력을 가하고, 상체를 뒤쪽으로 펼치는 동안 당신은 보다 앞쪽에 있는 근육 섬유들을 치료한다, 그림 8.24처럼. 표층 복사근이 통증 유발점들을 갖고 있는 지를 확인하기 위하여 그것들을 역시 촉진하며, 갖고 있다면 그것들을 치료한다. 그 다음 환자에게 몸통을 약간 앞쪽으로 굴리라고 시킨 후, 그림 8.25처럼 허벅지와 다리를 뒤로 옮기고 나서 근육의 뒷부분을 치료한다. 그 쪽에 통증 유발점들이 없다 하더라도, 반대편도 이 치료를 반복한다.

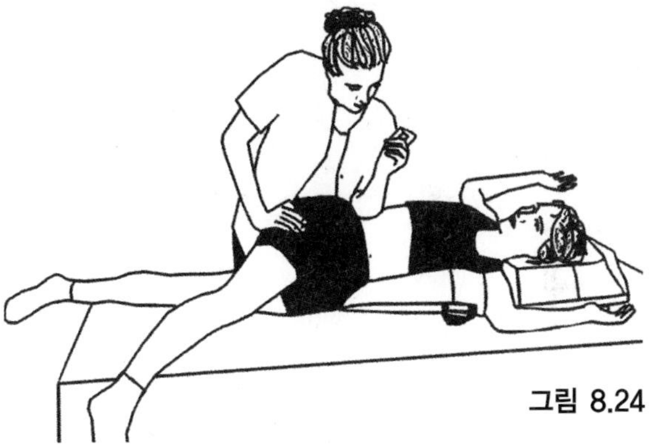
그림 8.24

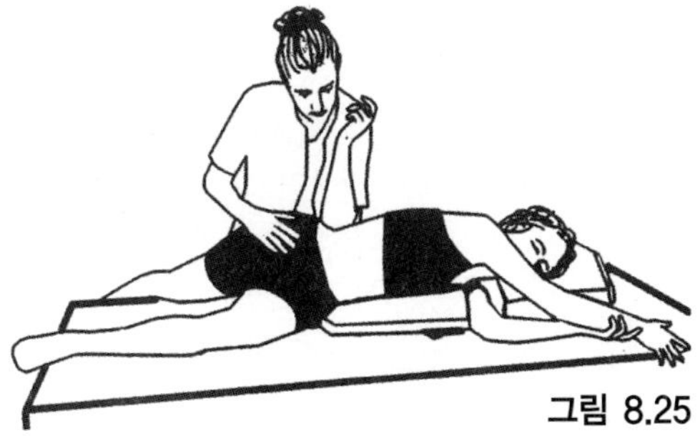
그림 8.25

중간 치료 (intermediate Treatment)

인체 지지 시스템을 반으로 접어 포개고 따듯한 포멘텍 백을 그 위에 놓는다, 그림 8.26. 인체 지지 시스템이 없다면, 더 커다란 옆으로 누은 스트레칭을 만들기 위해서 여분의 베개를 사용한다. 환자에게 인체 지지 시스템 위에서 옆으로 누은 자세를 잡게 하고, 그림 8.27처럼, 그리고 위에서 말한 대로 치료한다. 다시, 통증 유발점들이 오직 한 쪽에만 있다 하더라도 다른 쪽을 치료한다.

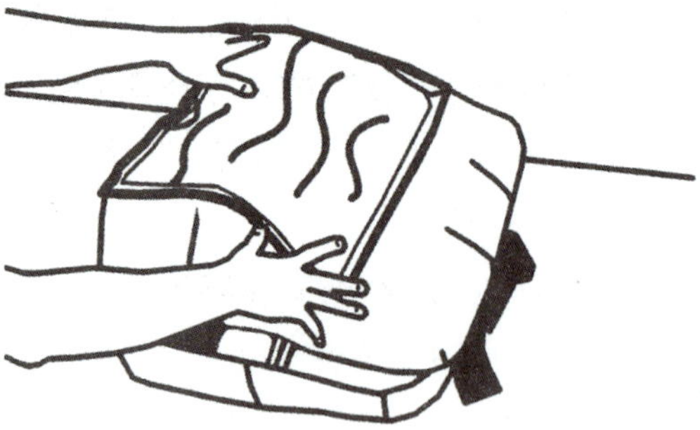

그림 8.26

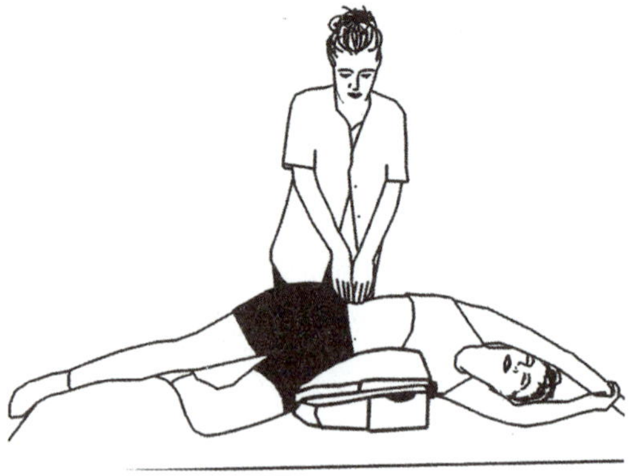

그림 8.27

진전된 치료 (Advanced Treatment)

요방형근에 훨씬 더 극심한 스트레칭을 주기 위해서, 환자를 테이블의 끝으로 가게 한 후 인체 지지 시스템 또는 베개로 머리를 받힌다. 왼쪽 요방형근을 치료하기 위해서, 환자에게 오른 힙과 무릎을 굽혀서 그들의 오른쪽으로 눕게 만든다. 왼 다리는 펴서 치료대 밖으로 떨어뜨린다. 이것이 요방형근, 중둔근, 및 소둔근을 극심한 스트레칭으로 만든다. 그림 8.28에서처럼 따듯한 포멘텍 백 또는 마더 어스 베개를 치료될 부위 위에 놓는 것이 좋다. 근육들이 굳어 있다면, 부위를 따뜻하게 하는 것이 환자의 편안함과 이완을 위해서 필수적이다; 바로 그 위를 통해서 치료한다. 요방형근의 앞쪽과 뒤쪽 모두를 가압해라, 그리고 위에서 말한 것처럼 양쪽을 치료해라.

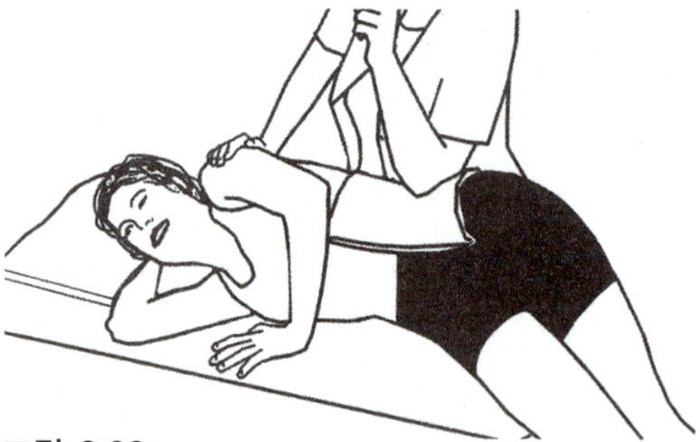

그림 8.28

스프레이와 스트레치 (Spray and Stretch)

위에서의 요방형근의 옆으로 누운 치료를 하기 위한 모든 자세들을 복습하는 것부터 시작한다. 스프레이와 스트레치 치료를 하기 전에, 따뜻한 포멘텍 백 또는 마더 어스 베개 같은 덥히는 재료가 가까이에 있는 지를 확인해라. 그림 8.29처럼 환자를 위치시킨다. 스프레이 캔을 그림에서 보여지는 것처럼 예각으로 잡고, 옆에서부터 약 18인치 떨어뜨려서, 천천히 움직이면서 스프레이 한다– 오직 일초에 약 4인치. 그림 8.29의 선들을 따라서 그리고 화살표 방향으로, 위에서부터 아래로, 또는 요방형근의 통증 유발점 위를 스프레이 하고 나서 복부, 서혜부, 힙,

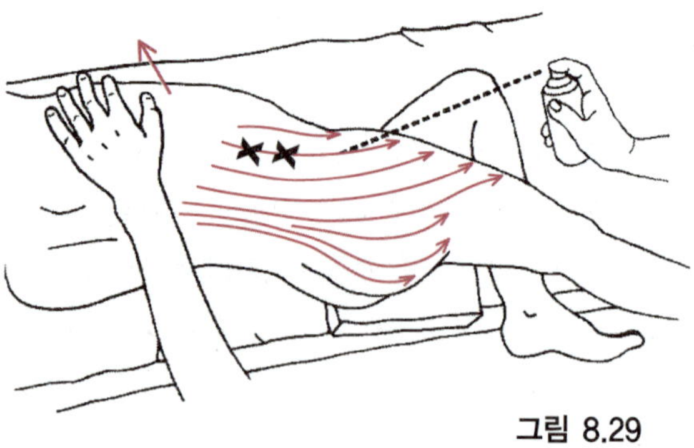

그림 8.29

www.LearnSprayAndStretch.org ©2009 Gebauer Company

엉덩이, 및 천골의 연관 통증 패턴 위로 스프레이 한다. 그런 후, 환자가 스트레치된 옆으로 누은 자세로 있는 동안 열을 가한다.

그 다음, 환자를 위에서 기술한 대로, 초기, 중간, 또는 진전된 옆으로 누운 자세로 놓고, 요방형근의 모든 섬유들을 스프레이 한다. 스프레이와 스트레치 치료를 마친 후에, 최소한 5분 동안 열로 전체 스프레이 된 부위를 치료한다. 그 다음 환자를 반대 쪽으로 돌리고 다른 쪽에서의 전체 스프레이와 스트레치 절차를 반복한다.

또한 당신은 환자를 앉히고 요방형근을 스트레칭 시키거나, 환자를 서서 팔을 머리 위로 뻗게 하여 요방형근을 스트레칭 시키면서 스프레이를 적용할 수 있다. 당신이 무슨 치료 자세를 사용하더라도, 16장에 있는 요방형근을 위한 동작 범위 운동으로 끝을 내야 한다.

능동적 벌리기 (Active Abduction)

환자를 옆으로 눕게 한 후, 요방형근에 가압을 하고 당신이 그림 8.30처럼 무릎을 부드럽게 누르고 있는 동안 환자에게 허벅지와 다리를 들어 올리게 시킨다. 다리가 벌어짐에 따라 요방형근은 척추와 골반을 안정시키기 위하여 일을 하는 사이에 수축할 것이다. 15초 동안 계속 누르고 있는다, 그 다음 당신이 요방형근 속으로 천천히 더 누름에 따라서 환자에게 숨을 내 쉬고 이완하게 시킨다. 이 누름의 변형들은 몸통을 약간 앞쪽으로 돌리고 골반, 허벅지, 및 다리를 뒤쪽으로 해서 할 수 있으며, 그리고 나서 이 자세를 역순으로 한다. 통증이 오직 한 쪽에만 있다 하더라도, 이것을 양쪽에 하는 것을 기억해라.

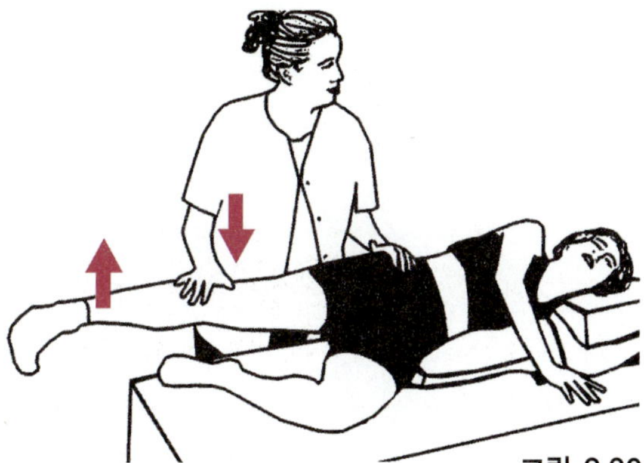

그림 8.30

능동적 힙 잡아당기기 (Active Hip Hiker)

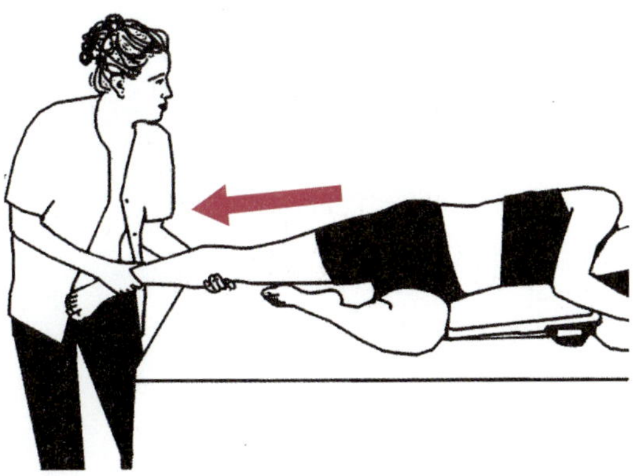

그림 8.31

혼자를 옆으로 눕게 해서, 그림 8.31에서처럼 발목과 다리를 부드럽게 잡고 밑으로 당긴다. 환자에게 힙을 잡아당기는 동작을 하게 시키는데, 골반을 늑강쪽으로 올리라고 하는데, 그들의 힘의 약 30%를 사용해서 최소한 15초를 유지한다. 그 다음 환자에게 숨을 내쉬고 완전히 긴장을 풀라고 지시하며, 그 다음 그림 8.25처럼 다리를 몸 뒤의 테이블 뒤로 점차적으로 떨어뜨려서 스트레치를 크게 시킨다. 그 다음 환자에게 능동적 힙 잡아당기기를 한 번 더 시키며, 그리고 이 번에는 다리를 테이블 앞쪽으로 점차적으로 떨어뜨린다, 그림 8.24처럼. 이것을 최소한 한쪽에 두 번씩 한다.

요약 (Summary)

치료 후, 환자의 요방형근이 전보다 부드러워지고 가압이 덜 아픈 지를 주시한다. 그 다음, 그들을 서게 하고, 골반, 천골, 척추, 및 견갑골의 대칭을 확인한다. 서서 옆으로 구부리기 테스트를 반복하고 당신이 본 것을 측정하고 기록한다. 치료 동안에 환자가 참을 수 있는 가압의 레벨, 그리고 또한 0에서 10의 척도에서 그들의 불편함의 레벨을 기록한다. 환자들에게 이 장의 처음에 기술한 대로, 집에서 하는 자기-관리 프로그램을 가르쳐주는 것이 특히 중요한데, 그들이 매일 자기-관리 치료를 실행한다면 회복은 훨씬 빠를 것이기 때문이다.

제 9 장

대둔근
Gluteus Maximus

잘나갔던 옛날에, 뉴욕의 모간(Morgan) 은행의 협력사들의 사무실들은 좋은 층에 위치해 있었다. 1900년대의 그러한 은행가들은 의자에 앉지 않았고, 그들은 책상 뒤에 섰다. 시차가 있더라도, 여러 인자들이 아마도 그들을 그렇게 하게했을 것이다. 대부분의 사람들이 생계를 위하여 했었던 육체적 노동 때문에 그것에 대한 존경이 있었다; 아마도 일하는 동안에 앉아있는다는 것이 한가로움처럼 많이 보여진 것 같다. 물론, 서있으면서 일을 시행한다는 것이 일이 훨씬 빨리 되었을 것이다. 그러나 아마도 그들 또한 우리가 알지 못했던 어떤 것을 알았다 : 너무 많이 앉아있는 것은 당신의 건강에 나쁘다.

앉아있는 것은 이 책에서 많은 비평을 받는다– 날이 밝아오고 날이 지면 우리는 그것의 슬픈 결과를 너무 많이 보기 때문이다. 대둔근은 인간이 "진전된 종"이라고 여겨지는 인정의 상당수를 받을만하다. 결국, 그것은 대체로 둔근들의 진화 때문인데 그것은 우리가 똑바로 서있을 수 있는 능력을 갖고, 다른 일을 위하여 우리 손들을 자유롭게 해 준 때문이다.

그러나 우리의 현대 사회는, 컴퓨터들, TV들, 비디오 게임, 책상 일, 및 오랜 출퇴근들의 모두와 함께, 초등학교에서부터 우리의 노년까지 우리를 앉아있는 자세로 고정시켰다. 수렵과 채집의 천년 후, 우리의 둔근들은 이러한 하나의 앉아있는 종으로의 변환의 대가를 지불하고 있는데, 그것은 진화론적 관점에서 볼 때 너무 빠르게 일어나고 있다.

대둔근은 계속 앉아있는 것에 대한 벌의 대부분을 받고 있다. 그것은, 다른 어떤 것들 보다 더, 우리가 깔고 앉는 근육이다. 그러므로 당신이 둔근들의 만성적인 통증 유발점들을 갖고 있다면, 당신은 백 년 전의 은행가들의 앞선 선택을 따라야 할 것이다: 앉는 대신 설 수 있는 책상을 사라.

대둔근은 어디에 있으며 그것이 하는 일은?
(Where Is the Gluteus Maximus and What Does It Do?)

대둔근은 엉덩이에서 가장 큰 근육이며, 그리고 중량으로 볼 때, 그것은 다른 두 둔근들을 합한 것의 약 2배가 된다. 그것은 힙에서 허벅지를 움직이는 것에 관여된 일의 많은 부분을 실행한다. 그림 9.1에서

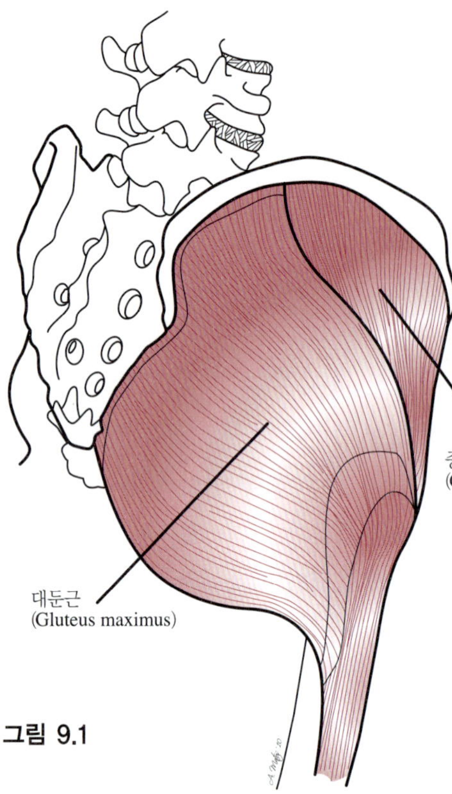

그림 9.1

보는 바와 같이, 근육은 꼬리뼈(미골; 천골의 바깥 가장자리의 부분)의 옆과 장골의 바깥 가장자리의 부분, 및 장골릉의 뒤에 붙어 있다. 그것의 근육 섬유들의 일부 역시 척추의 기저부에서 표층 척추주위 근육들의 건의(tendinous) 덩어리와, 중둔근을 덮고 있는 근막과 섞인다. 다른 끝에서는, 근육의 일부는 허벅지의 바깥쪽 아래로 달리는 근막의 강한 띠(band) 속으로 섞이게 되며, 그것은 허벅지뼈의 바깥쪽에 붙는다.

항상 스트레치된 상태로 있는 것은 좋지 않다 (Always Stretched Is No Good)

하부 등 통증에 관여된 다른 근육들의 대부분과는 다르게, 대둔근이 문제에 빠지는 것은 그것이 만성적으로 짧아져서가 아니고, 그것이 만성적으로 스트레치 되어 있기 때문이다. 서거나 움직임이 없이 오래 앉아있는 것이 이 근육들을 최대로 늘어난 자세로 두게 만든다. 그러므로 우리가 당신에게 이 근육을 스트레치 하라고 요구할 때, 우리는 당신이 근육을 그것의 완전한 동작 범위로, 짧아진 것에서부터 완전히 스트레치 되는 것까지, 두기를 원한다고 말하는 것이 보다 정확할 것이고, 그래서 그것은 그러한 완전한 범위에서 효과적으로 일을 할 수 있다. 완전한 동작 범위에 걸친 움직임은 최상의 컨디셔닝과 전반적인 건강을 우리의 근육들에게 제공한다.

대둔근은 걷거나 서있는 동안에 몸을 안정시키는데 큰 역할을 한다. 몇 백만 년 전에, 우리의 선조들은 우리의 지금보다 꼬리뼈가 많았었으며, 우리는 아직까지 미골 근처에 그 꼬리를 위한 매우 작은 퇴화한 근육들을 갖고 있다. 사실상, 인구의 매우 작은 퍼센트에서 이러한 아주 작은 "꼬리-흔드는" 근육들이 보다 발달되어 있으며 미골 부위로 통증을 연관하는 통증 유발점들을 실제적으로 갖고 있을 수 있다. 그러나 이 상태는 너무 드물기 때문에 우리는 그것을 더 이상 논의하지 않으려고 한다.

대둔근의 기능 (Functions of the Gluteus Maximus)

이 꾸준한 일꾼 근육은 여러 중요한 일들을 한다 :

- 점프, 러닝, 등산, 및 앉았다가 일어날 때 같은 활동 동안에 허벅지를 힘차게 펴는 일을 한다.
- 우리가 가만히 서있을 때, 대둔근은 우리의 똑바로 선 자세를 유지하는 것을 돕는다.
- 힙을 바깥쪽으로 도는 것을 보조한다.
- 걷는 동안에, 대둔근은 몸의 자세를 앞발 위에 유지하는 것을 돕는다.

- 대둔근 역시 몸통을 펴기 위하여 척추주위근의 일부와 햄스트링과 함께 일을 한다. 이 움직임에서, 그것들은 앞으로 숙인 자세에서 똑바로 선 자세로 돌아가는 것을 돕는다.

걷는 것 같은 많은 일반적인 신체 활동 동안에 대둔근이 일을 힘들게 하지 않는다는 것은 흥미롭다. 그것은 우리가 앞으로 숙일 때 그리고 숙이는 정도를 제한할 때같이 근육을 안정시키고 조절하는 역할에 더 자주 이용된다. 사실상, 대둔근이 외과적으로 한쪽이 제거되었을 때, 그것은 사람이 상당히 정상적인 걸음걸이로 걷는 것을 방해하지 않는다. 이것은 다른 둔근들과 햄스트링이 걷는데 얼마나 중요한 가를 보여 준다.

대둔근 통증 연관 패턴 (Gluteus Maximus Pain Referral Patterns)

대둔근은 3개의 흔한 통증 유발점 부위들이 있다, 그림 9.2처럼. 첫째는 그림 9.2A에서 보여지는 것과 같이, 천골 옆에 근육의 상부에 위치해 있다. 둘째는 좌골돌기의 가장자리를 따라 근육의 하부의 중간에 있다, 그림 9.2B처럼. 셋째는 미골 아주 가까이 그리고 바로 조금 아래에 있다, 그림 9.2C. 그림 9.2D는 해부학 그림에서 이들 세 개 부위를 함께 보여 준다.

대둔근

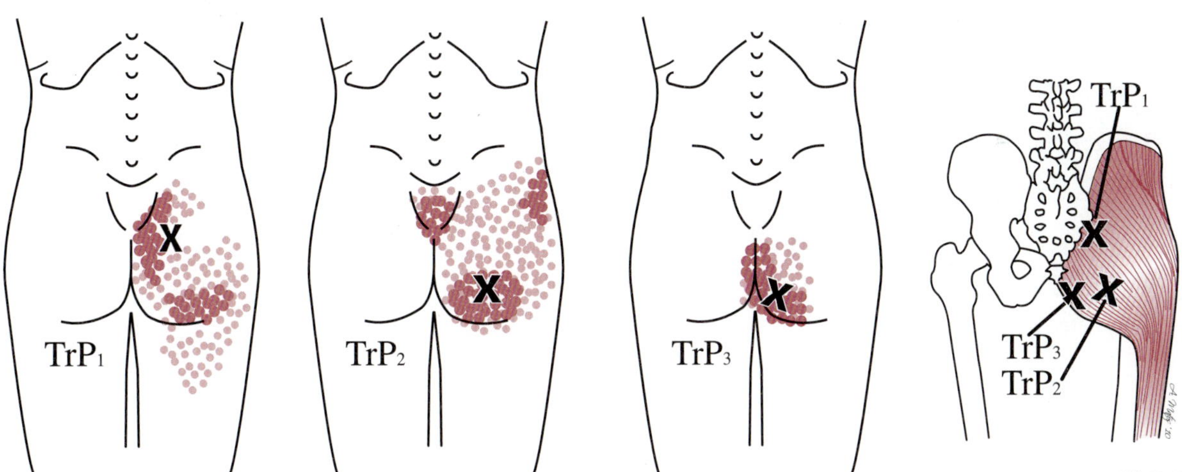

그림 9.2

우리는 3개의 모든 부위에 관계가 있지만, 우리 경험으로 둘째 부위가 대둔근의 가장 흔한 통증 유발점 위치다. 이곳의 통증 유발점들은 천골 내와 주위와 상부 전체의 엉덩이 부위의 통증 감각을 일으킨다. 이 통증 유발점들은 좌골과 매우 가까이 있고, 우리가 그 위에 앉을 때, 연관통은 거의 참을 수가 없다; 그것은 당신이 좌골을 찌르는 못 위에 앉아있다고 느낄 수도 있다. 도넛 모양의 쿠션이 이 통증을 경감시키기 위하여 종종 처방된다. 당신이 그 쿠션을 갖고 있다면, 침범된 좌골 밑에 구멍을 놓아라 –그것은 대둔근의 통증 유발점들을 만들고 그 결과로 연관통을 만드는 이 부위 위의 압력이다. 이것이 두 번째 통증 유발점 부위의 장력과 압력을 경감시키는 것을 돕는다.

세 번째 부위의 통증 유발점들은– 미골 가까이 있는– 앉을 때 꼬리뼈 주위에 상당한 불편함을 일으키는데, 비록 꼬리뼈가 의자에 닿지 않아도 그렇다. 둔근들의 통증 유발점들은 양쪽보다 종종 한 쪽에서만 발견되는데, 사람들이 앉고, 자고, 또 운전할 때 한쪽에 체중을 더 두기 때문이다(트라벨과 사이몬스 1992).

무엇이 대둔근을 악화시키는가? (What Aggravates the Gluteus Maximus?)

여러 활동들이 대둔근의 긴장과 통증 유발점들을 일으키거나 악화 시킬 수 있다 :

- 오르막 또는 층계를 걸어 올라갈 때, 특히 몸을 앞으로 굽혀서
- 당신의 엉덩이와 꼬리뼈 위에 오랜 시간 동안 뒤로 구부정하게 앉아있기, 그것은 둘째와 셋째 부위의 통증 유발점들을 활성화시킬 수 있다
- 갑작스러운 과부하, 미끄러지거나 막 넘어지려고 하는 것
- 대둔근 위로 넘어짐 또는 근육에 직접적인 가격
- 태아 자세로 옆으로 누워 잠, 무릎을 위로 당겨서
- 다리를 펴서 등을 대고 똑바로 자는 것
- 엉덩이의 잦은 주사
- 바닥 또는 아기 놀이울에서 아기를 들어 올리는 것 같은 반복적인 몸을 굽히거나 들어 올리기
- 머리–내민 자세로 습관적으로 서있기
- 모톤의 발 증후군(17장 참조), 그것은 이러한 구조적 문제를 보상하려는 의도로 대둔근의 수평 섬유들을 딱딱하게 만든다
- 당신의 뒤 주머니에 넣은 지갑의 압력
- 크롤 영법으로 수영하고 물 차기 할 때, 특히 찬 물에서, 같이 격렬한 위쪽으로 차기

대둔근에 통증 유발점이 있나?
(Do I Have Trigger Points in My Gluteus Maximus?)

여러 증상들이 대둔근의 통증 유발점들을 특별히 표시한다 :

- 앉은 후 엉덩이 전체에 걸친 통증과 압통, 특히 좌골 주위의 통증, 또는 칼날 위에 앉아있다는 느낌
- 엉덩이 깊숙이 또는 꽁지뼈 내와 주위의 통증
- 언덕 또는 계단 오르기가 힘들다, 특히 앞으로 숙이고
- 오래 앉아 있는 동안 국소적 압통과 연관통을 피하기 위하여 꼼지락 댄다
- 의자에서 편안하게 앉기가 힘들다
- 등을 대고 누워서 무릎을 가슴에 대기가 힘들다

- 크롤로 수영할 때, 특히 찬 물에서, 대둔근을 수축시키기 어렵다
- 무릎을 펴서 뒤로 반쯤 기댈 때 엉덩이의 통증
- 발가락을 밖으로 향하게 하고 걷는 경향

간단한 테스트 (Simple Tests)

당신이 대둔근 통증 유발점등을 갖고 있는 지 아닌 지를 결정하는데 도움을 줄 수 있는 3가지 간단한 테스트 : 무릎-겨드랑이 테스트, 의자에 앉아서 발가락 닿기, 및 바닥에 앉아서 발가락 닿기. 그러나, 모든 둔근들이 역할을 어느 정도 나누기 때문에(고관절과 골반 부위의 다른 근육들과 함께), 아래의 테스트들은 하나의 특정한 근육이 통증 유발점들을 갖고 있다고 단정할 수 없다. 다행스럽게도, 12장에 기술된 것처럼, 모든 둔근들을 하나의 그룹으로 치료하는 것은 쉽다.

무릎-겨드랑이 테스트 (Knee to Armpit Test)

당신 혼자서도 무릎-겨드랑이 테스트를 할 수도 있지만, 당신을 도울 친구가 있는 것이 더 좋다. 카펫이 깔린 바닥 또는 요가 매트 위에 등을 대고 누워서, 한 다리를 당신의 가슴 쪽으로 옮긴다. 허벅지 뒤의 다리를 잡고, 무릎 위가 아니다, 그리고 허벅지를 당신이 할 수 있는 만큼 당신의 반대 겨드랑이 쪽으로 위로 당긴다. 무릎과 복근의 긴장을 풀고 있는다. 당신의 무릎을 당신의 가슴과 아주 가깝게 당길 수 있다면, 그림 9.3과 같이, 통증 유발점들이 당신의 대둔근에 있을 리가 없다. 그림 9.4에서처럼 조금 밖에 갈 수 없다면, 아마도 당신의 대둔근에 통증 유발점들을 갖고 있을 것이다. 당신의 허벅지를 반대 겨드랑이 쪽으로 당길 때 당신의 엉덩이의 통증을 느낀다면, 이것은 통증 유발점들의 명백한 표식이다.

친구가 도와준다면, 당신이 당기는 것이 아니고 그에게 당신의 허벅지를 당신의 가슴 쪽으로 밀라고 시킨다. 이것이 당신의 대둔근, 복근, 및 장요근을 보다 완전하게 이완되게 만들어 주는데, 그렇지 않다면 당신의 운동 범위에 제한이 있을 수 있다. 또한 이 테스트는 햄스트링의 길이 그리고 장요근이 수축할 수 있는 능력을 측정한다. 그러므로 당신의 무릎을 당신의 어깨 쪽으로 보낼 수 없다는 것은 이 3가지 근육들의 어느 것에 통증 유발점들의 한 표식일 수 있다 : 대둔근, 햄스트링, 및 장요근.

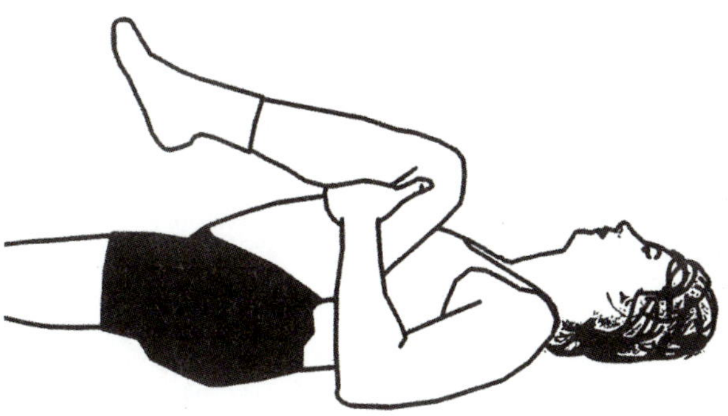

그림 9.3

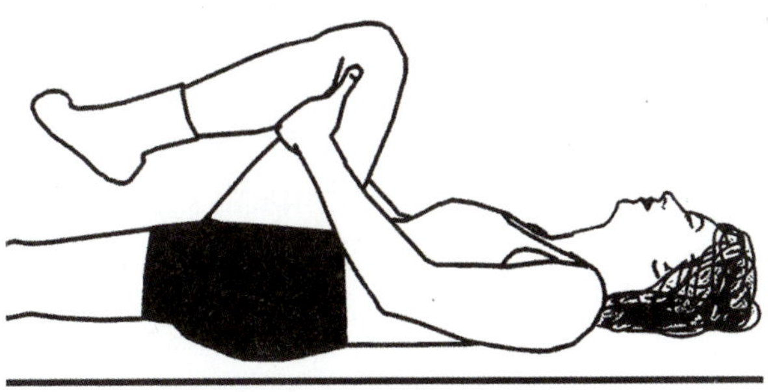

그림 9.4

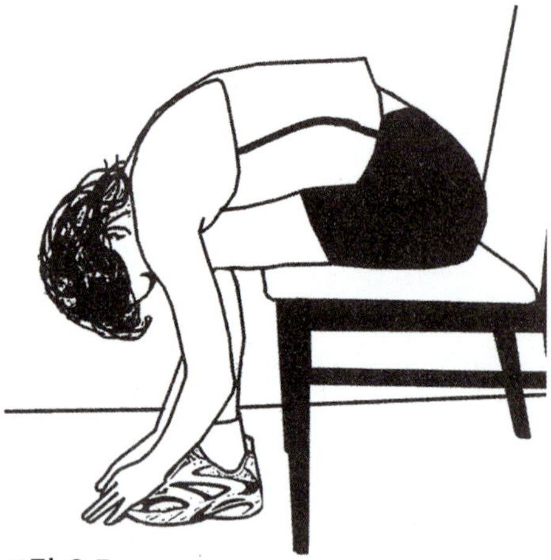

그림 9.5

의자에 앉아서 발가락 닿기

(Seated Toe Touch in a Chair)

보다 직접적으로 대둔근을 분리하기 위해서, 편안한 의자에 앉아서, 앞으로 숙이고, 당신의 발가락 쪽으로 뻗어라, 그림 9.5처럼. 당신의 손을 바닥에 평평하게 둘 수 있다면, 당신의 대둔근에 통증 유발점들을 갖고 있지 않다. (비록 당신이 배가 나왔다고 하더라도, 틀림없이 당신 손가락 끝으로 바닥에 댈 수가 있다.) 만약 할 수 없다면, 아마도 당신의 대둔근에 통증 유발점들을 갖고 있을 것이다.

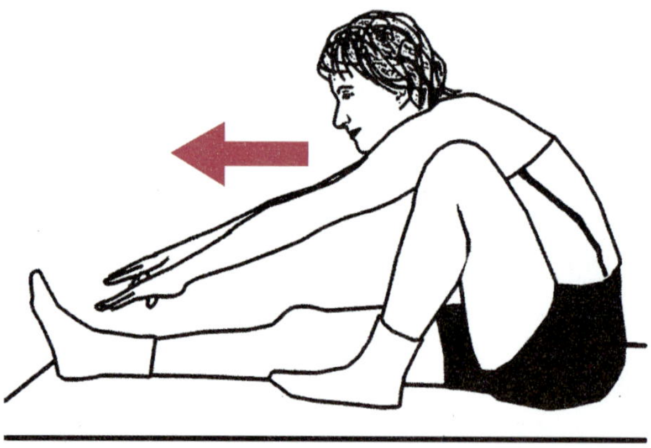

그림 9.6

바닥에 앉아서 발가락 닿기

(Seated Toe Touch in the Floor)

카펫이나 요가 매트 위에 앉아서 이 테스트를 해 보아라. 몸 앞에 당신의 오른 발을 펴고 왼다리는 구부리는데, 아주 약간 옆으로 돌게 만들어라. 당신의 허벅지를 바닥에서 떼지 않고 고관절을 구부리고, 양 손으로, 당신의 오른 발가락 쪽으로 가능한 만큼 뻗어라, 그림 9.6처럼. 당신이 40대 또는 더 젊다면, 당신은 틀림없이 최소한 당신의 발가락에 닿을 수 있다; 만약 할 수 없다면, 아마도 당신의 대둔근에 통증 유발점들을 갖고 있을 것이다. 당신 자신에게 10년에 일 인치(약 2.54cm)의 여분의 갭을 허락하고, 얼마나 가깝게 갈 수 있는 지를 보아라. 이 테스트를 하는 동안에 엉덩이의 통증 또한 대둔근의 통증 유발점들의 표식이다. 이것은 또한 척추주위근과 햄스트링을 테스트하는 것을 주목해라, 그러므로 당신이 이 테스트를 패스하지 못한다면, 당신은 그 근육들에 통증 유발점들을 갖고 있는 지를 정하기 위하여 6장과 13장을 참고해야만 한다.

대둔근의 통증 유발점들을 없애는데 유용한 힌트
(Helpful Hints for Eliminating Trigger Points in the Gluteus Maximus)

비록 당신의 근육들이 말을 할 수는 없지만, 그것들은 당신에게 무엇을 하고 무엇을 하지 말라고 계속해서 말할 수 있다. 앉는 것이 매우 아프다면, 그것은 당신의 둔근들이 "나는 할 만큼 했어요, 어서 일어나서 다른 운동을 하세요"라고 말을 하는 것이다. 여기에 대둔근의 통증 유발점들을 없애는데 도움이 되기 위하여 당신이 할 수 있는 몇 가지의 간단한 일들이 있다.

- 오랫동안 앉아 있어야만 한다면, 당신의 앉은 자세를 자주 바꿔서 당신의 체중을 엉덩이의 다른 부위로 분배시켜라. 앉아 있는 시간을 20분으로 제한하고, 그 다음 일어나서 몇 분 간 돌아 다녀라, 가능한 많이 당신의 움직임을 변화시키면서, 특히 당신의 고관절을 움직이며, 그리고 나서 당신의 일을 다시 시작해라. 일어나서 돌아다니는 시간을 당신에게 알리기 위하여 타이머를 20분에 맞춰라. 16장에서, 당신은 둔근들에 목표를 둔 동작 범위 운동들을 찾을 수 있다. 매 쉬는 시간에 그 운동들의 하나 또는 그 이상을 해라.
- 옆으로 누워 잔다면, 무릎을 구부려 접어 올리지 말고, 당신의 다리를 펴고 당신의 고관절과 어깨와 선을 맞춰라. 또 당신의 아래 다리 사이에 무릎에서부터 발까지 베개를 끼고 자보아라. 등을 대고 잔다면, 당신의 무릎 밑에 속을 많이 채운 베개를 놓아라. (수면 자세에 관한 것은 17장 참조)
- 어떤 무거운 것을 들어 올릴 때, 당신의 몸통을 바로 세우고 당신의 무릎은 구부려라, 허리에서부터 구부리지 말고
- 가운데가 구멍이 뚫린 꼬리뼈 쿠션을 어느 한 쪽의 엉덩이 밑에 두고 앉아라, 꼬리뼈 밑이 아니다, 통증이 그곳에 있을 지라도
- 당신이 효과적으로 당신의 둔근들을 치료할 때까지는 가능한 등반과 언덕을 걸어 올라가는 것을 제한해라.
- 작업장에서 장기간 앞으로 기울이는 것을 피해라.
- 당신의 엉덩이 포켓에 지갑을 넣고 다니지 말아라, 그리고 절대로 그것을 깔고 앉지 말아라.
- 시트 웨지 또는 커다란 운동 볼(짐볼)에 앉도록 해라. 다른 앉은 자세를 사용함으로써, 계속 같은 지점에 계속된 압력을 피하기 위해서, 비록 작더라도, 당신은 당신의 자세를 변화할 수 있다.
- 대둔근을 치료할 때 주목할 것은, 햄스트링을 평가하고 치료하는 것 역시 중요하다.

우리의 경험으로 볼 때, 엉덩이 근육들의 통증 유발점들이 주로 한 쪽 또는 다른 쪽에 있는 것이 흔하다. 그러나, 또한 한 쪽에서 모든 엉덩이 근육들은 아니라도, 몇 개의 근육들에 통증 유발점들을 갖는 것은 흔하다. 다행스럽게도, 이 모든 근육들을 동시에 치료하기가 쉽다. 치료만을 보려면, 12장의 합동 엉덩이 치료를 보아라.

제 10 장

중둔근과 소둔근
Gluteus Medius and Gluteus Minimus

약간 작은 두 개의 둔근들은 중둔근과 소둔근이다. 트라벨과 사이몬스는 중둔근을 "요통(lumbago)" 또는 "하부 등 통증 근육" 그리고 소둔근을 "좌골신경통 근육(Sciatica muscle)"이라고 불렀다. 그것들의 별명은 이 근육들이 종종 통증의 상당수가 이러한 일반적인 진단들과 연관이 있다는 것을 설명하는 사실을 반영한다.

둔근들과 장요근의 통증 유발점들은 이 근육들에게 가는 표층 신경들의 일부를 근육 사이에 끼게 만들 뿐만 아니라, 엉덩이에서부터 발가락까지 전체를 따라 통증, 마비, 따끔거림, 및 뻣뻣함을 만들 수 있다. 흥미롭게도, 이 증상들의 군집은 하지불안증후군(restless legs syndrome)이라는 상당히 새로운 진단의 그것과 아주 유사하다. 당신이 이 진단명을 받았다면, 하지불안증후군에 주어지는 다양한 처방 약들을 찾기 전에 잠시 둔근들을 위한 자기-관리를 해 볼만한 가치가 있을 것이다.

중둔근과 소둔근은 어디에 있으며 그것들이 하는 일은?
(Where Is the Gluteus Medius and Gluteus Minimus and What Does It Do?)

둔근들은 천골의 양쪽에 있으며 당신의 엉덩이 또는 힙의 대부분의 근육 섬유들을 차지한다. 이 근육 그룹의 대부분은 전 장에서 다룬 대둔근으로 구성되어 있다. 대둔근은 보통 중둔근 크기의 두 배 이상이 되며, 그리고 중둔근은 소둔근 크기의 두 배 이상이 된다. 중둔근과 소둔근을 넓은, 조직의 얇은 층, 각각은 그것의 더 큰 "형님(brother)"에 의해 덮인 것으로 생각해라. 대둔근은 부분적으로 중둔근의 후방을 덮고 있으며, 소둔근은 중둔근에 의해서 완전히 덮여 있다. 함께, 이 두 개의 보다 작은 근육들은 걷고, 달리고, 또는 한 다리로 설 때 골반을 안정시키는 것을 돕고, 둘 모두 허벅지를 가슴 쪽으로 들어 올리는 것을 (중둔근이 소둔근 보다 더) 돕는다.

그림 10.1처럼 중둔근은 골반의 바깥 면의 대부분에 붙고 대퇴골 꼭대기로 내려간다. 대퇴골로 가는 중둔근 건의 부착 밑에 돌기 주머니(전자 낭; trochanteric bursa)가 있는데, 건과 뼈 사이의 공유 영역에 쿠션을 만드는 주머니다. 그 위치의 힙에 통증을 가진 우리 환자들의 대부분은 그들이 힙에 낭염(bursitis)이 있다고 들었었다. 그러나, 우리가 중둔근의 통증 유발점들을 제거하고 환자가 능동적인 자기 관리를 통해서 완전한 동작 범위를 회복했을 때, 그 "낭염"은 자주 사라진다.

인체의 앞 부분과 가장 가까운 중둔근의 표층 섬유들은 실제로 휘어져 있고 뒤쪽을 향한 것들과는 다른 방향으로 달린다. 이것은 섬유 구획들의 다른 기능들과 일치한다. 전방 쪽으로 섬유들의 휘어진 구획은 다리를 안쪽으로 돌리는 것을 보조하며, 후방 섬유들은 다리를 바깥쪽으로 돌리는 것을 보조한다. 전체로서 중둔근은 허벅지를 바깥쪽으로 들어 올리는 것에 주된 역할을 한다.

그림 10.2처럼 소둔근은 3개의 둔근들 중에서 가장 작고 가장 깊이 있다. 그것은 힙의 바깥 면을 따라 그것의 꼭대기에서 일 인치 이상 밑에서 골반에 붙는다. 거기에서부터 그것은 그것의 건에 의해서 붙는 상부 대퇴골의 전면으로 아래쪽으로 달린다. 중둔근과 똑같이, 소둔근은 허벅지를 바깥쪽으로 들어 올리는 것에 관여하는데, 근육의 앞 부분은 다리를 안으로 올리는 것을 돕고, 근육의 뒤 부분은 다리를 바깥으로 돌리는 것을 돕는다, (트라벨과 사이몬스 1992).

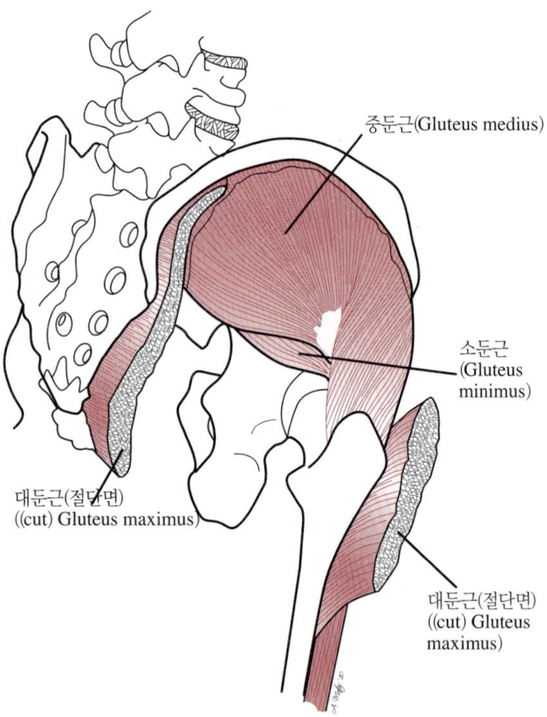

그림 10.1

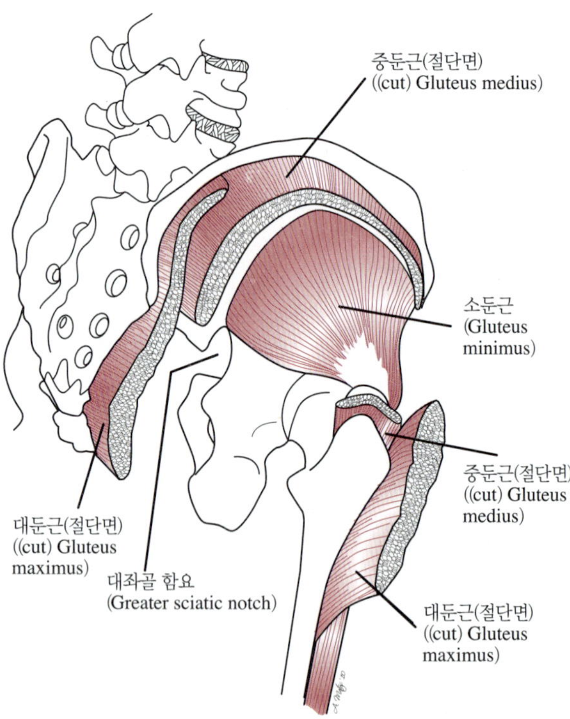

그림 10.2

중둔근과 소둔근 통증 연관 패턴
(Gluteus Medius and Gluteus Minimus Pain Referral Patterns)

중둔근의 통증 유발점들은 통증을 엉덩이와 위쪽 바깥 허벅지로 연관한다, 그림 10.3. 대부분의 경우에서, 당신이 엉덩이와 위쪽 허벅지에 통증을 겪는다면, 이것은 중둔근의 통증 유발점들의 믿을만한 표식이다. 이러한 하부 등과 엉덩이 통증은 종종 요통(lumbago)이라고 불린다.

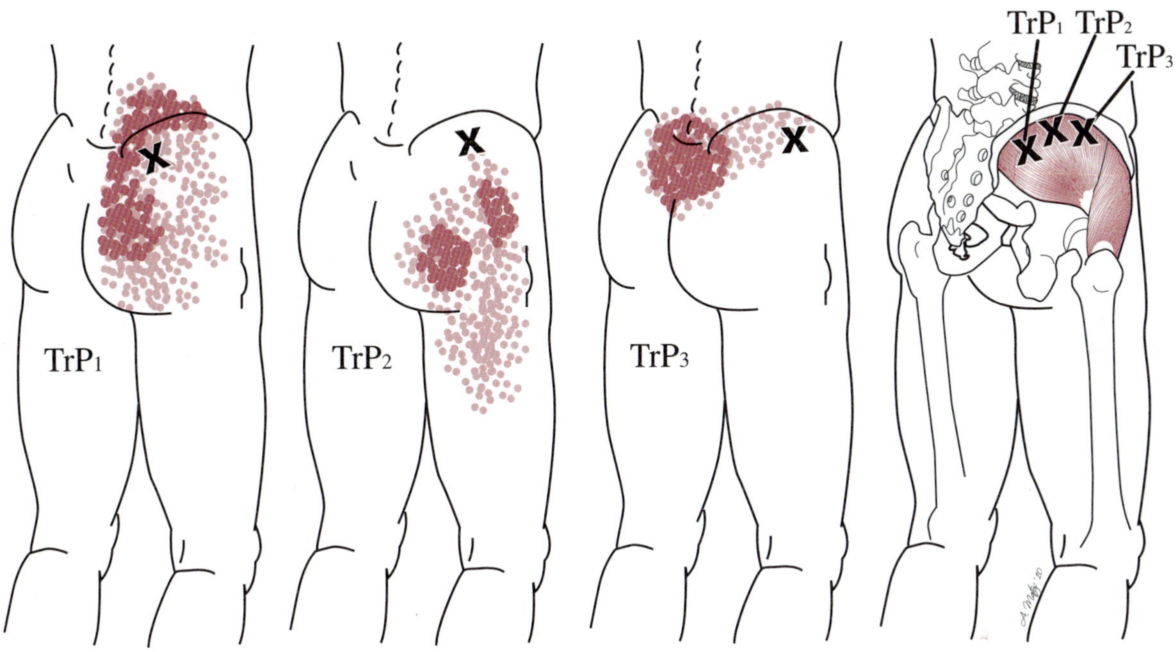

그림 10.3

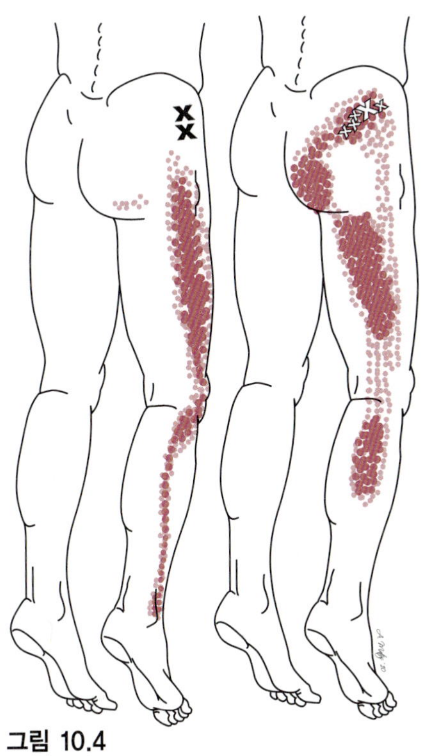

그림 10.4

소둔근에서는, 두 개의 명백한 통증 유발점 부위가 있다. 첫째는 근육의 앞 부분에 위치한다. 여기의 통증 유발점들은 통증을 엉덩이와 허벅지의 바깥을 따라 똑바로 내려가서 무릎, 장딴지, 또는 발목 (그림 10.4, 좌측)으로 간다. 근육 뒤 부분의 통증 유발점들은 통증을 힙, 하부 엉덩이, 허벅지 뒤쪽, 및 장딴지 뒤쪽으로 연관한다, 그림 10.4(우측).

좌골의 통증(sciatic pain)은 종종 허벅지와 아래 다리의 바깥을 따라 달리고, 때때로 발목까지도 가는 통증으로 기술된다. 때때로 그것은 엉덩이의 뒤와 옆에 있을 수도 있다. 좌골신경통(sciatica)은 보통 힙 깊숙이 있고, 종종 심각하고, 끈질긴, 그리고 허벅지, 다리, 및 발목 전체에 걸친 압통이 있는 듯 느껴진다. 그것은 잠을 깨고 수면을 방해할 수 있다. 이런 종류의 통증을 호소하는 사람들은 종종 좌골 신경의 압박을 암시하는 좌골신경통이라고 진단된다. 그러나, 우리의 임상 경험에서, 소둔근의 치료가 통증을 경감시킬 때, 거기에는 어떤 신경 옭매임이 없다는 것을 확인해 준다-단지 그러한 압박과 연관된 증상일 뿐이다. 이러한 경우에서, "위-좌골신경통(pseudo-sciatica)"이라는 용어를 사용하는 것이 더 좋은데, 그러나 실제의 신경 옭맴이 아니다 (트라벨과 사이몬스 1992).

무엇이 중둔근과 소둔근을 악화시키는가?
(What Aggravates the Gluteus Medius and Gluteus Minimus?)

많은 것들이 중둔근과 소둔근의 통증 유발점들을 만드는데, 앉은 자세가 문제의 가장 흔한 원인이다. (당신이 이 책에서 여러 장들을 공부해 나감에 따라, 당신은 아무 의심 없이 이것이 자주 반복되는 말일 것이라는 것을 알 것이다.) 이 경우에, 문제들은 비대칭과 만성 수축에 기인하여 일어난다. 다행스럽게도, 비대칭의 두 가지 흔한 원인들은, 일단 당신이 그것들에 관하여 안다면 비교적 쉽게 다뤄질 수 있다 : 돈 많은 사람의 문제와 운전자의 문제.

돈 많은 사람의 문제. 믿거나 말거나, 두꺼운(또는 심지어 얇더라도) 지갑 위에 앉는 것은 중둔근과 소둔근의 근육 섬유들을 누를 수 있어서, 엉덩이, 허벅지, 및 다리를 따라서 통증과 통증 유발점들을 원인이 된다. 오른 힙 주머니에 지갑을 넣고 다니는 것이 보다 흔하므로, 이것은 일반적으로 오른쪽에 문제들을 일으킨다.

운전자의 문제. 운전을 많이 한다면, 당신의 오른 다리는 아마도 오랜 시간 동안 고정된 자세로 남아 있는데, 특히 크루즈 컨트롤이 없을 때 그렇다. 이것은 소둔근과 그리고, 덜 흔하게, 중둔근에 통증 유발점들의 흔한 원인이다. 명백하게, 이것은 주로 오른 쪽에 문제를 일으키는데, 운전할 때 이상한 앉은 자세를 취한다고 할 때 그것 또한 다른 문제들을 일으킬 수 있다.

여기에 중둔근과 소둔근의 통증 유발점들에 원인이 될 수 있는 약간의 다른 인자들이 있다. 이 문제들에 관하여 더 알고 싶다면, 17장의 역학적인 인자들을 보라.

- 다리 길이가 같지 않을 때, 그것은 보상을 위하여 당신의 한 쪽 둔근을 딱딱하게 만든다.
- 모톤의 발 증후군
- 천골이 골반과 만나는 천장관절의 기능이상,
- 오랜 시간 동안 가만히 서 있는 것 특히, 한 다리에 체중을 싣거나 당신의 발을 가깝게 붙이고, 이럴 때 다리와 힙 근육들은 밸런스를 유지하기 위해서 더 수축하는 경향이 있다
- 태아의 자세로 옆으로 누워 잘 때 또는 위 다리를 받히지 않고 잘 때
- 두꺼운 담요를 덮고 당신의 발을 바깥으로 벌리고 등을 대고 잘 때
- 달리기, 테니스, 또는 골프 같은 스포츠 동안 반복적인 둔근들의 과사용 그리고 스포츠 부상 또는 낙상
- 엉덩이 주사

중둔근과 소둔근의 통증 유발점들이 자세에 영향을 주는가?
(Do Trigger Points in the Gluteus Medius and Gluteus Minimus Muscles Affect Posture?)

자세 불균형(postural imbalance)이 둔근들의 통증 유발점들의 원인 또는 영향일 수 있다. 위에서 말했듯이, 다리 길이 불일치와 모톤의 발 증후군은 엉덩이 통증 유발점들의 흔한 원인들이다. 만성적인 머리를 내민 자세 또한 둔근들에 통증 유발점들을 만들 수 있다. 그러나 때때로 그것은 주위의 다른 방식으로 작용한다.

엉덩이 통증 유발점들로 인한 심한 통증은 절룩거림 또는 하부 등 또는 힙의 심각성과 다리 통증을 덜하게 하려는 의도에서 이상하게 걷는 자세를 만들 수 있다. 이러한 종류의 보상은 연쇄적으로 다른 통증 문제들을 만들어서 이상한 걸음걸이 또는 자세를 만든다.

중둔근과 소둔근에 통증 유발점이 있나?
(Do I Have Trigger Points in My Gluteus Medius and Gluteus Minimus?)

통증의 위치와 심한 정도는 둔근들이 관여된 지를 정하는 좋은 표식이며 또한 어떤 근육이 주범인지 확인하는데 도움이 될 수 있다. 그림 10.3과 10.4에서 보여지는 통증 연관패턴들을 살펴 보아라. 통증이 그림 10.3의 통증 연관 패턴의 어떤 것과 유사하다면, 우선적으로 엉덩이의 중심부 또는 천골(sacrum)의 안과 주위에 초점을 두는데, 그것이 중둔근의 통증 유발점들을 가리킨다. 통증이 당신의 엉덩이에 있으면, 그림 10.4처럼 당신의 다리의 옆이나 뒤를 따라 내려간다, 그것은 소둔근 또는 이상근의 어느 하나를 가리킨다. 당신의 다리의 통증이 아래 다리와 장딴지로 뻗어 갈 때, 당신은 소둔근의 통증 유발점들을 찾기가 쉽다.

많은 흔한 문제들이 중둔근 또는 소둔근의 어느 하나의 활동성 통증 유발점들을 나타낼 수 있다. 이 근육들의 어느 하나의 통증 유발점들은 종종 끈질기고 심해서 수면과 걷는 것을 방해하며, 당신은 걸을 때 지팡이를 써야 할 수도 있다. 통증을 경감시킬 어느 위치를 찾지 못하는 것은 흔한 일이다. 또한 어느 한 근육의 통증 유발점들은 당신이 다리를 바깥쪽 옆으로 들지 못하게 하고, 한 다리로 서는 것을 힘들게 하거나, 걷는 동안에 고관절의 약한 느낌을 당신에게 준다. 이 두 근육들의 통증 유발점들에 기인한 통증의 끈질김과 심함 그리고 경감을 주는 어느 위치를 찾지 못함 때문에, 많은 사람들은 진통제 또는 심지어 수술에 기대게 된다.

간단한 테스트 (Simple Tests)

5가지의 간단한 테스트들이 당신이 중둔근 또는 소둔근에 통증 유발점들을 갖고 있는 여부를 정하는데 도움을 줄 수 있다. 그러나, 모든 둔근들이 어느 정도 일을 나누기 때문에 (종종 고관절과 골반 부위의 다른 근육들과 함께), 아래의 테스트들은 하나의 특정한 근육이 통증 유발점들을 포함하고 있다고 결정적으로 가리킬 수 없다. 당신이 아래에서 보게 될 것처럼, 이 테스트들의 많은 것이 이상근(둔근들의 세 번째 그룹, 11장에서 다룸)의 통증 유발점들 역시 나타낼 수 있다. 다행스럽게도, 모든 둔근들을 하나의 그룹으로 치료하기가 쉽다, 12장에 기술되어 있다.

발을 안팎으로 돌리기 (Turning Your Feet In and Out)

이 테스트는 너무 간단하다. 서서 당신의 발을 본다. 당신이 당신의 발을 밖으로 벌린 자세로 보통 서거나 또는 걷는가? 이것은 당신의 중둔근, 소둔근, 및 이상근, 또한 골반의 일부 작은 근육들의 만성적인 뻣뻣함과 짧아짐을 나타낼 수 있다. 먼저, 당신의 발을 안쪽으로 돌릴 수 있는 지 보아라. 이것을 하기 위하여, 당신은 당신의 허벅지 뼈를 안쪽으로 돌려야만 한다. 이 움직임은 힙, 다리, 및 발을 바깥으로 돌리는 일을 맡고 있는 이상근과 다른 근육들을 스트레칭 시킨다. 당신의 발을 안으로 돌리는 것이 힘들거나, 또는 당신이 그렇게 할 때 통증을 느낀다면, 당신은 아마도 중둔근과 소둔근 그리고 아마 다른 근육들에서 통증 유발점들을 갖고 있다.

그 다음, 당신의 발을 바깥으로 돌려 보아라. 이것이 힘들거나 아프다면, 당신은 아마도 당신의 중둔근, 소둔근, 또는 이상근, 또는 다른 고관절 근육들에 통증 유발점들을 갖고 있다.

보닛의 사인 테스트 (Bonnet' s Sign Test)

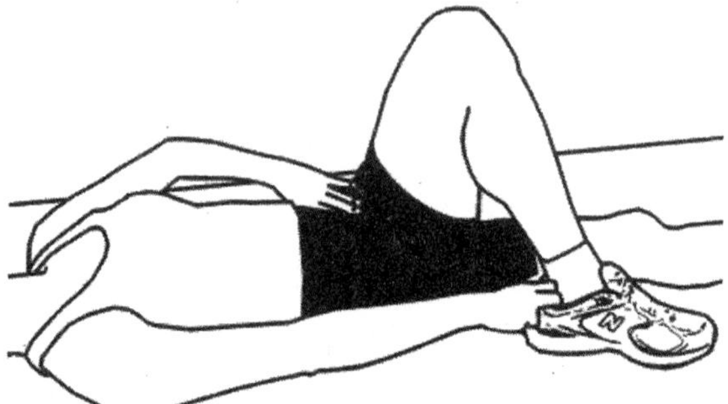

그림 10.5

왼쪽 중둔근과 소둔근의, 이상근도 마찬가지로, 제한을 테스트하기 위해서, 카펫 또는 요가 매트가 깔린 바닥에 등을 대고 누워 시작한다. 당신의 오른 다리는 펴고, 당신의 왼 무릎은 구부리며, 그리고 당신의 왼 발바닥을 당신의 오른 장딴지 옆에 둔다. 그림 10.5처럼 당신의 왼발을 당신이 할 수 있는 만큼 편안하게 위쪽으로 미끄러뜨리고, 이것을 하면서 엉덩이와 당신의 발을 모두 바닥에 붙이고 있게 한다. 당신의 왼 발꿈치가 당신의 오른 무릎 높이까지 올라가고 당신이 어떠한 통증이라도 느끼지 않는다면, 당신은 아마도 중둔근 또는 소둔근에 통증 유발점들을 갖고 있지 않다. 당신의 발을 그 높이까지 두지 못하거나 이 테스트를 하는 것이 아프다면, 그것은 중둔근, 소둔근, 또는 이상근의 어느 하나에, 또는 골반 깊숙이 있는 다른 근육들에 통증 유발점들을 나타낸다. 양쪽에 이 테스트를 한다.

무릎 벌리기 테스트 (Pace Abduction Test)

의자에 앉는다 그리고 한 친구에게 그의 손들로 당신 무릎 양쪽의 바깥에 두게 시킨다. 그에게 당신 무릎을 제 자리에 잡고 있게 요청하며, 그리고 나서 당신의 무릎을 그의 손을 향하여 바깥쪽으로 밀려고 한다. 이것이 아프거나 또는 당신이 어느 한 쪽으로 밀 수 없다면, 그것은 아마도 중둔근, 소둔근, 또는 이상근에 통증 유발점들을 나타낸다.

서서 다리 밖으로 흔들기 (Standing Leg Swing Out)

튼튼한 의자 또는 다른 지지대를 잡고 있으면서, 한 다리로 서있는 동안 다른 다리를 바깥으로 2–3번 흔든다. 그 다음 다리를 바꾸고 다른 쪽을 테스트한다. 중둔근 또는 소둔근의 통증 유발점들을 나타내는 긍정적인 표식은 다음과 같다 :

- 이 움직임 동안 통증
- 움직임을 하기가 어려움
- 고관절 근육들의 경련 또는 경련과 가까움
- 어느 한쪽 다리로 서있지 못함
- 다리 흔드는 동안 고르지 않거나 덜컥거리는 움직임

무릎 교차 테스트 (Knee Crossing Test)

이 테스트를 하려면, 의자에 똑바로 앉아서 왼 다리를 오른 다리에 교차시킨다. 그리고 당신의 왼 무릎의 자세를 주목해라. 그것이 당신의 오른 무릎을 완전히 교차한다면, 당신의 동작 범위에 제한이 없고 당신은 아마도 통증 유발점들을 갖고 있지 않다. 왼 무릎이 당신의 오른 무릎 위로 완전히 교차하지 않는다면, 이 것은 왼 소둔근의 통증 유발점들을 나타낸다. 오로지 당신의 발목 또는 당신의 왼 장딴지의 일부만을 당신의 오른 무릎에 교차시킨다면,

당신은 아마도 소둔근과 이상근 모두에 통증 유발점들을 갖고 있다. 양 다리를 테스트하고 어느 한 편의 움직임의 제한을 주목해라. 오직 한 쪽에만 문제가 있는 것은 흔한 일이다.

중둔근과 소둔근의 통증 유발점들을 없애는데 유용한 힌트 (Helpful Hints for Eliminating Trigger Points in the Gluteus Medius and Gluteus Minimus)

운전이 중둔근과 소둔근의 잦은 문제의 원인이 되므로, 우리는 이 문제를 돕기 위한 여러 제안을 갖고 있다. 가능할 때, 크루즈 컨트롤을 사용해서 당신의 오른 다리가 고정된 자세를 갖지 않게 한다. 운전을 오랫동안 하는 것이 불가피하고 당신이 만성 엉덩이 통증을 갖고 있다면, 언제 어디서 당신이 통증이 있는지를 주시하고 그 부위로 통증을 연관하는 근육들의 통증 유발점들을 찾아라. 그러한 근육들을 스트레칭 시키고 정상적 운동 범위로 그들을 사용하기 위하여 운전 중에 자주 휴식을 취해라. 또한, 당신의 오른 다리를 움직이려고 하고 매 10분마다 가능한 자주 당신의 운전 자세를 바꿔라. 당신은 또한 오른 엉덩이 밑에 테니스공을 사용해 보는데 그것이 통증을 경감시키는지 알기 위해서다. 긴 거리를 서다 갔다 하는 출퇴근을 한다면, 오늘날 대부분의 사람들이 그러하듯이, 요일마다 앉는 자세를 다르게 하는 것을 실험해 보거나, 당신의 자세를 바꾸기 위하여 어떤 날에는 시트 웨지(seat wedge)를 사용해라.

여기에 중둔근과 소둔근의 통증 유발점들을 없애는데 도움이 되기 위해서 할 수 있는 몇 가지 간단한 것들이 있다 :

- 포멘텍 백 또는 시트 웨지 같은 다른 앉을 거리를 사용해라.
- 오랜 시간 동안 서있어야만 한다면, 한 다리로 서있지 말아라. 또한 당신의 발들을 최소한 30cm 정도 떨어뜨리고 있고 주기적으로 한 다리에서 다른 다리로 당신의 체중을 이동시켜라.
- 당신의 뒷주머니에 지갑을 넣고 다니지 말아라.

- 하이힐을 신지 말거나, 오직 가끔 신어라.
- 당신의 무릎 사이에 베개를 끼고 옆으로 누워 자라.
- 당신이 스포츠 활동 중에 당신의 둔근들을 혹사하는 경향이 있다면, 운동 전후에 자기-관리를 해라.
- 만성적인 머리-내민 자세를 가졌다면, 이를 교정하기 위하여 상부 등과 목의 근육들을 치료하고 스트레칭 한다. 이것은 교정하기가 쉽지 않은 자세 불균형이고, 비록 당신이 그것에 힘쓴다고 해도 고치는 것은 시간이 걸린다. 그러나, 어떤 경우에서는 그것은 엉덩이 근육들의 만성 통증 유발점들의 주된 원인이다.
- 훈련 받은 시술자에게 당신이 다리 길이가 같지 않은지 그리고 모톤의 발 증후군을 갖고 있는지를 확인하게 한다. (이러한 상태와 그것들을 어떻게 고치는 가를 자세히 알려면 17장의 기계적 인자 참조)

우리의 경험으로 볼 때, 엉덩이 근육들의 통증 유발점들이 주로 한 쪽 또는 다른 쪽에 있는 것이 흔하다. 그러나, 또한 한 쪽에서 모든 엉덩이 근육들은 아니라도 몇 개의 근육들에 통증 유발점들을 갖는 것은 흔하다. 다행스럽게도, 이 모든 근육들을 동시에 치료하기가 쉽다. 치료만을 보려면, 12장의 합동 엉덩이 치료를 보아라.

제 11 장

이상근
Piriformis

전에 몸을 트는 것을 해 보았다면, 당신은 이상근을 위한 동작 범위 운동을 한 것이다. 이 근육은 엉덩이 깊숙이 대둔근의 밑에 있으며, 다른 근육들과 함께, 허벅지뼈를 힙 소켓 안에 유지하는 것을 돕는다. 이상근의 통증 유발점들은 하부 등, 엉덩이, 천골, 및 힙에 통증을 일으킬 수 있다. 이 근육은 일반적으로 하부 등과 힙 통증을 일으키는데 단독으로 활동하지 않는다. 우리는 그것이 통증 유발점들을 갖고 있는 엉덩이 지역의 여러 근육들 중의 하나라는 것을 자주 찾아낸다. 우리가 너무 많이 앉아있기 때문에, 엉덩이 근육들이 통증 문제들의 주된 요인이라는 것에 거의 놀라지 않는다.

트라벨 박사는 이상근을 "이중 악마(double devil)"라고 불렀는데 그것이 두 가지의 명백한 통증 문제를 일으키기 때문이다. 첫째, 이상근의 활동성 통증 유발점들은 엉덩이로 그리고 다리 뒤로 통증을 연관시킬 수 있다. 둘째, 비록 이상근이 작은 근육이지만, 그것은 약간 좁은 공간을 통해서 지나간다. 그 근육이 만성적인 짧아짐으로 인하여 두껍게 된다면, 그것은 혈관들과 신경들을, 똑같이 좁은 공간을 지나가는 좌골신경을 포함해서, 잠재적으로 옭아맬 수 있다. 이러한 문제는 때때로 이상근 증후군이라고 불린다. 좌골신경의 압박은 엉덩이, 허벅지, 및 아래 다리의 통증, 마비, 및 따끔거림을 일으킬 수 있다. 어떤 경우에서는, 이상근의 만성적인 팽팽한 밴드와 관련된 통증이 너무 지속적이고 심해서 압력을 경감시키려고 수술이 행해진다.

이상근 증후군과 관련된 통증과 다른 증상들에 여러 가능한 원인들이 있기 때문에, 적절한 치료과정을 결정하기 위한 의사의 진단은 필수적이다. 악성종양, 감염, 관절염, 탈루된 디스크, 척추 협착, 천장관절(천골이 골반과 합치는 곳)의 변위, 및 구조적 불균형들 모두가 이상근 증후군의 증상들을 일으키거나 악화시킬 수 있다. 흥미롭게도, 이상근의 형태와 그것의 좌골신경과의 공간적인 관계에서 중요한 변화들이 있을 수 있다. 실제로, 약 20%의 사람들에게서, 이상근은 갈라져 있고 좌골신경이 근육의 주된 덩어리를 통해서 실제로 지나간다(Klein 2006). 이러한 해부학적 변형을 감안할 때, 이상근(또는 다른 인접 근육들)의 근육 섬유들의 만성적인 팽팽한 밴드가 좌골신경 조임을 일으키는 방식을 보기가 쉽다.

이러한 증상과 상태들에서, 첫째로 할 일은 근육이 아닌 다른 것이 통증과 기능이상의 원인인 지가 결정되어야만 한다. 그것들을 안전하게 제외할 수 있다면, 이러한 증상들로부터 앓고 있는 대부분의 사람들은 이 책에서 기술된 방식에 의해서 성공적으로 치료될 수 있다는 것을 우리의 경험이 말해준다. 어쨌든, 수술을 찾기 전에 12장에서 기술된 자기-관리 프로토콜을 해 보는 것이 확실히 타당한 일이다.

이상근은 어디에 있으며 그것이 하는 일은?
(Where Is the Piriformis and What Does It Do?)

이상근은 엉덩이의 위쪽 부분의 깊숙이, 대둔근과 중둔근 밑에 위치한다, 그림 11.1. 이상근은 짧은 측방 회전근들(short lateral rotators)이라 불리는 여섯 근육으로 이루어진 그룹의 주된 근육이다. 안쪽 끝은, 이상근은 천골의 내면에 붙어있다. 바깥쪽에서는, 그것은 다른 깊숙한 힙 근육들과 공유하는 하나의 건에 의해서 허벅지뼈에의 머리에 붙어있다. 그것은 엉덩이를 가로질러 달리는데 (천골에서 허벅지뼈로 약간 내려가는 각도이지만), 이 책에서 우리가 논의한 대부분의 다른 근육들이 인체의 위 아래로 달리는 것과 다르다.

다른 5개의 짧은 측방 회전근들은 이상근의 바로 밑에 위치하고 이들 역시 옆에서 옆으로 달린다, 그림 11.1. 이 근육들은 주로 당신의 허벅지와 다리를 안팎으로 돌리는 역할을 한다. 그와 반면에, 이상근은 여러 역할을 갖고 있고, 허벅지와 다리의 포지션은 이 근육이 기능하는 방식에 영향을 준다 :

- 그것은 다리가 펴져있거나 뒤로 뻗었을 때, 허벅지를 바깥쪽으로 돌린다.
- 그것은 힙 관절을 안정시키고, 대퇴골을 힙 소켓 안에 붙들고 있는 것을 돕는다.
- 서서 그리고 무게를 들고 있는 활동 동안, 이상근은 허벅지의 너무 빠른 안쪽 회전을 막거나 억누른다.
- 똑바로 앉아 있거나 기어가는 자세일 때, 이상근은 다리를 옆 바깥으로 움직이는 것을 돕는다.
- 허벅지가 가슴으로 눌려 질 때, 이상근은 무릎을 안쪽으로(inward) 옮길 수 있다.

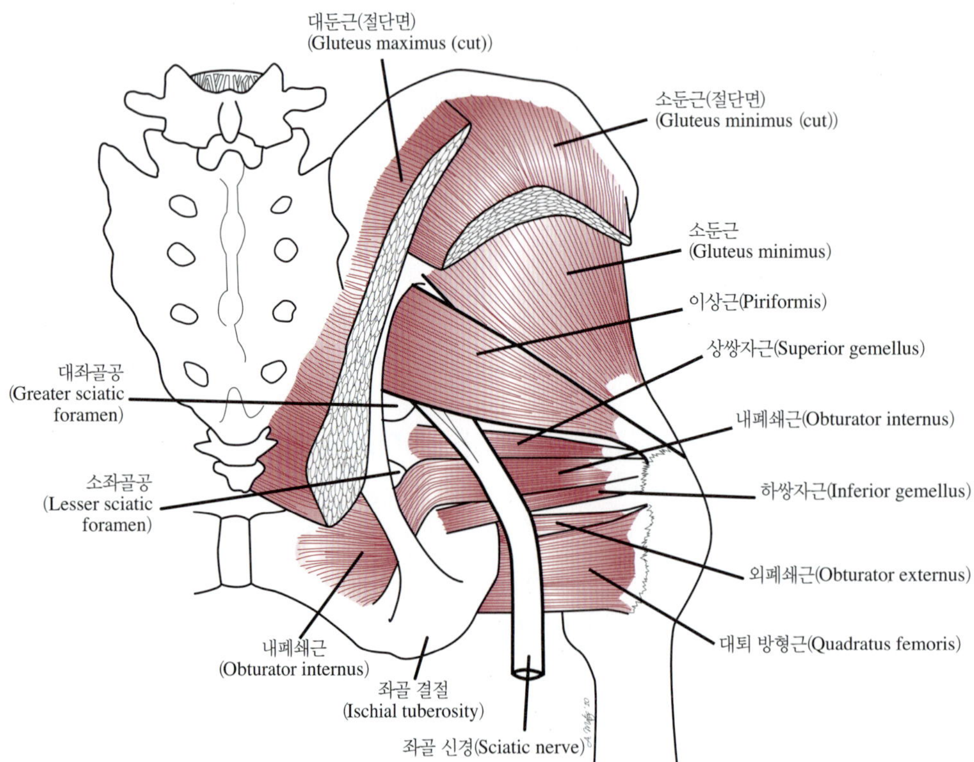

그림 11.1

이상근 통증 연관 패턴 (Piriformis Pain Referral Patterns)

이상근의 안쪽 또는 중간 부분의 통증 유발점들은(X자) 천골 지역, 전체 엉덩이, 및 허벅지의 뒤로 내려가는 길의 대부분으로 통증을 주로 연관한다, 그림 11.2. 말했듯이, 만성적으로 수축된 이상근은 좌골신경과 아마 다른 것들을 옭아 맬 수 있어서, 좌골신경통에 관련된 여러 가지 증상들을 만든다. 이것들은 하부등, 서혜부, 회음, 엉덩이, 힙, 다리, 및 발 조차의 통증과 마비뿐만 아니라, 배변 동안 직장의 날카로운 통증을 포함한다. 허벅지와 다리를 따라 달리는 통증의 감각은 소둔근의 통증 유발점들에서 온 연관통에 의해서도 일어날 수 있는데, 그 경우에서는 그것을 더욱 적절하게 나타내는 말은 "위-좌골신경통(pseudo-sciatica)"이다.

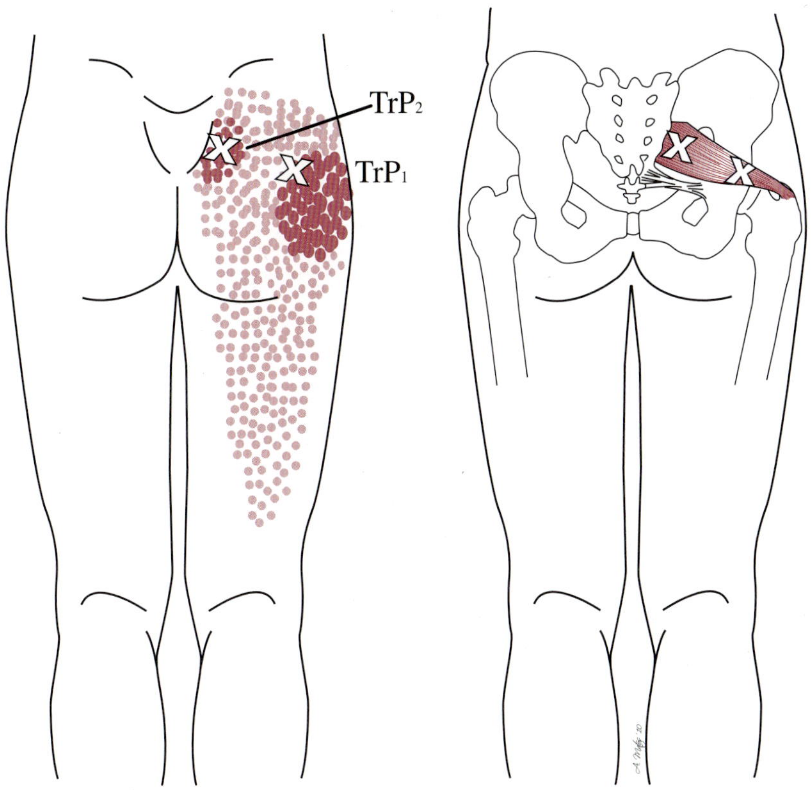

그림 11.2

무엇이 이상근을 악화시키는가? (What Aggravates the Piriformis?)

이상근 내에서 통증 유발점들이 활성화되는 여러 명백한 방식들이 있다 :

- 갑작스러운 근육 과부하, 예를 들어, 무거운 물건을 들거나 내리는 동안. 그러한 과부하는 넘어짐, 넘어지지 않으려고 자신을 받히는 것, 또는 차 사고 같은 충격 손상 동안에도 생길 수 있다.
- 근육의 반복적인 과사용, 아마도 가장 좋은 예는 무릎을 꿇고 엎드린 포지션에서 다리를 바깥쪽으로

드는 것 (종종 "소화전-fire hydrants"이라고 알려짐). 반복적인 과사용은 장거리 달리기 선수들 사이에서도 일어 날 수 있다.

- 오랫동안 근육의 수축. 오랜 시간 동안 쉬지 않고 운전하는 것은 통증 유발점 활성화의 잦은 원인이다. 당신이 한 번에 한 시간 동안 당신의 오른 발로 중단함이 없이 악셀을 밟고 있을 때, 그것은 보통 오른쪽의 이상근과 다른 근육들을 오랫동안 수축시키는데, 이 근육들에게 문제가 생기지 않으리라고 바라겠는가?
- 한 발을 깔고 앉거나 다리를 꼬고 앉는 것.
- 발가락을 벌리고 걷기. 이것은 모톤의 발 증후군(17장 참조)에서 기인할 수 있는데, 그것은 이상근과 다른 측방 회전근들의 만성적 수축을 일으킨다.
- 측방 회전근들을 정상 동작 범위로 움직임이 없이 오랜 기간 동안 앉아서 생기는 저사용.

다른, 이상근 통증 유발점들의 덜 흔한 원인들은 감염 (골반 염증 질환을 포함), 힙 관절의 관절염, 및 다리 길이가 틀리거나 작은 반골반 같은 다른 구조적 문제들을 포함한다.

이상근에 통증 유발점이 있나?
(Do I Have Trigger Points in My Piriformis?)

걷는 것이 아프거나 한 다리를 끌거나 절룩거리는 경향이 있다면, 그것은 이상근 내의 통증 유발점들을 나타낼 수 있다. 앉아있을 때 꼼지락 대거나 또는 몸을 좌우로 튼다면, 그것은 통증 유발점들의 또 다른 표식이다.

당신이 이상근에 통증 유발점들이 있을 수도 있는지를 결정하는데 도움이 될 수 있는 4가지 간단한 테스트가 있다: 무릎 교차 테스트, 당신의 발을 안팎으로 돌리기, 보닛(Bonnet)의 사인 테스트, 및 보폭 벌리기 테스트 (후자는 이상근에 통증 유발점들을 테스트하는 가장 신뢰할 만한 것들 중의 하나라고 간주된다). 4개의 모든 테스트들은 10장에 자세하게 기술되어 있다. 모든 둔근들이 어느 정도로 일을 함께 하기 때문에(종종 힙과 골반 지역의 다른 근육들과 함께), 이 테스트들이 어떤 특정한 근육이 통증 유발점들을 갖고 있다고 결정적으로 나타낼 수는 없다는 것을 알아야 한다. 다행스럽게도, 모든 둔근들을 하나의 그룹으로 치료하기가 쉬운데, 12장에 기술되어 있다.

이상근의 통증 유발점들을 없애는데 유용한 힌트
(Helpful Hints for Eliminating Trigger Points in the Piriformis)

16장에 있는 운동들은 이상근의 정상 동작 범위를 회복하는데 도움이 될 것이다. 하루에 초점을 맞춘 움직임과 스트레칭에 비록 5-10분이라도 투자한다면, 만성적으로 팽팽한 근육을 정상적인 기능으로 되돌리는 것을 도울 것이다. 이에 더해서, 보통의 일상 활동에서 이상근의 순환을 돕고 동작 범위를 증진하는데 도움이 되기 위하여 당신이 할 수 있는 몇 가지 간단한 것들이 있다 :

- 당신의 앉은 자세를 자주 바꾸거나, 대안으로 가끔 일어서라.
- 다리를 꼬아서 앉거나 발을 깔고 앉지 말아라. 이것은 매우 중요하다.
- 오랜 시간 동안 운전할 때, 주기적으로 휴식을 취해서 밖으로 나가 주위를 걸어라, 그리고 가능하다면 크루즈 컨트롤을 사용해라.
- 앉을 때 바닥에 따듯한 포멘텍 백을 사용해라.
- 당신의 뒤 주머니에 지갑을 넣고 다니지 말아라.
- 일반적으로, 당신이 걸을 때, 당신의 발을 앞으로 똑바로 해라. 당신의 발이 보통 밖으로 벌어진다면, 이것을 고치려는 동작을 만들어라.
- 치료 목적의 운동으로, 발가락을 안으로 해서 짧은 거리를 걷고 나서 발가락을 밖으로 해서 걸어라. 이 절차를 하루에 여러 번 반복해라.
- 걸을 때, 당신의 전체 발을 굴려라, 발꿈치에서 발가락으로, 그리고 당신의 발가락으로 밀어 떼는 것을 확실히 해라, 그것이 이상근의 움직임을 조장할 것이다. 당신의 발 전체로 걷기 위해서는, 당신은 신축성 있는 신발을 신어야만 한다.

우리의 경험에서, 주로 한 쪽 또는 다른 쪽의 둔근에 통증 유발점들을 갖는 것이 보통이다. 그러나, 그 쪽의 모든 둔근들이 아닐 지라도, 여럿에서 통증 유발점들을 갖는 것 또한 흔하다. 다행스럽게도, 이 모든 근육들을 동시에 치료하기가 쉽다. 사실상, 이상근의 통증 유발점들을 치료하기 위해서, 당신은 이상근으로 가는 길 도중에 다른, 보다 표층에 있는 엉덩이 근육들을 눌러야만 한다. 이 모든 근육들의 치료를 위해서, 12장의 엉덩이의 합동 치료를 보아라.

제 12 장

엉덩이의 복합적인 치료

Combined Buttocks Treatment

엉덩이 근육들의 각각은 다른 주요 기능을 갖고 있는데 반하여, 그것들은 모두가 인체의 동일한 부위에 위치해 있으며 하나 위에 하나가 층을 이루고 있어서, 대부분의 부분들을 위하여 그것들은 동일한 자세로 동일한 테크닉을 사용하여 치료될 수가 있다. 깊게 있는 둔근들을 치료할 때, 당신은 종종 위에 가로놓인 근육들을 자연스럽게 치료한다. 이 이유로, 우리는 이 모든 근육들의 치료를 한 장으로 모았다. 이 장에서 다루고 있는 근육들은 대둔근, 중둔근, 소둔근, 및 이상근, 또한 엉덩이의 아래 밑에 있는 깊은 회전근들이다. 이 근육들, 그것들의 통증 연관 패턴들, 그것들을 건강히 유지하기 위하여 해야 되는 것에 관한 진단학적 테스트와 팁들의 자세한 정보를 위해서는, 9, 10 및 11장을 보아라. 또한, 대둔근을 치료할 때 13장에 있는 햄스트링을 평가하고 치료하는 것이 중요하다는 것을 주목해라.

아래에 기술한 자기-관리 테크닉들의 많은 것이 다양한 공들, 롤러, 및 다른 도구들을 요구하는데, 엉덩이 지역의 근육들을 누르기 위하여 당신 뒤를 닿는다는 것이 힘들 수 있기 때문이다. 자기-가압에 관한 안내를 위하여서는, 다음 페이지의 12.1에서 12.4의 그림들을 보아라. 작은 x자는 당신이 가압을 해야만 하는 모든 지역을 나타낸다. 큰 X자는 통증 유발점들이 가장 많이 발견되는 곳을 나타낸다. 당신이 작은 x자들이 있는 모든 부위를 치료하고, 더 딱딱하거나 보다 아픈 어떤 부위에 보다 지속된 가압을 하는 것이 중요하다. 당신이 특정한 부위를 누를 때 불편함을 느낀다면, 이것은 통증 유발점들이 거기에 위치해 있고 치료를 필요로 한다는 것을 확인해 준다. 당신이 이 점들을 가압할 때 가능한 많이 이완시키려고 노력을 하며, 가압력의 양을 감소 시켜라, 필요하다면, 다른 도구들을 사용하고, 당신의 인체 자세를 바꾸거나, 체중 또는 힘을 덜 적용한다. 자기-가압의 통증이 눈에 띄게 줄어들 때, 당신은 가압을 더 하던지 또는 스트레치된 자세에서 그것을 해라.

여기에 이 장에서 기술한 모든 치료 테크닉들을 위한 약간의 보편적인 지침들이 있다 :

- 치료 전에 부위를 따듯하게 해라, 특히 당신의 증상이 심할 때
- 자기-관리(가압, 스트레칭, 동작 범위 운동들)의 어떤 폼을 위하여 바닥에 눕거나 앉을 때, 카펫이 깔린 바닥이 이상적이다; 대안으로, 당신은 운동 매트를 사용할 수 있다.
- 양쪽을 치료해라, 오직 한 쪽에만 통증 유발점들을 갖고 있는 것처럼 보일지라도. 양쪽은 공력근이며 자주 동일한 일을 하기 위하여 함께 일을 하므로, 통증 유발점들은 종종 양쪽에 생긴다. 또는 한 쪽에

통증 유발점들이 생긴 후에, 다른 쪽이 보상을 위하여 과로할 수가 있어서, 새로운 통증 유발점들을 만들기 시작한다. 이것은 엉덩이 근육들을 치료할 때 특히 중요하다.

- 근육 도해들을 참조하고 그리고 모든 X자로 표시된 부위를 눌러라. 큰 X자는 통증 유발점들이 더 있음직한 점들을 나타내는데, 그러나 전체 근육이 치료를 요한다.
- 0에서 10 척도에서 절대로 6레벨을 넘지 말아라.
- 가압을 할 때, 30초 이상 가압을 지속하고 적어도 2-3차례 반복하거나, 통증이 눈에 띌 만하게 감소하거나 동작 범위의 증가가 있을 때까지 적용한다.
- 당신이 근육이 부드러워지고 이완됨을 느낌에 따라서 점차적으로 가압량을 늘려라. 조직이 치료에 어떻게 반응하는 지를 알아 차려라.
- 스트레칭을 할 때, 정상적인 숨을 2-3번 하는 동안 자세를 유지해라.
- 양쪽에 스트레칭을 여러 번 반복할 때, 각 반복마다 하는 쪽을 바꿔라.
- 치료와 스트레칭 후에, 16장에 있는 둔근들과 이상근을 위한 동작 범위 운동들을 해라.

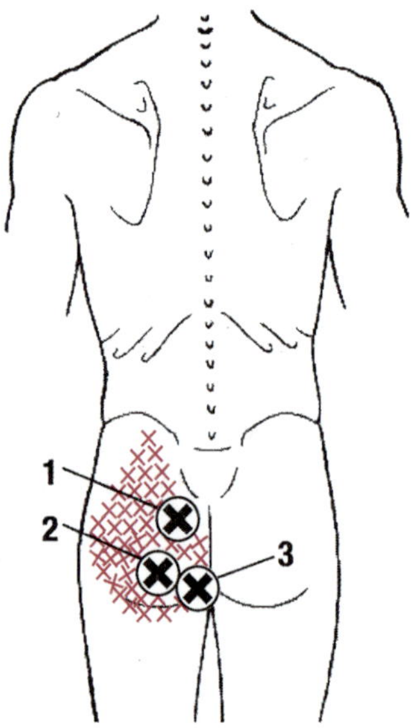

대둔근
(Gluteus Maximus)

그림 12.1

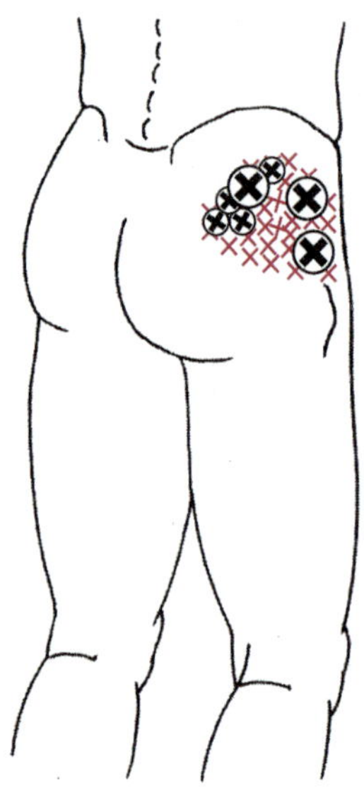

소둔근
(Gluteus Minimus)

그림 12.2

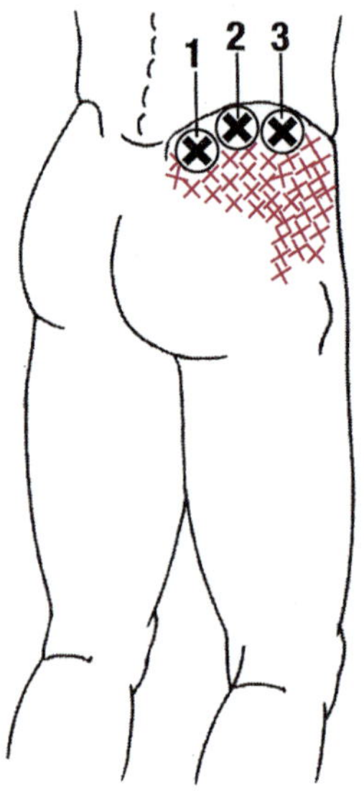

중둔근
(Gluteus Medius)

그림 12.3

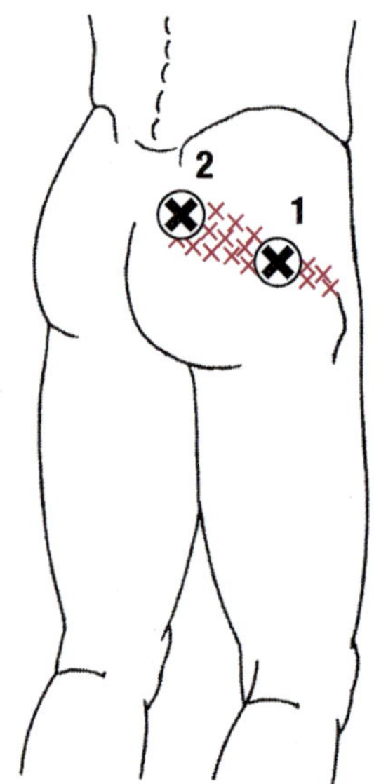

이상근 및 짧은 회전근
(Piriformis & Short Lateral Rotators)

그림 12.4

준비 (Warm-Up)

따듯한 포멘텍 백 또는 마더 어스 베개 위에 5-10분 동안 앉아서 전체 엉덩이를 따듯하게 할 수 있다. 시간이 있다면, 엉덩이를 위한 더 좋은 준비는 가압을 하기 전에 따듯한 목욕물에 30분 이상 담그는 것이다. 또한 당신은 가압 전에 준비를 위해서 부드러운 동작 범위 운동(16장 참조)을 사용할 수 있다.

가압 (Compression)

초보 단계 (Beginner Level)

당신은 열 재료로 마더 어스 베개를 사용할 수 있고 동시에 부드러운 가압을 할 수 있다. 굳건하고, 편평한 부위를 만들기 위해서 열을 가한 베개를 접어서 그것을 바닥에 놓고 그 위에 앉는다(그림 12.5). 당신이 체중의 대부분을 당신이 치료하려는 엉덩이에 두고, 숨을 쉬며, 이완시킨다. 당신이 엉덩이의 모든 부분을 치료할 때까지 한 점에서 다른 점으로 천천히 움직인다. 그림 12.6에서처럼, 당신의 고관절의 각도를 바꾸고 당신의 엉덩이의 바깥쪽의 약간 높거나 낮게 가압하기 위하여 당신의 팔꿈치로 몸을 받히고 옆으로 기댄다. 그림 12.7처럼, 한 다리를 다른 다리 위에 교차시키면 보다 센 가압을 할 수 있다. 또한 당신은 엉덩이의 안쪽 또는 바깥쪽 부분에 더 큰 가압을 하기 위하여 당신의 체중과 자세를 옮길 수 있다. 오직 한 쪽에만 통증이 있다 하더라도, 양쪽 엉덩이를 치료해라. 이 초보 가압은 또한 침대 또는 딱딱한 의자에 앉거나 누워서 할 수가 있다. 당신은 또한 엉덩이의 표면을 치료하기 위해서 궤도 마사지 도구(Orbit Massager)를 사용할 수 있다. 궤도 마사지도구를 사용하는 동안 옆으로 누워서 그림 12.8처럼 둔근들을 스트레치 시키기 위해서 무릎을 가슴 쪽으로 구부려 올려라.

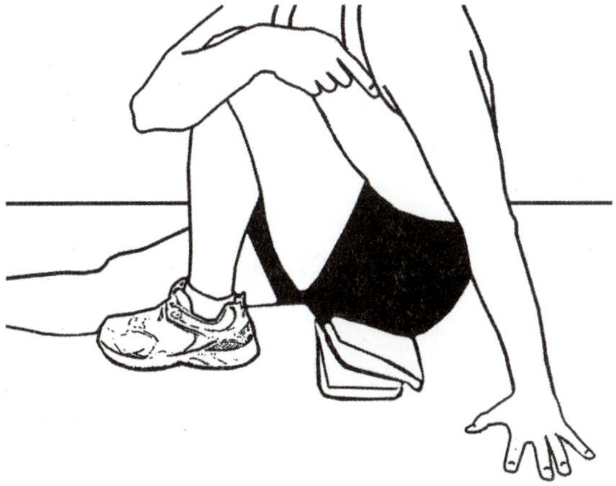

그림 12.5

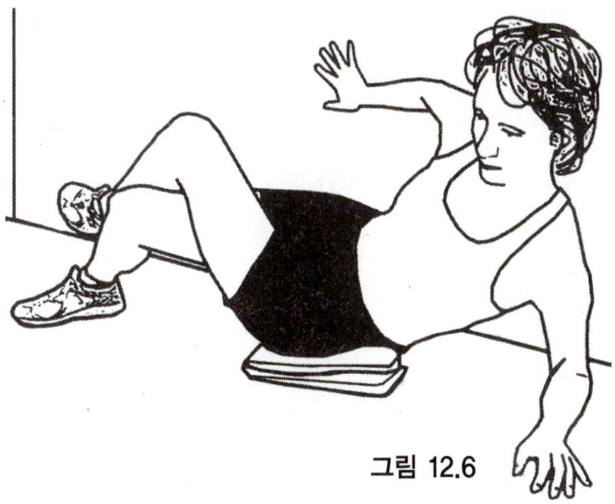

그림 12.6

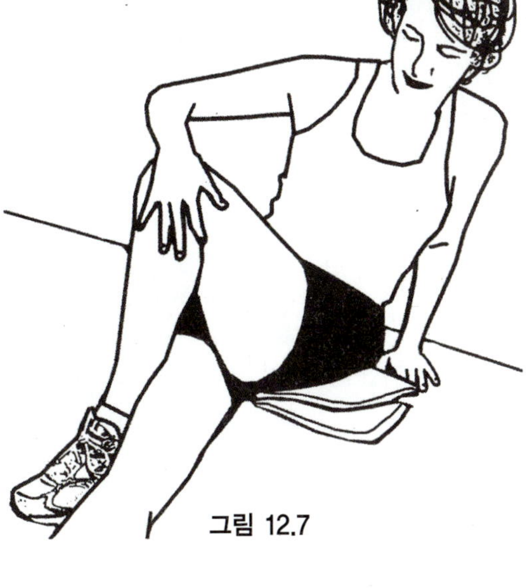

그림 12.7

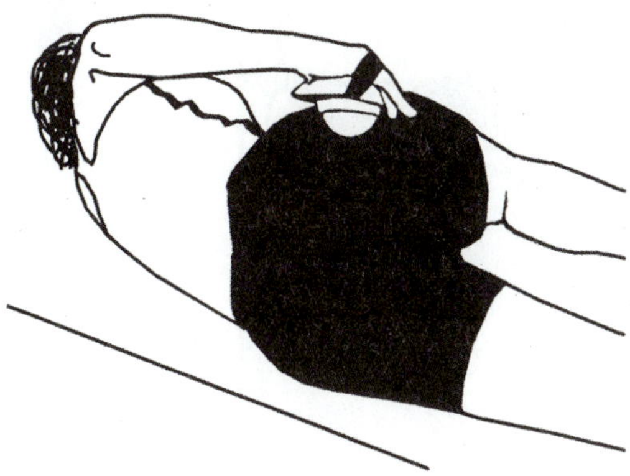

그림 12.8

중간 단계 (Intermediate Level)

위에서 기술한 가압으로 당신의 엉덩이의 유연성이 좋아지고 통증이 덜하게 됨에 따라, 당신은 중간 테크닉을 사용하기 시작할 수 있는데, 그것은 보다 집중된 압력을 준다. 균형을 잘 잡는다면, 서거나 또는 벽에 기대있는 동안 다양한 가압 도구들을 사용해라. 당신의 발로 서는 것이 불안정하다면, 침대에서 부드러운 공으로 시작해라.

벽에 대고 서서 가압 (Standing Compression Against a Wall)

엉덩이의 서서 하는 가압은 그림 12.9처럼 따듯하고 접은 마더 어스 베개를 사용해라. 당신은 또한 7인치 가압 치료 공을 벽에 대고 사용할 수 있는데, 그림 12.10처럼, 공을 당신과 벽 사이에 놓고, 당신의 엉덩이를 공에 누르기 위하여 당신의 다리를 사용하며, 그리고 당신의 체중 대부분을 반대 발에 둔다. 전체 엉덩이 주위로 공을 천천히 움직여라, 당신의 대퇴골 머리 바깥쪽에서부터 당신의 천골까지, 아픈 점들을 찾아라. 어떤 부위가 특별히 아프면, 견딜만할 정도로 압력을 조절해라. 그림 12.11처럼, 엉덩이 옆과 고관절와(hip socket)가 있는 당신의 허벅지뼈 주위 부위를 가압하기 위하여 당신의 몸 옆을 확실하게 돌려라.

가압 동안의 통증과 압통은 당신이 올바른 점을 누르고 있다는 표시다. 최소한 두 번의 완전한 호흡 동안 이 점들의 압력을 지속하고나서 당신의 체중을 벽에서부터 약간 떨어지게 해서 압력을 풀고 점차적으로 이완시켜라. 그 다음 공 위에서 고관절을 움직여서 이전의 점에서 일 인치 정도 떨어진 곳에 가압이 되게 해라. 일 인치씩 옮겨가는 12회 정도의 다른 가압들이 치료할 전체 부위를 망라할 것이다. 각각의 점에서, 0에서 10의 척도에서 6을 넘지 않을 만큼의 가압을 사용해라.

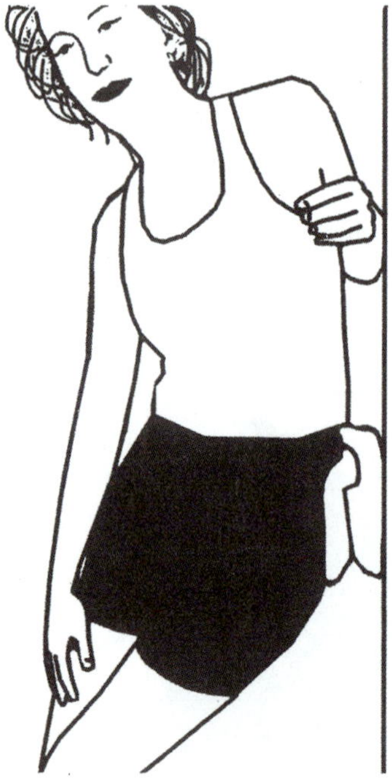
그림 12.9

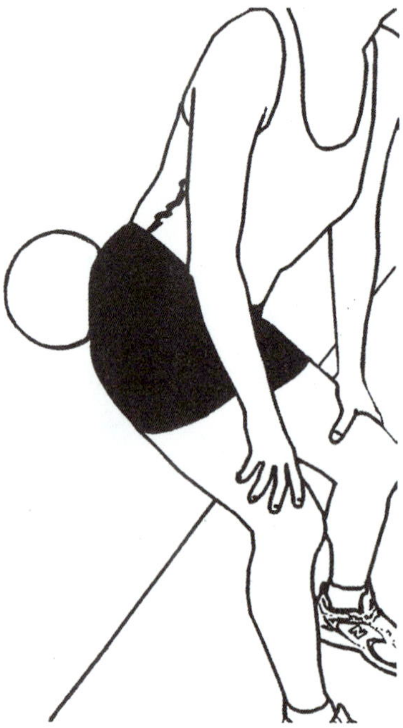
그림 12.10

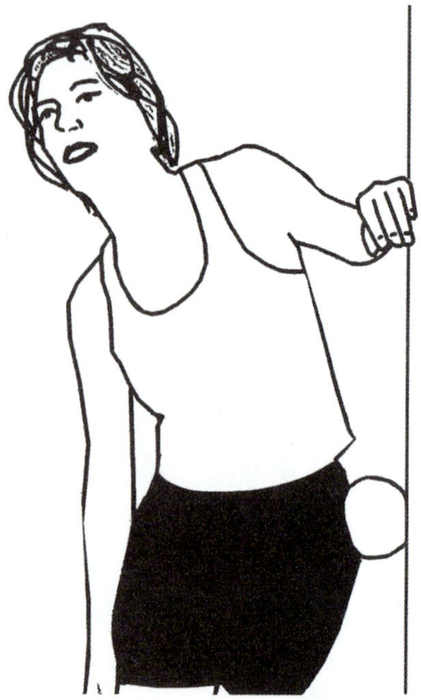
그림 12.11

누워서 가압 (Compression While Lying Down)

당신의 둔근들이 누르면 매우 아프나 확고한 가압을 당신이 참을 수 있다면, 침대에 누워서 치료하는 것을 시도해라. (위에서 말했듯이, 이것은 당신이 발로 균형을 잘 잡지 못할 때 유용하다.) 침대의 중앙에서, 상체를 받히기 위하여 약간의 베개들이나 접은 담요를 놓고 나서, 거기에 옆으로 눕고 당신의 엉덩이 아래에 7인치 가압 치료공을 놓는다, 그림 12.2처럼. 공 위에서 균형을 잘 잡고 또한 당신의 엉덩이의 다른 부위로 공을 움직이도록 당신의 위 다리를 사용해라. 침대의 비교적 부드러움이 당신이 느끼는 가압의 양을 결정한다. 가압 동안에 척추가 중립 자세로 있게 유지해라. 또한 그림 12.13처럼 당신의 등 쪽으로 돌릴 수 있고, 공 위로 당신이 움직이는데 도움이 되게 같은 다리를 사용해라. 처음에 이것이 너무 아프면, 과도한 통증 없이 치료 레벨의 가압을 줄 때까지 공의 바람을 빼라.

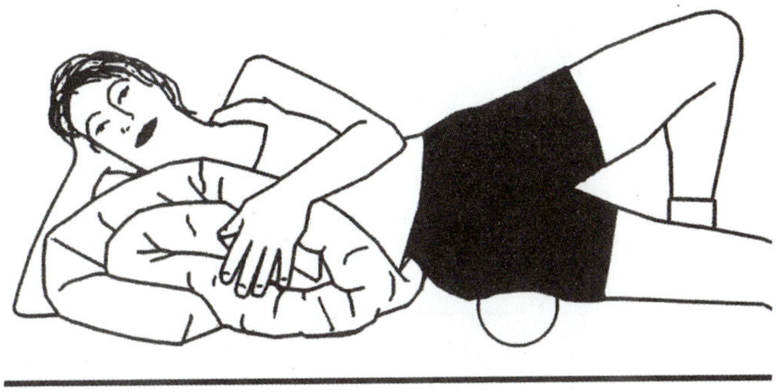

그림 12.12

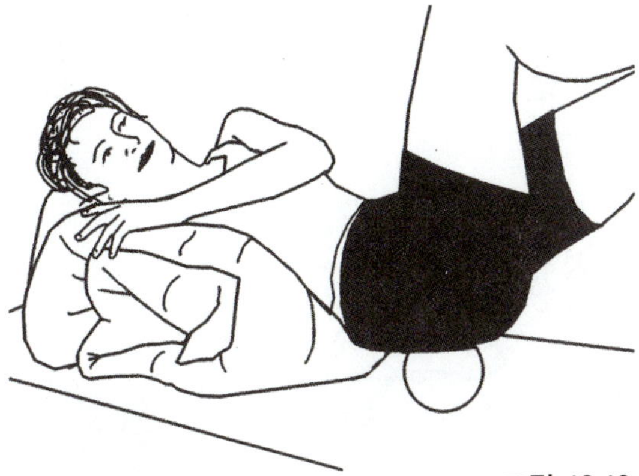

그림 12.13

진전된 단계 (Advanced Level)

2–3주 후에, 당신은 아마도 7인치 가압 치료공으로는 10에서 6의 통증 레벨에 도달하지 않을 것이다. 이 시점에서, 당신은 아래 기술한 것과 같이, 보다 진전된 가압의 준비가 됐다.

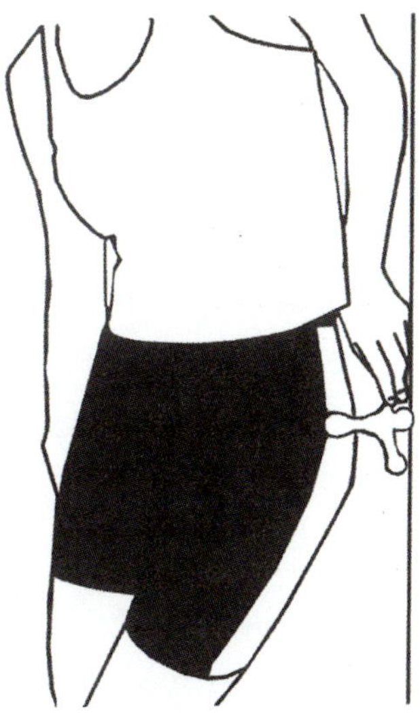

그림 12.14

서서 가압 (Compression While Standing)

서있는 동안 보다 집중된 가압을 위하여, 5인치 가압 치료공, 잭노버, 또는 백노버를 사용할 수 있다. 스타킹 또는 긴 양말 속에 넣은 테니스공 또는 라켓공 조차 사용할 수 있다. 그것들은 크기가 작기 때문에, 이 도구들은 어떤 특정 부위에 보다 집중된 압력을 적용할 수 있을 것이므로, 처음에는 전반적으로 과격하게 해서는 안 된다. 그림 12.14처럼, 점차적으로 당신의 체중을 도구로 기울이며, 당신이 아프거나 따가운 점들을 찾을 때까지 엉덩이 주위로 움직여라.

바닥에서 가압 (Compression on the Floor)

많은 자기–관리 도구들이 바닥에 앉거나 누워서 엉덩이 근육들의 진전된 치료를 위하여 사용될 수 있는데, 5인치 가압 치료공, 폼 롤러, 테니스공, 또는 백노버 들이다. 폼 롤러를 사용해서 바닥에서 가압을 하기

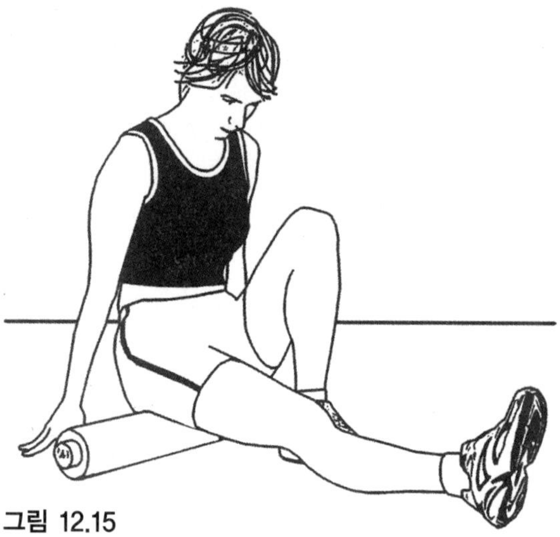

그림 12.15

시작하는 것이 제일 쉬운 것을 알 것이다, 그림 12.15와 같이. 이것은 넓은 부위에 가압을 잘 하게 해 주며 공보다 훨씬 안정적이다. 바닥에서 꼭대기까지의 전체 엉덩이와 또한 그림 12.16처럼, 둔근들의 바깥 부분을 하기 위하여 옆으로 기울여서 가압한다. 가압 치료공을 사용할 때, 가압이 처음에 너무 아프다면 당신은 바람을 약간 빼서 압력을 줄일 필요도 있다. 공 위에서 균형을 잡기가 어렵다면, 그림 12.17에서처럼 부가적인 지지를 얻기 위하여 소파 또는 의자를 사용해라.

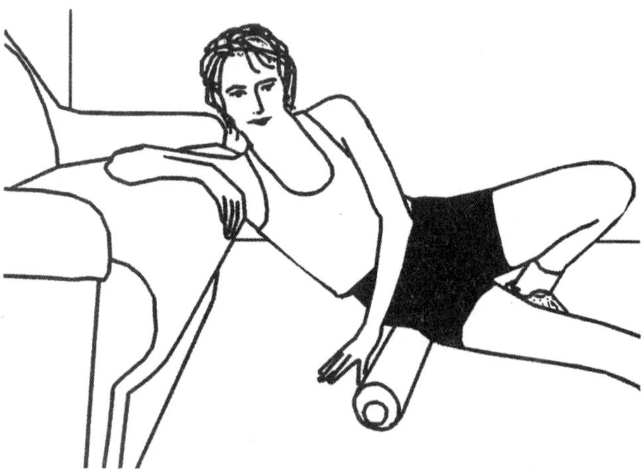

그림 12.16

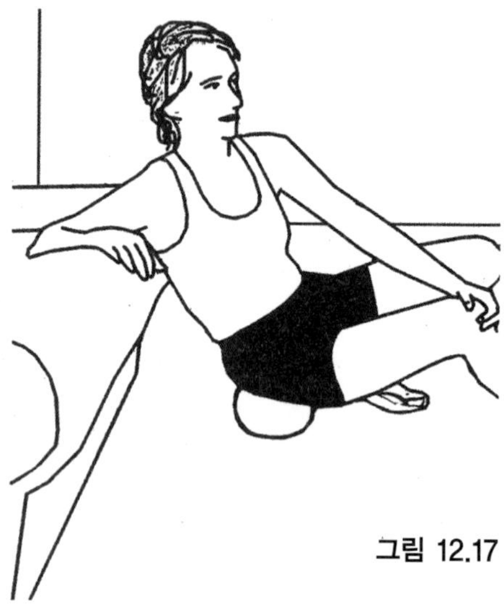

그림 12.17

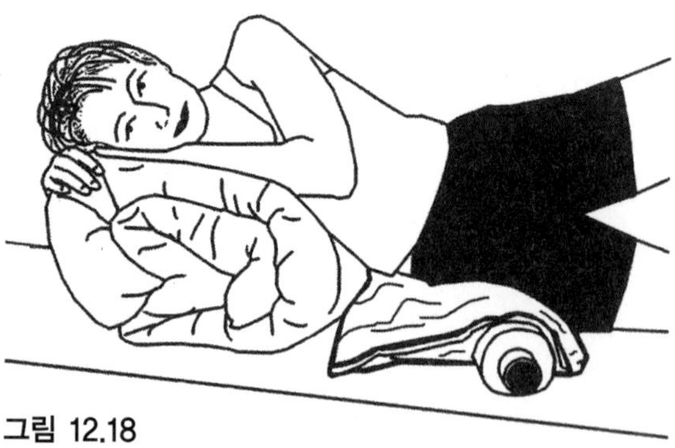

그림 12.18

이런 치료 방법이 너무 아프다면, 침대에서 가압을 하는 것으로 돌아가서, 베개들 또는 접은 담요를 상체를 받히기 위하여 사용해라, 앞에 나온 것처럼. 당신은 그림 12.18처럼 폼 롤러를 따듯한 포멘텍 백으로 쌀 수도 있다. 요점은 당신의 몸에 귀를 기울이고 당신이 하는 것을 조정해서 과도한 통증 없이 진전을 계속하는 것이다.

백노버는 바닥에 누워있는 동안 가압을 위한 가장 정밀한 도구다. 그림 12.19와 12.20처럼 도구를 위치시키고 S 커브의 윗부분을 위쪽으로 밀어서, 도구가 일의 대부분을 하게 만든다. 이 그림들에서 보여지는 자세는 한 다리를 다른 다리 위로 교차해서 둔근들을 부드럽게 스트레치 하는 것에 주목해라.그것이 처음에 힘들다면, 그냥 양발을 바닥에 두어라.

7인치 가압 치료공을 가지고 한다면, 근육들이 덜 아파짐에 따라 보다 큰 가압을 얻기 위하여 공에 바람을 넣을 수 있다. 공을 엉덩이 밑에 놓고, 그 다음 당신이 전체 엉덩이와 고관절 부위를 망라할 때까지 당신의 엉덩이를 천천히 공 위로 움직인다. 중간 레벨에서 기술한 것처럼, 필요 시 당신의 몸 자세를 조정해라. 그림 12.21처럼 옆으로 누워서 하는 치료는 특히 중둔근, 소둔근, 및 대퇴근막장근(tensor fasciae latae; 고관절의 가장 넓은 부분 바로 밑 그리고 대퇴골전자와 가까이에 있는 작은 근육)의 치료에 좋다. 그림 12.22에서 보여지는 자세는 대둔근, 고관절의 짧은 측방 회전근들, 및 좌골에 붙어있는 햄스트링에 보다 효과적이다.

특히 처음에는 당신이 공에 가하는 압력의 양의 조절에 유의해라. 아무 생각 없이 당신의 모든 체중을 공 위에 바로 놓지 말아라; 점차적으로 공 위를 구르고 매우 천천히 10에서 6정도의 불편 레벨에 도달할 때까지 공 위의 체중의 양을 증가시켜라.

당신이 바닥에서 7인치 공으로 엉덩이 지역의 초기 압통과 민감성을 경감시켰을 때, 당신은 5인치 치료공을 사용하기 시작할 수 있다. 당신이 그 점까지 도달할 때 까지는 한 달 이상 걸릴 것이다. 전처럼 동일한 과정을 반복해라. 안정을 유지하기 위하여 당신의 손과 팔을 사용하고 공 위로 엉덩이를 굴리면서 공을 누르는 압력 레벨을 조정해라. 또한 당신은 더 작고 딱딱한 소프트볼, 야구공, 테니스공, 또는 라켓공 들 같은 치료 공들을 사용할 수 있다. 당신이 커다란 가압 치료공들을 사용하듯이 이 공들을 사용해라, 그러나 가압력을 주의 깊게 주시해야 하는데, 이렇게 작은 도구들로는 훨씬 더 특정-지점에 가압이 집중되기 때문이다.

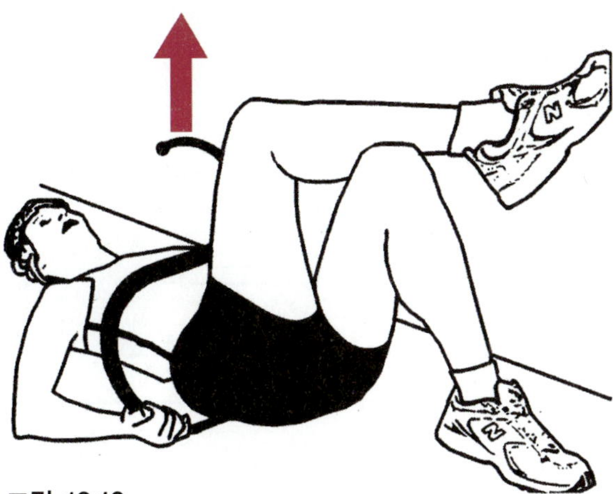

그림 12.19

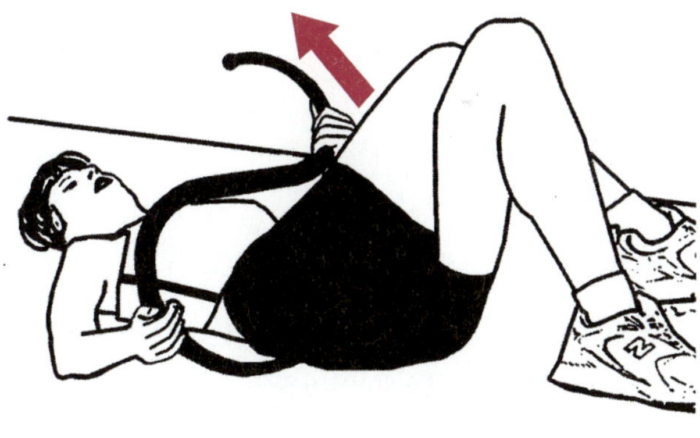

그림 12.20

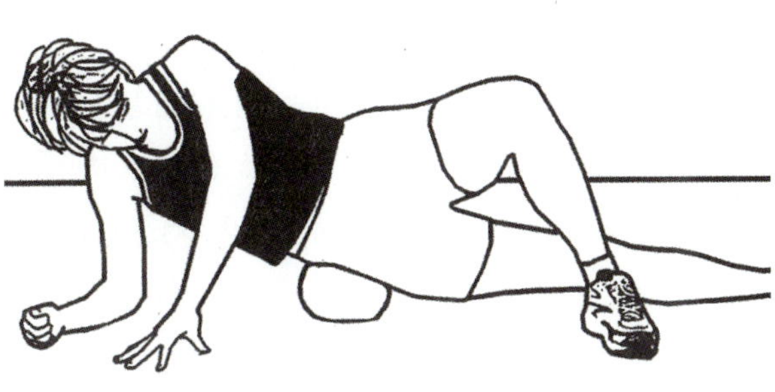

그림 12.21

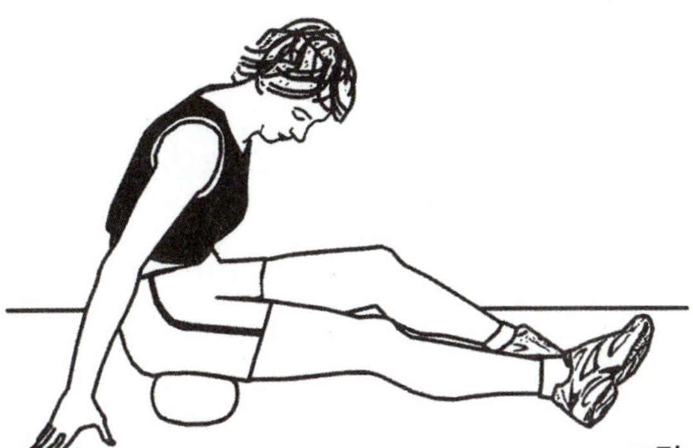

그림 12.22

스트레치된 자세에서 진전된 가압 (Advanced Compression in a Stretched Position)

일단 당신이 위에서 기술한 치료 방법들을 마스터했고 그것들이 더 이상 10에서 6레벨의 불편함을 일으키지 않는다면, 당신은 근육들을 스트레치된 자세로 해서 엉덩이에 압력을 적용할 준비가 되었다. 당신은 위에서 말한 어떤 도구라도 사용할 수 있다. 바뀌는 것은 도구 위의 당신의 몸 자세이고 얼마나 가압을 주는 가는 특정 부위에 따라 정해진다.

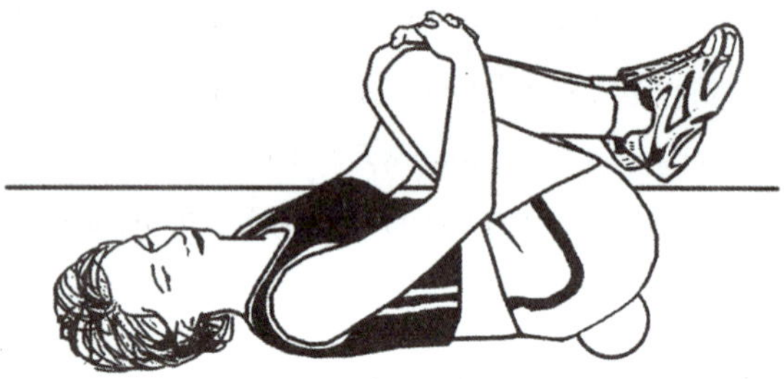

그림 12.23

대둔근을 목표 (Targeting the Gluteus Maximus)

등을 대고 누워서, 양 무릎을 위로 올려 가슴에 대고 단단한 치료공을 엉덩이 밑에 놓는다, 그림 12.23. 당신의 팔을 사용해서 당신의 허벅지를 가슴 위로 당기고 당신의 복부를 이완시킨다. 당신의 다리와 골반의 무게가 둔근들을 공 위로 누르게 한다. 3번의 이완된 호흡 후에, 손을 내려 공을 1–2 인치 옮기고 모든 둔근들 위로 이 순서를 반복하는데, 근육의 옆을 누르기 위해서 당신의 몸과 다리를 한 쪽으로 기울인다.

대둔근을 목표로 한 또 다른 스트레칭 자세는 다리를 몸 앞으로 밖으로 펴고 바닥에 앉아서, 공 또는 폼 롤러를 당신의 엉덩이 밑에 놓고, 팔을 앞으로 뻗어서 당신의 양말 또는 장딴지를 잡는다, 그림 12.24. 당신이 가압을 하는 동안 이 스트레치를 20초간 유지하고, 이완하며, 공의 위치를 옮기며, 이 자세에서 당신이 도달할 수 있는 많은 부분의 엉덩이를 치료할 때까지 반복한다. 처음에, 당신은 아마도 단지 한 다리만을 뻗어서 폼 롤러를 사용해서 시작하는 것이 쉽다는 것을 알 것이다, 그림 12.15.

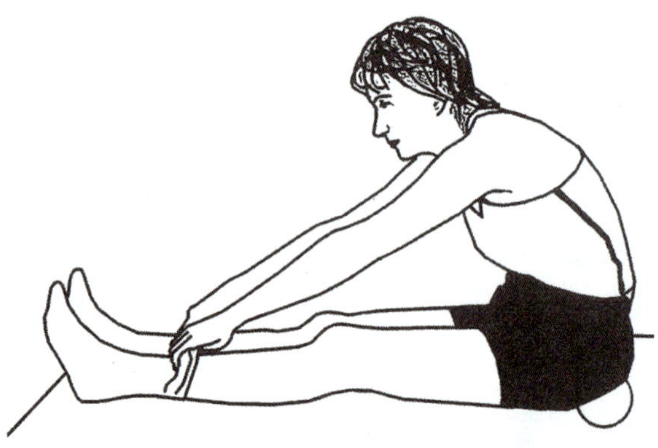

그림 12.24

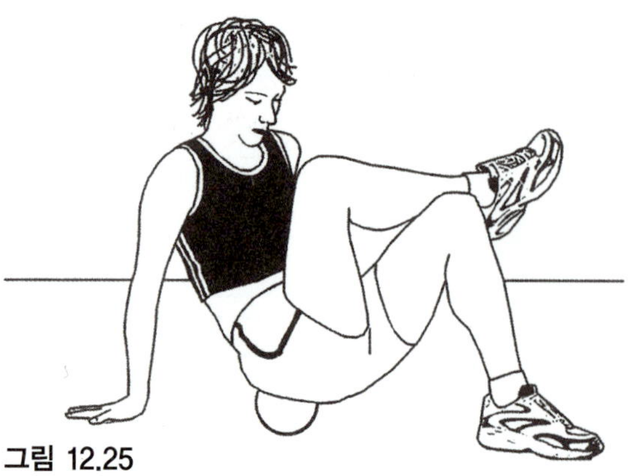

그림 12.25

중둔근, 소둔근, 및 이상근 목표 (Targeting the Gluteus Medius, Gluteus Minimus, and Piriformis)

오른 쪽을 치료하기 위해서, 앉은 자세로 가압 치료 공 위에 균형을 잡고 당신의 오른 다리와 발을 당신의 왼 허벅지 위를 가로질러 둔다, 그림 12.25. 스트레치를 최대화시키기 위해서 당신의 오른 무릎을 당신의 가슴에 가깝게 두려고 노력한다. 당신은 가압을 하는 동안 당신의 체중을 받히는데 도움을 주려고 베개 또는 접은 담요를 사용할 수도 있다. 당신이 편안하게 참을 수 있는 만큼 당신의 체중을 가능한 많이 공 위에 둔다. 이것은 스트레치된 이상근뿐만 아니라 둔근들을 가압할 것이다. 또한 당신은 공 위에 따듯한 포멘텍 백을 올려 놓고 열과 함께 가압할 수도 있다. X자로 표시된 모든 지역을 가압하기 위해서, 위에서 기술한 것처럼 엉덩이를 공 위로 움직여라.

가압 요약 (Compression Summary)

몇 주에 걸쳐 치료를 계속한다면, 당신은 틀림없이 엉덩이의 딱딱함, 민감, 및 아픈 점들에 있어서 점차적인 개선을 알아차릴 것이다. 마비와 쑤심을 겪어왔다면, 그러한 증상들 또한 틀림없이 눈에 띄게 감소할 것이다. 핵심은 인내력이다. 당신이 통증 없는 상태를 느끼기 시작함에 따라, 약간의 자기-관리를 매일 함으로써 그 상태를 최상으로 유지할 수 있다는 것을 염두에 두어라.

스트레칭과 수축 (Stretching and Contracting)

아래에서, 우리는 당신에게 엉덩이를 위한 많은 다양한 스트레칭을 보여 줄 것이다. 우리는 각각의 스트레치가 어떤 근육을 목표로 하는 것을 나타내왔으나, 당신의 경험이 당신의 안내가 되게 해라. 더 불편하게 만드는 것들이 당신이 제일 필요로 하는 것들이다. 당신에게 제일 잘 맞는 운동들을 찾고 처음에는 그것들을 부드럽게 시작해라. 목표는 통증이 아니라, 가동성이다. 불편함은 당신이 부분적으로 휴업한 근육들을 그것의 정상 기능을 회복하기 위하여 당신이 요구하는 단지 하나의 징후이다. 당신에게 제일 잘 맞는 절차를 찾고 통증을 계속 느끼는 한 그것을 매일 수 차례 해라. 초기 운동들부터 진전된 단계까지 당신이 유연성을 얻어감에 따라 4–6주 (또는 그 이상)의 기간에 걸쳐서 당신의 길을 조금씩 나아 가라.

이 책에 전반에 걸쳐서 알았듯이, 스트레칭은 근육을 수축시키는 운동들과 병행해서 했을 때 보다 효과적이다. 이것은 특히 엉덩이 근육들에게 중요한데, 왜냐하면 우리 대부분이 하루의 많은 시간을 앉아서 사용하고, 그것은 이 근육들을 스트레치된 자세로 두기 때문이다. 이러한 이유로, 아래의 스트레칭의 대부분은 수축과 이완 단계를 포함한다. 이 장에서, 스트레치들은 다섯의 다른 자세로 나뉜다.

1. 바닥 또는 침대에 누워서 스트레칭과 수축
2. 바닥 또는 침대에 앉아서 스트레칭과 수축
3. 의자에 앉아서 스트레칭과 수축
4. 서서 스트레칭
5. 다리를 침대 밖으로 두고 스트레칭

바닥 또는 침대에 누워서 스트레칭과 수축
(Stretch and Contract While Lying on the Floor or a Bed)

초보 레벨 : 한쪽 무릎 겨드랑이 대기 (Single knee to Armpit)

(대둔근과 햄스트링)

등을 대고 누워서, 당신의 오른 다리를 가슴 쪽으로 올린다. 당신의 허벅지 뒤로 당신의 다리를 잡는다, 당신의 무릎 위가 아니다. 당신의 복근들을 이완시킨 채, 양손을 사용해서 당신의 무릎을 당신의 겨드랑이 쪽으로 당긴다, 그림 12.26. 당신이 다리를 더 이상 당길 수 없을 때, 숨을 두 번 쉬는 동안 유지한다. 다음 당신의 30%의 힘으로, 마치 허벅지를 바닥으로 되돌려 놓으려고 하듯이, 허벅지를 미는 동안 그것을 꽉 잡고 있는데, 15초 동안이다. 이것이 근육들을 수축시킨다. 무릎을 가슴에 둔, 이 자세로 있는 동안, 둔근들을 이완시킨다. 이 스트레치와 수축을 양쪽에 세 번 하는데, 할 때마다 약간 세게 스트레칭 하려고 한다. 오직 한 쪽에만 통증이 있다 하더라도, 양쪽에 이 운동을 해라. 이 운동의 변형으로, 당신의 허벅지를 반대쪽 겨드랑이로 당겨라.

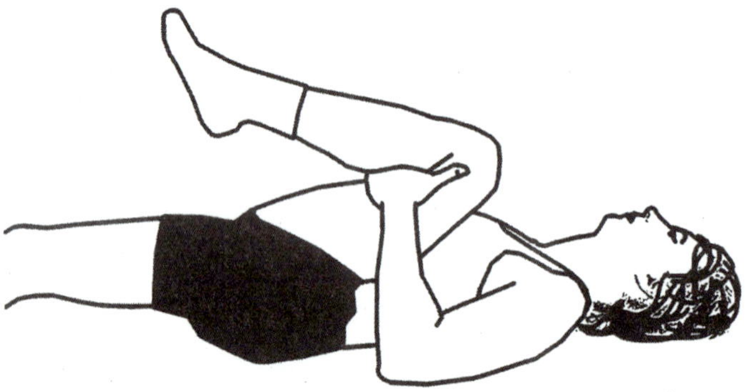

그림 12.26

초보 레벨 : 양 무릎 가슴 대기 (Double knee to Chest)

(대둔근과 햄스트링)

등을 대고 누워 양 무릎을 가슴 쪽으로 위로 천천히 당기는데, 그림 12.27, 당신의 복근을 이완시키고 있는다. 두 번의 깊은 호흡 동안 유지하고 나서, 당신의 다리를 내리고 이완시킨다. 이 엉덩이 스트레치 후에, 부드러운 복부 스트레치(7장 참조)를 하는 것은 좋은 생각이다.

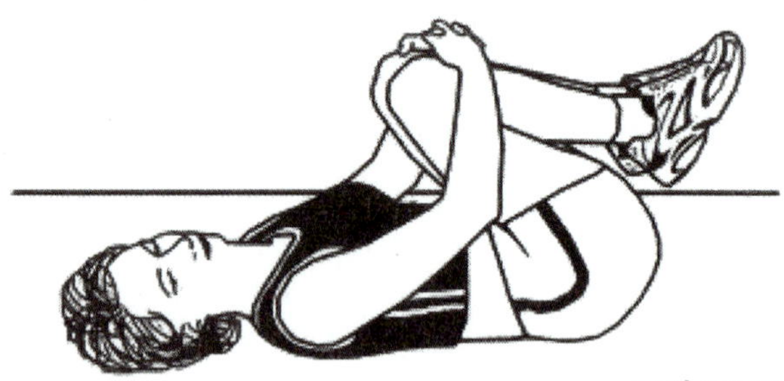

그림 12.27

중간 레벨: 다리 교차 스트레치와 수축 (Leg Crossover Stretch and Contraction)

(이상근)

매우 팽팽한 힙 회전근들을 가졌다면, 이 스트레치가 도움이 될 것이다. 단지 당신이 할 수 있는 최선을 해라, 그리고 통증 레벨 6을 넘지 말아라. 등을 대고 누워서, 당신의 왼 다리를 오른 다리 위로 교차시키고 당신의 왼 발을 당신이 할 수 있는 만큼 당신의 오른 무릎과 가깝게 바닥에 붙인다, 그림 12.28. 아래로 손을 뻗어서 당신의 발목 또는 신발 뒤를 잡고 나서, 발을 당신의 힙 쪽으로 당기고, 양 엉덩이와 당신의 발을 바닥에 붙이고 있는다. 천천히 그리고 깊게 호흡하고 이완을 시키고 있는다. 수축과 이완의 요소를 추가

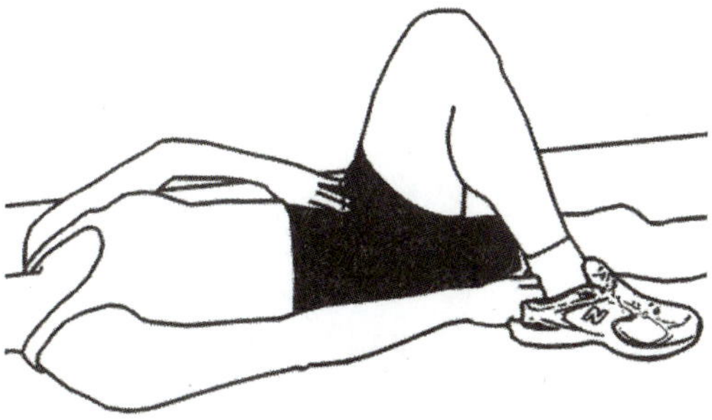

그림 12.28

하기 위하여, 당신의 신발이나 발목을 단단히 잡고 있으면서 당신의 왼다리를 펴려고 한다. 이 수축을 15초 동안 유지하고 나서 당신이 잡는 것을 중지하고 숨을 내쉬며, 완전히 이완한다. 또 다른 20초 후에 천천히 당신의 왼 발을 당신의 오른 힙 쪽으로 조금 더 당긴다. 이것을 양쪽에 두 번씩 한다.

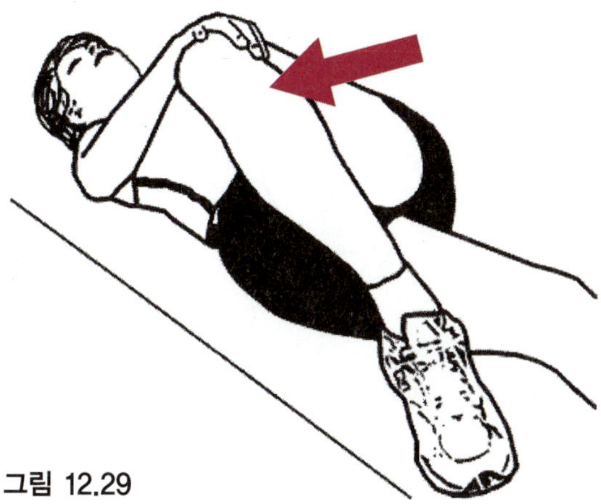

그림 12.29

중간 레벨 : 무릎 교차 스트레치와 수축

(Knee Crossover Stretch and Contraction)

(이상근)

등을 대고 누워서, 바로 전의 스트레치처럼 당신의 왼 다리를 오른 다리 위로 교차시키고 나서, 당신의 오른 손을 사용해서 당신의 왼 무릎과 허벅지를 아래 쪽으로 당긴다, 그림 12.29. 숨을 쉬며 긴장을 풀고 있는데 특히, 당신의 복부와 힙이다. 수축과 이완을 더하기 위해서, 당신은 받혀 줄 친구가 필요할 것이다. 친구에게 당신의 왼 무릎 바깥쪽을 누르라고 시키고, 당신은 30%의 힘으로 그것에 저항해서 민다. 저항을 15초 동안 유지하고 나서 긴장을 풀면서 천천히 숨을 쉰다. 양쪽에 이 스트레치를 3번 하는데, 할 때마다 당신의 가슴을 조금 더 가로지르게 허벅지를 당긴다.

진전된 레벨 : 다리 넘기기 스트레치 (Leg Fall-Over Stretch)

(중둔근, 소둔근 및 이상근)

등을 대고 누워서, 당신의 왼 다리를 오른 무릎 위로 교차시키고 나서, 그림 12.30처럼 힘을 빼고 당신의 다리들이 부드럽게 왼쪽으로 떨어지게 한다. 3번 깊은 숨을 쉬는 동안 스트레치 한 곳의 힘을 빼고, 그 다음 다른 쪽을 반복한다. 당신이 이 스트레치를 시작해서 몇 번은, 스트레치 정도와 얼마나 멀리 당신의 하부 등이 틀어지는 가를 조절하기 위하여 커다란 베개를 사용해라. 시간이 감에 따라, 당신은 베개의 높이를 줄일 수 있고 당신의 다리가 더욱 더 많이 떨어지게 할 수 있다. 당신의 허벅지가 베개에 닿을 때, 힘을 빼고 당신이 스트레칭을 느끼는 곳을 주시해라. 하부 등에서 그것을 더욱 느낀다면, 당신은 척추주위근을 치료할 필요가 있다 (6장 참조). 당신의 왼힙에서 대부분의 스트레칭을 느낀다면, 당신의 척추주위근은 좋은 상태에 있다. 이 스트레치를 각각 3번 실행한다.

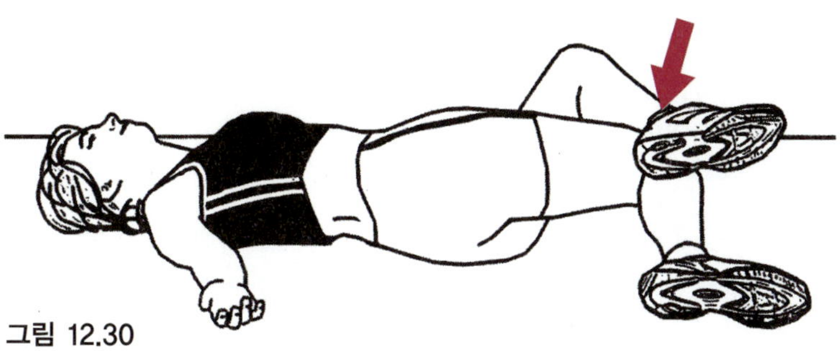

그림 12.30

중간 레벨 : 보조 끈 스트레치와 수축 (Strap-Assisted Stretch and Contract)

(중둔근과 소둔근)

등을 대고 누워서, 스트레칭 끈의 고리를 당신의 왼발의 중간에 건다 (또는 개 줄을 사용한다)당신의 오른 다리를 왼쪽 위로 교차하고 당신의 오른 발바닥을 왼 무릎 가까운 바닥에 댄다. 끈을 사용해서 왼 다리를 오른 쪽으로 당기는데, 그림 12.31처럼, 다리를 펴고 바닥에 댄 채로 당긴다. 당신은 왼쪽 둔근들의 바깥쪽에 스트레치를 느껴야만 한다. 이 스트레치를 20초간 유지하고 나서 힘을 푼다. 다른 다리를 반복한다.

수축을 더하기 위해서, 끈을 단단히 잡고 끈에 저항을 만들면서 15초 동안 다리를 왼쪽으로 30%의 힘을 사용해서 당긴다. 숨을 내쉬고, 완전히 힘을 빼고, 각 다리에 이 절차를 3번 반복하는데, 할 때마다 완전히 힘을 빼고 나서 다리를 우측으로 조금 더 멀리 당긴다.

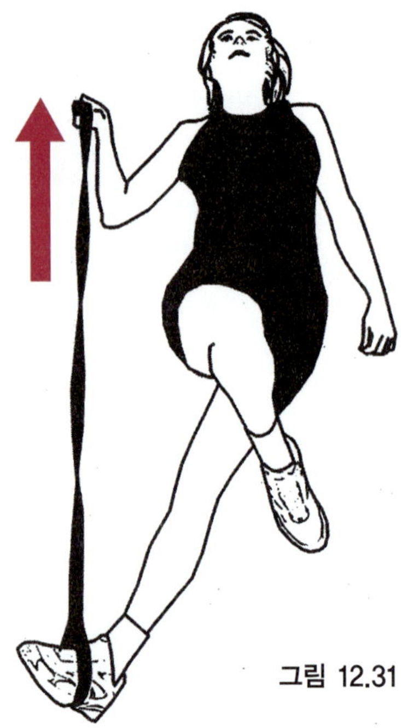

그림 12.31

바닥 또는 침대에 앉아서 스트레칭과 수축
(Stretch and Contract While Sitting on the Floor or a Bed)

초보 레벨 : 무릎 껴안기 (Hugging Your Knee)

(대둔근, 중둔근, 소둔근 및 이상근)

바닥에 앉아서 오른 다리를 왼쪽으로 교차시켜서, 당신의 오른 발바닥을 왼 무릎 가까운 바닥에 댄다. 당신의 복근에 힘을 뺀 채로, 당신의 오른 허벅지를 당신의 왼팔로 껴 앉고 당신의 가슴 가까이 당긴다, 그림 12.32. 이 스트레치를 10초간 유지하고 힘을 뺀다. 스트레치 후에 수축을 더하기 위해서, 무릎을 꽉 잡고 있으면서 30%의 힘으로 무릎을 오른쪽으로 바깥으로 돌리려 하는데, 이것을 하기 위해서 당신의 둔근들을 사용한다. 이 수축을 15초 동안 유지하고 나서 천천히 숨을 내 쉬고 힘을 뺀다. 20초 후에, 오른 허벅지를 당신의 가슴에 전보다 조금 가깝게 당긴다. 이 순서를 양쪽에 3번 실행한다.

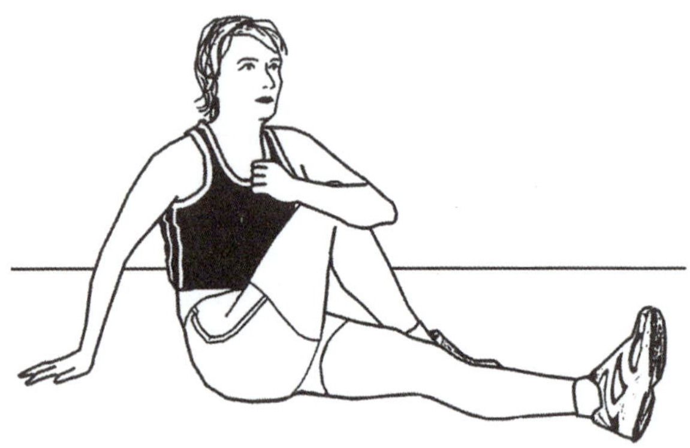

그림 12.32

초보 레벨 : 나비 스트레치와 수축 (Butterfly Stretch and Contraction)

(이상근과 내전근들)

무릎을 구부려서 바닥에 앉는다. 당신의 유연성이 아주 좋다면, 그림 12.33처럼 양 발바닥 서로를 붙여라. 이완된 자세로 당신의 무릎을 벌리고 2-3번의 긴장을 푼 호흡 동안 유지한다. 당신의 무릎을 바닥 쪽으로 떨어뜨리면서 어떤 불편함 또는 제한을 느끼는 지를 주목해라. 서혜부에 불편함을 느낀다면, 당신의

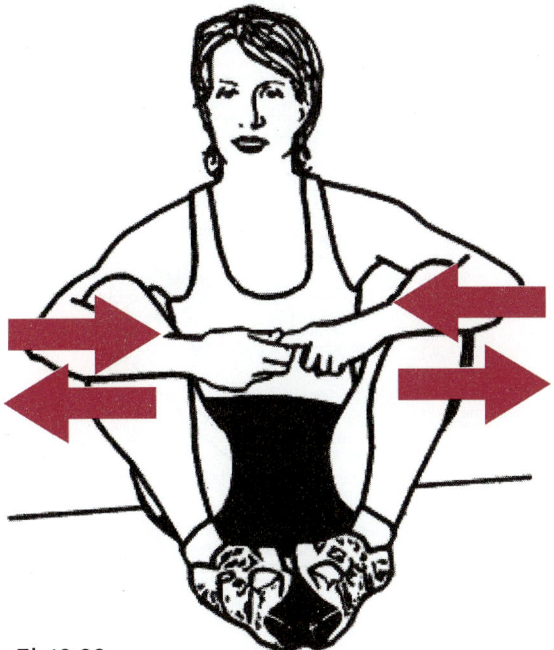

그림 12.33

내전근(모음근; adductors)들이 팽팽한 것이다. 힙의 바깥쪽에 불편함을 느낀다면, 당신의 이상근이 짧아졌을 때 완전히 이완되지 못할 것이다.

수축을 더하기 위해서, 당신의 손 또는 팔로 당신의 무릎의 바깥쪽을 받히고 있으면서 당신 힘의 30%로 다리가 벌어지게 미는데, 그림 12.33의 화살표 방향으로 한다. 10초간 이 자세를 유지하고 나서, 숨을 내쉬면서 완전히 이완시킨다. 다음, 당신의 팔꿈치를 무릎 안 쪽에 놓고 나서, 당신 힘의 30%를 사용해서 이러한 저항에 대고 양 무릎을 함께 모으려고 한다. 10초 동안 수축을 유지하고 나서 이완한다. 이 운동을 두 번 더 반복하는데, 할 때마다 손의 압력에 저항하기 위해서 단지 약간의 힘을 더 주어라. 안 또는 밖으로 무릎을 누를 때, 당신이 편안하게 참을 만한 것을 넘어선 저항을 가하지 말아라.

중간 레벨 : 앉아서 한 다리 발가락 닿기 (Seated Single-Leg Toe Touch)

(대둔근, 햄스트링, 아래 다리 근육들, 및 일부 척추주위근)

수축을 수반한 중간 그리고 진전된 스트레치가 특별히 아프다면, 따듯한 포멘텍 백 또는 마더 어스 베개를 엉덩이 또는 허벅지 밑에 깔고 사용해라. 진전된 레벨로 나아가기 전에 이 수축을 함께하는 중간 스트레치를 최소한 2주 동안 하루에 2번 해라.

침대 또는 바닥에 앉아서, 오른 다리는 뻗고 왼 무릎은 구부려서 약간 옆으로 벌린다, 그림 12.34. 당신의 몸통을 오른 발가락 쪽으로 아래로 당기고, 양손의 손가락을 앞 쪽으로 뻗고 당신의 복근을 이완시키고 있는다. 이 스트레치를 적어도 15초 동안 유지하고 나서 완전히 이완시킨다. 다리를 바꿔서 다른 발가락 쪽으로 뻗는다. 각 다리를 3번 반복한다. 처음에 오직 무릎까지만 갈 수 있더라도, 걱정하지 말아라; 어떤 점까지 뻗는데 목적이 있는 것이 아니고, 시간을 두고 스트레치를 늘리는데 있다. 당신의 밖으로 뻗은 손가락에서부터 발가락까지의 거리를 기록하고 시간이 감에 따라 당신의 진전을 모니터 하기 위하여 이 정보를 사용해라.

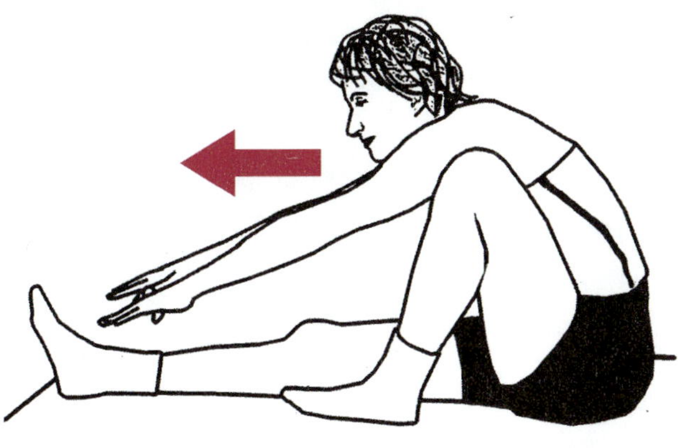

그림 12.34

수축 요소를 더하기 위해서, 당신의 오른 발목 또는 장딴지를 한 손으로 잡고 당신의 몸통을 30%의 힘으로 이 저항에 대항하여 뒤로 당긴다. 이 수축을 20초간 유지하고 나서 15초 동안 이완시킨다. 각 다리에 전체 절차를 3번

해라. 시간이 감에 따라 당신은 다리를 양 손으로 잡을 수 있는 진전을 할 수 있으며, 그 다음에 아래 기술한 양 다리 스트레치로 나아가라.

진전된 레벨 : 양 다리 발가락 닿기 (Double-Leg Toe Touch)

(대둔근, 햄스트링, 아래 다리 근육들, 및 일부 척추주위근)

양 다리를 몸 앞으로 뻗고 앉는다. 복부에 힘을 빼고, 숨을 내쉬며, 앞으로 숙여서 당신의 장딴지 또는 발목을 양손으로 잡는다, 그림 12.35. 처음에는, 당신은 이 자세로 가는 것이 힘들 것이다; 당신이 할 수 있는 만큼 다리 아래로 뻗어라. 두 번의 완전한 호흡 동안 스트레치를 유지한다.

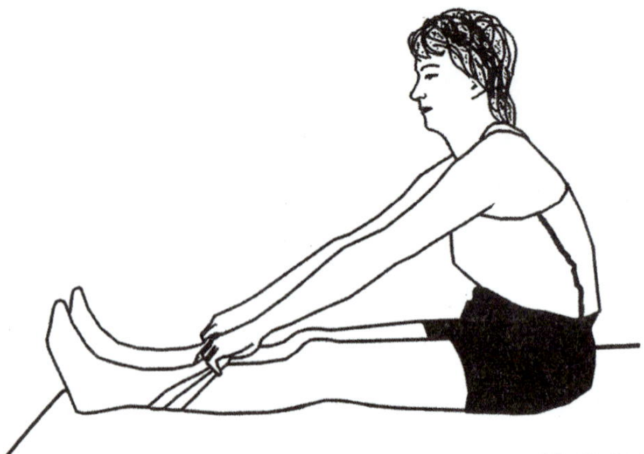

그림 12.35

수축을 더하기 위해서, 당신의 다리를 계속 잡고 있으면서, 당신의 발뒤꿈치로 바닥을 누른다, 그리고 당신의 등을 당신의 30%의 힘을 사용해서 똑바로 선 자세로 옮긴다. 이 수축을 15초 동안 유지하고 나서 이완시킨다. 이 절차를 적어도 3번 반복하며, 매 번 단지 약간 만 더 앞으로 멀리 스트레치 하려고 한다.

의자에 앉아서 스트레칭과 수축
(Stretch and Contract While Sitting in a Chair)

이 스트레치와 수축들은 집 또는 직장에서 하기 쉽다. 앉은 자세로 많은 시간을 보낸다면, 계속 앉아있어서 생기는 나쁜 영향을 막기 위해서 가능하다면 한 시간에 한번 그것을 해라.

초보 레벨 : 앉아서 무릎 누르기 (Seated Knee Press)

(이상근, 소둔근, 중둔근)

의자에 앉아서 당신의 양 손을 무릎 바깥쪽에 놓는다. 당신의 힘의 30%를 사용해서, 양 손으로 버티면서 당신의 허벅지를 바깥쪽으로 민다. 10초 유지하고, 그 다음 숨을 내쉬며 점차적으로 이완시킨다. 다음, 양 손을 주먹을 쥐고 주먹을 맞대서 무릎 사이에 낀다. 당신의 무릎을 당신 힘의 30%를 사용해서 조이고, 10초간 유지하며, 그 다음 숨을 내쉬고 점차적으로 이완시킨다. 이 순서를 3번 반복한다.

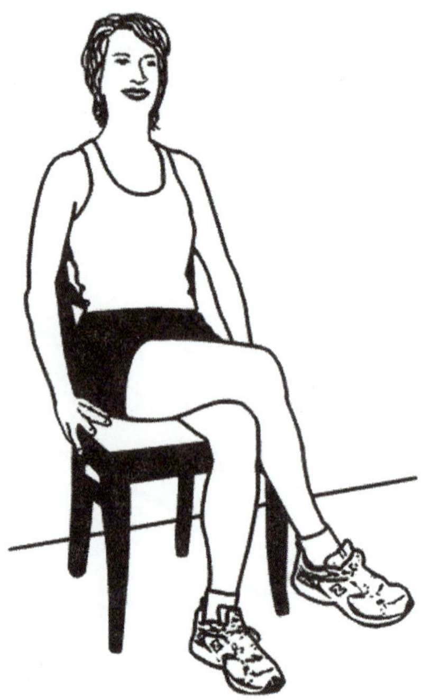

그림 12.36

초보 레벨 : 앉아서 다리 교차 스트레치 (Seated Leg Crossover Stretch)

(소둔근, 중둔근, 이상근)

앉아있는 동안, 당신의 오른 다리를 왼 다리 위로 교차시키고 그림 12.36처럼 양 허벅지를 서로에 대고 쉬게 한다. 각각을 3회 반복한다.

초보 레벨 : 의자 스트레치 절차 (Chair Stretch Sequence)

(복직근, 대둔근, 장요근, 척추주위근, 햄스트링 및 가자미근)

5분 내에 마칠 수 있는 이 절차는 엉덩이 근육들의 각각을 완전한 동작 범위로 두게 한다. 엉덩이 통증이 있다면, 이 절차를 당신의 매일 하는 절차의 일부로 만들어라. 당신이 필요한 것은 팔 받침 없는 의자뿐이다.

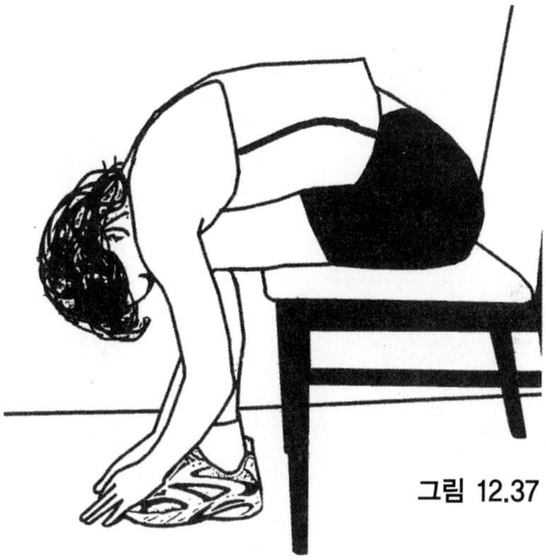

그림 12.37

1. 의자에 앉아서 몸을 앞으로 숙여서 손을 바닥에 두고 (또는 당신이 할 수 있는 만큼 가깝게), 그림 12.37, 그리고 긴장을 풀고 두 번 호흡하는 동안 유지한다.
2. 의자의 오른 쪽으로 빠져 나와 당신의 오른 다리를 뒤쪽으로 스트레칭 하는데, 당신의 체중을 왼 엉덩이에 두고 당신의 몸통은 똑바로 세운다, 그림 12.38. 긴장을 풀고 두 번 호흡하는 동안 유지한다.
3. 당신의 오른 발을 의자에 올리고 서서, 당신의 가슴을 무릎에 붙이며, 그림 12.39, 당신의 복부를 이완시킨다. 긴장을 풀고 두 번 호흡하는 동안 유지한다.
4. 의자 뒤에 양발을 바닥에 붙이고 서서 의자 뒤를 잡고, 그림 12.40처럼 당신의 오른발을 뒤로 뻗고, 엉덩이를 수축시킨다. 몸을 똑바로 세우고 당신의 골반을 바닥 쪽으로 가라앉힌다. 긴장을 풀고 2번 호흡하는 동안 유지한다.

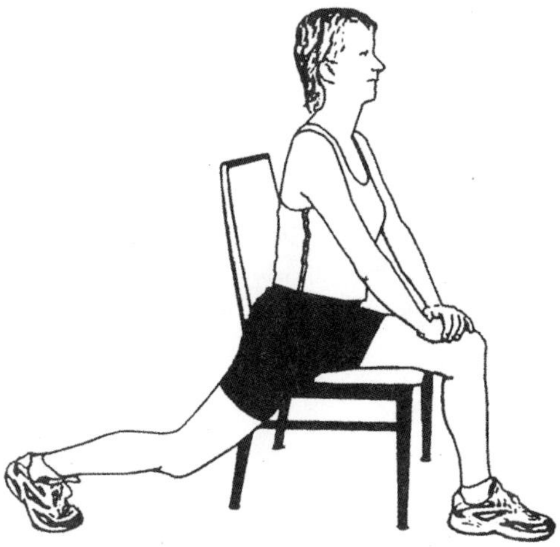

그림 12.38

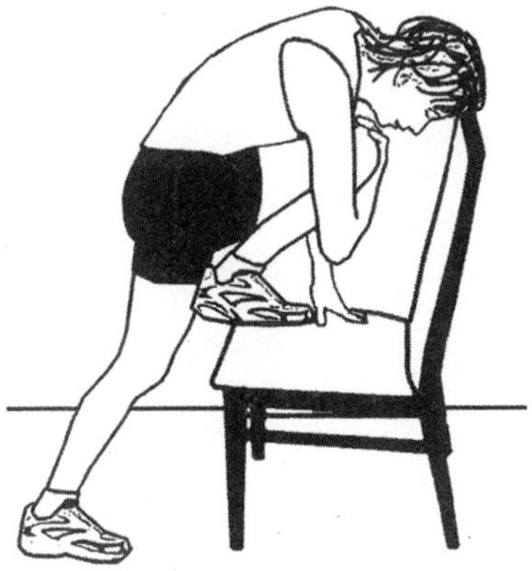

그림 12.39

5. 같은 다리를 몸 뒤로 올려서, 그림 12.41, 이 자세를 10초간 유지한다.

전체 절차를 반대편에 반복한다.

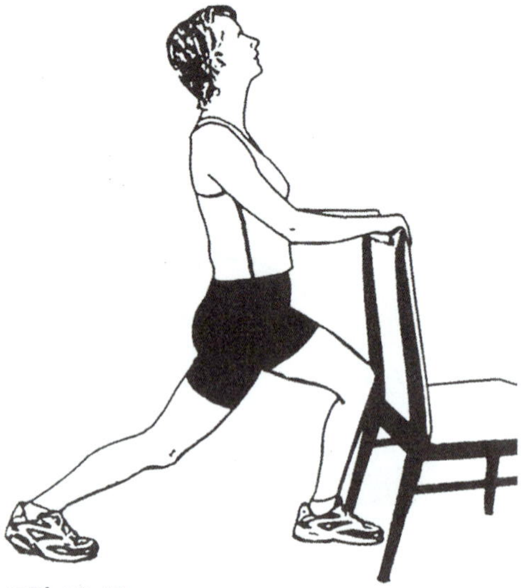

그림 12.40

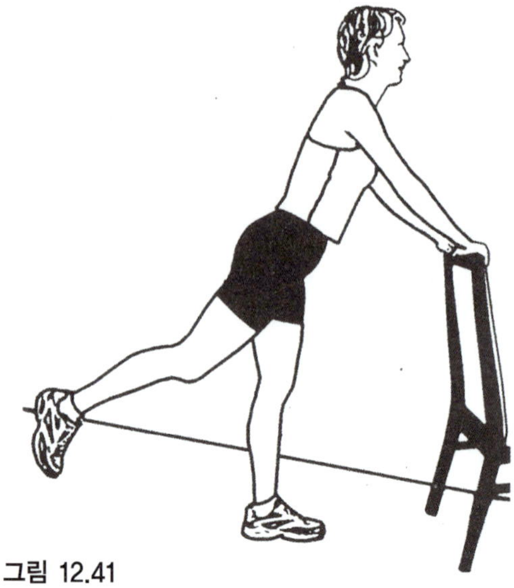

그림 12.41

중간 레벨 : 앉아서 4자 스트레치 (Seated Figure 4 Stretch)

(이상근, 소둔근, 중둔근)

의자에 앉아서 당신의 오른 다리를 왼 다리위로 교차 시키는데, 오른 발목을 왼 허벅지 위에 둔다, 그림 12.42. 당신이 오른 다리를 얼마나 수평과 가깝게 두는 지를 주목해라. 당신의 무릎이 실제로 위로 높이 있거나 당신이 이 자세를 취하지 못한다면, 당신은 틀림없이 엉덩이 근육들에 통증 유발점들로 인한 근육의 제한을 갖고 있다. 걱정하지 말아라; 단지 이 스트레치를 계속 하려고 최선을 다해 노력해보아라. 오래되지 않아서 당신은 다리를 수평 자세와 가깝게 둘 수 있을 것이다.

수축과 이완을 더하기 위하여, 스트레치된 자세로 있으면서 당신의 오른 손을 오른 허벅지의 안쪽에 놓

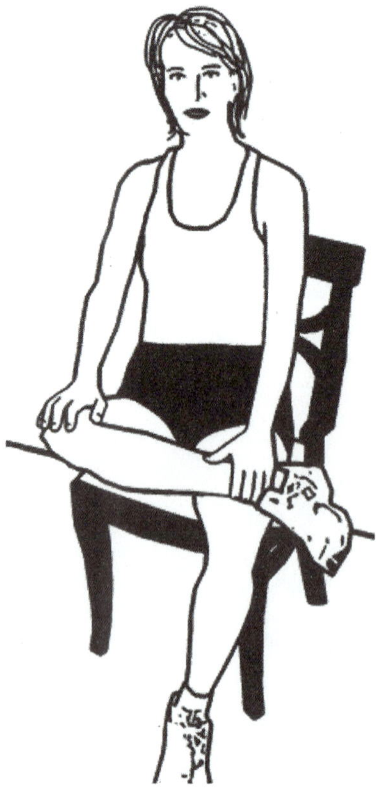

그림 12.42

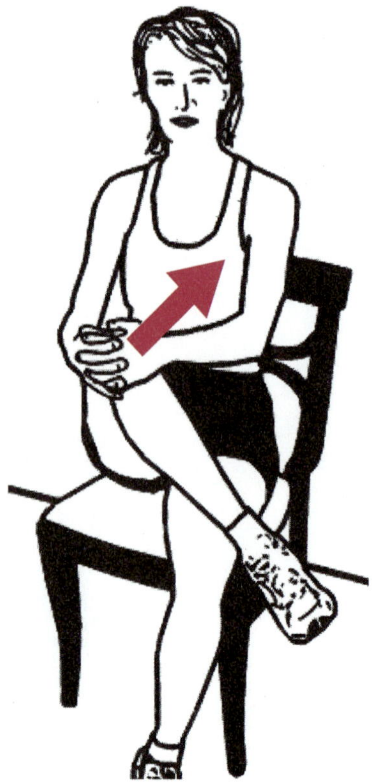

그림 12.43

는다. 오른 손으로 부드럽게 아래쪽으로 누르면서 당신의 힘의 30%를 사용하여 허벅지를 위쪽으로 들어 올린다. 이 수축을 15초간 유지한다. 이완하고, 숨을 내 쉬며, 그리고 나서 부드럽게 당신의 오른 다리를 더 아래쪽으로 누른다 (그러나 불쾌감을 일으킬 정도 까지는 아니다). 그 다음, 당신의 손들을 무릎 바깥쪽에 대고 나서 오른 허벅지를 아래쪽으로 손들의 저항에 대고 누른다, 다시 당신 힘의 30%를 사용한다. 저항을 10초간 유지한다. 숨을 내 쉬고, 점차적으로 이완하며, 그리고 나서 당신의 가슴 쪽으로 허벅지를 껴안는다, 당신의 손을 사용해서 허벅지를 위쪽으로 당긴다, 그림 12.43. 이 절차를 양쪽에 3번 한다.

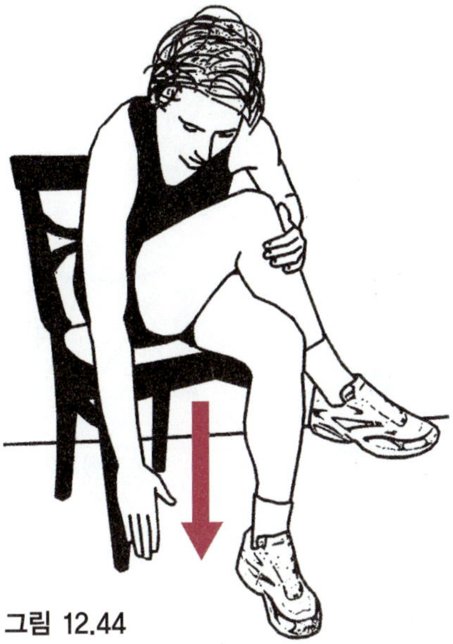

그림 12.44

중간 레벨 : 앉아서 바닥 닿기 (Seated Floor Touch)

(대둔근, 소둔근, 중둔근, 이상근, 척추주위근)

의자에 앉아서, 한 다리를 다른 다리 위로 포개고 난 후, 아래로 숙여서 지면에 대려고 해 본다, 그림 12.44. 이 운동을 각 다리에 최소 3번을 한다.

서서 스트레칭 (Stretches While Standing)

이러한 서서 하는 쉬운 스트레칭은 거의 아무 때나, 아무 곳에서 할 수 있다.

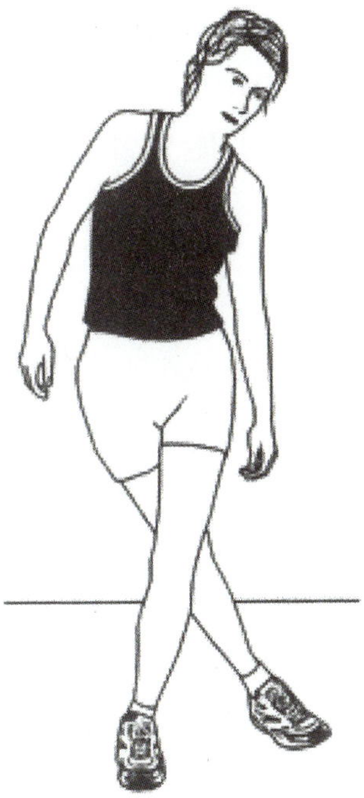

그림 12.45

초보 레벨 : 서서 발가락 모으고 벌리기

(Standing Toes In and Toes Out)

(이상근, 중둔근, 및 소둔근)

이 엉덩이 스트레칭을 위해서, 단지 당신의 발가락을 안쪽을 가리키게 그리고 나서 바깥을 가리키게 선다. 각 자세를 최소한 10초간 유지한다. 만성적인 엉덩이 통증에서는, 이것을 1시간에 1번씩 자주 해라.

초보 레벨 : 서서 다리 교차하기 (Standing Leg Cross)

(이상근, 중둔근, 및 소둔근)

왼 다리로 서있으면서, 당신의 오른 다리를 왼 다리 뒤로 교차시킨다, 그림 12.45. 필요하다면 튼튼한 의자 또는 다른 지지대를 잡고 선다. 몸통을 왼쪽으로 기울이고 당신의 오른 힙을 오른편 바깥으로 민다. 10초간 유지한다. 이것은 오른 힙의 근육들을 스트레칭 한다. 그 다음 당신의 오른 다리를 왼다리 앞으로 교차시키고, 다시 한번 당신의 몸통을 왼쪽으로 기울여서, 당신의 오른 힙을 바깥쪽으로 밀고, 10초간 유지한다. 반대편에 같은 것을 반복한다. 당신이 이것을 하는데 통증이 덜 해짐에 따라, 힙을 더 바깥쪽으로 밀고 다른 다리의 뒤와 앞 모두에서 더 많이 교차시켜라. 이 스트레칭을 양쪽에 3번 반복한다.

다리를 침대 밖으로 두고 스트레칭 (Stretch with Legs off the Edge of a Bed)

중간 레벨 (Intermediate level)

(중둔근과 소둔근)

아침에 침대에서 나오기 전에 이 스트레칭을 해보아라 통증이 주로 한 쪽에 있다면, 침대 가장자리에 반대쪽 힙을 대고 누워서 윗 다리를 침대 밖으로 떨어뜨려라, 그림 12.46. 이것이 너무 많이 당긴다면, 당신은 발 스툴에 발을 받힐 수 있다. 몸을 이완시키고 이 자세를 20초간 유지한다. 반대쪽을 반복한다. 당신이 이것을 양 다리에 3번 했을 때, 침대에 배를 대고, 양 다리를 침대 밖으로 떨어드려서, 당신의 발을 바닥에 대고 일어난다.

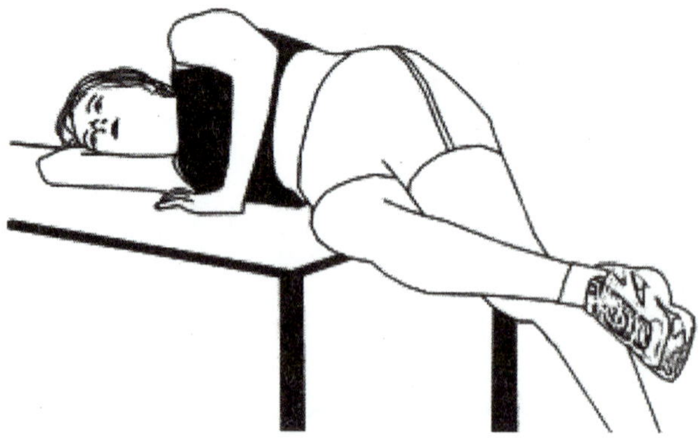

그림 12.46

시술자를 위하여 (For Practitioners)

엉덩이 근육들의 하나가 통증 유발점들을 포함할 때, 일반적으로 다른 것들 또한 어느 정도로 활성화된다. 이 근육들이 서로가 그렇게 가까운 관계에 있기 때문에, 우리는 종종 가압 동안에 한 근육 이상의 많은 구획들을 치료한다. 어떤 특정한 때에 당신이 치료하려는 근육을 정하는데 도움이 되기 위하여, 당신은 환자에게 특정 근육의 주된 동작을 해 보라고 요청할 수 있다. 근육의 뒤이은 수축을 촉진하는 것이 당신이 어떤 근육을 치료하고 있는 것을 구분하는데 도움이 된다.

예를 들어, 옆으로 누운 자세에서, 힙을 90° 구부려서 밖으로 벌리는(abduction) 것은 이상근의 주된 책무다. 엎드려서, 무릎을 굽히고 힙을 펴서 약간 바깥으로 회전시키는 것은 주로 대둔근의 책무다. 그리고 옆으로 누워 다리를 펴서 벌리면서 약간 내측 또는 외측 회전을 하는 것은 중둔근과 소둔근을 작동 시킬 것이다.

또한, 대둔근을 치료할 때 햄스트링(13장 참조)을 평가하고 치료하는 것이 중요하다는 것을 제발 주목해라.

추가 진단 테스트들 (Additional Diagnostic Tests)

각각의 엉덩이 근육들을 다룬 장들은(9장부터 11장까지) 엉덩이 근육들을 위한 여러 가지의 진단 테스트를 포함한다. 여기에 당신이 보다 유용하다고 여길 수 있는 몇 가지가 있다.

커피 테이블 테스트 (Coffee-Table Test)

커피-테이블 테스트는 이상근, 중둔근, 및 짧은 측방 힙 회전근들(때때로 gogos라고 불리는데, superior gemellus; 상쌍자근; 위쌍동이근, obturator internus; 내폐쇄근; 속폐쇄근, inferior gemellus; 하쌍자근; 아래쌍동이근, 및 obturator externus–외폐쇄근; 바깥폐쇄근–의 두음자어다)의 동작 스트레칭 범위를 평가한다. 환자를 옆으로 눕게 하고, 한 손으로 그들의 위 힙을 밀어서 그들의 골반을 안정시킨다. 발목을 잡고, 윗 다리를 올리고 그것을 당신의 배에 대고 받히는데, 그림 12.47, 대퇴골을 대전자(greater trochanter) 높이로 만든다. 그 다음, 환자의 발목을 잡고 있으면서, 환자에게 그들의 무릎을 테이블로 떨어뜨리라고 시킨다, 그림 12.48. 무릎이 테이블로 완전히 떨어지지 않는다면, 그것은 위에서 말한 하나 또는 그 이상의 근육들의 통증 유발점들의 긍정적인 표식이다.

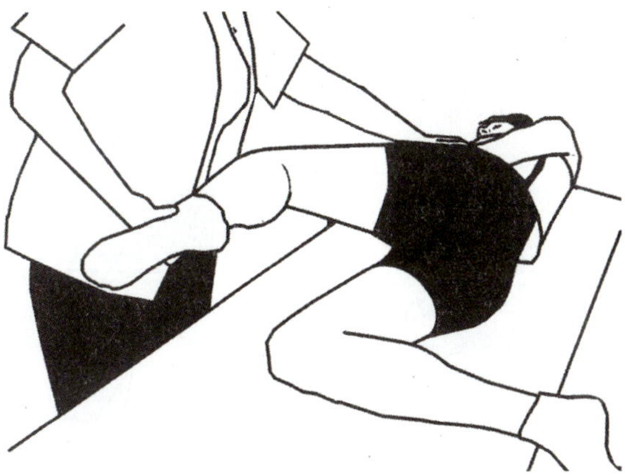

그림 12.47

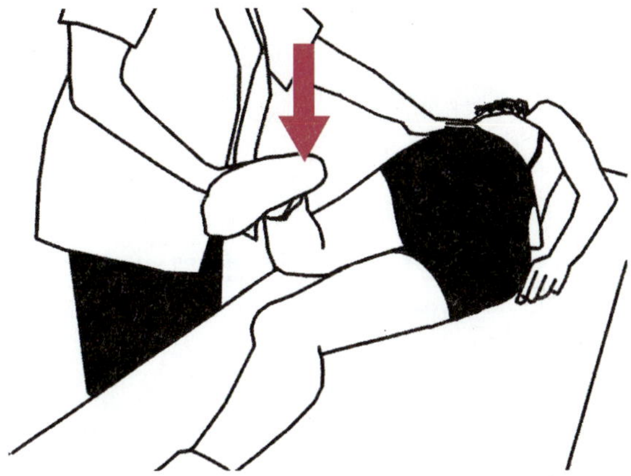

그림 12.48

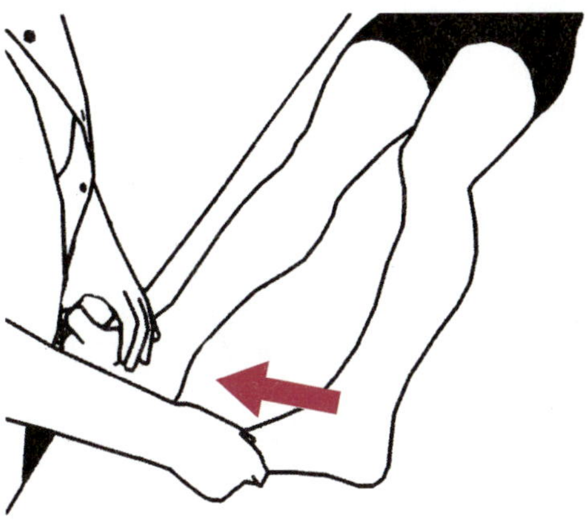

그림 12.49

외회전근 테스트 (External Rotator Test)

이 테스트는 이상근, 중둔근, 소둔근 및 gogos의 동작 스트레칭 범위를 평가한다. 환자를 다리를 펴서 등을 대고 눕게 하고, 다리를 내측으로 돌리며, 그림 12.49, 그리고 테이블과 엄지발가락의 간격을 측정한다. 발의 내측 면은 테이블에 닿아야만 한다. 환자의 무릎이 테이블에서 위로 떨어지거나 이것이 통증을 만든다면, 그것은 하나 또는 그 이상의 나열한 근육들의 통증 유발점들의 표식이다.

둔근의 치료 자세 (Treatment Positions for Gluteal Muscles)

일반적으로, 스트레칭 해서 둔근들을 치료하는 것은 중립 자세로 그들을 치료하는 것보다 더 낳은 결과를 만들 것이다. 우리는 일반적으로 오직 처음에만 중립 자세로 치료하며, 그것도 잠시 동안만 한다. 대둔근에서, 힙 굽힘은 스트레칭을 잘 만들어 준다. 중둔근과 소둔근은, 환자가 옆으로 누워서 내 또는 외회전과 함께 모으는 것(내전; adduction)이 대부분의 섬유들을 스트레칭 시킬 것이다. 이상근을 효과적으로 치료하기 위해서는, 힙은 최소한 90° 로 굽힐 필요가 있고; 약간의 모으기, 내회전, 또는 둘 다가 스트레칭을 최대화 시킬 것이다. 오로지 한 쪽에만 통증 유발점들이 있다 하더라도, 양쪽 근육들을 치료하는 것을 잊지 말아라.

힙을 굽히고 치료대에 엎드려 누움 (Prone on the Treatment Table with Hip Flexed)

환자를 치료대 위에서 인체 지지 시스템 위에 엎드리게 한 후, 치료할 힙과 무릎을 굽히게 한다. 이것은 무릎을 환자의 거의 가슴 높이까지 올릴 것이다. 이것은 대둔근을 스트레칭 시키고 이상근과 다른 깊은 측방 회전근들을 수축시킨다. 환자를 이 자세로 있게 해서, 당신은 팔꿈치를 사용해서 대둔근의 가장 낮은 통증 유발점들 쪽으로 밀어 올리거나 안쪽으로 밀 수 있다.

힙을 굽히고 치료대에 엎드려 누워서 치료대 밖으로 다리 떨구기

(Prone on the Treatment Table with Hip Flexed and Leg Off the Edge of the Table)

환자를 치료대 위에서 인체 지지 시스템 위에 엎드리게 한 후, 환자에게 치료할 다리의 힙과 무릎을 굽히게 한다. 발은 치료대 위에 두고 무릎은 치료대 옆으로 떨어뜨려야만 한다, 그림 12.50. 이것이 둔근을 커다란 스트레칭으로 가게 만들고, 이상근, 대둔근의 아래 부분, 및 gogos로의 접근이 잘 되게 만들어 준다.

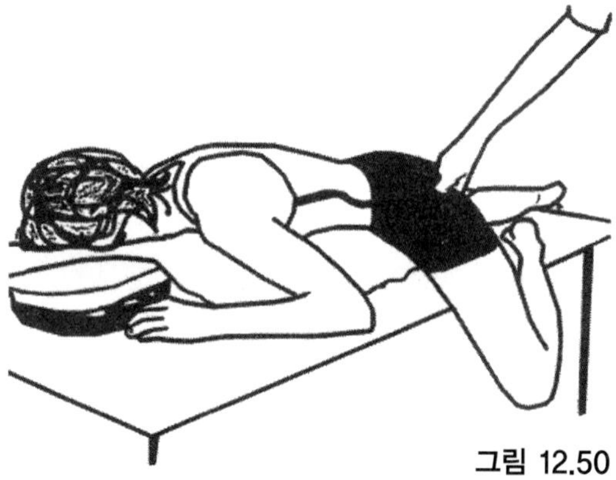

그림 12.50

동작 범위를 더하고 이상근, 중둔근, 및 소둔근을 치료하기 위해서, 그림 12.51에서처럼, 당신의 손가락 관절들로 가압을 하는 동안 다리를 모으고 벌린다. 당신이 다리를 더 많이 벌린다면, 그림 12.52처럼 당신의 팔꿈치를 사용할 수 있다.

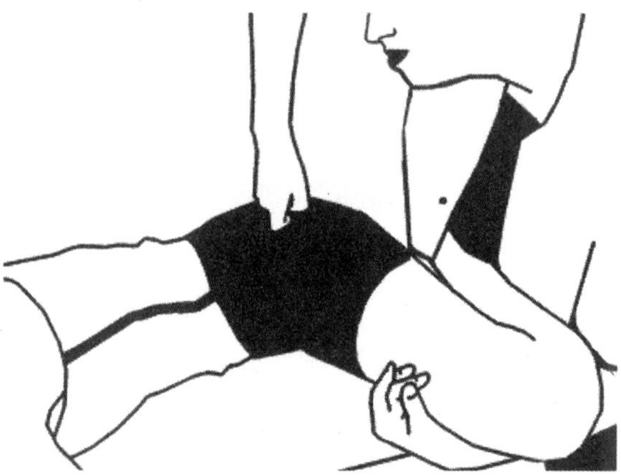

그림 12.51

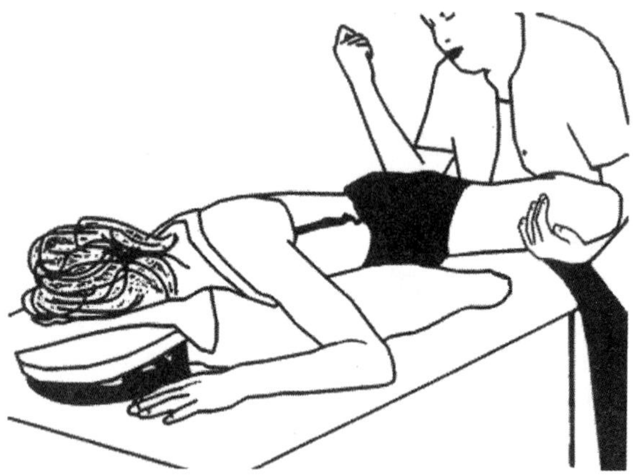

그림 12.52

힙을 펴서 엎드려 누워서 치료 (Treating prone with Hip Extension)

수축되어있는 동안 둔근들을 치료하는 것은 전체 동작 범위에 걸친 움직임을 방해하는 조직의 팽팽한 밴드를 드러낼 수 있다. 치료 동안 환자가 만드는 능동적 힙 펴기(신전)는 근육들을 재훈련 시키는 것을 도울 수 있다.

환자가 엎드려 누워서 둔근들을 평가하기 위해서, 환자에게 그들의 무릎을 약간 굽히라고 시킨다. 무릎을 잡고, 그림 12.53처럼, 다리를 바깥으로 돌리면서 테이블 위로 약 30cm 정도 들어 올린다. 대둔근이 제대로 작동한다면, 당신이 대둔근 전체 위를 촉진할 때 균등하게 단단한 것을 틀림없이 느낄 것이다. 환자에게 힘을 빼고 출발 자세로 되돌린다. 통증 유발점들이 있다면, 당신이 능동적인 수축과 이완으로 치료하는 동안 환자에게 이 힙 펴기를 반복시킨다. 환자에게 30%의 힘으로 10초간 근육을 능동적으로 수축하게 시킨다. (이 수축 동안 햄스트링 또한 일을 할 것이다.) 그 다음 환자에게 완전히 긴장을 풀고 숨을 들이마시고 내 쉬게 시킨다. 당신이 동작 범위의 명백한 증가를 알고 환자가 줄어든 통증 레벨을 보일 때까지 이 치료를 반복한다.

당신의 무릎을 테이블 위에 올려 놓고 그것은 고정과 지레효과로 사용한다. 당신이 다른 팔꿈치 또는 앞팔로 힙을 아래로 붙들고 있으면서 한 팔을 허벅지 아래에 놓고 그것을 올려 편다, 그림 12.54. 또한 이것은 장요근, 힙 굴근들, 및 등의 요추를 스트레칭 시킬 것이다. 환자의 편안한 레벨을 넘지 말아라, 그리고 이 자세에서 기립근과 복근이 이완되어 있는 것을 확인해라.

환자의 허벅지를 당신의 허벅지 위에 두게 하거나 또는 다리 밑에 베개 받침을 놓아라, 그림 12.55. 근육을 이러한 수동적이고, 짧아진 자세로 두고, 대둔근을 가압하기 위하여 당신의 팔꿈치를 사용해라. 때때로 활동성 통증 유발점들이 있는 근육들은 짧아진 자세에 있는 동안 실룩거릴 것이고, 그것들이 능동적으로 일을 하고 있지 않더라도, 그것들은 이완될 수 없을 것이다. 그러한 경우에서, 복근과 둔근들 위에 따듯한 포멘텍 백을 올리는 것이 당신이 이 자세에서 치료하는 동안 그것들을 이완시키는 것을 도울 것이다.

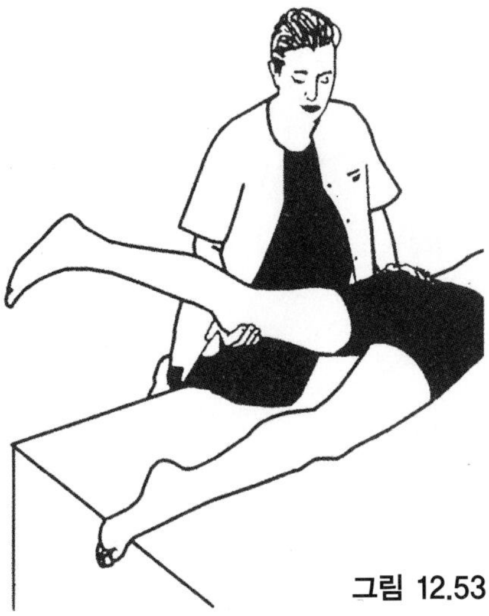
그림 12.53

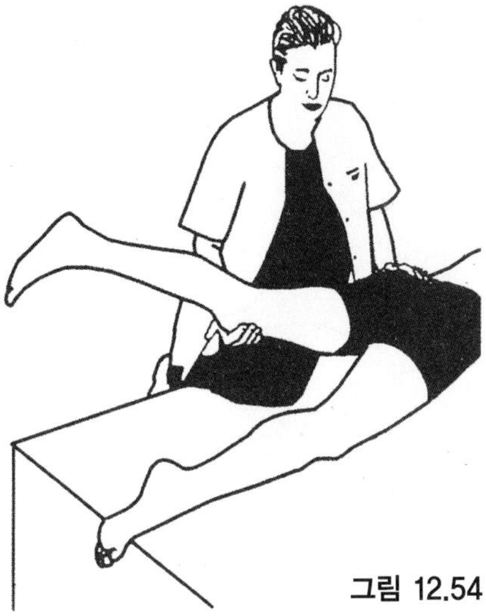
그림 12.54

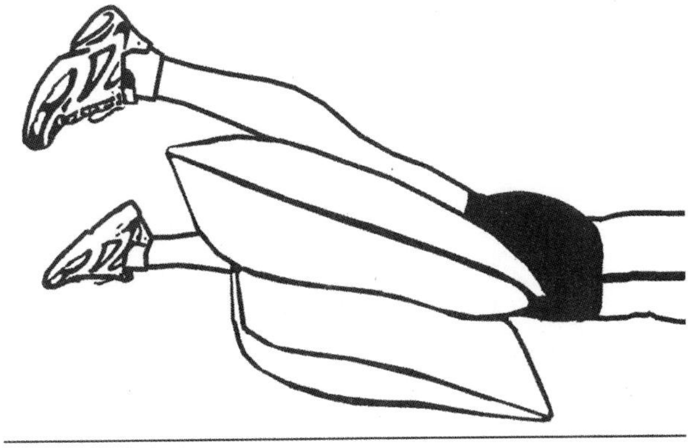
그림 12.55

옆으로 누운 자세에서 치료 (Treatment in the Side-Lying Position)

등 통증을 가진 많은 환자들이 옆으로 누워 치료하는 동안 통증 또는 불쾌감을 겪기 때문에, 우리는 이 자세로 치료할 때 인체 지지 시스템과 함께 포멘텍 백을 따듯한 물로 채워서 아래쪽 힙과 다리 밑에 놓고 사용할 것을 권한다. 당신이 윗 다리를 열을 통해서 가압을 원하는 경우라면, 여분의 따듯한 포멘텍 백을 가까이 준비해라.

옆으로 누운 자세에서 중둔근 치료 (Treating the gluteus medius in the side-lying position) : 환자의 아픈 쪽 힙을 위로해서 옆으로 눕게 한다. 이 자세가 너무 아프다면, 그들의 무릎 사이에 베개를 놓아라. 장골릉 아래와 바로 그것을 따라서 팽팽한 밴드와 아픈 부위를 찾아라. 그림 12.56처럼 다리를 펴고 모아서 테이블 가장자리 밖으로, 환자의 뒤로 놓는다. 이 자세에서, 앞쪽 중둔근은 대둔근을 통해서 가압함이 없이 치료될 수 있다. 먼저, 중둔근의 앞쪽 부분을 치료하기 위하여 당신의 팔꿈치를 사용하는데, 안으로 그리고 장골릉을 향하여 위로 눌러라. 당신이 팽팽한 밴드를 찾으면, 호흡을 2-3번 하는 동안 그것을 천천히 누르고 나서 이완한다.

다음, 뒤쪽 중둔근을 치료한다. 위쪽 허벅지를 굽히고 모으는데 다리를 환자의 앞쪽 테이블 밖으로 떨어뜨린다, 그림 12.57. 똑바로 중둔근 속으로 누르고 장골릉을 향하여 위로 누르며 천골을 누르는데, 아프고 따가운 부위에 특별한 주의를 기울인다.

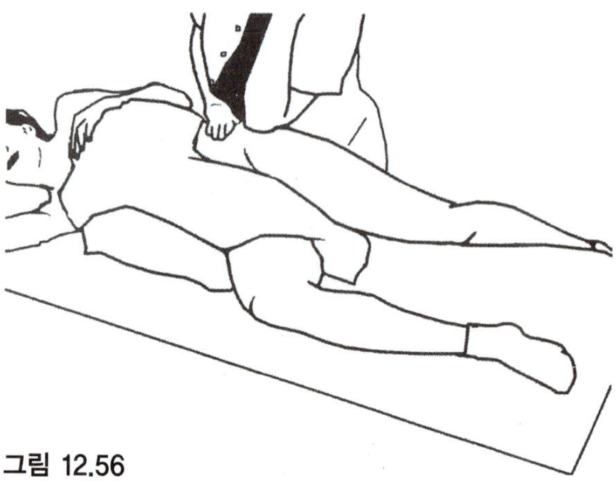

그림 12.56

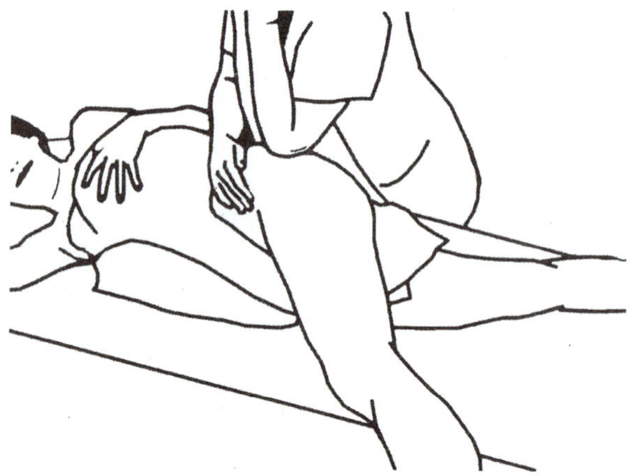

그림 12.57

그 다음으로 수축과 이완을 곁들인 가압을 한다. 아직까지 옆으로 누워있는 동안 환자에게 그들의 다리를 중립인 똑바로 편 자세로 돌리게 한다. 환자가 그들의 30%의 힘으로 윗 다리를 천장 쪽으로 미는 것을 당신의 오른 손을 사용해서 못 가게 만들어라, 그림 12.58. 이것을 15-20초 유지하고 나서, 환자에게 숨을 내 쉬고 이완하게 해라. 다음, 당신의 손을

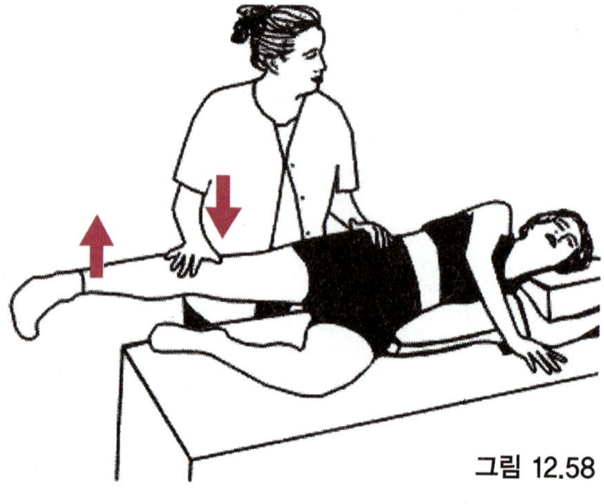

그림 12.58

무릎 밑에 두고 환자가 그들의 30%의 힘으로 15에서 20초 동안 아래로 밀게 해라, 그 다음, 환자에게 숨을 내 쉬고 이완하게 해라.

옆으로 누운 자세에서 소둔근 치료 (Treating the gluteus minimus in the side-lying position) : 중둔근을 치료한 후, 거기서는 당신은 장골릉 쪽으로 위로 가압했었는데, 환자에게 그림 12.56의 자세로 눕게 시키는데, 그러나 이제는 대전자 쪽으로 각도를 밑으로 해서 소둔근을 치료한다. 당신은 장골릉과 대전자 사이의 대략 중간을 누를 것이다. 당신의 팔꿈치로 대전자 쪽으로 전방에서 후방으로 각을 잡고, 당신이 찾은 어떤 아픈 점들을 치료한다. 환자의 이완된 윗 다리를 테이블 밖으로 더 멀리 떨어뜨려서 훨씬 더 큰 예민한 스트레칭을 만들고 가압을 다시 한다.

옆으로 누운 스트레치된 자세에서 이상근과 대둔근 치료 (Treating the Piriformis and gluteus maximus in a stretched side-lying position) : 환자에게 옆으로 눕게 하는데 치료할 엉덩이를 위로가게 해서 환자에게 옆으로 누우라고 한다, 그림 12.59. 아래 다리는 펴 놓고 있을 수 있다. 윗 다리는 힙과 무릎 모두 구부리고, 모아서 무릎을 치료대 위에 댄다. 환자가 이러한 스트레치된 자세를 만들 수 없다면, 그들이 편안함을 느낄 때까지 모으는 것(내전)을 감소시키기 위하여 윗 다리 밑에 베개를 놓는다. 정상적인 근육 섬유들과는 달리, 팽팽한 밴드들은 스트레칭 되지 않으려고 하므로, 환자를 이러한 스트레치된 자세로 두는 것이 당신이 그들을 더 쉽게 찾을 수 있게 한다. 대둔근과 이상근을 치료하기 위해서, 스트레치된 대둔근을 촉진하는 것부터 시작하고, 장골릉의 뒤쪽 2/3를 따라서 그리고 천골과 미골을 따라서 팽팽한 밴드들을 찾는다. 장경인대의 전방 부착을 향해서 시술하는데, 어떤 팽팽한 밴드들을 느끼며 당신이 그것들을 발견한 곳마다 가압을 한다.

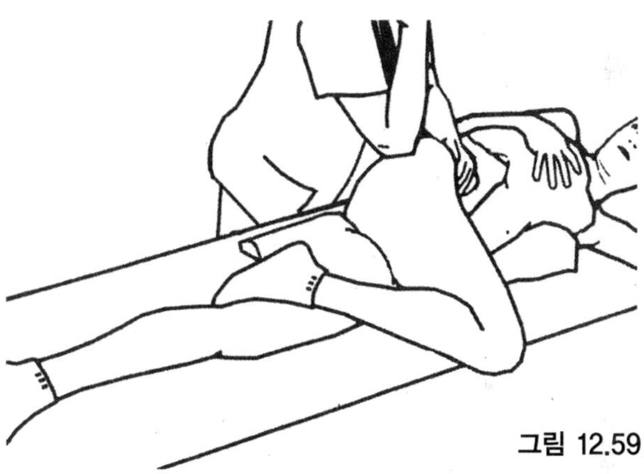

그림 12.59

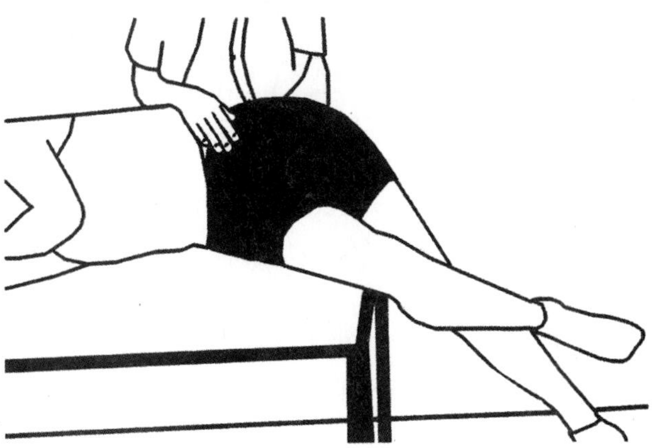

그림 12.60

옆으로 누운 자세에서 진전된 치료 (Advanced treatment in the side-lying position) : 환자를 옆으로 눕게 하는데 테이블 끝으로 양 다리를 떨어뜨린다, 그림 12.60. 이것은 중둔근과 소둔근뿐만 아니라, 장경인대를 치료하기 위한 상당히 효과적인 자세이다. 이 자세 자체의 스트레치 정도가 크기 때문에, 가압력을 덜하게 사용하고 환자와 계속 대화를 나눠서 이 자세에서 참을 수 있는 이상으로 그들을 두지 않도록 한다.

서서 치료대 위로 엎드림 (Standing bent over the Treatment Table) : 환자를 이완된 자세로 치료대 위로 엎드리게 한다. 이 목적으로 조절 가능한 테이블(전동으로 높이를 조절하는 것이 좋다)이 이상적이다. 또는 상체를 받히기 위해서 인체 지지 시스템 또는 베개를 접어서 사용할 수 있다. 환자를 이 자세로 두고, 당신은 중둔근의 제일 꼭대기와 대둔근을 치료할 수 있다. 그리고 환자가 다리를 안쪽 또는 바깥쪽으로 회전하게 시킨다면, 중둔근 소둔근, 및 이상근이 짧아지거나 스트레칭 하는 동안 그들을 평가하고 치료할 수 있다. 또한 이 자세는 힙만을 단독적으로 펴게 만들어 주므로, 당신은 요추에 최소한의 스트레스를 주면서 대둔근과 햄스트링의 수축성 활동을 평가할 수 있다. (이것은 엎드려서 힙을 펴는 것이 환자의 요추 또는 천골 때문에 너무 아플 때 선호되는 자세이다.) 만약 이러한 엎드린 자세에서 가압이 너무 아프다면, 그림 12.61처럼 열을 가한 마더 어스 베개를 통해서 엉덩이를 치료하도록 해라.

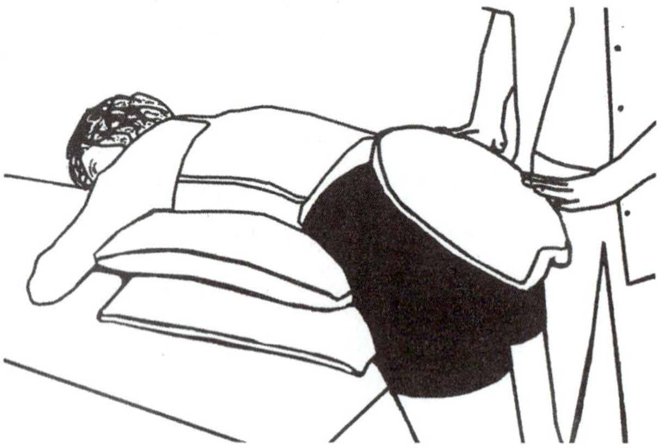

그림 12.61

능동적 수축으로 치료 (Treatment with Active Contraction)

한 근육이 능동적으로 짧아진 후에 그것을 가압하는 것은 근육을 재교육하고 그것의 전체 기능을 가능하게 하는 좋은 방법이다. 변화를 일으키고 근육을 정상화시키는 가장 효과적인 시간은 수축 후에 집중된 이완 동안이다. 우리는 종종 근육의 수축 또는 능동적인 사용과 가압 치료를 번갈아 한다.

손과 무릎을 대고 (On Hands and Knees)

환자를 손과 무릎을 대고 엎드리게 하고, 당신은 이상근, 중둔근과 소둔근의 앞쪽 섬유들, 및 gogos(힙의 회전근들)를 분리할 수 있다. 환자를 옆으로 누운 자세로 치료한 후, 그들을 치료대 위에 손과 무릎을 대고 엎드리게 한다. 그들에게 치료할 다리를 무릎을 굽힌 채로 옆으로 들게 한다, 그림 12.62. 이것을 3-5번 반복한 후 다시 한다. 당신은 조직이 부드러워진 것을 틀림없이 발견할 것이다.

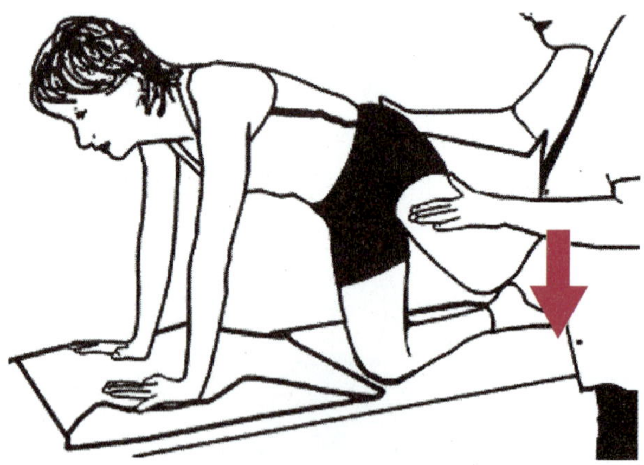

그림 12.62

손과 무릎을 대고 받힌다 (On Hands and Knees with Resistance)

환자를 손과 무릎을 대고 엎드리게 하고, 환자가 30%의 힘으로 치료할 다리를 바깥으로 들어 올릴 때 허벅지 바깥쪽을 부드럽게 받힌다, 그림 12.62. 10-20초 유지한 후, 환자에게 숨을 내 쉬고 긴장을 풀라고 시킨다. 이것을 3번 반복한 후, 당신이 중둔근, 소둔근, 및 이상근을 평가하고 치료하는 동안 환자는 옆으로 누워있어야만 한다.

치료 동안 반대 근육들의 능동적 수축
(Active Contraction of Opposer muscles During Treatment)

우리는 힙 굴근들(장요근과 대퇴직근)과 신근들(햄스트링과 둔근들)을 교대로 수축시키면서 엉덩이 근육들을 치료하는 것이 유익하다는 것을 알았다. 만성적인 통증 유발점들을 가진 근육들이 팽팽하고 국소적인 순환이 부족하기 때문에, 당신은 치료하는 동안 환자에게 능동적으로 근육을 쓰라고 시킨다면 이 과정을 되돌리는 것이 도움이 될 것이다. 당신은 반대 근육들을 수축시키는 것에 의해서도 이것을 한 스텝 더 얻을 수 있는데, 그것은 주된 근육을 이완시키게 도와준다. 약간의 예를 보도록 하자.

힙 굴근과 신근들의 수축 (Contracting the Hip Flexors and Extensors)

우선, 둔근들과 햄스트링의 유연성을 평가한다. 한쪽 무릎을 환자의 가슴 쪽으로 보내고 슬개골의 위쪽 부분과 가슴 사이의 거리를 측정한다. 허벅지가 여전히 굽혀있는 동안, 당신의 한 손을 허벅지 앞에 그리고 다른 손은 허벅지 뒤에 댄다. 환자에게 그들 힘의 30%를 써서 그들의 허벅지를 5초 동안 앞쪽으로 그리고 나서 5초 동안 뒤쪽으로 밀라고 시키는데 당신은 그 움직임에 대항한다. 이것을 최소한 3번 반복하고, 마지막 절차 후에, 환자에게 숨을 내 쉬고 완전히 긴장을 풀라고 시킨다. 허벅지와 무릎을 가슴 쪽으로 밀고 대둔근이 전보다 더 많이 스트레치 될 수 있는 지를 보아라. 힙 굴근들의 수축 또한 허벅지의 완전한 굽힘을 방해할 수 있다는 것을 주목하고, 그래서 장요근과 대퇴직근(힙 굴근들)이 확실히 이완 되었는 지를 확인하는데, 그것들은 마찬가지로 치료를 필요로 한다.

힙 외전근과 내전근들의 능동적 수축 (Active Contraction of Hip Abductors and Adductors)

외전근들과 내전근들 사이에는 아주 친밀한 길항적인 관계이기 때문에, 둘 모두의 상태를 촉진하고 평가하는 것은 필수적이다. 환자에게 등을 대고 눕게 한 후, 한 다리는 바닥에 펴서 대고 있으면서 다른 다리를 힙과 무릎에서 굽히게 한다. 다리를 굽힌 채로 벌리라고 하고, 둔근들의 바깥 부분을 촉진해서 이러한 수동적이며, 짧아진 자세에서 그것들이 수축되는 지를 보아라. 그 다음, 다리를 모으게 하고 내전근들을 촉진해서 이러한 수동적이며, 짧아진 자세에서 그것들이 수축되는 지를 보아라. 다리가 수동적으로 벌려져 있거나 수동적으로 모아져 있는 동안 제한 또는 통증이 있다면, 이것은 내전근들 또는 외전근들이 치료될 필요가 있다는 것을 뜻한다.

이들 근육에서 능동적 수축, 이완, 및 스트레칭을 사용하기 위해서, 한 손은 무릎의 안쪽에 그리고 다른 손은 무릎의 바깥 쪽에 놓고 환자에게 30%의 힘으로 벌리고, 그 다음 모으고, 당신이 허벅지를 받히면서, 각 방향으로 10초 동안 수축시키라고 요구한다. 이 절차를 3번 반복하며, 그 다음 수동적으로 수축될 때 동일한 근육들이 더 이상 수축되지 않는 지와 그들이 통증 없이 더 스트레치 될 수 있는 지를 결정하기 위하여 다시 테스트한다.

반듯이 누워 중둔근과 소둔근 스트레치
(Supine Gluteus Medius and Gluteus Minimus Stretch)

환자에게 등을 대고 눕게 한 후, 오른 무릎과 힙을 굽히고 환자의 오른발을 왼 허벅지 왼쪽에 놓게 한다, 그림 12.63. 환자의 오른쪽에 서서, 당신이 약간의 저항을 느낄 때까지 환자의 왼발을 당신 쪽으로 당긴다.

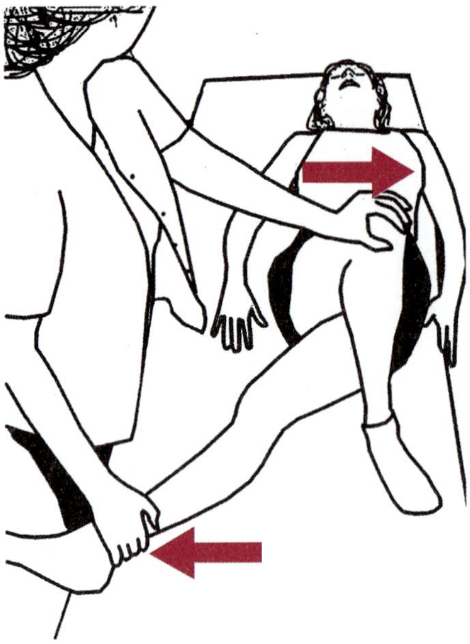

그림 12.63

그 다음, 환자에게 다리를 30%의 힘으로 15초 동안 당신 손에 저항해서 당기라고 요구하고, 그 다음 그들에게 다리를 당신 손에 저항해서 또 15초간 밀라고 시킨다. 환자에게 몇 초간 긴장을 풀라고 말하고 나서, 그 다음 그들에게 양쪽 방향으로 두 번 더 수축을 반복하게 하는데, 10초 동안 유지하고 나서는 5초 동안, 그리고 각각의 세트가 끝난 후 이완시키라고 한다.

복합적인 스프레이와 스트레치 (Combined Spray and Stretch)

여러 엉덩이 근육들을 위한 스프레이 패턴들은 매우 비슷한데, 그러나 환자의 포지셔닝은 당신이 어떤 근육에 초점을 맞추는 가에 따라 달라질 수 있다. 환자의 자세는 당신이 초점을 맞추기 원하는 근육을 적절하게 스트레칭 해야만 하고 스트레칭, 이완, 및 다시 데우기를 마친 후에 완전히 늘어남을 만들어주어야만 한다.

근육들은 아래의 그림에서 보여주는 자세들을 사용해서 최대의 통증 없는 스트레치를 만들어 줄 수 있게 자리잡아야만 한다. 도해들에서 윤곽을 보여주는 패턴들을 따라 그 지역 위로 냉각제를 스프레이 한다. 이 모든 근육들을 위한 스프레이 패턴은 천골 또는 좌골의 가장자리에서 시작하고 바깥 쪽으로 다양한 거리를 나아가는데 아래로 힙과 허벅지 그리고, 어떤 때는, 아래 다리까지 간다. 천천히, 균등하게 쓸듯이 뿌리는 동시에 환자는 숨을 내 쉬고 더욱 이완시켜야 한다. 동시에, 부드럽게 스트레치를 증가시키는데, 아플 때까지 하지 말아라. 냉각제를 스프레이 한 후, 즉시 열을 부위에 가하는데, 따듯한 포멘텍 백, 마더 어스 베개, 또는 하이드로콜레이터(hydrocollator) 을 사용한다. 이러한 가열이 환자를 더 이완시키고 그들의 스트레치 능력을 용이하게 해 준다. 그 다음 환자에게 근육을 전체 동작 범위로 움직이게 시킨다.

대둔근의 스프레이와 스트레치 (Spray and Stretch for the Gluteus Maximus)

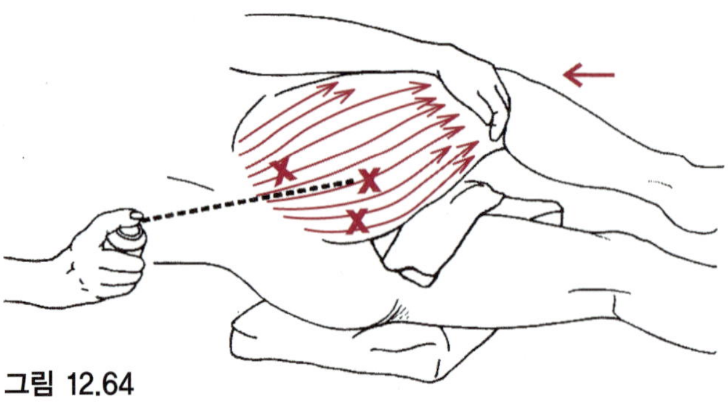

그림 12.64

www.LearnSprayAndStretch.org ©2009 Gebauer Company

우리는 엉덩이 근육들의 가장 표면인 대둔근에서부터 시작할 것이다. 그림 12.64 에서처럼, 이 근육의 스프레이와 스트레치는 종종 모든 둔근들을, 비록 그 근육들이 엉덩이에서 훨씬 깊게 위치하지만, 완전히 통증 없는 동작 범위로 회복시킬 것을 주목해라. 또한 대둔근의 치료를 위한 스트레치 자세는 중둔근과 소둔근의 뒤 부분뿐만 아니라, 이상근 까지도 스트레치 시킨다. 당신이 테스트를 통해서 그러한 근육들에 통증 유발점들이 있다고 정했다면, 당신은 다리 아래까지 내려가서 전체 통증 연관 패턴을 포함해야만 한다 (다른 스프레이 패턴들은 그림 12.65에서부터 12.67 참조).

환자가 이완되고 완전히 지탱시킨 채로, 그림 12.64의 자세를 따라 하게 하는데, 환자는 옆으로 누워 위 다리를 무릎과 힙에서 가능한 한 통증 없이 굽히게 하고 무릎은 치료대에 대게 한다. 전체 엉덩이 그리고 다리를 따라 스프레이 하고 환자에게 완전히 긴장을 풀라고 시킨다. 근육들이 이완됨에 따라, 부드럽게 무릎을 가슴 쪽으로 가깝게 눌러서 힙을 더 굽히게 한다. 그 다음 열을 가하고 환자에게 능동적인 동작 범위로 몇 번 움직이게 하는데, 힙을 완전히 수축시키고 늘리는 자세로 가게 하는 것이다. 이것은 환자가 옆으로 눕거나 혹은 서서 할 수가 있다.

척추주위근을 포함한 스프레이와 스트레치 (Including the Paraspinals in Spray and Stretch)

척추주위근이 둔근들로 통증을 연관시키는 통증 유발점들을 품고 있을 수 있고, 그것은 결국 둔근들에서 위성 활성화를 일으킬 수 있는데, 환자가 앉은 자세 또는 서서 수그려서 있는 동안 척추주위근과 둔근들을 스프레이 하는 것이 타당하다.

앉은 자세를 위해서, 스툴이 최상이다. 환자는 앉아서 줄 곳 웅크려 있으면서 그들의 다리 사이로 손가락을 바닥에 대야만 한다 (6장 척추주위근의 그림 6.36 참조). 스프레이 전에, 환자에게 숨을 들이 마시고 고개를 들어 위를 보라고 한 후, 당신이 냉각 스프레이 하는 동안에 숨을 내 쉬면서 완전히 숙이라고 시킨다. 등의 중간 흉부에서 시작해서 아래로 엉덩이까지 쓸 듯이 스프레이 하면서 내려간다. 그 후 즉시, 환자가 더 큰 이완된 스트레치를 만드는 것을 돕기 위하여 열을 가한다.

이 자세의 다른 형태는 환자에게 치료대 위에서 다리를 뻗고 앉은 자세로 하게 하는 것이다 (6장 척추주위근의 그림 6.34 참조). 이것은 햄스트링과 대둔근을 더 많이 스트레치 시킬 것이다. 등의 중간 흉부에서 시작해서 아래로 엉덩이까지 스프레이 한다. 두 자세 모두, 척추 양쪽에 스프레이를 해야만 한다. 그 후 즉시, 열을 가하고 조심스럽고, 부드럽게 등을 눌러 스트레치를 증가시킨다.

중둔근과 소둔근의 스프레이와 스트레치
(Spray and Stretch for the Gluteus Medius and Gluteus Minimus)

중둔근과 소둔근을 치료하기 위해서, 환자를 옆으로 눕게 하는데 내 · 외회전과 내전을 동반한 여러 각도로 다리를 편 힙 펴기와 굽힘을 만든다. 스프레이 패턴은 근본적으로 중둔근과 소둔근에서 똑같은데, 소둔근을 위해서만은 제외하고, 환자가 아래 다리와 발목의 옆쪽으로 완전히 내려가는 통증 패턴을 가졌다면, 당신은 그러한 전체 부위 위로 스프레이를 가해야만 한다.

중둔근의 제일 앞쪽의 섬유들을 치료하기 위해서, 허벅지를 부드럽게 펴게 하고 그림 12.65처럼, 치료대의 뒤로 떨어뜨리게 한다. 소둔근을 치료하는 것은 유사한데, 그러나 이 경우에서 허벅지를 밖으로 돌려서 그림 12.66처럼, 치료대 끝으로 떨어뜨린다. 환자를 이들 어느 자세로도 너무 오래 두지 말아라. 스프레이 후에, 다시 데우고, 스트레치를 더해주며, 환자에게 서라고 한 후 그들의 발가락을 안쪽으로 그리고 바깥쪽으로 돌리는 전체 동작 범위로 근육을 움직이게 하며, 그리고 나서 허벅지를 모으고 벌리게 한다.

중둔근과 소둔근의 제일 뒤쪽의 섬유들을 치료하기 위해서, 다리를 펴고 힙에서 약 30° 구부리게 한다. 그것을 내측으로 돌리고 치료대의 앞 가장자리 밖으로 떨어뜨리게 한다. 소둔근의 제일 뒤쪽 섬유들을 치료하기 위해서, 다리를 펴고, 그것을 약간 떨어뜨리고 당신이 다른 손으로 스프레이 하는 동안 한 손으로 그것을 잡고 있는다.

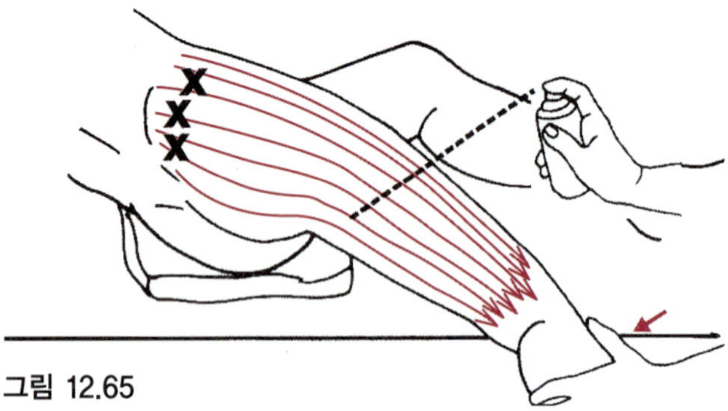

그림 12.65

www.LearnSprayAndStretch.org ©2009 Gebauer Company

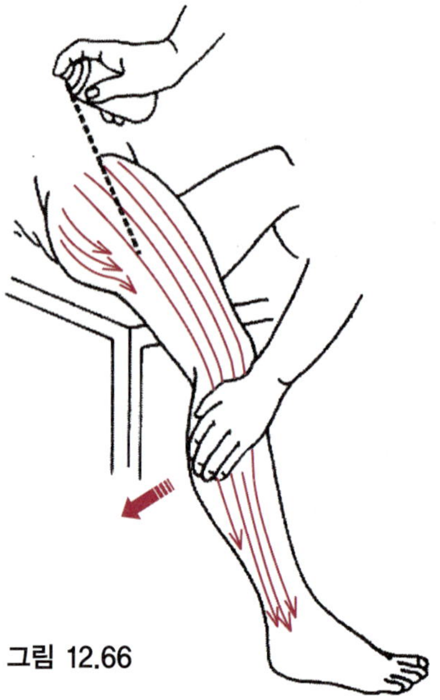

그림 12.66

www.LearnSprayAndStretch.org ©2009 Gebauer Company

이상근의 스프레이와 스트레치

(Spray and Stretch for the Piriformis)

환자를 옆으로 눕게 하고 가능한 많이 통증 없이 힙 굽힘과 모으기(내전; adduction)을 하게 하는데, 이것이 이상근을 스트레치 시킬 것이다. 환자가 자신의 손을 사용해서 무릎 바깥쪽을 밑으로 미는 동안, 골반을 단단히 잡고 골반을 뒤로 당긴다. 환자가 숨을 내쉬고 이완시키는 동안, 천골 가장자리에서부터, 엉덩이 위로, 그리고 허벅지로 가면서 냉각 스프레이를 쓸듯이 스프레이 한다. 최대의 스트레치가 얻어졌을 때, 열을 그 부위에 가한다. 그 다음, 환자에게 힙을 굽힌 채로 완전히 모으고 벌리는 동작을 시키고, 힙을 편 채로 완전한 내측과 외측 회전을 시키고, 전체 동작을 적어도 3번 반복한다.

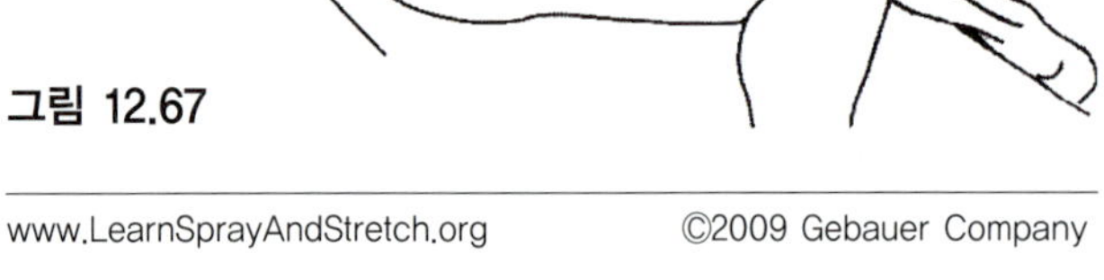

그림 12.67

www.LearnSprayAndStretch.org ©2009 Gebauer Company

요약 (Summary)

치료와 환자의 동작 범위를 다시 테스트한 후, 환자에게 그들의 통증 레벨을 0에서 10의 척도로 말하라고 요청한다. 치료가 적절하게 행해졌다면, 환자는 2-3번의 치료 내에 상당한 동작 범위의 증가와 통증의 감소를 틀림없이 경험한다.

제 13 장

햄스트링
Hamstrings

햄스트링은 허벅지 뒤의 3개 근육들의 그룹(반건양근; semitendinosus, 반막양근; semimembranosus, 및 대퇴이두근; biceps femoris)을 나타내는 흔히 사용되는 용어다. 햄스트링의 통증 유발점들은 통증을 아래 엉덩이에 연관하며 골반의 정상적인 운동을 제한시켜서 하부 등 통증의 한 원인이 된다. 근육들은 통증 없이 지내고 완전한 기능을 유지하기 위하여 움직임을 필요로 한다. 햄스트링의 통증 유발점들이 골반의 동작 범위를 제한할 때, 이것은 연쇄 하강 효과를 가지며, 하부 등, 허리, 복부, 및 힙의 움직임을 제한한다. 최종 결과는 종종 상부 및 하부 등, 힙, 허벅지, 다리, 그리고 심지어 목과 어깨의 만성적인 통증이다.

트라벨과 사이몬스 박사는 햄스트링 그리고 관련 근육들을 간단한 이유로 "의자에 앉은 희생양(chair-seat victims)"이라는 별명을 붙였다: 당신이 앉을 때, 특히 당신의 다리가 바닥 또는 발 받침에 쉽게 닿지 않는다면, 의자 좌석의 앞부분이 당신의 햄스트링 속으로 밀게 된다. 이것은 특별히 키가 작은 사람들에게 문제인데, 그들에게 정상적인 의자는 종종 너무 크기 때문이다. 의자의 앞 가장자리는 혈류를 감소시키고 심지어 신경을 누르는 원인이 될 정도로 햄스트링을 압박할 수 있다. 계속될 때, 이것은 허벅지 뒤의 통증 유발점들을 활성화 시킨다. 모두가 너무 자주, 그 결과는 몸통의 전면과 뒷면 모두에 있는 다른 근육들과 골반의 줄어든 가동성이다.

건강한 골반은 모든 방향으로 움직인다. 허벅지 앞에 있는 근육들이 만성적으로 짧아지고 팽팽하다면, 그들은 골반을 앞쪽으로 기울일 수 있다. 대조적으로, 허벅지의 뒤를 따라 달리는 햄스트링이 만성적으로 팽팽하다면, 이것은 골반을 뒤쪽으로 기울일 수 있다. 골반이 뒤쪽 또는 앞쪽의 어느 하나로 기울어질 때, 그것은 몸통과 목에 스트레스를 만들어서 하부 등을 편평하게 만들 수 있고, 머리를 앞으로 기울어지게 만들며, 몸통과 힙 근육들의 일부에 통증 유발점들을 활성화 시킨다. 이러한 긴 필연적 관계의 궁극적인 결과는 등과 엉덩이 통증이다.

햄스트링은 어디에 있으며 그것들이 하는 일은 무엇인가? (Where Are the Hamstrings and What Do They Do?)

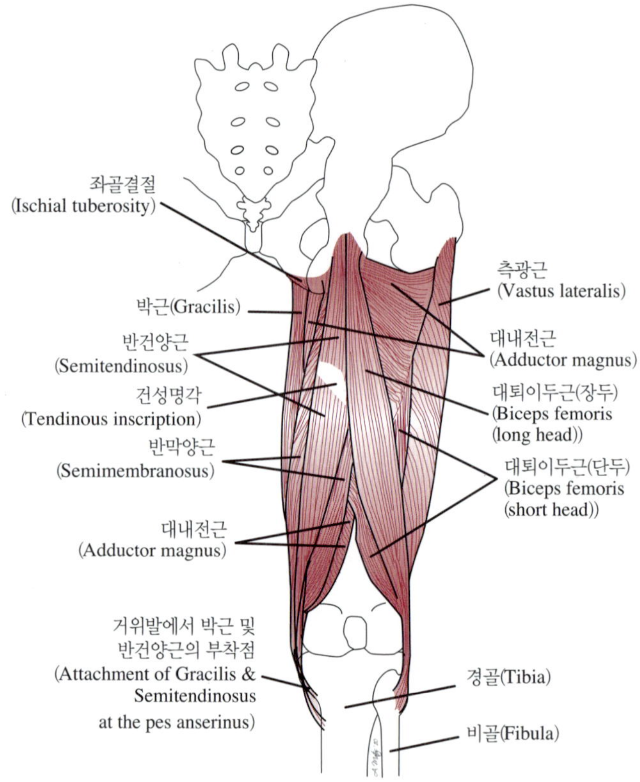

그림 13.1

반건양근과 반막양근은 허벅지 뒤의 내측을 형성한다, 그림 13.1. 대퇴이두근은 하나는 길고 하나는 짧은 두 개의 머리를 갖고 있다. 대퇴이두근의 긴 머리는 허벅지 뒤의 바깥쪽을 형성한다; 그리고 이상하게 보일 수도 있지만, 짧은 머리는 햄스트링의 일부로 여겨지지 않는다. 3개의 모든 햄스트링은 우리가 앉는 뼈들–좌골–에서 시작하며 허벅지 뒤를 따라 달려서 아래 다리 뼈들의 양쪽에 있는 무릎의 바로 아래에 붙는데, 안쪽은 정강뼈(경골; tibia)이며 바깥쪽은 종아리뼈(비골; fibula)다.

햄스트링은 인체의 긴 근육들 중의 3개이며, 힙과 무릎 모두에 걸쳐 있다. 수축될 때, 햄스트링은 허벅지를 뒤쪽으로 움직이며 힙을 펴며, 그리고 또한 발뒤꿈치를 엉덩이 쪽으로 보내기 위해서 무릎을 굽힌다. 그것들은 또한 골반 바닥을 아래로 잡고 있는 것을 돕는다. 덧붙여, 반건양근과 반막양근은 다리를 안쪽으로 돌리며, 대퇴이두근은 허벅지를 바깥으로 돌린다. 또한 햄스트링은 우리가 서고, 걷고, 또 달릴 때 우리의 똑바른 자세로 지지하게 돕는다. 마지막으로, 그것들은 우리가 서있으면서 앞으로 숙일 때 움직임이 안정되도록 돕는다.

햄스트링 통증 연관 패턴 (Hamstrings Pain Referral Patterns)

가장 흔히, 햄스트링의 통증 유발점들은 그림 13.2처럼 엉덩이의 바닥 쪽인 위로 통증을 연관한다. 자주는 아니지만, 동일한 통증 유발점들은 허벅지, 무릎, 및 장딴지의 뒤로 통증을 연관할 수 있다. 이러한 패턴 때문에, 햄스트링 통증 유발점들에서 온 연관통은 진정한 좌골신경통(sciatica)으로 쉽게 오인될 수 있다.

골반이 뒤쪽으로 기울어지는 것에 더하여, 만성적으로 짧아진 햄스트링 역시 근육과 건의 연결 지점에 통증 또는 건이 뼈에 붙는 곳의 통증(건염; tendonitis)을 일으킨다. 만성적으로 팽팽한 햄스트링은 이들 부착에 더 큰 스트레스를 준다. 이렇게 되면, 우선적으로 부착 부위에 압통이 있고, 그것은 통증 유발점들을 만들 수 있다 (부착 통증 유발점이라고 알려짐). 팽팽함이 지속될 때, 그것은 뼈 돌기(bone spur) 또는 석회성 물질의 침착(calcification)을 초래한다. 이것은 종종 X-ray 또는 MRI에 발견될 정도로 충분히 커질 수 있다.

효과적인 통증 유발점 치료와 정상 동작 범위의 회복이 일반적으로 건 부착부의 압력을 제거한다. 이것이 통증 또는 부종에 도움이 될 뿐만 아니라, 그것은 실제로 뼈 돌기를 X-ray 상에 안 보이는 점까지 줄어들게 만든다. 이것이 이상스럽게 여겨진다면, 뼈들은 살아있는 조직이라는 것을 기억해라, 단지 살아있는 인체의 정적인 골격이 아니다; 그것들은 근육들과 교류하며 외상, 만성적으로 짧아진 근육들의 계속되는 당김, 및 근육들의 건강의 변화들에 반응한다. 뼈 돌기는 비정상적인 현상이며, 근골격계에 가해지는 비정상적인 스트레스에서 기인한다. 그러한 스트레스의 제거는 보통 건염의 통증 그리고, 어떤 경우에서는, 석회성 물질의 침착 자체도 없앨 것이다.

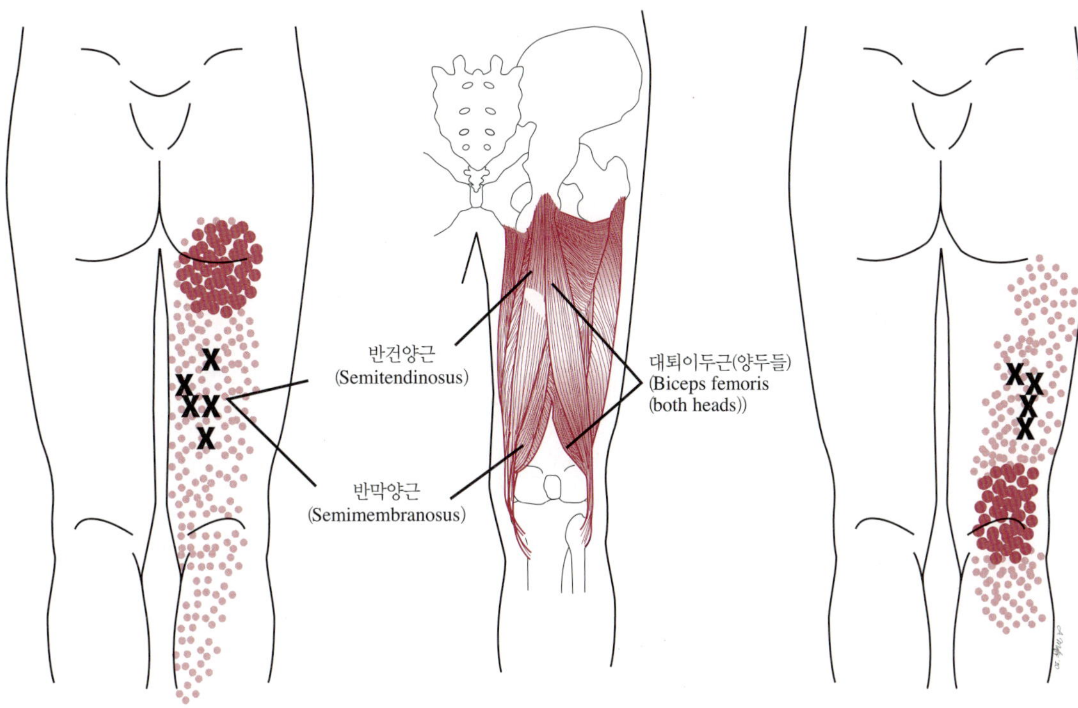

그림 13.2

무엇이 햄스트링을 악화시키는가? (What Aggravates the Hamstrings?)

단연코 햄스트링 문제들을 만드는 흔한 활동은 너무 많이 앉아 있는 것이다. 앉는 것에 아무리 잘 적응되어 있다 하더라도, 당신은 만성적으로 팽팽해진 햄스트링을 피하기 위하여 주위를 돌아다닐 필요가 있다.

의자 좌석 전면의 압력 (Pressure from the Front of the Chair Seat)

오래 앉아있지 않는 것이 어떨까요? 당신은 그럼에도 불구하고 앉을 의자를 생각하고 있다. 의자 앞 쪽 가장자리가 햄스트링의 중앙에서부터 아래까지를 누를 때, 그것은 통증 유발점들을 활성화 시킬 수 있는데, 그것은 결국 엉덩이, 허벅지, 또는 무릎과 장딴지 뒤쪽에 깊숙이 쑤시는 통증을 만들 수 있다. 의자 가장자리는 또한 허벅지의 말초 신경들을 누를 수 있어서, 따끔거림과 무감각을 만든다. 다행스럽게도, 이런 신경 압력은 일반적으로 심하지 않아서 일단 그것의 원인이 되는 의자 사용을 중단한다면, 증상은 보통 사라진다. 그러나, 통증 유발점들은 지속될 수가 있다.

의자 시트와 당신의 허벅지 사이에 당신의 손을 쉽게 넣을 수 없다면, 의자는 당신에게 올바르게 맞는다고 할 수 없다. 의자 높이를 바꿀 수 있거나 시트 바닥을 전방을 향하여 기울일 수 있는 조절 가능한 의자로 바꿔라.

적응성 근육 변화 (Adaptive Muscle Change)

너무 많이 앉아 있는 것은 우리가 소위 "적응성 통증 유발점(adaptive trigger points)"이라고 부르는 것을 다리 근육들에게 만들 수 있다. 즉, 햄스트링이 자신에게 말한다, "좋아, 당신이 그렇게 많이 앉기를 원한다면, 나는, 그것을 쉽게 하기 위해서 내 자신을 약간 짧아지게 할 거야." 그렇게 당신이 대부분의 시간을 앉아있다면, 이 근육들은 그들 자신을 항상 짧아진 길이로 적응할 것이다. 그러고 나서 당신이 그 근육을 완전히 늘어나게 쓰려고 한다면, 그것이 의도했던 방식인, 걷기, 달리기, 또는 점프하기, 당신은 불행한 결과를 겪기 쉽다: 햄스트링 "당김(pulls)", 연관통, 또는 매우 제한된 동작 범위.

적응성 자세 변화 (Adaptive Postural Change)

너무 오래 앉는 것은 또 다른 문제는 대부분의 시간을 무릎을 구부리고 있는 것이다. 많은 우리들은 우리가 서있을 때 이러한 구부린 자세를 어느 정도 유지하고 있다. 그러면, 구부러진 무릎을 보상하기 위해서, 몸통은 균형을 유지하기 위해서 앞으로 숙여진다. 이것이 표층 척추주위근, 요방형근, 장요근, 및 복근뿐만 아니라, 이 책에서 다루지 않은 다른 근육들에게 스트레스를 일으킬 수 있다. 그 결과로 이 근육들은 모두 활동성 통증 유발점들을 만들 수 있는데, 그 다음으로 그것은 아래 등과 엉덩이에 통증을 연관한다. 이것은 이상근을 포함한 둔근들 내에 통증 유발점들의 활성화를 더욱 만들게 되는데, 그것은 좌골 신경을 누르게 될 수 있다.

이러한 필연적 관계는 당황스럽게 복잡하게 보일 수 있다. 너무 오래 앉는 것 또는 옳지 않게 앉은 자세는 전체 골반 부위와 몸통에 영향을 줄 수가 있다고만 말해두자. 그러므로 당신의 햄스트링을 소홀히 하지 말아라– 비록 그들이 아프게 하지 않더라도.

장기 요양 (베드 레스트; Bed Rest)

장기 요양은 어떤 상황에서는 좋은 해결책이다, 그러나 그것은 햄스트링에 문제를 일으킬 수 있다. 서고, 걷고, 달리는 정상적인 움직임들은 햄스트링을 좋은 상태로 두게 도와 준다. 침대에 오래 누워 있는 것은, 햄스트링 뿐만 아니라, 하부 등에 통증을 연관시키는 다른 근육들에게 가장 나쁜 것들 중의 하나다. 당신이 다른 이유로 침대에 오래 누워있어야만 한다면, 당신은 가능한 동작 치료를 도입해야만 한다

구조적인 불균형 (Structural Imbalances)

많은 사람들은 한쪽이 다른 쪽보다 작은 골반 구조를 갖고 있는데, 작은 골반으로 알려졌다. 그 차이는 아마도 작아도 1/8인치 또는 3/4인치 이상이다. 그것을 살피는 의사가 거의 없기 때문에 보통 모르고 살아간다. 당신이 이 상태를 갖고 있다면, 당신은 아마도 그것을 알지 못할 것이나, 그것은 여러 방식으로 자신

을 나타낸다. 예를 들어, 앉을 때 당신이 균형 잡힌 자세를 유지하기 위하여, 당신은 아마도 앞으로 기울일 것이며 당신 체중의 대부분을 당신의 좌골 대신에 당신의 허벅지 (햄스트링)로 보낸다. 이것을 조절하기 위한 다른 일반적인 방법은 당신의 다리를 교차시켜 앉는 것인데, 그래서 작은 쪽을 위로 들어 올린다. 이것은 당신의 체중의 대부분을 반대 허벅지에 의해서 지지하게 만드는데, 그것은 종종 체중을 받히는 쪽의 햄스트링에 통증 유발점들을 활성화 시킨다. (자세한 것은 17장의 기계적 인자 참조)

급성 과부하 (Active Overload)

당신이 무릎을 편 채로 물건을 들어 올릴 때, 당신은 햄스트링(그리고 가자미근)의 통증 유발점들을 만들 수 있다. 이러한 통증 유발점들은 천골과 엉덩이로 통증을 연관할 수 있고 또한 좌골신경통의 패턴과 닮을 수 있다.

차 사고 (Car Accidents)

충돌의 방향에 관계없이, 차 사고는 때때로 햄스트링에 통증 유발점들을 활성화 시키는데, 특히 엉덩이로 통증을 연관시키는 부위 내이다.

과도한 강화 운동 (Excessive Strengthening Exercise)

일부 피트니스 열광자들은 햄스트링 근육들의 강화에 초점을 둔 운동들을 하기를 좋아한다. 적절한 스트레칭 없이 이것을 과도하게 하는 것은 햄스트링을 짧아지게 만들 수 있고 그들을 매우 아프게 만든다. 그리고 당신이 운동 후에 앉은 자세로 돌아 왔을 때, 그 근육들은 이러한 짧아진 자세에 적응할 것이고 당신이 걷거나 달릴 때 정상적으로 늘어나지 못하게 된다. 시트를 너무 낮게 해서 자전거를 타는 것은 똑 같은 결과를 가질 수 있다.

햄스트링에 통증 유발점이 있나? (Do I Have Trigger Points in My Hamstrings?)

전체 인구에 만성적으로 짧아진 햄스트링이 너무 많아서 시험하는 것은 거의 무의미하다. 당신은 허벅지의 뒤에 통증이 있다면 아마도 햄스트링에 통증 유발점들을 갖고 있고, 특정한 아픈 점들을 누르는 것이 엉덩이, 허벅지의 뒤나 옆, 또는 무릎 또는 장딴지의 뒤로 통증을 연관한다면 당신은 명백하게 통증 유발점들을 갖고 있다. (이러한 햄스트링의 통증 유발점들 찾기 위한 대부분의 그럴듯한 점들을 위해서 그림 13.2 참조) 또한, 당신의 햄스트링이 만성적으로 짧아졌다면, 어른들에게 매우 흔한데, 햄스트링에 통증 유발점들을 가질 공산이 크다. 햄스트링에 통증 유발점들이 있는 지에 관한 의문에 답하는 데 도움이 될 수 있는 간단한 테스트는, 6장의 서서 발가락 닿기 테스트를 보아라 (86 페이지). 이에 더해서, 상당히 흔한 다음 상태들은 모두가 햄스트링에 통증 유발점들을 위한 긍정적인 지표들이다.

스내핑 보텀 증후군(Snapping bottom syndrome). 햄스트링이 만성적으로 수축되어 있을 때, 그것의 부착 건은 좌골 위에서 앞 뒤로 젖혀질(flip) 수 있는데, 그것은 매우 아프다. 이것은 때때로 *스냅핑 보텀 증후군*이라고 불린다; 또한 그것은 *햄스트링 건염(hamstring tendonitis)* 또는 *건활막염(tenosynovitis; 힘줄윤활막염)*라고도 불린다. 이러한 진단명을 받았다면, 긴장된 햄스트링의 적절한 치료가 당신의 상태를 경감시킬 수도 있다.

수술 후 문제들(Problems after surgery). 신경 뿌리 감압 수술(nerve root decompression surgery) 후, 햄스트링과 다른 근육들에게서 활동성 통증 유발점들을 매우 흔히 발견할 수 있다. 자주 외과의사의 관점에서 볼 때 수술은 성공적이지만, 마지막 분석으로는 실패인데 환자가 아직도 통증을 갖고 있기 때문이다. 그리고 종종 통증과 기능장애는 전보다 수술 후에 더 나빠진다. "실패"는 많은 척추 수술(back surgery)을 기술하는 타당한 단어다. 사실상, 그것은 너무 흔해서 의학적 어휘에서 한 이름을 갖는다: 척추 수술 실패 증후군(Failed back surgery syndrome). 그것이 생겼을 때 이것을 어떻게 다루는 지에 관하여 외과의사들에게 조언하는 논문들을 찾을 수 있다. 근막 요소(X-ray 또는 MRI에 나타나지 않는) 역시 다뤄진다면, 종합적인 성공률은 상당히 증진될 것이다. 어떤 종류의 척추 수술은, 심지어 전문가 내에서도, 기본적으로 도박이라고 여겨진다. 종래의 의사들이 일반적으로 만성 등 통증의 가능한 원인으로 근막 통증 유발점들을 고려하지 않기 때문에, 수술 전이나 후에 당신 자신은 그것을 고려할 필요가 있을 것이다.

좌골신경통(Sciatica). 좌골신경통이라고 진단 받았다면, 아마도 활동적인 햄스트링 통증 유발점들을 갖고 있다. 이러한 통증 유발점들의 효과적인 치료가 좌골신경통을 부분적 또는 완전히 경감시킬 수 있다.

다리 허탈 증후군(Collapsing leg syndrome). 아마도 당신은 다리 허탈 증후군(경고 없이 다리에 힘이 빠지는 무서운 상태)일 것이다. 이것은 보통 허벅지 근육들의 통증 유발점들 때문인데 그것들을 갑작스럽게 수축시키며, 그것은 교대로 무릎을 굽히거나 무너지게 만든다. 다시, 통증 유발점 치료가 일반적으로 이러한 상태를 완전히 그리고 상당히 빨리 경감시킬 수 있다 (트라벨과 사이몬스, 1992).

햄스트링 통증 유발점들을 나타내는 다른 증상들
(Other Symptoms Pointing to Hamstring Trigger Points)

다른 일반적인 증상들은 절름발이(limping) 그리고 걸을 때 그리고 심지어 앉아 있을 때, 엉덩이의 통증을 포함한다. 당신은 의자에서 일어날 때 또는 당신 다리를 꼬아서 앉은 후에 엉덩이 통증을 느낄 수도 있다. 또 다른 일반적인 문제는 자려고 할 때 엉덩이 통증이다.

만성적으로 수축된 햄스트링에서, 빨리 걸을 때 앞으로 넘어지는 경향이 있다. 달리기, 울퉁불퉁한 지면을 걷는 것, 깡충 뛰기, 댄싱, 및 점핑 들은 모두가 힘이 들거나 불가능하다. 만성적으로 수축된 햄스트링이 있는 사람들은 일반적으로 이러한 활동들을 피하고, 또한 넘어지는 것을 두려워해서 앞으로 숙이는 것을 피한다. 불행하게도, 이러한 움직임의 두려움은 골반의 가동성을 더 제한하고, 그것은 등과 엉덩이 통증을 악화시키고 결과적으로 반마비(semiparalysis)로 가게 된다. 기억해라, 움직임은 건강한 근육을 위한 열쇠다.

눌린 햄스트링의 흔치 않은 결과는 혈전정맥염(thrombophlebitis) 또는 혈액 흐름 장애로 알려진 상태다. 대부분의 경우에서, 이러한 혈액 흐름의 협색(죄어지는 것)은 표층 정맥에 한정되어있다. 그러나, 만약 계속된다면, 그것은 보다 심각한 장애 그리고 심지어는 색전증(embolism)으로 갈 수도 있다. 이러한 상태의 여러 가능한 원인들이 있지만, 맞지 않는 의자 또는 안 좋은 앉은 자세로 인한 햄스트링으로의 만성적인 과도한 압력이 그 중의 하나다.

모든 연령의 어린아이들 역시 통증 유발점들을 가질 수 있다. "성장통(Growing pains)"은 실제로 햄스트링의 통증 유발점들에 종종 기인한다. 심지어 유아도 걸릴 수가 있는데, 그들이 자주 다리가 매달리거나 또는 다리를 받히지 않고 앉아있기 때문이다. 이것이 불안, 옴죽거림, 및 울부짖음을 만드는 통증 유발점들을 만들 수 있다.

햄스트링의 통증 유발점들을 없애는데 유용한 힌트
(Helpful Hints for Eliminating Trigger Points in the Hamstrings)

자기-관리 이상으로, 몇 가지 간단한 역학적 문제들이 햄스트링의 통증 유발점들을 오랫동안 없앨 수 있다 :

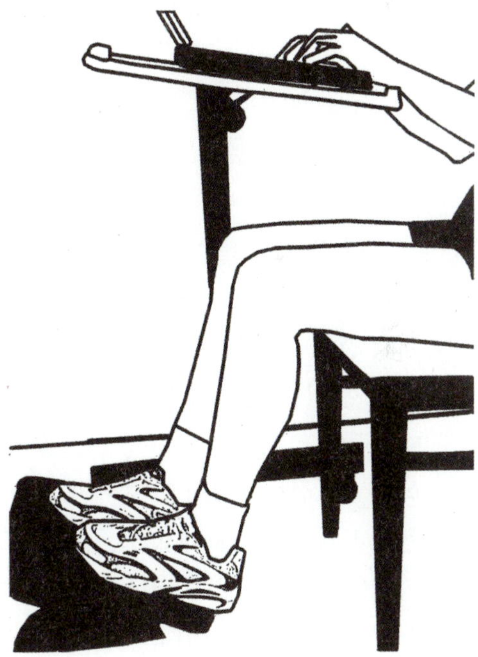

그림 13.3

- 당신의 무릎을 과도하게 굽히지 말아라. 당신은 하루의 대부분을 앉아있어야만 할 수도 있으나, 당신의 무릎을 예각으로 구부려 더 나쁘게 만들지 말아라. 의자 밑에 당신의 발을 두는 것은 햄스트링을 극도로 짧아진 자세로 둔다. 발 받침은 당신의 허벅지를 의자 시트의 가장자리에서 띄어 올릴 수 있다. 최상의 결과를 위해서, 각이 진 발 받침을 사용해라, 그림 13.13. 이것이 다리를 약간 펴주고 그리고 아래 다리의 뒤를 부드럽게 스트레칭 시켜 준다.
- 스탠딩 데스크를 사용해라. 당신의 목, 등, 복부, 고관절, 또는 다리, 특히 햄스트링에 팽팽한 근육들이 있다면, 스탠딩 데스크를 사라, 그것은 당신이 선 자세로 일을 하게 해 준다. 다른 대안은 높이를 조절할 수 있는 책상인데, 당신이 선 것과 앉은 것 사이를 바꿀 수 있다. 책상에 섰을 때, 그림 13.4에서처럼 한 다리를 올리거나, 또는 한 다리를 뒤로 뻗는 것이 도움이 된다. 다리를 바꿔가며 이 포지션을 사용하며, 짧아진 햄스트링 근육들을 스트레칭 하기 위하여 당신의 포지션을 계속 바꿔라.
- 당신의 가구가 당신과 맞는지 확인해라. 인구의 대부분이 만성적으로 짧아진 햄스트링을 갖고 있다. 하부 등과 엉덩이의 끈질긴 통증과 기능이상이 있다면, 당신이 하루 동안 사용하는 모든 의자를 고려해야만 한다 – 직장 또는 집에서. 그것은 중요한 차이를 보이며 당신이 통증을 없애는 것을 돕는다.

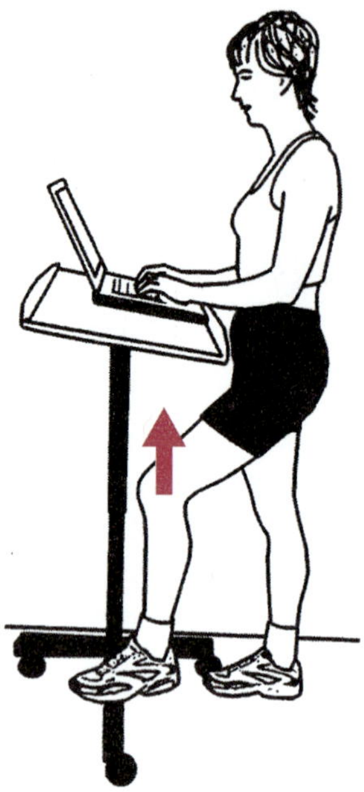

그림 13.4

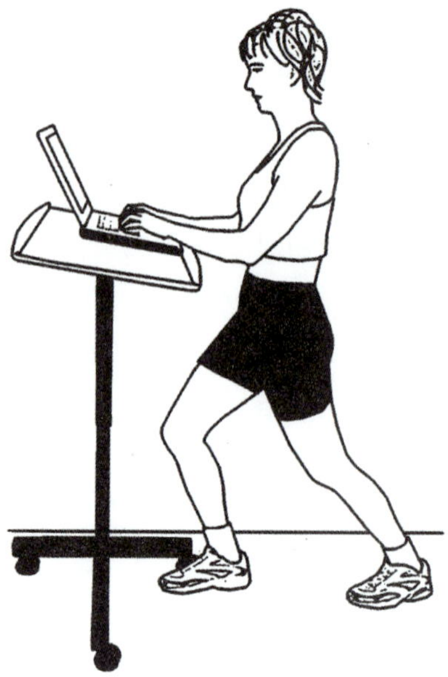

그림 13.5

자기-관리 치료 (Self-Care Treatment)

여기에 이 장에서 기술한 모든 가압 테크닉과 스트레칭을 위해 염두에 둘 몇 가지의 일반적인 지표가 있다.

- 치료 전에 부위를 데워라, 특히 당신의 증상들이 심할 때.
- 자기-관리 과정을 위해서 바닥에 앉거나 누울 때(가압, 스트레칭, 동작 범위 운동), 카펫을 깐 바닥이 이상적이다; 대안으로, 운동 매트를 사용할 수 있다.
- 통증 유발점들이 오직 한 쪽에만 있는 것같이 보여도 양 허벅지를 치료해라.
- 근육 도해들을 참조하고 모든 X자로 표시된 부위를 눌러라. 큰 X자는 통증 유발점들이 더 있음직한 점들을 나타내는데, 그러나 전체 근육이 치료를 요한다.
- 0에서 10 척도에서 절대로 6레벨을 넘지 말아라.
- 가압을 할 때, 30초 이상 가압을 지속하고 적어도 2-3번 반복하거나, 통증이 눈에 띌 만하게 감소하거나 동작 범위의 증가가 있을 때까지 적용한다.
- 당신이 근육이 부드러워지고 이완됨을 느낌에 따라서 점차적으로 가압량을 늘려라. 조직이 치료에 어떻게 반응하는 지를 주시하라.
- 스트레칭을 할 때, 정상적인 숨을 2-3번 하는 동안 포지션을 유지해라.
- 양쪽에 스트레칭을 여러 번 반복할 때, 각 반복마다 하는 쪽을 바꿔라.
- 치료와 스트레칭 후에, 6장에 있는 햄스트링을 위한 동작 범위 운동들을 해라.

가압 (Compression)

그림 13.6을 자세히 보아라. 큰 X자는 통증 유발점들이 더 있음직한 점들을 나타낸다. 그러나, 우리는 당신이 전체 부위를 누를 것을 추천하는데, 팽팽하고, 아픈 점들이 햄스트링의 어디에서나 발견될 수 있기 때문이다.

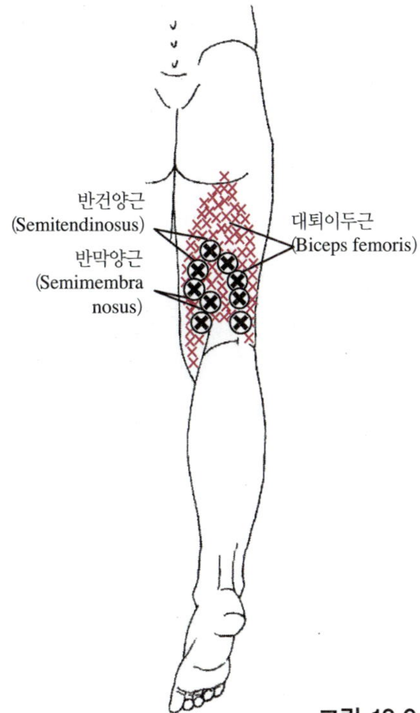

그림 13.6

가압 전에 부위를 데우는 것은 좋은 생각이다. 가압을 시작하기 전에, 그림 13.7처럼, 허벅지의 뒤에 마더어스 베개 또는 포멘텍 백을 10분 동안 적용해 보아라. 이러한 반막양근, 반건양근, 및 대퇴이두근에 퍼져있는 통증 유발점들을 찾기 위하여 다른 도구들이나 테크닉을 사용할 수 있다. 당신의 손가락들을 사용해서 작은 x자로 표시된 모든 부위를 천천히 눌러서 그것들을 동시에 평가하고 치료한다. 전체 근육을 촉진하면서, 팽팽한 밴드와 아픈 점들을 찾는다. 그 다음, 일어서서 당신의 좌골(ischial tuberosity/ sit bone) 위의 부착을 느낀다. 그 다음 위의 그림 13.1을 보는데 반건양근과 반막양근이 커다란 아래 다리뼈(정강이뼈; 경골)의 어디에 붙는 지 그리고 대퇴이두근이 작은 아래 다리뼈(종아리뼈; 비골)의 어디에 붙는 지를 보아라. 다시 앉으면서, 그것들이 아래 다리의 어디에 붙는 지를 느끼고, 따끔거리고, 아프고 팽팽한 점들을 찾아라.

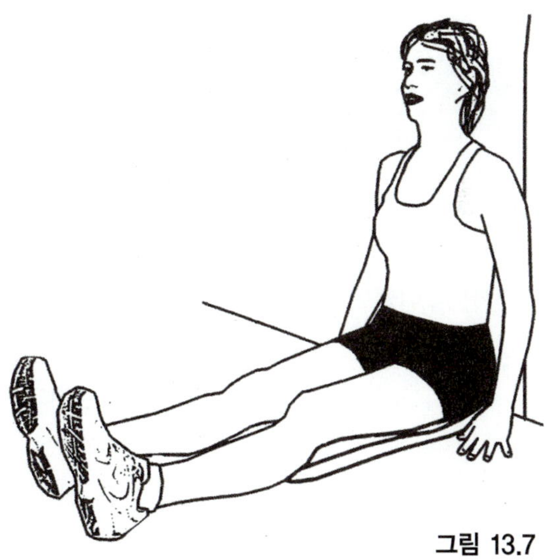
그림 13.7

당신은 여러 종류의 도구들을 사용할 수 있다; 잭노버, 백노버, 폼 롤러, 테니스공, 딱딱한 고무공, 야구공, 소프트볼, 또는 가압 치료공. 도구의 선택은 당신의 체력, 당신의 통증을 참는 정도, 및 구할 수 있는 것에 따라 달라 진다. 5–7인치 지름의 큰 공들은 당신이 누를 때 매우 아프거나 부드러운 압력을 필요할 때인 초기에 더 좋다. 당신의 통증 레벨이 감소함에 따라, 특정-지점에 압력을 줄 수 있는 잭노버, 백노버 및 작고 딱딱한 공들을 시도해 보아라.

초보 레벨 (Beginner Level)

허벅지의 뒤에 사용하기 좋은 최상의 도구는 4인치 직경의 폼 롤러(foam roller)다. 당신의 몸통을 소파나 튼튼한 의자에 기대고 시작하는데, 치료하려는 다리는 펴고 다른 다리는 구부린다, 그림 13.8. 롤러를 편 다리 쪽의 좌골 밑에 놓고 무릎의 뒤쪽으로 팽팽한 밴드와 아픈 점들을 느끼면서 롤러를 움직인다.

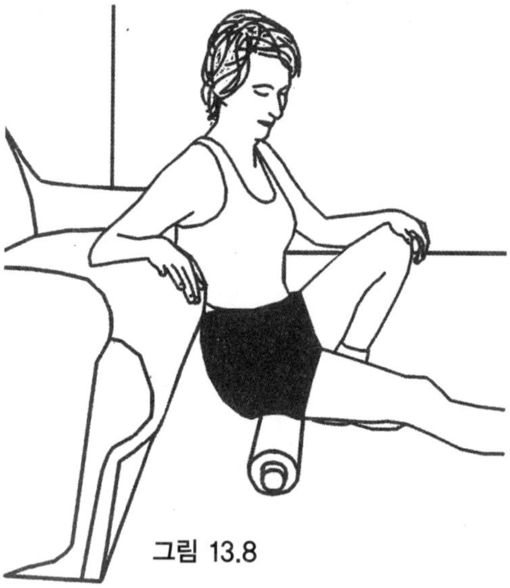

그림 13.8

하나의 아픈 점을 찾는 곳마다, 움직임을 멈추고 10-30초 정도 롤러 위에서 이완시킨다. 이 방식으로 허벅지 뒤의 전체 길이를 따라 진행한다. 롤러의 압력이 상당이 퍼져있기 때문에, 그것은 틀림없이 참을 만하고 이러한 방식으로 햄스트링을 치료하는 것이 매우 유용하다. 그러나, 처음에 가압이 너무 아프다면, 부드럽게 하기 위하여 롤러 위에 따듯한 포멘텍 백 또는 한 두 장의 두꺼운 수건을 롤러 위에 놓고 사용할 수 있다.

중간 레벨 (Intermediate Level)

스트레칭을 추가하는 것이 전 단계의 치료를 강화시킬 것이다. 또한 당신이 가압을 하는 동안 스트레칭을 한다면, 팽팽한 밴드를 더 쉽게 찾을 수 있다. 첫째로, 치료할 다리를 펴고, 다른 다리는 굽혀서 바닥에 앉고, 4인치 폼 롤러로 위에서 기술한 것처럼 햄스트링을 누른다. 그 다음, 당신의 몸통을 허리 쪽으로 굽히는데, 당신의 뻗은 다리의 발가락 쪽으로 뻗고 당신의 손을 사용해서 중심을 잡는다, 그림 13.9. 다시, 아픈 점들을 찾는 곳마다, 멈추고 10-30초 동안 롤러 위에서 이완시킨다.

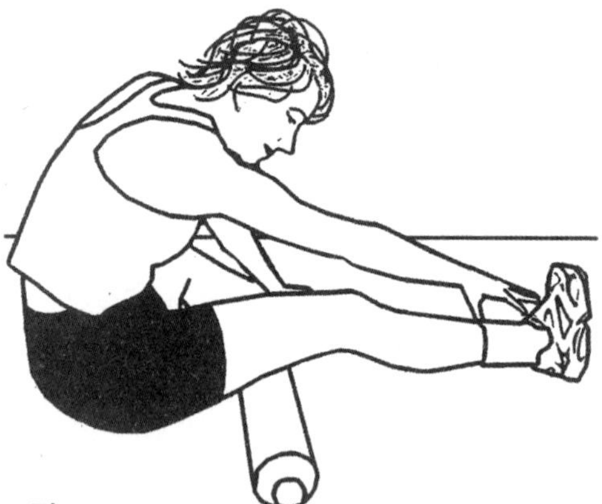

그림 13.9

진전된 레벨 (Advanced Level)

당신이 자기-관리를 2-3주 정도 한 후, 당신의 통증 레벨은 틀림없이 눈에 띌 정도로 낮을 것이다. 그 시점에서, 잭노버를 사용해라. 이것을 하기 위한 좋은 포지션은 당신의 등을 벽에 대고 앉는 것이다. 당신의 체중 대부분을 당신의 반대 힙 위에 두기 위하여 옆으로 굴리기를 시작하며, 잭노버를 허벅지 뒤의 밑에 당신이 할 수 있는 만큼 높게, 당신의 좌골 가까이인 위까지 놓는다, 그림 13.10. 당신의 체중을 부드럽게 잭노버 쪽으로 기대며, 팽팽하고 아픈 점들을 느끼며, 점에서 점으로 잭노버를 손으로 옮긴다. 당신이 눌러서 아픈 점을 발견하는 곳마다, 당신의 다리를 아래의 도구 위로 약간의 불쾌감을 느낄 때까지 천천히 이완시키는데, 그 포지션에서 10-30초 동안 멈춰있는다. 통증이 덜해짐에 따라, 약간 세게 도구 위로 누르는데, 가압을 계속하면서 숨을 쉬고 긴장을 푸는 것을 잊지 말아라. 이러한 다리를 누르는 가압을 당신이 허벅지 뒤의 모든 아픈 부위를 치료할 때까지 반복해라.

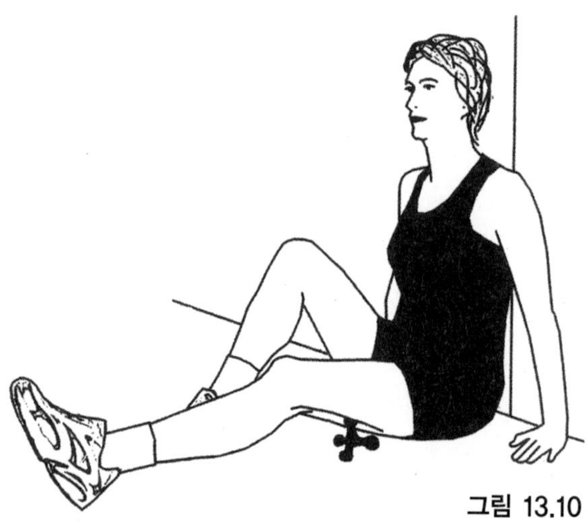

그림 13.10

스트레칭 (Stretching)

당신의 햄스트링이 얼마나 팽팽한지에 상관이 없이, 당신은 항상 부드러운 스트레칭으로 시작할 수 있고 그리고 나서 당신이 근육에 가동성이 되돌아오기 시작함에 따라 점차적으로 그것을 강화시킨다. 햄스트링은 큰 근육이다. 우리 대부분에게, 너무 많이 앉아있는 것으로 인하여 그것들은 너무 딱딱하고 움직이지 못해서 거의 멈춘(shut-down) 상태로 있게 된다. 스트레칭은 이것에 대항하기 위하여 극도로 중요하므로, 우리는 많은 제안을 아래에 내 놓는다. 당신의 스트레칭을 달리 한다면, 당신은 더 재미를 느낄 것이고, 당신은 더 빠르게 회복할 것이다. 스트레칭 하기 전에 햄스트링을 따듯하게 하는 것이 도움이 된다는 것을 염두에 두어라. 아래에 기술한 모든 스트레칭들은 초보자에게 알맞다.

등-펴고 앉아서 햄스트링 스트레칭 (Seated Flat-Back Hamstring Stretch)

이 스트레칭은 한 다리는 굽히고 다른 것은 펴서 하는 것이 처음에 더 쉽다. 그러므로 왼다리는 굽히고 오른 다리는 펴서 시작해라. 지지를 위하여 벽에 등을 기대고 바닥에 앉는다. 당신의 오른 다리 밑에 따듯한 마더 어스 베개 또는 포멘텍 백을 놓고 시작한다. 당신의 등과 머리를 벽 쪽으로 민다. 당신의 등이 얼마나 똑바른지를 보아라, 그리고 당신이 당신의 전체 몸통을 앞으로 구부리는데, 오직 힙에서만 구부리면서, 이러한 편평하게 등을 댄 포지션을 유지하려고 해라. 당신이 등을 둥그렇게 만든다면, 당신은 당신의 햄스트링이 아닌 등 근육을 스트레칭 할 것이다. 당신이 이것을 올바르게 한다면, 좌골에서부터 무릎까지 전체 햄스트링의 스트레칭을 느낄 것이다. 천천히 숨을 쉬는 것을 기억하고, 매 번 숨을 내쉴 때마다, 당신의 몸통을 당신의 허벅지와 조금 더 가깝게 가도록 해라. 각 다리마다 이 스트레칭을 천천히 최소 3번 하는데, 당신의 등을 계속 펴라.

수축과 이완의 요소를 더하기 위하여, 당신의 오른 무릎을 약간 구부리고 당신의 오른 발뒤꿈치로 약 30%의 힘으로 바닥을 눌러라. 약 15초 동안 수축을 유지해라. 당신이 숨을 천천히 내쉬는 동안 이완시켜라, 그 다음 당신의 다리를 펴는데, 당신의 발가락 쪽으로 뻗어라 (다시, 당신의 등을 펴고), 그리고 약간 더 멀리 스트레칭 하도록 해라. 이것을 양쪽에 한다.

다리 벌리고 등-펴고 앉아서 햄스트링 스트레칭
(Seated Flat-Back Hamstring Stretch with Legs Apart)

바로 앞 스트레칭의 변형은 엉덩이에 통증을 연관하는 부위에 초점을 맞춘다. 전처럼 당신의 등을 펴서 벽에 기대고 바닥에 앉아있는 동안, 당신의 다리를 약 60° 로 벌리고, 당신의 힙에서부터 당신의 왼발 쪽으로 가능한 한 편안하게 앞으로 굽힌다. 10초간 유지하고 나서 천천히 출발 포지션으로 돌아 간다.

이 스트레칭을 각 발에 **3번씩** 번 갈아서 하는데, 매 번 할 때 약간 더 큰 스트레칭을 만드는데 참을만한 정도를 넘어서 밀지 않도록 한다. 마지막으로, 중앙 쪽으로, 다리 사이로, 동일한 스트레칭을 3번 한다. 당신의 등은 펴고 오직 힙에서만 굽히는 것을 잊지 말아라. 바로 앞의 운동에서 기술한 수축과 이완 요소를 각 스트레칭 후에 더해라.

문설주에서 햄스트링 스트레치 (Hamstring Stretch in a Doorway)

문설주에서 등을 대고 눕는데 당신의 왼발은 위로 올려 벽에 대고 당신의 오른발은 펴서 문설주 안으로 바닥에 놓는다 (또는 그것이 불편하다면 무릎을 구부린다). 당신의 왼발을 스트레칭 끈의 고리에 걸고 다른 끝은 손으로 잡는다, 그림 13.11. 햄스트링이 매우 팽팽하다면, 비록 출발 포지션이지만, 참을 수 있는 이상으로 당신의 햄스트링을 더 크게 스트레치 되게 만든다. 만약 그렇다면, 그림 13.12처럼 벽에서 떨어져라.

그 다음, 끈으로 왼다리를 무릎을 편 채로 당신의 머리 쪽으로 당겨 보아라, 그림 13.13. 이것을 하면서 숨을 쉬고 긴장을 풀어라. 당신이 매 번 숨을 내 쉴 때마다, 당신의 다리를 머리 쪽으로 약간 더 가까워지게 옮기고, 당신이 편안하게 참을 수 있는 장력만큼 느낄 때까지 스트레칭을 약간 더 만들려고 해라. 각 다리에 이 스트레칭을 최소한 3번하고, 각 스트레칭 후에 최소한 10초 동안 다리를 벽에 대고 쉬어라.

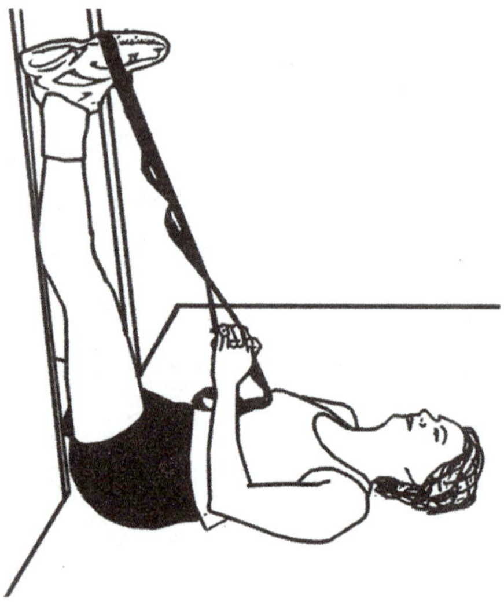

그림 13.11

변형으로, 당신의 다리를 옆으로 떨어뜨리고 당신의 어깨 밖의 점을 향하여 당겨라, 그림 13.14. 이 스트레칭을 각 다리에 3번하고, 매 번 다리를 그림 13.15처럼 약간 더 멀리 떨어뜨려라. 당신의 스트레칭들을 부드러운 수축들 사이로 배치하는데, 당신의 다리를 무릎에서 약간 구부리고, 그림 13.16처럼, 그리고 당신의 발뒤꿈치를 당신의 30%의 힘으로 벽으로 밀어라. 15초 동안 수축을 유지하고 나서 천천히 숨을 내쉬고 그리고 스트레칭으로 돌아 가는데, 당신의 다리를 바로 앞보다 벽에서 약간 더 멀리 당겨보아라.

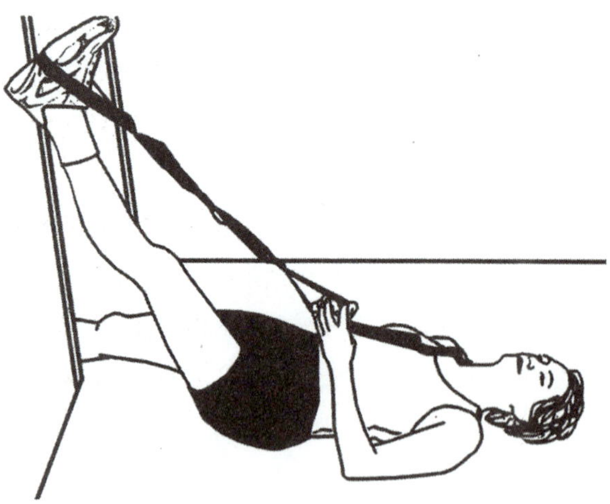

그림 13.12

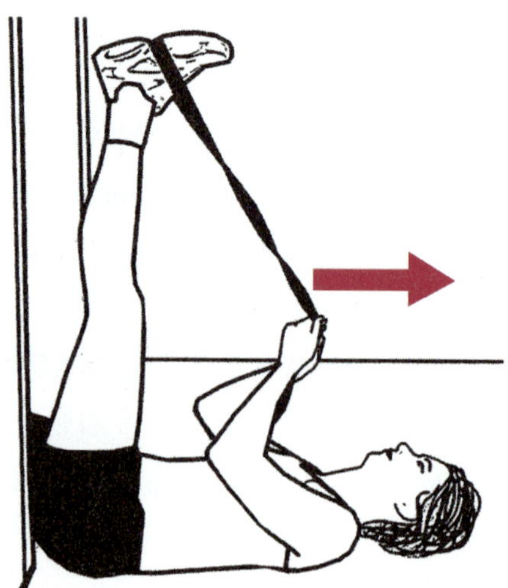

그림 13.13

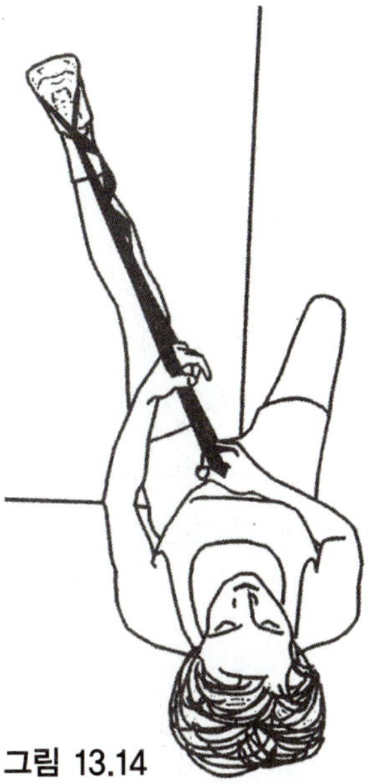
그림 13.14

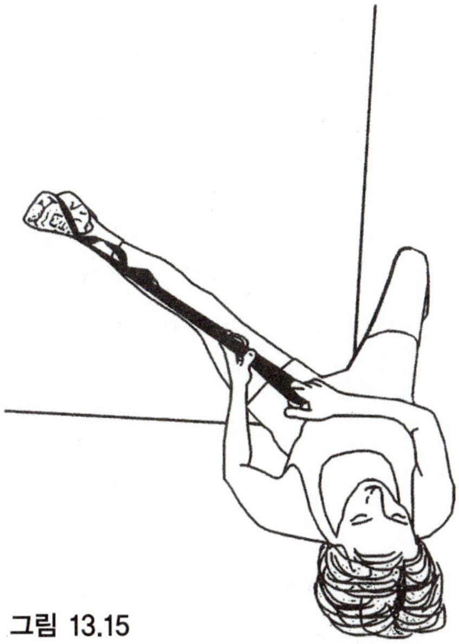
그림 13.15

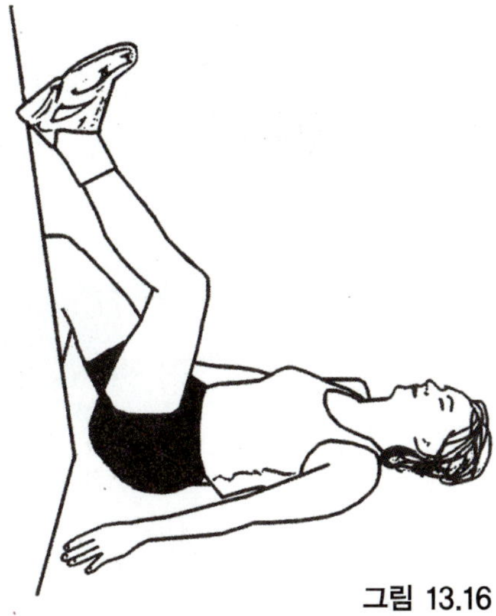
그림 13.16

앉아서 햄스트링 스트레치 (Seated Hamstring Stretch)

편안한 의자에 앉아서 당신의 오른 발은 바닥에 그리고 왼 발은 옆으로 바깥으로 뻗어서 다른 의자 또는 스툴 위에 올려 놓는다, 그림 13.17. 당신의 등을 편 채로, 당신의 전체 몸통을 당신의 왼발 쪽으로 옆으로 숙이는데, 힙에서 굽힌다. 천천히 숨을 쉬고, 숨을 내쉼에 따라, 약간 더 멀리 스트레칭을 하려 하고, 당신의 등을 펴서 유지하는 것을 기억해라. 이것을 각 다리에 3번 반복하는데, 매 번 당신이 숨을 내 쉴 때 당신의 발 쪽으로 약간 더 뻗어라. 당신은 시작할 때 매우 멀리 스트레칭을 전혀 하지 못할 수도 있다. 걱정하지 말아라; 팽팽한 햄스트링이 오직 약한 불쾌감을 참을 수 있을 때까지 당신의 발 쪽으로 뻗으려고 해라. 다른 자기-관리 치료들과 함께, 이 운동을 매일 하는 것이 시간이 감에 따라서 당신의 유연성을 증진시킬 것이다.

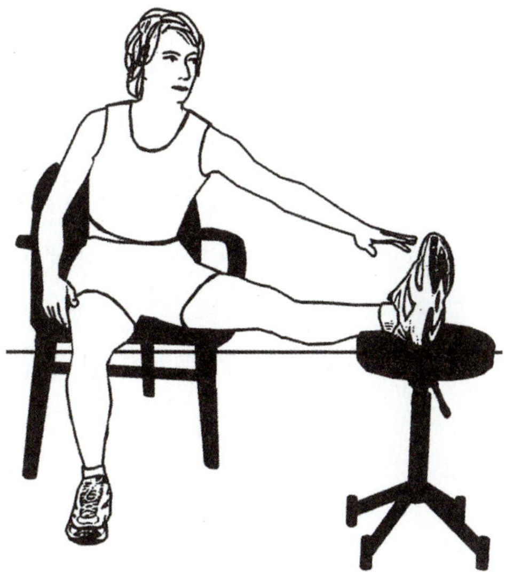
그림 13.17

변형으로 동일한 포지션에서 시작하는데, 뻗은 발 쪽 대신에 당신의 다리 사이로 굽혀라. 이것은 햄스트링의 안 쪽 부분을 스트레칭 시킨다. 3번 반복해라.

파트너와 함께 수축과 이완 (Contracting and Relaxing with a Partner)

햄스트링을 수축하고 이완시키는 좋은 방법은 할 수 있다면, 파트너에게서 도움을 얻는 것이다. 바닥 또는 침대에 등을 대고 누워서 당신의 파트너에게 당신의 오른 다리를 펴서 당신이 햄스트링에 약간의 저항을 느낄 때까지 위로 들어 올리게 시킨다. 그 높이를 유지하고 그림 13.18처럼 당신의 발목을 파트너의 어깨 위에 놓는다. 당신의 파트너의 키에 따라, 적절한 올림을 만들기 위해서 그들은 가깝거나 멀리 설 수

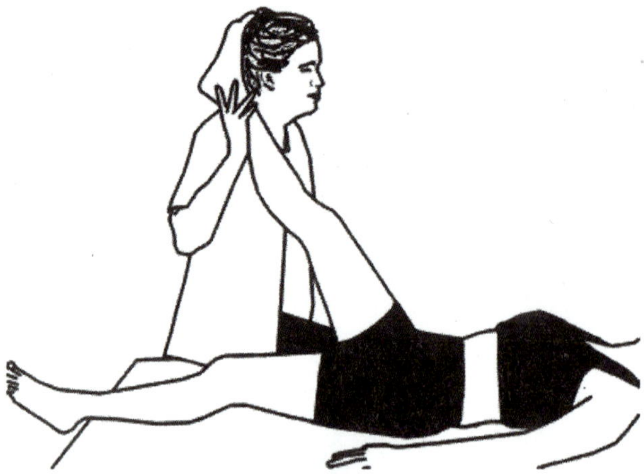

그림 13.18

있다. 그 다음 당신의 발목을 그들의 어깨 쪽으로 밀어서, 20-30초 동안 당신 힘의 30%로 당신의 햄스트링을 수축시킨다. 당신의 파트너는 가만이 있어야만 한다. 당신이 숨을 내 쉬면서 이완시키고, 당신의 파트너가 당신이 햄스트링에 저항을 다시 느낄 때까지 당신의 다리를 올리는 동안 긴장을 풀고 있어라. 당신은 보통 매번 조금 높게 그것을 들어올릴 수 있을 것인데, 근육들이 일반적으로 수축 후에 약간 길어지기 때문이다. 이러한 새로운, 약간 높아진 휴식 포지션에서, 당신이 다시 한 번 당신의 발목을 당신의 30%의 힘으로 아래로 누를 때 당신의 파트너에게 가만이 있으라고 시킨다. 이러한 수축과 이완 운동을 한 다리에 최소한 두 번 반복한다– 비록 당신이 오직 한 쪽만 아프고, 팽팽한 햄스트링이 있다 하더라도.

시술자를 위하여 (For Practitioners)

키가 작은 사람들은 다른 사람들에 비하여 통증 유발점들을 가진 팽팽한 햄스트링을 더 많이 갖는데, 앉는 것이 보통 그들에게 잘 맞지 않아서, 만성적으로 짧아지고 아픈 햄스트링을 만들기 기 때문이다. 그리고 대부분의 사람들이 하루의 대부분을 앉아 있기 때문에, 등 통증을 가진 대부분의 사람들이, 키에 상관이 없이, 햄스트링 통증 유발점들을 갖고 있을 것이라고 여기는 것이 타당하다.

평가와 테스트 (Assessment and Tests)

다음의 테스트들은 햄스트링에 통증 유발점들이 있는 지를 정하는데 도움이 될 것이다. 치료 전 · 후에 이 테스트들을 사용해라, 그리고 당신이 진전을 측정하는 것을 도와 줄 결과들을 기록해라.

등대고 누워 능동적 다리 펴기(신장) (Supine Active Leg Extension)

이것은 햄스트링을 위한 매우 좋은 테스트다. 환자를 치료대 위에 반듯이 눕히고 시작하는데 한쪽 고관절을 90° 로 굽히고, 같은 쪽 무릎도 굽혀서 아래 다리가 테이블과 평행되게 만든다. 환자에게 양 손으로 허벅지를 잡고 그들이 가능한 만큼 아래 다리를 위로 똑바로 펴라고 시킨다. 완벽하게 유연한 햄스트링 경우에서는 그들의 다리를 똑바로 위로 들어 올릴 것이다. 그들이 그들의 다리를 수직에서 10° 이내로 들어 올리면, 그들은 아마도 햄스트링 제한을 갖지 않은 것이다. 당신은 각도를 정확하게 측정하기 위하여 각도계(goniometer)를 사용할 수 있다 (3장 참조). 그것이 없다면, 눈으로 각도를 판단하고 기록해라. 양쪽 아래다리에 이 테스트를 실행해라.

한쪽-허벅지 다리 들어올리기 (Single-Thigh Leg Lift)

우리는 햄스트링 기능이상을 위하여 이 테스트를 사용하는데, 그러나 그것은 척추 디스크 기능이상을 시험하기 위하여서도 종종 사용된다. 환자를 치료대 위에 등을 대고 눕게 하고, 말은 타월을 그들의 하부 등의 요추부 밑에 놓는다. 가능한 환자가 긴장을 푼 상태로, 한 다리를 가능한 수직에 가깝게 천천히 들어 올린다. 환자에게 어떤 아프거나 당기는 부위를 주시하라고 요청한다. 그들이 요추부에 통증을 보인다면, 이것은 디스크 기능이상을 나타낼 수 있다. 환자가 발목을 발 쪽으로 굽힐 때(dorsiflex), 통증이 커진다면, 정형외과 검사를 위하여 환자를 의뢰하는 것이 낫다.

제한이나 통증이 없고 다리가 90° 가까이 올려진다면, 햄스트링은 통증 유발점들을 갖고 있지 않다. 환자가 햄스트링의 통증을 보이거나 다리가 오직 80도° 또는 그 보다 적게 올려진다면, 그것들은 햄스트링 통증 유발점들을 찾기 위하여 검사되어야만 한다. 청년기를 지난 대부분의 사람들은 이 테스트를 통과 못할 수 있다. 그러나, 그것은 또한 대내전근(큰모음근) 또는 비복근(이 책에서 다루지 않음), 또는 대둔근 또는 척추주위근들의 통증 유발점들을 나타낼 수 있다.

무릎-겨드랑이 테스트 (Knee to Armpit Test)

5장에 기술된(76 페이지) 무릎-겨드랑이 테스트는 햄스트링, 대둔근 및 장요근의 통증 유발점들을 테스트한다.

서서 발가락 닿기 (Standing Toe Touch)

이 장의 첫 부분에 기술된 이 테스트는 햄스트링 뿐만 아니라, 대내전근, 대둔근, 비복근, 척추 기립근, 및 측광근의 통증 유발점들을 평가한다. 환자가 이 테스트를 하는 동안, 환자에게 어떤 당기는 부위를 가리키라고 시킨다. 환자가 통증 없이 바닥에 닿을 수 있다면, 햄스트링 또는 위에서 말한 다른 근육들에 활동성 통증 유발점들이 없는 것이다. 그들이 발가락에 댈 수 없거나 그렇게 하려고 할 때 햄스트링에 통증을 겪는다면, 그들은 활동성 통증 유발점들을 갖고 있다. 청년기를 지난 대부분의 사람들은 이 테스트를 통과 못할 수 있다. 그들이 이 테스트를 통과하거나 못하거나를 결정할 때, 환자의 키, 체중, 및 나이를 고려해라. 중지 끝에서부터 바닥까지의 간격을 기록하기 위하여 줄자를 사용해라. 수 차례 치료 후에, 이 거리는 틀림없이 줄어드는데, 햄스트링 유연성이 커진 것을 나타낸다.

햄스트링을 수동적으로 짧게 할 수 있는지의 테스트
(Testing Whether the Hamstring Can Shorten Passively)

대부분의 위에서 말한 테스트들이 햄스트링이 제대로 늘어나는 능력을 결정하는 것을 돕는 반면에, 그것들이 통증, 씰룩거림(twitching), 및 경련(cramping), 또 쥐나는 것 없이 수동적으로 줄어들 수 있는지를 아는 것 또한 중요하다. 이것을 테스트하기 위해서, 환자를 치료대 위에 배를 대고 눕게 한다. 한 손을 당신이 치료하려는 햄스트링 위에 놓고, 당신의 다른 손으로, 수동적으로 무릎을 굽히는데, 발뒤꿈치를 엉덩이와 가능한 가깝게 편안하게 가게 한다. 이 테스트를 하는데 조심해라, 왜냐하면 일부 환자들은 근육이 어떤 점을 넘어서 짧아질 때 심한 통증을 겪을 수 있고, 그 근육은 수축된 채로 있을 수 있기 때문이다. 당신이 근육을 충분히 수축시켰을 때 환자가 말하게 해라; 일단 환자가 10에서 6의 통증 레벨을 나타낸다면, 발을 엉덩이 쪽으로 밀지 말아라. 제한 또는 통증은 치료의 필요성을 확인한다. 햄스트링의 경련은 매우 아플 수 있다는 것을 염두에 두어라. 당신 손으로 만든 한 두 번의 그런 경험은 환자가 또 다른 건강 관리 전문가를 찾게 만들 것이다.

좌골신경 문제 (Sciatic Nerve Complications)

만성적으로 팽팽한 햄스트링은 좌골신경통이라는 틀린 진단으로 이끌 수 있는데, 햄스트링 통증 유발점들에 기인한 통증은 종종 허벅지 뒤를 따라간 좌골신경(햄스트링 3개의 근육 모두에 신경이 분포되어 있다)의 분포를 따라서 느껴지기 때문이다. 이러한 패턴이 진정한 좌골신경통과 닮았기 때문에, 의사들은 종종 아주 합리적으로 신경 뿌리 압박(nerve root compression)을 의심하고 수 많은 테스트를 주문한다.

우리 임상 경험은 이러한 통증 패턴의 많은 경우뿐만 아니라, 무감각과 따끔거림 같은 다른 증상들은 햄스트링, 둔근들, 척추주위근, 및 요방형근의 통증 유발점들의 치료와 내재한 지속인자들의 교정에 의하여 해결될 수 있다는 것을 보여준다. 근막 치료의 비용이-시간, 돈, 및 위험성에서- 수술과 비교할 때 극미하기 때문에, 우리는 근막 치료를 마지막으로 찾는 것이 아니라 첫 번째로 들러야 할 것으로 고려돼야 한다고 제안한다. 근막 치료가 효과가 없을 때, 환자는 아직도 수술의 옵션을 가질 것이다.

치료 테크닉 (Treatment Techniques)

스트레칭으로 치료 (Treating on the Stretch)

햄스트링을 치료하는 최상의 방법 중의 하나는, 환자가 치료대 위로 이완된 포지션으로 몸을 구부려서 하는 스트레칭에 있다. 조절 가능한 치료대 (전동으로 높이가 조절되는 것이 좋다)가 이 목적에 이상적이다. 그렇지 않으면 상체를 지지하기 위하여 당신은 접힌 인체 지지 쿠션 또는 베개를 사용할 수 있다. 환자의 발은 무릎을 펴서 바닥에 있어야만 한다. 건강 관리 시술자는 낮은 스툴에 앉고 이러한 스트레칭 되고, 부분적으로 체중을 받히는 포지션으로 햄스트링을 치료한다.

이것은 어떤 사람이 스포츠 손상의 결과로 햄스트링 통증 또는 뭉침이 있을 때 사용하기 좋은 포지션이다. 당신은 심지어 공원 벤치 또는 어떤 안정되고, 높고 편평한 표면에서 이 작업을 할 수도 있다. 또한 당신은 환자가 치료대에서 내려올 때 치료를 마치는 포지션으로 사용할 수 있다. 당신이 햄스트링을 치료할 때마다, 스트레칭에 약간의 압력을 포함하도록 해라.

중립 포지션에서 치료 (Treating in a Neutral Position)

환자를 인체 지지 시스템 위로 엎드려 눕게 하는데, 힙을 약간 굽히는 것이 좋고, 그들의 발을 치료대 끝의 밖으로 가게 한다. 발목 밑에 베개 받침을 두지 마라, 이것이 햄스트링을 짧게 만들기 때문이다. 가압을 하기 위하여 당신의 팔꿈치, 손가락 관절, 또는 손가락을 사용해라.

줄어든 포지션과 동작 범위 동안에의 치료
(Treating in a Shortened Position and While in Range of Motion)

환자를 인체 지지 시스템 위로 엎드려 눕게 한다. 한 손으로, 수동적으로 아래 다리를 천천히 적당한 각도로(30−60°) 올린다, 그리고 다른 손 또는 팔꿈치로 햄스트링을 가압한다. 근육을 그것의 정상적인 동작 범위에 걸쳐 치료하기 위하여, 당신이 가압 치료를 하는 동안, 간단히 다리를 천천히 위 · 아래로 굽힌다. 당신이 통증 유발점들을 없앰에 따라, 당신은 틀림없이 커다란 동작 범위와 치료에 덜 과민함을 볼 것이다.

스트레치, 수축, 및 이완 (Stretch, Contract, and Relax)

당신이 가압 치료를 완료한 후에, 항상 스트레치, 수축, 및 이완의 순서를 따라라. 환자를 치료대 위에 등을 대고 누이고, 무릎을 편 한 다리를 당신의 어깨 위에 수동적으로 올리고 그것을 부드럽게 15초 동안 스트레치 한다. 환자에게 무릎을 굽히라고 시켜서 햄스트링을 수축해서 아래 다리를 당신의 어깨로 15초 동안 누르고나서 긴장을 풀라고 시킨다. 그 다음, 그 근육을 다시 스트레치하고, 다리를 천장 쪽으로 약간 더 올리고 10초간 그대로 있은 후, 환자에게 햄스트링을 수축시켜 당신의 어깨에 대고 밀라고 다시 시키는데, 이 번에는 10초간 누른다. 이 순서를 2−3번 하는데, 매 번 수축 시간을 약간 줄인다. 당신이 이 스트레치, 수축, 및 이완을 완료했을 때 당신은 틀림없이 근육 유연성의 명백한 증가를 알아차린다.

길항근육들의 수축 (Contracting the Antagonist Muscles)

어떤 근육은 당신이 길항근을 수축시킨 후에 이완이 더 잘되는 경향이 있다. 이 경우에서, 대퇴사두근(quads)의 수축이 햄스트링을 이완이 잘 되게 한다. 이것을 하기 위해서, 환자를 치료대 위에 배를 대고 눕게 한 후, 그의 무릎을 가능한 90° 가까이 굽히라고 시키는데, 다리가 똑바로 위로 향하게 만든다. 당신의 한 손을 발목 앞에 대고 환자에게 무릎을 펴라고 시켜서, 당신의 손에 대고 10초간 밀은 후 이완한다.

대퇴사두근을 수축시키는 또 다른 방법은 환자에게 치료대 가장자리에 앉아서 그들의 발이 매달리게 하는 것이다. 당신의 손을 발목 앞에 대고 그들에게 무릎을 펴라고 시켜서, 당신의 손에 대고 10초간 밀은 후 이완한다.

또 다른 옵션은 수동 그리고 능동 리듬 릴리즈(passive and active rhythmic release)라고 알려진 방식을 사용해서 환자에게 대퇴사두근과 햄스트링을 교대로 스트레치와 수축을 하게 하는 것이다. 당신은 대퇴사두근을 수축시키기 위해서 위의 순서를 사용해서 이것을 할 수 있으며, 그리고 나서 당신의 손을 발목 뒤로 움직이고 환자에게 아래 다리를 손 쪽으로 굽히라고 시킨다. 문제가 주로 한 다리에 있더라도, 이 모든 운동들을 양 다리 모두에 하는 것을 기억해라.

스프레이와 스트레치 (Spray and Stretch)

다른 형태의 치료 후나 번 갈아서 스프레이와 스트레치를 사용하는 것을 고려하는데, 특히 환자가 만성적으로 팽팽한 햄스트링을 가졌고 당신이 그 근육의 스트레칭과 늘림을 조금 더 하기를 원할 때 한다. 또한 아직까지 약간의 통증이 있고 당신이 보다 즉각적인 경감과 증진된 동작 범위를 얻기를 원한다면, 치료 끝 무렵에 스프레이와 스트레치를 사용할 수도 있다.

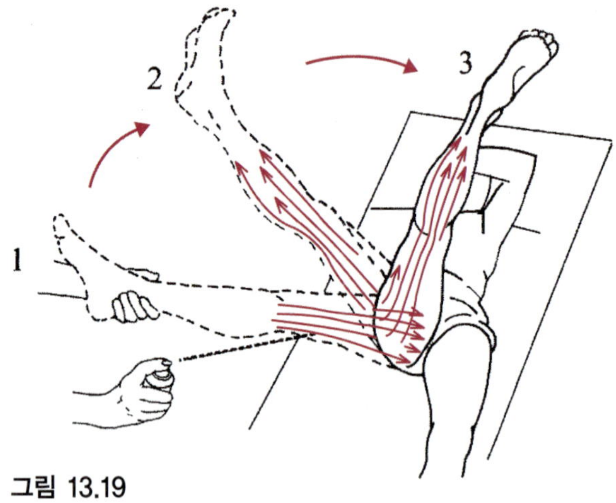

그림 13.19

www.LearnSprayAndStretch.org ©2009 Gebauer Company

환자를 따듯하게 유지하고, 스프레이 한 부위에 바로 적용할 열 재료를 갖춰라. 그림 13.19의 포지션 1처럼, 환자를 등을 대고 눕게 한 후, 무릎을 편 채로 힙을 구부려 벌린다. 허벅지 위의 화살표가 된 실선들은 스프레이를 적용할 곳과 방향을 당신에게 보여준다. 몸에서 먼 쪽에서 몸에 가까운 쪽으로 달리는 네 줄의 평행 선으로 스프레이 하는데, 무릎 아래에서부터 내전근들, 반건양근, 및 반막양근 위를 거쳐 서혜부 쪽으로 좌골 주위의 통증 연관 부위를 향하여 스프레이 한다. 당신이 스프레이를 하면서, 힙을 조금 더 멀리 굽히고 벌린다. 재빨리 열을 스프레이 된 부위에 약 30초간 적용하는데, 힙을 굽히고 벌리는 것을 계속하면서 한다.

그 다음 그림 13.19의 포지션 2와 같이 환자를 준비하는데, 발을 점차적으로 올리나 힙을 굽히고 무릎을 펴서 있는 동안 다리를 약간 모은다(adducting). 이제는 스프레이의 방향이 반대이며 몸 가까이서 먼 곳으로 가는 것을 주시하라. 화살표 된 선들의 방향을 따라라. 접근 가능한 둔부에서부터 다리 중간으로 네 줄의 평행선으로 가며 매 번 스프레이를 뿌릴 때마다 굽히는 것을 크게 하려고 시도한다. 스트레칭을 하고 있는 동안 스프레이 된 부위 위로 열을 적용하며 당신이 스트레칭을 더 늘릴 수 있는 지를 보아라. 마지막으로, 환자를 그림 13.19의 자세 3으로 가게 하는데, 힙을 완전히 굽히고 모으며, 접근 가능한 둔근들에서부터 대퇴이두근 위로 네 줄로 아래 다리로 가고, 무릎 뒤쪽의 통증 연관 부위로 간다. 근육이 아직도 스트레치 되고 있는 동안 스프레이 후에 즉시 열을 적용한다.

항상 스프레이와 스트레치 치료 다음에 즉시 열을 스프레이 된 부위에 적용하며, 가능하다면 치료 후에 햄스트링에 5분 동안 열을 가하는데, 환자를 위의 그림 13.7처럼 앉아서 스트레칭(seated stretch) 자세로 두고 한다. 16장의 햄스트링 프로토콜의 동작 범위 운동으로 치료를 끝낸다. 마지막으로, 환자가 이 움직임들을 하는 방법과 그들이 매일 자기-관리 절차를 해야 하는 중요성을 이해하고 있는 가를 확인한다.

제 14 장

가자미근
Soleus

당신의 아래 다리의 한 근육이 등 통증을 일으킨다는 것이 이상하게 보일 수도 있다, 그러나 실제로, 가자미근의 어떤 부분의 통증 유발점들이 바로 그것을 할 수가 있다. 그러나, 더 커다란 관점에서 볼 때, 가자미근 통증 유발점들이 당신의 걷는 방식에 영향을 줄 수 있는데, 그것은 하부 등 통증에서 주된 지속 인자가 될 수가 있다. 우리는 이러한 당신의 걸음걸이에 관한 간접적인 영향을 이 장의 뒤에서 논의할 것이다. 우리의 경험으로, 만성 하부 등 통증의 모든 증례의 약 15%가 가자미근 통증 유발점들에 의하여 원인이 된다. 그리고 가자미근 통증 유발점들의 활성화에 있어서 하나의 주된 지속 인자는 아래 다리를 그들의 전체 동작 범위로 사용하지 못하는 것에 기인한다.

장딴지 중간 바깥쪽의 가자미근 통증 유발점들의 활성화는 실제적으로 천골이 골반과 만나는 천장관절의 하부 등으로 직접적으로 통증을 연관할 수 있다. 그러나 가자미근의 다른 부분의 통증 유발점들은 보다 자주 발꿈치, 발, 또는 발목 통증을 일으킨다. 그렇기는 하지만, 아래 다리와 발목의 이러한 통증과 뻣뻣함은 종종 자세 불균형 또는 우리가 걷거나 서있는 방식의 변화를 만든다. 이것이 하부 등과 엉덩이에 심각한 통증을 일으킬 수 있는데, 그것은 천장관절 속 또는 가까이 있지 않을 수도 있다.

통증과 기능이상의 이러한 복잡한 관계는 가자미근에 의하여 만들어진 통증을 올바르게 진단하고 치료하는 것을 어렵게 만들 수 있다. 우리는 실제로 만성 등 통증의 경감의 수단으로 요추에 수술이 행해진 몇 경우를 보았는데 그것은 궁극적으로 가자미근의 통증 유발점들과 만성적 뭉침으로 밝혀졌다. 이러한 하부 등 통증의 독특한 양상은 인체 해부의 복잡성과 상호연관성의 놀라운 예다. 심지어 만성 두통, 턱 통증, 및 다른 안면 통증은 종종 아래 다리, 발목, 및 발의 문제들로 궁극적으로 추적될 수 있다. 이런 복잡성에도 불구하고, 가자미근이 문제 근육이라는 것을 결정하는 것은 상당히 쉽다. 이 장은 가자미근이 당신의 하부 등 통증에 하나의 요인인 지를 결정하기 위한 간단한 테스트를 제공한다.

가자미근은 어디에 있으며 그것이 하는 일은?
(Where Is the Soleus and What Does It Do?)

가자미근은 아래 다리의 뒤, 비복근의 바로 밑에 있다. 그것은 무릎 바로 밑에서 시작하며 발꿈치 뼈의 뒤에 있는 아킬레스건에 붙는다, 그림 14.1. 가자미근은 당신이 걷거나 점프할 때 당신의 발가락을 밀어

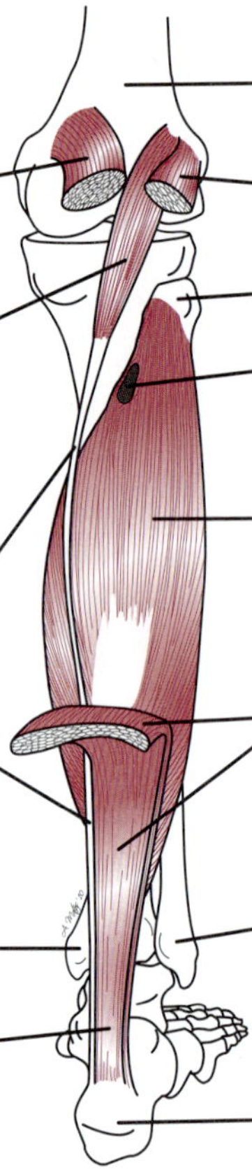

그림 14.1

떼는 것을 돕는다. 그것은 또한 당신의 발가락을 뾰족하게 하고 자전거를 탈 때, 등반, 댄싱, 걷기, 또는 러닝을 할 때 전체 발을 밑으로 보내고 내번(inversion; 발바닥을 안쪽으로 돌리는 것)을 보조한다. 발가락을 뾰족하게 만드는 다른 근육들(발바닥쪽 굴곡근들; the plantar flexors)과 함께, 가자미근은 발목과 무릎의 안정에 기여를 하는데, 특히 걷고 달릴 때 그렇다.

가자미근은 또한 특이한 근육 기능을 갖고 있다: 그것은 "제 2의 심장"으로 작용한다. 그것을 통해서 흐르는 정맥으로 인하여, 가자미근의 수축과 이완이 혈액을 심장으로 되돌아가게 펌프질을 한다. 그러므로 그것은 순환 유지를 보조하는데, 군인들이 추운 날 서서 하는 경비 업무에 혜택을 보는 어떤 것이다. 그들은 아래 다리에 혈액이 고이는 것을 막기 위해서 실제로 주기적으로 장딴지 근육들을 수축하고 이완시키라고 배웠다– 그리고 그들 자신이 졸도하거나 넘어지지 않기 위하여.

가자미근 통증 연관 패턴
(Soleus Pain Referral Patterns)

가자미근은 3개의 통증 유발점 지역을 갖는다, 그림 14.2. 첫째는 무릎 뒤에서부터 장딴지를 따라 2/3 정도 내려가서 있다. 이 지역의 통증 유발점들은 발꿈치 또는 아킬레스건, 그리고 종종 발바닥에 통증을 일으킨다. 두 번째 지역의 통증 유발점들은, 무릎 바로 밑에 있는데, 위쪽 장딴지 중앙에서 무릎 밑 약 3인치에 통증을 일으킨다. 세 번째 지역의 통증 유발점들은 , 발목 위의 장딴지 바깥에 있는데, 같은 쪽의 천정관절로 통증을 연관한다. 이 세 번째 통증 유발점 지역은 하부 등으로 통증을 직접적으로 연관하는 부위다.

당신은 처음 두 개의 연관 통증 패턴을 알고 있을 필요가 있는데 왜냐하면 만성적인 발, 발목, 및 아래 다리 통증이 당신의 자세에 영향을 주는 방식으로 당신의 걸음걸이를 바꾸게 하기 때문이다. 이것은 하부 등 통증을 직접적으로 일으키는 많은 근육에 비정상적인 스트레스를 주게 된다. 그러므로 가자미근은 하부 등 통증에 직접과 간접 모두의 영향을 갖는데, 슬프게도, 그것을 치료하는데 관계된 모든 사람들이 그것을 모르고 있다.

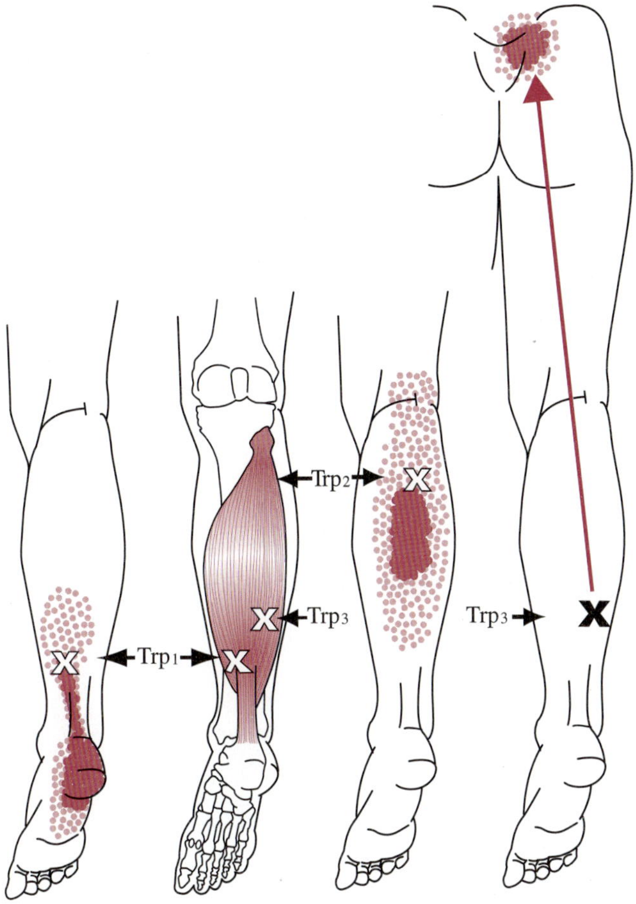

그림 14.2

무엇이 가자미근을 악화시키는가? (What Aggravates the Soleus?)

모톤의 발 증후군(17장에서 다룸) 외에도, 아래 다리를 전 동작 범위에 걸쳐서 사용하지 못함이 가자미근 통증 유발점들을 자주 활성화시킨다. 아래에 언급한 기여 인자들의 어떤 것이라도 아래 다리의 움직임을 제한할 수 있고, 그래서 가자미근 통증 유발점들을 활성화시킨다 :

- 하이힐을 신는 것(특히, 매우 높은 힐)
- 강철로 보강한 작업화 같은 딱딱한 바닥의 신발 또는 부츠 신기
- 꽉 끼는 의료용 탄성 양말 또는 무릎 높이 스타킹 신기
- 미끄러운 양말 또는 경재(hardwood), 타일, 또는 리놀륨 바닥 위로 부드러운 바닥의 슬리퍼 신기
- 당신이 등을 대고 잘 때 침대의 무거운 커버가 당신의 발가락을 눌러서 발이 아래쪽으로 향하게 만드는 것
- 오랜 시간 동안 가만이 서 있는 것
- 비스듬한 면을 달리거나 걷고 또는 길고 가파른 언덕을 올라가기

- 무릎을 굽힘이 없이 허리를 자주 숙이는 것
- 발이 페달을 계속 밟는 오랜 운전
- 걷거나 스트레칭을 위한 잦은 휴식 없이 차 또는 비행기의 오랜 여행
- 허벅지의 뒤 또는 무릎을 지탱하지 않은 채로 장딴지를 오토만 또는 발 받침에 올려 쉬는 것
- 발이 바닥에 닿지 않게 너무 높게 앉아 있는 것, 그것은 가자미근의 혈류를 제한할 수 있다
- 모톤의 증후군 또는 평발로 인한 과도한 발목 엎침(회내; pronation)

가자미근에 통증 유발점이 있나?
(Do I Have Trigger Points in My Soleus?)

발목의 줄어든 동작 범위 또는 아래 다리, 발꿈치, 발 또는 하부 등에 계속된 약함 또는 통증들은 모두가 가자미근 통증 유발점들의 표시다. 이에 더하여, 다음의 문제들의 어떤 것이라도 가자미근에 통증 유발점들이 있을 가능성을 나타낸다 (트라벨과 사이몬스 1992) :

- 발꿈치의 통증 또는 압통
- 발꿈치에 체중을 두지 못함
- 밤에 발꿈치가 쑤심
- 걷는 것이 고통스럽다, 특히 언덕 또는 계단을 오르내림
- 발과 발목이 부음(가자미근의 통증 유발점이 순환을 방해하기 때문에)
- 바닥에서 발꿈치로 스쿼트를 못함
- 발목의 제한된 동작 범위로, 바닥에서 물건을 줍기가 힘들거나 올바르게 들어올리기가 힘들다
- 펭귄같이 걸음, 좌 · 우로 몸을 뒤뚱거리며 걷는다
- 걸을 때 발 폭이 짧아짐
- 아이들 경우, 다리의 성장통

가자미근 통증 유발점의 테스트 (Tests for Soleus Trigger Points)

무릎을 구부린 채로 걸을 수 있는가? 발가락 끝으로 걸을 수 있는가? 걷거나 달릴 때 발가락으로 밀을 수 있는가? 이러한 질문에 당신이 '아니요' 라고 답한다면, 아마도 가자미근 통증 유발점들을 갖고 있다. 이에 더하여, 당신이 가자미근 통증 유발점들을 갖고 있는지 아닌지를 정하는데 도움이 될 3가지 간단한 테스트가 있다: 스쿼트 테스트, 서서 발가락 닿기 테스트 및 한쪽 발꿈치 올리기 테스트

스쿼트 테스트 (Squat Test)

스쿼트 테스트를 할 때, 당신은 안정을 유지하기 위하여 문설주 또는 다른 튼튼한 버팀대를 잡을 필요가 있다. 아래로 스쿼트 해서 당신의 발을 바닥에 붙인 채로 당신의 엉덩이가 당신의 장딴지와 발뒤꿈치 위쪽에 닿도록 시도한다, 그림 14.3. **주의** : 이것이 아프거나 당신의 장딴지와 아킬레스건이 너무 많이

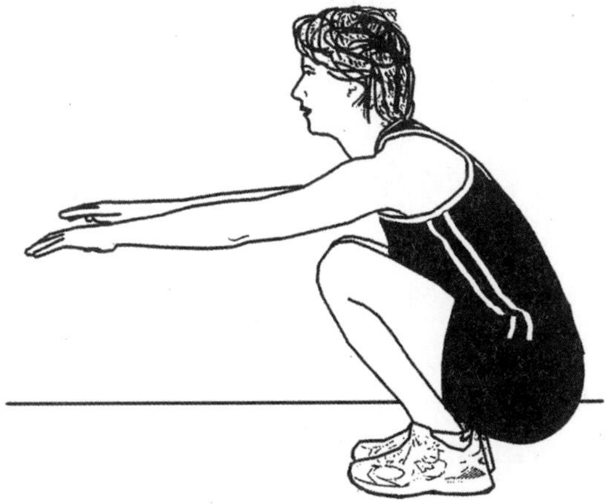

그림 14.3

당겨진다면, 테스트를 멈춰라. 엉덩이를 당신의 발뒤꿈치까지 아래로 갈 수 있다면, 당신은 훌륭한 동작 범위를 가졌다. 당신의 엉덩이에서 당신의 발뒤꿈치까지의 거리가 클수록, 당신은 가자미근에 통증 유발점들을 갖고 있을 가능성이 크다.

그러나, 나이가 먹음에 따라, 대부분의 사람들은 약간의 동작 범위를 잃어버린다는 것을 주목해야만 한다. 그러므로 나이가 먹음에 따라, 당신의 엉덩이는 당신의 발뒤꿈치에서부터 약간 거리를 둘 가능성이 많아진다. 당신은 딱딱한 대퇴사두근(허벅지 앞에 있는 근육) 또는 당신의 무릎의 문제들 역시 당신이 이 테스트를 통과하는 것을 방해할 수 있다는 것을 주목해야만 한다. 당신이 스쿼트를 실행함에 있어서, 당신의 대퇴사두근의 어떤 굳음 또는 당신의 무릎의 제한이 정상적인 동작 범위를 방해할 수도 있다는 것을 알아라.

서서 발가락 닿기 테스트 (Standing Toe Touch Test)

이 테스트의 완전한 설명은 6장에 있다(페이지 86). 바닥에 닿을 수 없다면, 나이 허용을 감안해서, 또는 당신의 다리의 뒤편에 통증이 생긴다면, 아마도 당신의 가자미근, 햄스트링, 척추주위근, 또는 대둔근에 통증 유발점들을 갖고 있을 것이다. 하부 등, 엉덩이, 또는 위 또는 아래 다리의 어떤 근육들의 통증 유발점들 또는 뻣뻣함은 당신이 발가락을 닿지 못하게 한다는 것을 염두에 두어라, 그러므로 이 테스트가 어떤 특정 근육의 통증 유발점들의 존재를 정하는 유일한 근거라고 믿지 말아라.

한쪽 발꿈치 올리기 테스트
(Single Heel Rise Test)

이 테스트는 가자미근을 포함한 장딴지 뒤쪽 근육들의 제한을 체크한다. 이 테스트를 하는 동안에, 당신은 튼튼한 의자 또는 다른 지지대를 잡고 있을 수도 있다. 신발을 벗고, 한발로 선다. 당신의 모든 체중을 그 다리에 두고, 발의 앞부분으로 몸을 들어 올린다. 한 번에 한 발씩 해라. 장딴지 근육들에 제한이 없다면, 그림 14.4처럼 당신의 앞발을 완전히 올릴 수 있으며, 이 자세를 약 5초간 흔들리지 않고 통증 없이 유지할 수 있다. 이것을 할 수 없다면, 그림 14.5처럼, 그것은 당신이 가자미근 통증 유발점들을 갖고 있을 수 있다는 것을 나타낸다. 그림 14.5에서, 발꿈치 바닥이 바닥과 여전히 너무 가까운 것을 주목해라.

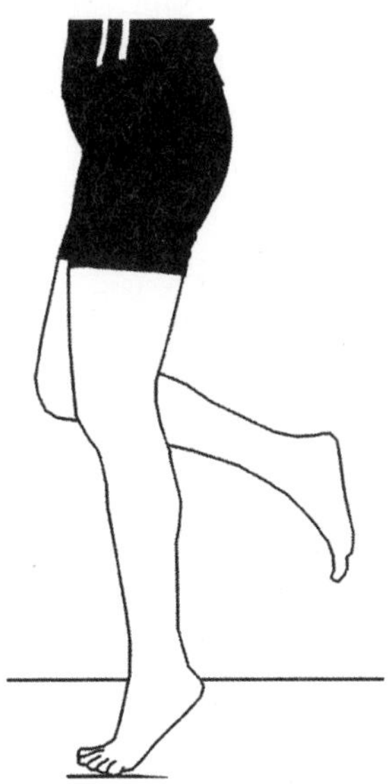

그림 14.4

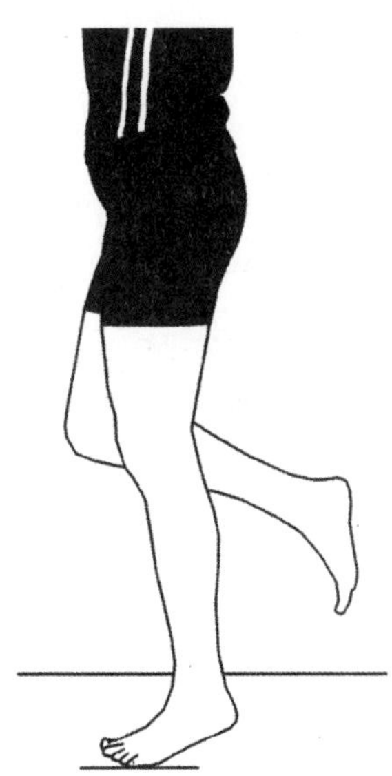

그림 14.5

가자미근 통증 유발점들이 어떻게 자세에 영향을 미치나? (How Soleus Trigger Points Affect Posture)

정상적인 걸음에서, 당신이 발목을 구부렸다 폈다 함에 따라, 아래 다리는 당신 발의 중심 위를 지나간다. 당신의 발목이 정상 동작 범위를 갖지 않는다면 (발을 굽히고 펴고 안팎으로 돌리는 능력), 이것은 당신이 걸을 때 당신의 무릎과 허벅지의 놓기를 옮길 수 있다. 이것은 당신의 정상적인 발걸음을 짧아지게 하고, 힙의 자연스러운 흔들림을 막게 만들 수 있다. 그 결과로서, 이 부위들을 정상적으로 움직이거나 안정시키는 근육들은 과사용 되거나 덜 사용될 수가 있다. 이러한 변화들은 상체가 골반 위에 얹히는 방식에 영향을 줄 수 있어서, 그것은 궁극적으로 당신의 목과 머리 자세에 영향을 줄 수 있다. 그렇게 점진적으로 당신은 그것을 눈치채지도 못하고, 당신은 짧아진 걸음걸이와 허리를 앞으로 숙이고 목과 머리를 앞으로 내밀고 걷기 시작할 수 있다. 이러한 비정상적인 걸음걸이와 자세는 두통, 턱 통증, 및 기능이상, 또는 목, 상부 및 하부 등, 엉덩이, 힙, 무릎, 또는 발에 통증을 일으킬 수 있다. 아래 다리와 발의 문제들이 몸 전체에 걸친 꽤 많은 만성 통증을 일으킬 수 있다는 것을 생각하는 것은 믿기 힘든 일이나, 우리는 이것을 상당히 자주 본다.

가자미근의 통증 유발점들을 없애는데 유용한 힌트 (Helpful Hints for Eliminating Trigger Points in the Soleus)

자기-관리 치료 이상으로, 가자미근의 통증 유발점들을 경감시키기 위하여 할 수 있는 몇 가지 간단한 것들이 있다.

모톤의 발 증후군이 있는지를 평가해라, 그리고 필요하다면, 첫 째 중족골에 적당한 깔창을 구입해라. (자세한 것은 17장 참조)

- 하이힐을 피해라.
- 오래되고 닳은 신발은 모톤의 발 증후군을 일으키거나 악화시키고 가자미근의 통증 유발점들을 활성화시키므로 그것을 없애라.
- 꽉 끼는 양말이나 스타킹을 피해라, 그것은 아래 다리의 순환에 장애를 줄 수 있다.
- 침대 커버를 조절해서 당신의 발이 뾰족해진 자세로 아래로 눌려지지 않게 해라. 예를 들면, 커다란 비치 타월 또는 담요를 말아서 당신의 침대 아래 가까이 놓는데, 커버 밑에, 당신의 발을 따라 놓아서 커버의 무게의 대부분이 발을 누르지 않게 해라.
- 당신의 수면 자세를 바꿔서 당신의 다리가 이완되고, 펼쳐지고, 잘 받혀진 자세로 가는 것을 확실히 해라. 옆으로 누워서 잔다면, 당신의 다리 사이에 킹 사이즈의 베개를 사용하고 당신의 다리가 펴서 있게 유지해라. 당신이 등을 대고 잔다면, 부드러운 베개를 당신의 무릎, 장딴지, 및 발 밑에 두어서 순환을 증진시키고 다리가 붓는 것을 덜되게 도와라. (수면 자세의 자세한 것은 17장 참조)
- 당신의 다리가 밤에 침대에서 추위를 느낀다면, 추위로 인한 가자미근의 통증 유발점들의 활성화를

막기 위하여 무릎 높이 또는 무릎 위까지 가는 헐렁한 양말을 신어라.

- 오래 서있어야만 한다면 (공장 일 같은), 당신의 선 자세를 주기적으로 바꿔라. 당신의 체중을 한 다리에서 다른 다리로 옮기며, 발가락 또는 발꿈치로 체중을 옮기며, 무릎을 약간 굽히고 서거나, 발가락을 안으로 돌려서 서고 그 다음은 밖으로 돌려서 서있어라.
- 항상 당신의 완전한 동작 범위를 써서 걷는데, 전체 발을 앞쪽으로 굴리며, 멈춰 서고 서서 하는 가자미근 스트레칭(아래에 기술 됨)을 매 백 걸음 뒤에 한다.
- 좋은 동작 범위를 조장하기 위하여 당신의 걸음걸이를 변화 시켜라. 걷는 사이에 발가락으로 걷기, 커다란 발걸음으로 걷기, 작은 발걸음으로 걷기, 및 발을 안으로 모으고나서 밖으로 벌리고 걷기를 바꿔가면서 한다.
- 계단을 오르거나 내릴 때 비스듬히 발걸음을 옮기며 각 발걸음마다 한 발 한 발을 확실히 디뎌라. 이런 테크닉은 사다리에서 유용하거나 가파른 언덕을 올라가고 내려갈 때 유용하다.
- 언덕을 올라갈 때, 짬을 내어 가자미근, 발목, 및 장딴지를 모든 방향으로 스트레칭 시켜라.
- 차로 오래 갈 때 크루즈 컨트롤을 사용하며 잦은 스트레칭과 걷는 시간을 가져라.
- 오래 동안 앉아 있을 때마다, 각이 진 발 받힘을 사용하거나 당신의 발가락 밑과 당신의 발 앞에 부드러운 베개를 놓아서 당신의 아래 다리의 뒤에 부드러운 스트레칭을 만들어라.

자기-관리 치료 (Self-Care Treatment)

여기에 이 장에서 기술한 모든 가압 테크닉과 스트레칭을 하는데 염두에 둘 몇 가지 일반적인 조언이 있다 :

- 치료 전에 부위를 따듯하게 하는데, 특히 당신의 증상이 심할 때.
- 어떤 형태의 자기-관리를 하려고 바닥에 앉거나 누울 때(가압, 스트레칭, 운동 범위 운동), 카펫을 깐 바닥이 이상적이다; 대용으로, 운동 매트를 사용할 수 있다.
- 양쪽 다리 모두를 치료해라, 통증 유발점들이 오직 한 쪽에만 있다 하더라도.
- 근육 가압 도해를 참고하고 X자가 표시된 모든 부위를 눌러라. X에 원이 크게 그려진 것은 통증 유발점들이 가장 있음직한 부위를 나타내지만, 모든 근육이 치료를 요한다.
- 0에서 10 척도에서 6레벨을 절대 넘지 말아라.
- 가압을 할 때, 가압을 30초까지 유지하고 적어도 2-3번 반복하거나, 눈에 띄는 통증의 감소와 동작 범위의 증가가 있을 때까지 한다.
- 당신이 근육의 부드러움과 이완됨을 느낌에 따라 가압의 양을 점진적으로 늘려라. 어떻게 조직들이 치료에 반응하는지를 알아라.
- 스트레칭을 할 때, 2-3번의 정상적인 호흡을 하는 동안 자세를 유지해라.
- 스트레칭이 양쪽에서 여러 차례 반복할 때, 양쪽을 번 갈아서 해라.
- 치료와 스트레칭 후에, 16장에 있는 가자미근에 맞춰진 동작 범위 운동을 해라.

가압 치료 (Compression Treatment)

전체 장딴지를 가압으로 치료해서 몇몇 통증 유발점들을 빠뜨리지 않도록 해라. 이것은 또한 장딴지 전체에 걸친 순환을 증진시킬 것이다. 치료의 상당 부분 동안, 비복근을 통해서 가자미근을 누를 필요가 있을 것이다. 당신의 아래 다리의 아래 반쯤에서 가자미근을 직접적으로 치료하기 시작할 것이다. 가자미근의 안쪽과 바깥쪽 가장자리는 비복근의 옆 아래에서 내다 보며 그것의 대부분의 전장을 만든다.

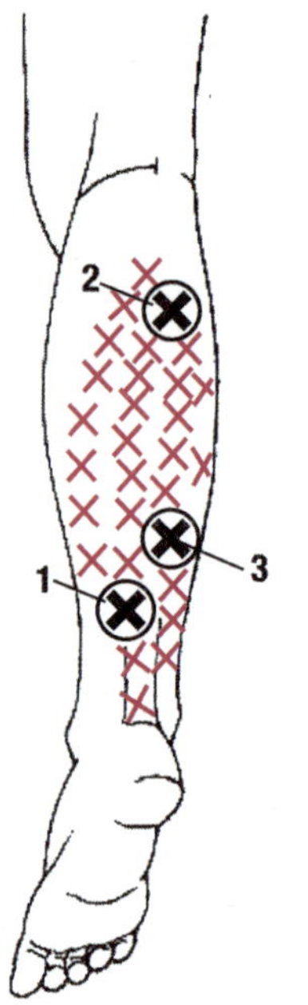

그림 14.6

가자미근의 위치 때문에, 가압을 하는 방법에 관한 많은 옵션은 없다. 앉아서 그리고 당신의 손을 당신의 장딴지 뒤의 위로 움직이며 시작한다. 아프거나 또는 주위 조직보다 딱딱하거나 뭉친 점들을 느껴라. 대개 비복근을 느낄 것인데, 그것이 보다 바깥에 있고 가자미근의 거의 모두를 덮기 때문이다. 적절한 무릎 기능을 위하여 대단히 중요한 것은 비복근이다. 그것이 통증 유발점들을 가진다면, 그것의 기능이상이 당신을 다르게 걷게 할 수 있기 때문에 당신의 등 통증에 원인이 될 수 있다. 이 근육은 걸음걸이 동안에 깨끗이 밀고 나가는데 필수적이다 (사이몬스 2009). 그것이 제한되거나 통증 유발점들을 품고 있다면, 비복근은 당신이 가자미근을 치료하는 가압 치료로부터 가장 확실히 효과를 볼 것이다.

당신의 손을 사용하는 것으로는 충분한 지레 효과를 볼 수 없기 때문에 잭노버로 가자미근의 가압을 하는 것이 제일 쉽다. 그림 14.6에 X표시된 점들의 패턴을 보아라. 원이 그려진 큰 X는 통증 유발점들이 가장 있음직한 곳들을 나타낸다. 작은 x는 당신이 가압 치료를 해야만 하는 모든 곳들 나타낸다. 각각의 장딴지의 이 모든 부위를 눌러라, 아프고 따갑거나 그렇지 않음에 상관이 없이. 일 인치 간격으로 장딴지를 따라 아래로 세 줄로 압력을 가하는데, 장딴지의 안쪽, 중간, 및 바깥 가장자리, 다음 점으로 이동하기 전에 아프고 따가운 부위에 추가의 가압을 해라. 당신은 장딴지마다 약 30개의 점들을 누를 것인데, 각 다리에 10분 정도 걸릴 것이다. 친구가 도울 수 있다면, 당신이 얼굴을 아래로 하고 누워있는 동안 이 동일한 부위를 가압하라고 시킨다.

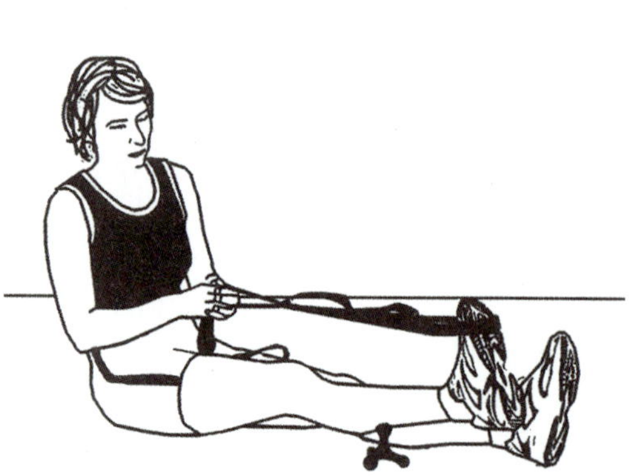
그림 14.7

이 테크닉이 너무 아프다면, 따듯한 마더 어스 베개 또는 포멘텍 백을 사용해서 아래 다리를 먼저 데워보아라. 통증이 처음에 심하다면, 따듯한 포멘텍 백을 통해서 가압을 해도 된다. 점을 바로 목표로 하지 않은 가압에서는, 얼굴을 위로하여 바닥에 누워있는 동안 5인치 가압 치료공 또는 4또는 6인치 지름의 폼 롤러 위로 당신의 아래 다리를 굴려 보아라.

당신은 또한 스트레칭 끈을 사용해서 보다 특정-지점에 가압을 적용할 수도 있다. 이것은 당신이 팽팽한 밴드가 스트레치 되어 있는 동안에 그들을 가압하게 해주는데, 너무 아프지 않다면 그것은 보다 효과적이다. 그림 14.7에서처럼, 당신의 장딴지의 뒤를 잭노버 위에 올려 놓고, 끈의 한 쪽을 당신의 발의 두툼한 부분에 걸고 당신의 발끝을 당신 쪽으로 당긴다. 점진적으로 당신의 장딴지를 움직여서 가자미근의 전체 표면에 잭노버를 사용한 압력을 적용하는데, 팽팽한 밴드를 찾는 것이다. 당신이 어떤 특별하게 아프거나 딱딱한 점들을 찾는다면, 근육이 약간 부드러워짐을 느낄 때까지 가압을 유지한다.

스트레칭 (Stretching)

가압을 한 후, 가자미근을 스트레칭 한다. 스트레칭 전에 준비 운동을 하는 것을 잊지 말아라. 가자미근을 위해서는, 여러 형태로 짧게 걷는 것인데, 예를 들어, 발가락으로 걷거나 또는 무릎을 구부려서 걷거나, 또는 16장에서 가자미근을 위한 동작 범위 운동을 하는 것들이 효과적인 준비 운동이 될 수 있다.

서서 출입구 스트레치 (Standing Doorway Stretch)

출입구에 서서 양 손을 어깨 높이로 문설주의 양 옆에 놓는다. 당신의 오른 발을 뒤로 3 발자국을 빼고, 각각의 발에 체중의 반씩 둔다. 오른 가자미근을 스트레칭 하기 위하여, 당신의 왼 무릎을 굽히고, 당신의 몸통을 똑바로 유지한 채 당신의 오른 발꿈치를 바닥에 붙이거나 가능한 가깝게 한다, 그림 14.8처럼. 당신의 왼 무릎을 더 굽히고 당신의 몸을 바닥 쪽으로 낮춰서 스트레칭을 점차적으로 증가시킨다. 이 스트레칭을 15초간 유지한다. 이 스트레칭을 각 다리에 최소한 3번 하며, 이것을 처음 2주간은 하루에 2번 한다. 특히 당신의 아래 다리 근육들이 매우 딱딱하다면, 약한 불쾌감을 이상으로 스트레칭을 하지 말아라.

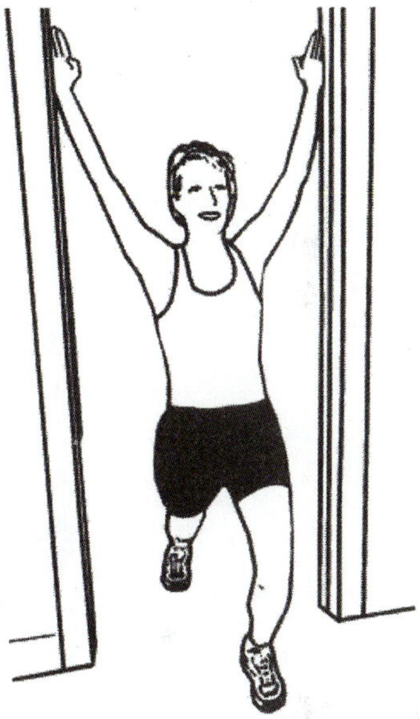

그림 14.8

벽에서 스트레치 (On the Wall Stretch)

바닥에 앉아서 벽에 등을 대고 한 다리를 뻗는다. 스트레칭 줄 또는 개 줄(dog leash)을 뻗은 발의 두툼한 부분에 걸고 당신의 발끝을 당신 무릎 쪽으로 당긴다, 그림 14.9. 약간의 뻐근함을 느낄 때까지 점차적으로 강도를 늘리고, 그 다음 점차적으로 10에서 15초에 걸쳐서 강도를 줄인다. 이 스트레칭을 각 다리에 최소한 두 번 하며, 이것을 처음 2주간은 하루에 두 2번 한다.

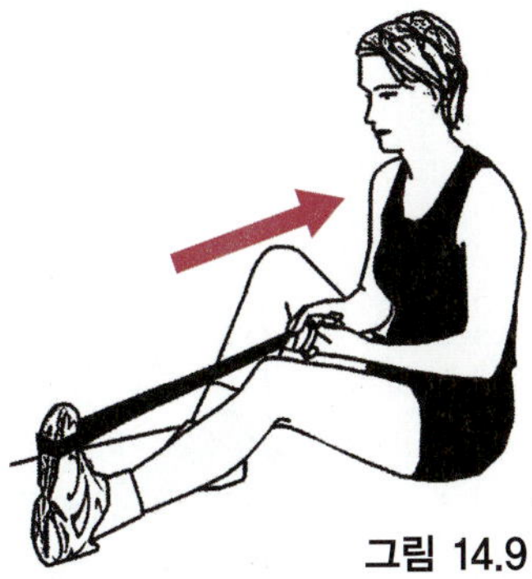

그림 14.9

서서 가자미근 스트레치 (Standing Soleus Stretch)

이것은 가자미근을 위한 가장 쉽고 가장 중요한 스트레칭 중의 하나다. 당신은 그것을 당신이 서있는 어느 때라도 할 수 있는데, 심지어 한 방에서 다른 방으로 걸으면서도 할 수 있다. 가자미근 통증 유발점들을 없애기 위해서, 당신은 당신이 생각한 것 이상으로 훨씬 많이, 그리고 훨씬 자주 스트레칭을 할 필요가 있을 것이다. 그러므로 우리는 당신이 이 스트레칭을 하루에 15회에서 20회까지 하는 것을 권하는데, 특히 자기-관리 치료 첫 달 동안이다.

왼 가자미근을 스트레칭 하기 위해서는, 당신의 오른 발과 다리로 앞으로 약간 런지(돌진)하면서 시작한다. 당신의 왼 다리는 몸 뒤에 둔 채, 천천히 당신의 왼 무릎을 굽히고 당신의 왼 발꿈치를 바닥에 대고

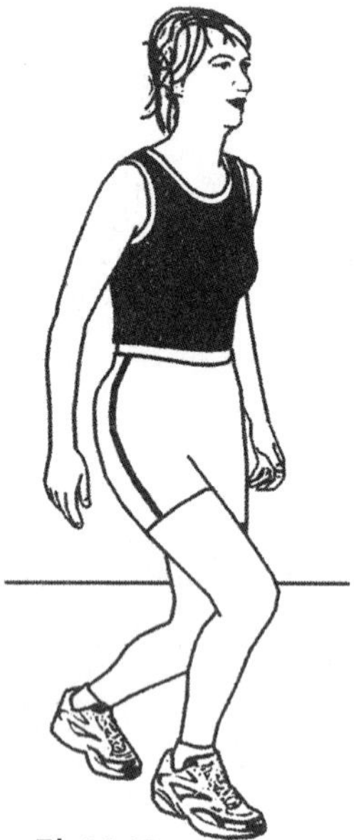
그림 14.10

있는다, 그림 14.10. 최소한 10초간 이 스트레칭을 유지하면서 호흡을 하고 이완시킨다. 당신은 왼 장딴지 아래쪽으로 중앙에서 스트레치를 느껴야만 한다. 오직 한 쪽에 통증 유발점들이 있다 하더라도, 양쪽 다리에 이 스트레칭을 한다.

경사지 걸어 오르기 (Walking Up an Incline)

또 다른 좋은 스트레칭은 단순히 오르막을 걷는 것이다. 당신은 이것을 언덕에서 할 수 있고, 장애인을 위한 경사로를 찾아서 경사로를 걸어라. 당신이 경사를 걸어 올라가면서, 멈춰 서서 당신의 뒤 다리를 발꿈치를 경사로에 댄 채 구부려라. 두 번의 긴 호흡을 할 동안 가자미근을 스트레칭하고, 그리고 나서 다른 다리로 반복 한다.

앉아서 가자미근 스트레치 (Seated Soleus Stretch)

말했듯이, 가자미근의 반복 스트레칭은 매우 중요하다. 앉은 자세로 일을 한다면, 당신의 가자미근은 당연히 활동을 덜하고 스트레칭을 덜하게 되므로, 우리는 당신이 앉아서 스트레칭을 하는 다음 절차를 당신의 근무시간에 도입하기를 강력히 권한다.

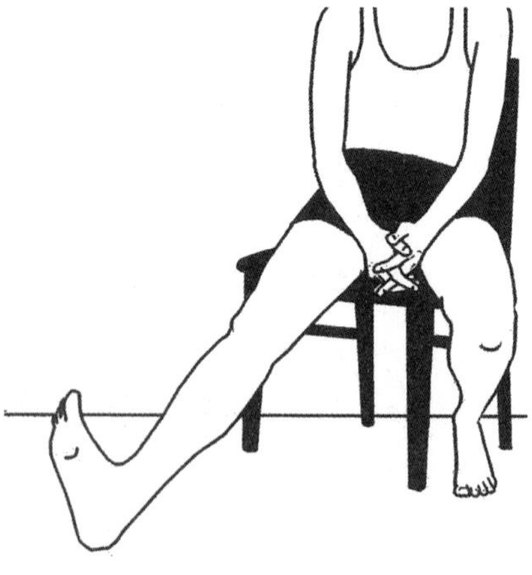
그림 14.11

먼저 의자의 가장자리에 앉는다. 당신의 오른 가자미근을 스트레칭 하기 위하여, 당신의 오른 다리를 뻗고 당신의 발가락을 당신의 머리 쪽으로 가능한 많이 굽히며, 그림 14.11, 그리고 10에서 15초 동안 유지한다. 당신은 당신의 오른 장딴지에 매우 명백한 스트레칭을 느껴야만 한다. 왼쪽에 스트레칭을 반복한다.

다음, 당신의 아래 오른 다리 앞쪽에 있는 맞은쪽 근육들을 (앞정강근 등) 그림 14.12에서처럼 스트레칭 한다. 이 스트레칭을 할 때, 주로 당신의 왼 엉덩이로 앉고, 당신의 오른 무릎은

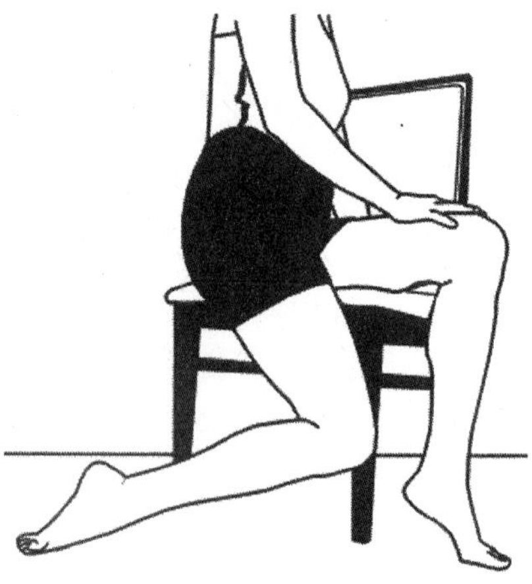
그림 14.12

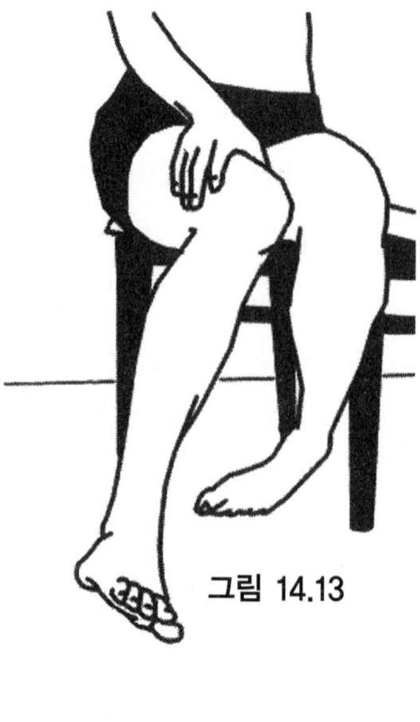
그림 14.13

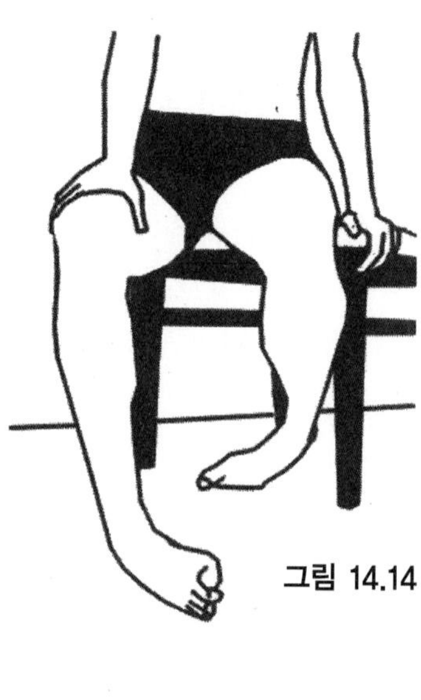
그림 14.14

굽히고 당신의 오른 발목은 가능한 많이 편다. 10에서 15초 동안 유지하고 나서, 왼 쪽을 반복한다.

다음, 그림 14.13처럼 오른 발목 안쪽을 스트레칭 한다. 이 스트레칭은 가자미근이 발을 안쪽으로 구부리는 경향을 보상하는 것을 돕는다. 이 자세에서 10에서 15초 동안 숨을 쉬면서 이완하고 나서, 왼쪽을 반복한다.

마지막으로, 그림 14.14처럼 발목의 바깥쪽을 스트레칭 시켜서 가자미근의 맞은편 근육들(opposers)을 스트레칭 시킨다. 다시, 이 자세에서 최소한 10에서 15초 동안 숨을 쉬면서 이완시킨다.

수축과 이완 (Contracting and Relaxing)

저항 스트레칭 (Stretching with Resistance)

이 운동은 위에서 기술한 앉은 자세로 벽에 기대고하는 스트레칭과 매우 유사하다. 그러나, 그것은 저항 단계를 더하는데, 스트레칭의 이점들을 증가시키기 위하여 수축을 제공한다. 저항 스트레칭은 혈액 순환을 손상시킬 수 있는 가자미근 기능이상을 교정하는데 특히 유용한데, 그 기능이상은 차가운 발 또는 발목, 발, 또는 아래 다리의 부은 발목을 만든다. 그것은 또한 등 하부에 통증을 연관시키는 가자미근 통증 유발점들에 매우 도움이 된다.

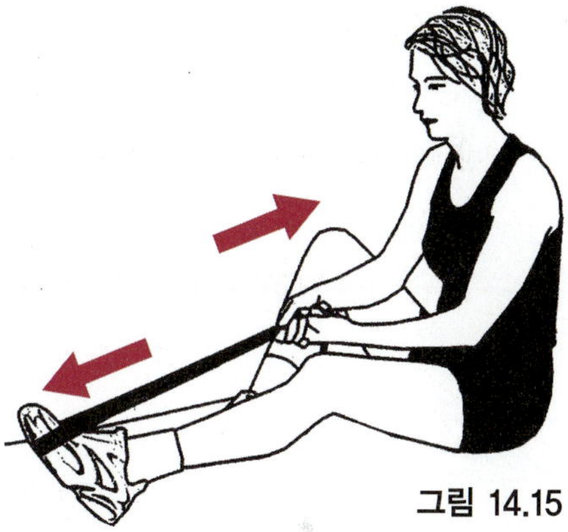

그림 14.15

앞에서와 같이, 벽에 등을 대고 앉아서 한 다리를 뻗고, 그리고 나서 줄을 뻗은 다리의 발의 두툼한 부분에 건다. 발가락을 뾰족하게 하듯이 당신의 발을 밑으로 미는데, 당신의 힘의 30%를 사용하며, 그림 14.15처럼 줄로 저항을 만든다. 10에서 15초 동안 유지하고 나서, 숨을 내 쉬며 이완시킨다. 그 다음, 당신의 발을 무릎 쪽으로 위로 당기는데, 가능한 불편함이 없이 발목을 굽힌다, 그림 14.9. 10에서 15초 동안 유지하고 나서, 숨을 내 쉬며 이완시킨다. 이 운동을 각 다리에 최소한 2번 하며, 그리고 이것을 처음 2주간은 하루에 2번 한다.

정상 활동 중에 가자미근 움직이기 (Moving the Soleus During Normal Activity)

16장의 운동들의 일부는 가자미근을 목표로 하는데, 그러나 이 근육은 매일 활동들 중에서 쉽게 관리될 수도 있다. 다음의 간단한 제안들은 당신의 가자미근들의 완전한 기능을 회복하는데 도움이 되도록 정상적인 매일의 활동들에서 일부러 시간을 내지 않게 해 준다. 이것들은 그것을 위해서 시간을 따로 내지 않고 운동하는 방식이라고 생각해라.

- 해야 할 쉽고 매우 중요한 것은 걸을 때 당신의 발가락으로 미는 것이다. 걸을 때 당신의 발들이 발꿈치에서부터 발가락 쪽으로 굴러가는 것을 확실히 하는데, 각 발걸음을 부드러우나 확고히 발걸음을 밀게 끝내며, 걸을 때 당신의 발이 앞을 똑바로 향하게 유지해라. 당신이 걸을 때마다 이것을 의식적으로 해라, 한 방에서 다른 방으로 옮겨 갈 때 조차도.
- 당신이 걸을 때, 짧은 거리를 당신의 발을 안으로 향하게 해서 가고, 그리고 나서 당신의 발을 밖으로

향하게 하고 걸어라. 비록 느낌이 어색하더라도 발가락은 과장되게 안팎으로 해라. 이것은 당신의 발과 발목의 정상 동작 범위와 유연성을 회복하는데 도움이 된다.

- 발가락을 안으로 해서, 그리고 나서 밖으로 해서 그후 중간 자세로 해서 뒤로 걸어 보아라, 이렇게 약간 먼 거리를 걷는 것은 어려울 수도 있으나, 약간이라도 뒤로 걷는 것이 가자미근의 완전한 기능을 회복하게 도와 준다.
- 여기 진짜로 쉬운 방법이 있다. 텔레비전 또는 독서를 할 때 흔들 의자에 앉아라. 양 발을 사용하고, 당신의 발목을 굽히고 펴면서 의자를 앞 뒤로 흔들어라.

시술자를 위하여 (For Practitioners)

시술자로서 당신이 할 수 있는 가장 중요한 것들 중의 하나는 가자미근이 만성적인 등 통증을 일으킬 수 있다는 것을 알고 있는 것이다. 이것을 알고 그것을 테스트하는 방법과 이 근육의 기능이상을 치료하는 법을 안다면, 당신은 당신 분야의 많은 다른 사람들 보다 훨씬 앞서 가는 것일 것이다.

평가와 테스트 (Assessment and Tests)

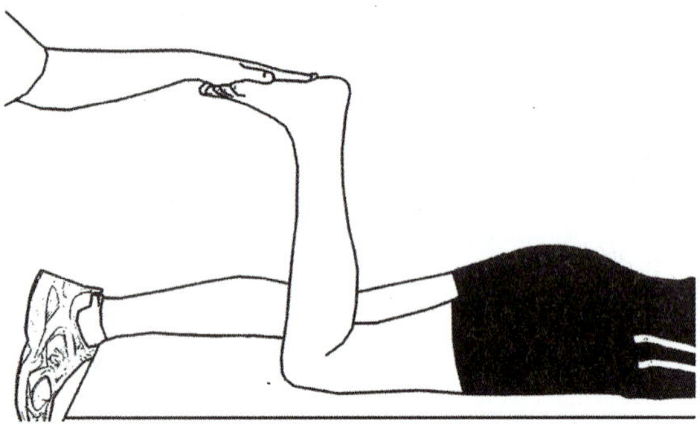

그림 14.16

가자미근을 촉진하고 특이한 수축 또는 팽팽한 밴드를 느껴보아라, 특히 뒤쪽 옆 정강이의 아래쪽 1/3에서이다. 환자에게 이 장의 앞에 있는 기본적인 테스트를 실행하게 해라, 그리고 환자의 정상 동작 범위의 어떤 제한을 주목해라. 당신이 치료를 해 나감에 따라서, 개선된 동작 범위는 진전을 나타낸다.

가자미근, 장무지굴근, 및 장지굴근의 제한을 테스트하기 위하여, 그림 14.16처럼 환자를 엎드리게 하고 무릎을 90°로 굽히게 한다. 환자의 발목을 발등 쪽으로 굽힌다. 발목이 최소 20°를 굽히지 못 한다면, 이것은 비정상적인 제한과 아마도 가자미근 통증 유발점들을 나타낸다.

수기 치료 (Manual Treatment)

가자미근은 아래 다리 옆으로 약 1/3 내려가서 직접적으로 촉진될 수 있다. 엄지 가압 또는 집게(pincer) 가압을 사용하도록 해라. 환자를 엎드리게 하고 무릎을 90° 굽힌 채로, 집게 가압으로 가자미근을 치료하는 동안 계속적으로 발목을 가능한 한 많이 그것의 동작 범위로 움직여라, 그림 14.17과 14.18. 아래 다리의 표층 근막에서 딱딱함 또는 제한을 느끼고 나서, 가자미근 속으로 깊이 눌러라.

다른 방법으로, 환자를 한 쪽에 위치시키고 테이블 위에 있는 다리의 내측 가장자리를 치료하고 그리고 다리 사이에 베개 받침 또는 베개에 올려진 위에 있는 다리의 바깥 가장자리를 치료한다. 영구적으로 가자미근 통증 유발점들을 비활성화 시키기 위하여, 어떤 경우에서는 아래 다리의 다른 근육들을 치료하는 것이 필요할 수도 있다 (가자미근의 공력근과 길항근들).

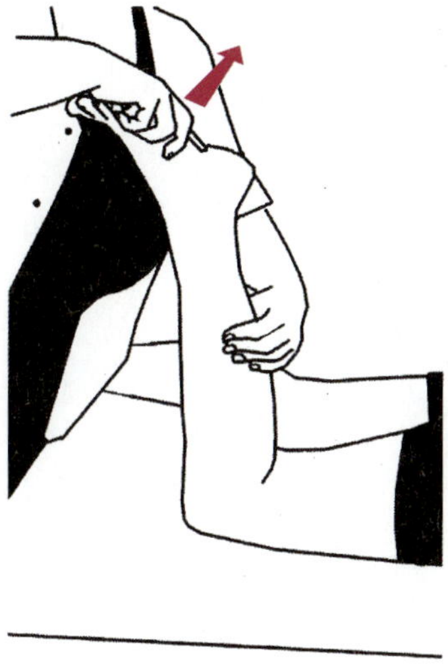

그림 14.17

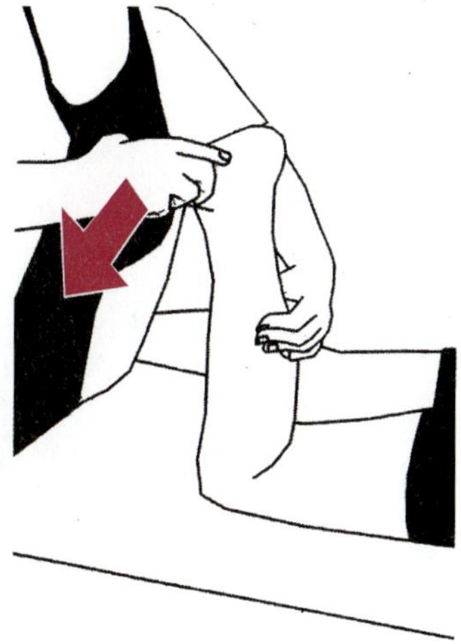

그림 14.18

스프레이와 스트레치 (Spray and Stretch)

여기에 천장관절 뒤의 통증을 없애는 스프레이와 스트레치 테크닉이 있다. 언제나처럼, 스프레이를 마친 후에 쓸 열 재료를 가지고 있는 지를 확인해라. 측방 가자미근 통증 유발점 부위(통증 유발점 3, 그림 14.2)는 하부 등과 천장관절로 통증을 연관할 수 있다. 환자의 손을 치료대 위 또는 벽에 대고 서게 하여 시작하는데, 오른 무릎은 굽히고 발목은 발등 쪽으로 굽힌다. 발은 내측으로 돌아 져야만 한다. 그림 14.19에서 보여지는 이 자세는 측방 가자미근의 최대 스트레칭을 만든다. 화살표가 가리키는 방향대로 그림에서 보여지는 선을 따라 위쪽으로 스프레이 한다; 측방 가자미근의 통증 유발점 3 위로 스프레이 한다. 허벅지를 따라 스프레이를 계속 하고나서 하부 등, 엉덩이, 및 천장관절의 연관 통증 부위 위에 스프레이 한다. 대략 18인치 떨어져서 예각으로 또는 보다 평행하게 미끄러지듯이 스프레이 한다. 당신이 위쪽으로 스프레이 할 때, 환자에게 무릎을 더 굽히게 해서 스트레치를 부드럽게 증가시키며, 가자미근이 풀림에 따라 생기는 처진 부분을 걷어 들여라.

스프레이 후에, 당신이 스프레이 한 부위 위에 열을 즉시 가해라. 그 다음 환자에게 발목의 완전한 동작 범위를 재건하기 위하여 능동적인 발등 쪽 굴곡(dorsiflexion)과 발바닥 쪽 굴곡(plantar flexion)을 하게 하는데 16장의 가자미근 움직임 프로토콜의 페달 시리즈 동작 범위를 사용한다.

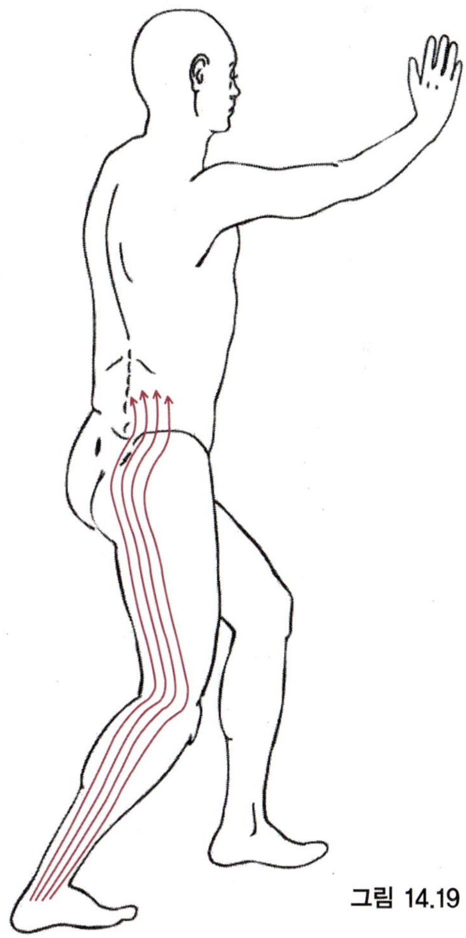

그림 14.19

제 15 장

골반 바닥근
Pelvic Floor Muscles

우리는 골반 바닥 근육들에 관한 무언가 있어야 하부 등과 엉덩이 통증에 관한 책을 쓸 수 있는데, 그것은 트라벨과 사이몬스가 "뒤쪽 통증(pain in the rear)"이라고 칭한 것이다. 골반 바닥 통증은 많은 의학 전문가의 의견과는 반대로 근원이 근막이라는 것을 주목하는 것이 중요하다. 그리고 통증이 근육 기능장애로 인하여 생겼을 때, 문제는 골반 바닥 지체의 근육 내에 있다. 오랜 경험에서, 골반 바닥 통증은, 꼬리뼈, 천골, 및 허벅지 뒤쪽의 통증과 함께 둔근, 그리고 몸통과 허벅지에 있는 다른 근육들의 치료로 경감될 수 있다.

*근막 통증의 치료에서 임상적 통달(Clinical Mastery in the Treatment of Myofascial Pain)*에서 따온 것을 소개한다 (Ferguson and Gerwin 2004, 328) :

> 만성적 골반 통증은 하부 복부와 골반 조직의 활동적인 질병이 없는 설명할 수 없는 통증의 지속이라고 정의된다. 이것은 실제적으로 매우 모호한 정의다... 만성적 골반 통증을 호소하는 환자의 의학적 평가는 전문적 치료사들에 의하여 좌우될 것이다. 비뇨기과의사는 하부 요도관을 평가할 것이고, 부인과의사는 여성 생식기관을 평가할 것이고; 소화기병학의사와 직장학의사는 하부 소화관을 평가할 것이다. 물론, 정형외과의사는 골격적인 통증의 원인을 찾을 것이다. 이러한 의학적 지식 분야들이 정의가 말한 대로 어떤 병리학적 소견을 찾을 수 없을 때, 그들은 정신과로 미룬다. 어떤 활동성 질환 전개의 진단적 증거가 없기 때문에, 그 통증은 "당신의 머리 속에" 있어야만 한다. 만성적 골반 통증의 불편을 평가할 때, 대부분의 의학적 치료사들에게서 완전히 간과되는 공통 분모는 바로 근막 요소다.

이 구절은 만약 당신이 그것과 거리가 멀다면 재미있게 들린다: 이러한 근시안적 의사들의 이 오직 그들이 보라고 훈련 받은 것만을 본다고 상상해 보아라 그리고 코끼리의 꼬리를 잡고 뱀이라고 말한다. 그러나, 당신이 만성적 골반 통증, 또는 꼬리뼈, 천골, 또는 허벅지 뒤편의 통증을 겪는다면, 그것은 우습지 않고–그것은 슬픈 일이다.

때때로, 만성 골반 통증의 지속과 심각성 그리고 그것을 치료하려는 다른 접근법의 실패 때문에, 외과적 방식이 시도되어, 때때로 방광, 자궁, 난소, 또는 나팔관의 제거 같은 극단으로 가기도 한다. 우리는 이러한 테크닉들의 효율성을 나타내는 믿을 만한 연구를 알지 못한다. 사실상, 만성 골반 통증의 많은 아이러니한 양상 중의 하나는 때때로 여성 환자들이 검사 또는 외과적 절차들을 위해서 의사의 치료대에 익숙지 않은 포지션으로 오래 있는 것이 촉발 인자가 된다.

수 년 전에, 우리는 국제 근육통 협회의 연례 회의에 참석했는데, 거기에서 어떤 독인 부인과의사가 기조 연설을 했다. 그의 주된 포인트 중의 하나는 원인이 주로 근막인 만성 통증 문제들을 풀기 위하여 쓸데없는 골반 수술이 많이 행해진다는 것을 다뤘다. 다행스럽게도, 당신이 이러한 통증을 겪고 있다면, 우리는 이것을 다루기 위한 보다 실용적이고 덜 공격적인 방식들을 제공할 것이다.

골반 바닥근은 어디에 있으며 그것이 하는 일은?
(Where Is the Pelvic Floor Muscles and What Do They Do?)

골반 바닥 근육들은 정신 없을 정도의 많은 작은 근육들을 포함하는데 그들은 함께 복강 내에서 내부의 소화기와 생식기관을 지탱하기 위하여 "포대" 또는 "해먹"을 만들어 준다. 몸통의 지반을 위한 바닥을 만들어 주는 것 이외에도, 이 근육들은 배변, 소변, 및 성교 같은 인체 기능을 실행하는 것을 돕는다.

골반 바닥의 주된 근육들은 항문거근(levator ani), 항문괄약근(sphincter ani), 미골근(coccygeus) 및 천회음횡근(transversus perinea profundus and superficialis), 구해면체근(bulbospongiosus), 및 좌골해체근(ischiocarvernosus) 들이다. (걱정 말아라; 철자 시험은 없다.) 이 장에서 우리가 제공한 제안들에 더해서, 당신은 이 근육들을 위한 더 광범위한 치료 권고 사항들을 *근막 통증과 기능장애 : 통증 유발점 매뉴얼 : 인체의 상부 반쪽, 권1 (Myofascial Pain and Dysfunction: The Trigger Point Manual: Upper Half of the Body, Volume 1)* (트라벨과 사이몬스 1999), 6장 에서 찾을 수 있다.

골반 바닥근 통증 연관 패턴 (Pelvic Floor Muscle Pain Referral Patterns)

트라벨과 사이몬스는 골반 바닥 근육들에서 6개의 통증 유발점들을 찾았는데, 그것들은 척추 기저부와 허벅지의 뒤로 통증을 연관한다. 이 통증 유발점들은 또한 질 또는 페니스의 기저부로 통증을 연관할 수 있다. 중요한 것으로, 엉덩이 근육들 (이상근을 포함), 허벅지, 아래 다리, 등, 및 복부의 통증 유발점들은 모두가 골반 바닥 지역으로 통증을 연관할 수 있다. 그러므로 이 근육들의 활동성 통증 유발점들은 골반 바닥의 통증 분만 아니라, 골반 바닥 근육들에 통증 유발점들을 만들 수도 있다.

무엇이 골반 바닥근을 악화시키는가?
(What Aggravates the Pelvic Floor Muscles?)

우리 의견으로, 골반 바닥 근육들은 이 책에서 다룬 모든 근육들 중에서 가장 이해가 안 되고 있다. 왜냐하면 골반 바닥의 통증은 하부 등과 엉덩이의 통증처럼 흔하지 않기 때문이며, 그것은 많은 연구에서 관심을 받지 못해 왔다. 우리의 임상 경험에 기초 해서, 여기에 골반 근육들에서 통증 유발점 활성화의 가장 가능성 있는 약간의 원인들이 있다 :

- 뒤로 구부정하게 앉아있기, 의자에 꼬리뼈(미골)를 바로 대고
- 만성 치질, 골반 지역의 염증, 또는 골반 질환
- 천골이 골반과 만나는 천정관절의 기능이상 또는 배열이상
- 심하게 떨어지거나 갑작스런 충돌을 포함한 사고
- 골반 수술 또는 심지어 오랜 또는 잦은 질 검사
- 골반 바닥으로 통증을 연관하는 하나 또는 그 이상 근육들의 통증 유발점들

골반 바닥근에 통증 유발점이 있나?
(Do I Have Trigger Points in My Pelvic Floor Muscles?)

골반 바닥 근육들에 통증 유발점들을 갖고 있는지 아닌지를 결정하기 위하여, 첫째로 의학적 증거를 고려해라. 이 지역에 통증이 있으나 질환, 감염, 또는 구조적 문제들의 표시가 없거나, 당신의 의사가 그 통증이 “모두 당신의 머리 속”에 있다고 추정한다면, 당신은 그 통증이 원이 근막일 수도 있다는 것을, 하나의 중요한 자격(우리가 이전에 이 통증이 상상 속의 것이라고 가정하지 않은 반면에, 그것은 때때로 정신적인 원인을 가질 수 있다. 만성적인 정신적인 긴장이 골반 바닥 근육들을 이완시키지 못하게 이끌 수도 있으며, 이것이 통증 유발점들을 활성화 시킬 수 있다)과 함께 합리적으로 추론할 수 있다.

즉, 이 통증의 근막 원인들은, 대부분의 의사들에게 흔히 무시되는데, 그들의 훈련 또는 특수 전문지식에도 불구하고 그렇다. 사실상, 일부의 전문의들은 그들의 관점들이 단단히 자리잡고 있어서 그들의 환자를 물리치료사에게 검사 또는 치료를 위해서 의뢰하는 것을 거부하는데, 비록 그들이 전문화된 관점보다 그들 자신의 관점에서 그 환자에게서 잘못된 것이 없다는 것을 찾았을 때 조차도 그렇다.

의학적 증거를 고려한 후에, 당신이 겪고 있는 증상들의 종류에 관하여 생각해라. 다음 증상들이 골반 바닥의 통증 유발점들의 존재를 당신이 확신하는데 도움을 줄 수가 있다 (트라벨과 사이몬스 1992) :

- 강렬하고 타는듯한 질 통증
- 성교 도중 날카롭고 타는 듯한 감각
- 성교 후 깊은 쓰림
- 소변 도중이나 후에 강렬한 통증, 또는 잔뇨감
- 간헐적인 실금
- 하복부, 서혜부, 및 허벅지 안쪽의 지속된 통증

이 많은 문제들은 전문의의 범위 내에 있기 때문에, 당신은 예비 수술의 옵션을 제안 받을 수 있는데, 비록 그것을 위한 명확한 진단적 기초가 없더라도 말이다. 적어도 그 옵션을 밀고 나가기 전에 근막 원인들을 가려내는 것이 현명할 것이다.

골반 바닥 근육들의 활동성 통증 유발점들의 존재를 확인하는 한 가지 방법은 골반 내 검사와 치료를 특별히 인가 받은 물리치료사와 상담하는 것이다. 물리치료사들의 오직 일부만이 이러한 일을 하도록 교육

받고 허가 받았는데, 그러나 만약 당신이 그런 사람을 찾는다면, 그들은 훌륭한 자산이 될 것이다. 어떤 물리치료사라도 할 수 있는 것은 아니라는 것을 알아라; 대부분이 이러한 약간의 전문화된 신체 문제를 다루는데 훈련이 안 되어 있고 또 자격을 갖추지 않았다. 심지어 골반 바닥 통증을 치료하는 것에 훈련된 일부 물리치료사들이라도 연관통이라는 현상에 익숙하지 못하고, 그러므로 다른 근육들이 만성 골반 통증에 기여할 수 있다는 것을 알지 못한다.

다른 가능성은 골반 바닥으로 통증을 연관하는 근육들을 치료하는 것이다 (아래에 나열되어 있다). 이 근육들 중 7개는 이 책에서 다루지 않는다. 우리는 이 책에서 다룬 열한 개 근육들을 치료하는 것으로서 시작하라고 당신에게 제안한다. 당신의 골반 바닥 통증이 줄어들거나 없어진다면, 당신은 명백하게 올바른 길로 접어든 것이다. 남은 7개 근육들을 살펴보고 치료해야만 하거나 근막 통증 유발점 테크닉들을 수단으로 해서 그것들을 치료하는 것에 능숙한 치료사를 찾아야만 한다.

이 책에 있는 연관 가능 근육들

- 대둔근
- 중둔근
- 소둔근
- 햄스트링(반건양근, 반막양근, 및 대퇴이두근)
- 이상근
- 다열근 (6장 척추주위근 참조)
- 장요근
- 요방형근
- 복직근
- 가자미근
- 대내전근

이 책에 없는 연관 가능 근육들

- 단내전근
- 박근
- 복사근
- 치골근
- 봉공근
- 측광근

많은 이 근육들이 골반 바닥의 부분들에 붙어있고, 그래서 이 근육들의 만성적 활성화가 골반바닥의 통증을 일으킨다는 것은 놀랄만한 일이 아니다. 예를 들어, 박근은 길고 얇은 근육인데 당신이 다리를 벌릴 때 그것은 날카로운 칼날처럼 서혜부에서 튀어나온다. 이 근육은 스포츠 세계에서 "서혜부 당김(groin pull)"이라고 알려진 것의 중심이며, 그것은 때때로 골반 바닥의 속과 주위에서 가장 심하게 느껴진다. 이 근육들의 하나 또는 그 이상의 치료가 그 통증을 줄이거나 없앤다면, 당신은 그 문제를 풀은 것이고 여러 의학 전문의를 찾아 다니고 수술을 받을 지도 모르는 고통스런 여행을 모면하게 된다.

골반 바닥으로 통증을 연관하는 모든 근육들을 치료한 후, 통증이 지속한다면, 다음 단계는 골반 바닥 근육들 자체의 통증 유발점들을 찾는 것이다.

자기-관리 치료 (Self-Care Treatment)

골반 바닥 근육들의 통증 유발점들을 위한 객관적인 테스트들은 없다. 그에 맞춰, 당신은 골반 바닥의 근육들을 직접 촉진해서 이 문제를 추론해야만 한다. 사실상, 당신은 동시에 테스트하고 치료하는 것이다. 우리 클리닉에서는, 우리는 우리가 그것을 치료하면서 조직을 끊임없이 평가하고 그것이 치료에 어떻게 반응하는지를 주시한다; 여기서는 당신 자신을 위해서 동일한 것을 할 것이다. 골반 바닥 부위를 치료하고 통증이 사라졌다면, 당신은 그 문제가 근막 통증 유발점들이라고 것을 확신할 수 있다.

골반 바닥으로 통증을 연관할 수 있는 열 한 개의 근육들의 치료를 다른 장들에서 다뤘기 때문에, 이 장에서 그러한 치료 테크닉들을 반복하지 않으려 한다. 여기서는 우리는 오직 골반 바닥 근육들 자체의 치료에만 관심을 둔다. 우리의 권고 사항을 다양한 방식의 가압에 한정 짓는데 그것은 반드시 어느 정도의 스트레칭을 포함한다. 이 방법들이 당신의 골반 통증을 완전히 없애지 못하고 일부만 경감시킨다면, 당신은 이 지역을 치료하는데 숙련된 물리치료사 또는 다른 의학적 시술자를 찾아가야만 할 것이다.

가압 (Compression)

골반 바닥 통증은 꼬리뼈, 천골, 및 허벅지 뒤쪽의 통증과 더불어 때때로 매우 심할 수 있다. 그에 맞춰 우리는 부드러운 가압으로 시작하고 통증이 덜 해지게 됨에 따라 단단하고 보다 특정-지점에 가압하는 방식으로 나아 갈 것을 당신에게 강력히 권고한다.

따듯한 포멘텍 백과 마더 어스 베개 사용 (Using Warm Fomentek Bags and Mother Earth Pillows)

첫째로, 따듯한 포멘텍 백을 올려 놓은 바닥이 딱딱하지 않은 팔걸이가 있는 의자에 몇 분간 앉아서 근육을 따듯하게 하고 이완시킨다. 팔걸이는 중요한데, 의자에 앉아있는 동안 당신의 골반 바닥에 가해지는 압력을 조절할 수 있게 해주기 때문이다. 다음, 전자레인지에 데운 작은 마더 어스 베개를 반으로 접고, 그것을 의자 시트와 골반 바닥 사이에 놓는데, 당신의 꼬리뼈와 생식기 사이이다. 베개 위에서 당신의 골반을 천천히 앞뒤 좌우로 기울인다. 이것이; 통증을 어느 정도 덜하게 만든다면, 당신은 이완되고 골반 바닥 근육들의 통증 유발점들과 팽팽한 밴드들을 풀 가능성이 있다.

테니스공 사용 (Using a Tennis Ball)

다음, 테니스공을 사용해서 통증 유발점들을 찾아라. 이 방식에서는 약간 단단한 시트가 최상인데, 그렇지 않으면 공은 의자 시트 속으로 너무 많이 파묻힐 것이다. 팔걸이는 아직도 중요한데 그들이 당신의 골반 바닥으로 가해지는 압력을 조절하게 해 주기 때문이다. 테니스공을 당신의 허벅지와 당신의 항문 바로 앞 사이에 직접 놓아라. 당신의 골반을 공으로 천천히 낮추고, 당신의 팔로 당신의 체중을 받히면서, 그리고 천천히 좌우로 굴린다. 이 가압이 당신이 보통 때 겪던 통증과 유사한 것을 만든다면, 당신은 당신의 통증의 원인을 발견할 수도 있다. 특별히 민감한 부위들의 가압을 계속하는데, 0에서 10 사이 척도에서 통증 레벨 6을 넘지 말아라. 압력이 너무 크다면, 테니스공 위에 부드럽고, 얇은 쿠션 또는 따듯한 포멘텍 백을 깔아 보아라.

백노버 사용 (Using the Backnobber)

다음, 당신은 골반 바닥 지역의 통증 유발점들을 백노버를 사용해서 찾을 수 있다. 당신이 패드가 잘 된 시트에 앉아있으면서 당신의 골반 밑에 도구의 큰 부분을 놓는다. 도구의 위쪽 끝을 앞쪽으로 부드럽게 눌러서 당신 밑의 돌기가 항문 바로 앞과 그리고 좌골의 어느 한쪽인 골반 속으로 누르게 만든다. 점차적으로 그리고 조심스럽게 도구의 위치를 조절해서 당신이 골반 바닥의 다른 부위를 누르게 한다. 당신이 아픈 점을 발견했을 때, 그곳에 머물러서 10초 동안 압력을 점차적으로 증가시키고, 그 다음 점차적으로 압력을 푼다.

일단 당신이 처음 두 가압 방법들의 하나 또는 모두로 통증을 어느 정도 줄였다면, 백노버는 아마도 이 근육 그룹에 가압을 하기 위한 가장 효과적인 도구가 될 것이다. 일단 당신이 그것을 쓰는 방법에 익숙해지면, 그것은 비할 데 없을 정도의 지레효과와 조절을 제공할 것이다.

시술자를 위하여 (For Practitioners)

우리는 우리가 위에서 말한 것 이상으로 시술자들을 위한 특별한 지침들을 더할 수가 없다. 그러나, 우리는 만성 골반 통증이 매우 자주 근막 원인을 갖는다는 것을 당신이 아는 것이 얼마나 중요한지를 다시 말하지 않을 수 없다. 극소수의 시술자들만이 이것을 알고 있기 때문에, 만성 골반 통증은 보통 전문가의 손을 빌릴 수 밖에 없는데, 그 전문가들은 그들의 독특한 전문분야에 관련된 원인들을 찾는 경향이 있다. 그들은 그러한 원인들을 찾지 못했을 때, 그들은 종종 그 통증을 원인이 중요하지 않거나 또는 정신적인 것이라고 묵살하거나, 다른 전문의에게 의뢰한다. 우리는 골반 바닥 통증이 항상 근막 원인이라고 의도하지 않고, 단지 자주 그럴 수 있다. 그러므로 우리는 당신이 골반 바닥 통증을 가진 환자를 만났을 때 이 전체 장을 읽으라고 권한다. 이것이 이러한 환자들을 적절하게 평가하고 근막 요소가 있다면 그것을 어떻게 치료하는가를 당신이 그들에게 조언하는 것을 도울 것이라고 우리는 믿는다.

제 16 장

동작 범위 운동들
Range of Motion Exercises

전체적인 통증 없는 동작 범위로 움직이는 것은 자기-관리의 4가지 요소들 중의 하나다. (상기시키기 위하여, 다른 3가지는 워밍업, 가압, 그리고 스트레칭, 수축, 및 이완의 절차다.) 동작 범위 운동들은 스트레칭과 수축과는 별개인데, 그러나 그것은 양 자의 요소들을 포함한다. 우리는 모든 치료들을 스트레칭으로 끝을 내고 그리고 나서 보통 아프지 않은 동작 범위 운동들을 3번 반복한다. 또한 통증 유발점들의 재발을 막기 위하여 그리고 새로운 통증 유발점들이 생기는 것을 막기 위하여 동작 범위 운동들을 사용한다.

많은 사람들은 그들이 아침에 일어났을 때 또는 오랫동안 움직이지 않고 있은 후에 그들의 근육들이 짧아지고, 팽팽하며, 아프다는 것을 안다. 팽팽한 밴드들과 통증 유발점들은 종종 활동하지 않는 것에서 시작하며 연관통과 근육들이 뼈에 붙는 곳에 부종을 만든다. 이것을 막기 위해서, 우리가 권하는 것은 당신이 아침에 일어났을 때 또는 당신이 잠시 동안 움직이지 않고 있었을 때 동작 범위 운동들을 하는 것이다. 이것이 근육들을 완전하게 늘어나게 하거나 완전하게 줄어드는 것을 훈련시킬 것이다. 완전히 늘어나지 못하는 것은 종종 통증 유발점들과 팽팽한 밴드들을 나타낸다. 줄어들지 못하는 것은 우리가 "위 허약(pseudo weakness)"이라고 부르는 것을 만든다. 우리가 이 용어를 사용하는 이유는 우리가 팽팽한 밴드들과 통증 유발점들을 없앴을 때, 그 근육은 어떤 강화 운동의 필요성 없이 금방 다시 강해지기 때문이다.

만성 통증 상태들에서, 전체 근육은 보통 재교육을 필요로 한다. 근육들의 모든 부분들에 작용하기 위해서는, 움직임에 변형들을 도입하는 것이 종종 필요하다. 충분한 변형으로 인하여,모든 근육 섬유들은 그들의 동작 범위를 통해서 소집될 것이다. 움직임 자체를 바꾸는 것에 더해서, 당신은 많은 다른 방법들로 변형을 줄 수 있다 : 운동을 하는 표면의 변화인데, 딱딱하거나, 부드러운, 경사진, 또는 울퉁불퉁한 표면들을 사용하는 것이다. 모래에서 움직이거나 무릎 또는 허리 높이의 물에서 움직여라. 움직임을 더 크게 또는 더 작게 만들어라, 그리고 아주 아주 작게 그리고 아주 아주 크게 움직임을 만들어라. 템포를 변화시켜라, 보다 천천히 또는 보다 빠르게. 하루 동안에 두 세 켤레의 다른 신발을 신는 것 조차 도움이 될 수 있는데, 그들이 좋은 지지를 마련해주는 기능적인 신발이라면 좋다.

대부분의 사람들은 그들이 생각하는 이상으로 아주 많은 동작 범위 운동을 필요로 한다. 당신의 일상 생활 속으로 동작 범위 운동을 집어 넣으려고 노력을 하는데, 통증 유발점들과 팽팽한 밴드들을 포함한 어떤 근육들에 맞는 운동들에 초점을 맞춘다. 당신이 이것을 쉽게 하기 위해서, 우리는 이 책에서 다룬 근육들의 각각을 위한 프로토콜 속으로 운동들을 그룹화하였다 (3가지 모든 둔근들을 위한 한 프로토콜). 많은 운동들이 여러 근육들에게 이득이 되며, 각 프로토콜은 그 근육에 도움이 될 다른 운동들의 목록을 포함한다.

가능하다면, 음악에 맞춰 이 운동들을 해라. 이것은 흥미를 많이 줄 뿐만 아니라, 음악의 속도와 리듬이 당신의 움직임 속으로 보다 많은 변형들을 삽입하게 해 준다. 만약 재미있다면, 당신은 그것을 더 할 것이고, 그리고 더 하는 것이 필요한 바로 그것이다. 또한 당신은 다른 활동들 속으로 많은 동작 범위 운동들을 집어 넣을 수 있는데, 그렇게 해야 동작 범위 운동을 위하여 항상 특별한 시간을 내지 않아도 된다. 직장 또는 집에서 한 방에서 다른 방으로 걸어갈 때 약간의 동작 범위 운동을 포함하도록 시도해라.

당신이 동작 범위 운동들을 하는 것을 시작할 때, 편하게 하고 천천히 하는 것이 중요하다. 처음에, 운동들을 천천히 해라, 작은 움직임과 단지 몇 번의 반복만을– 아마도 넷에서 여덟의 반복. 시작, 중간, 및 진전 단계를 가진 운동들에서는, 항상 시작 단계로 시작한다. 시간이 가면서, 점차적으로 당신의 동작 범위와 속도를 증가시키고 그리고 16회 이상의 반복까지 해라. 그러는 동안, 당신의 움직임은 가능한 한 통증이 없어야만 한다. 운동이 고통스럽다면, 물러나서, 당신이 통증을 거의 못 느낄 때까지 동작의 정도와 속도를 줄여라. 일단 계속해서 몇 일 간 통증을 못 느낀다면, 당신은 점진적으로 정도, 속도, 및 반복 회수를 늘려라. 유사하게, 일단 초기 레벨이 편안하다고 느껴지면, 당신은 다음 레벨로 나아갈 수 있다. 바닥에서 하는 운동들에서, 카펫이 깔린 바닥이나 운동 매트를 쓰는 것이 최상이다.

많은 운동들에서, 우리는 "골반 기울이기(tilting of the pelvis)"을 뒤쪽으로 또는 앞쪽으로 라고 기술한다. 참조를 위해서, 우리는 우리가 뜻하는 바를 더 명백하게 하기 위하여 이 움직임을 연습하기를 바란다. 당신의 손을 허리에 대고 안으로 아래쪽으로 누른다. 당신은 장골릉이라 부르는 엉덩뼈 상단의 활모양의 언덕을 느껴야만 한다. 이 뼈의 경계표를 보기 위해서 150페이지의 그림 11.1을 보아라. 우리가 기울임을 기술하는 것은 이 활모양의 언덕 테두리부터다. 그것이 앞쪽으로 움직이면, 그것은 앞쪽으로 기울이기 또는 전방 골반 기울기라고 간주된다. 그것이 뒤쪽으로 움직였다면, 그것은 뒤쪽으로 기울이기 또는 후반 골반 기울기라고 불러진다.

장요근을 위한 동작 범위 프로토콜 (Range of motion Protocol for Iliopsoas)

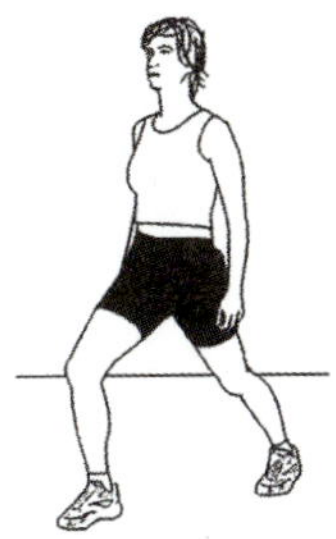

큰 발걸음 (Big Steps)

장요근, 햄스트링, 가자미근, 대둔근, 중둔근, 소둔근

걸으면서, 정상 스텝과 큰 스텝을 번갈아 한다. 큰 발걸음 16회를 할 때까지 걷는다. 이 운동은 당신이 보통 일상 활동에서 당신이 걷는 아무 때나 쉽게 할 수 있다.

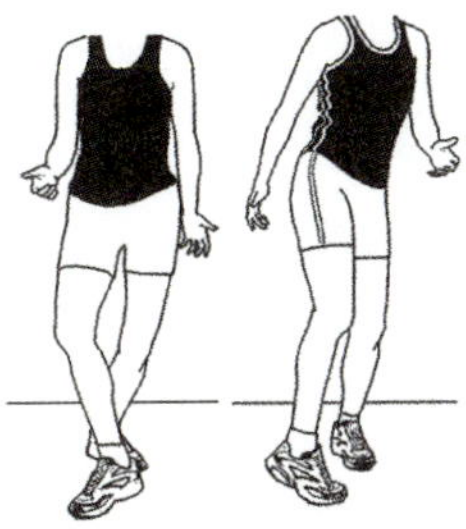

A B

서서 힙 틀기 (Standing Hip Twist)

장요근, 햄스트링, 중둔근, 소둔근, 이상근, 대둔근, 가자미근

당신의 오른발을 왼발 앞에 두고 시작하는데, 양 발이 바깥을 가리키게 한다 (A). 두드러지게 힙을 크게 안쪽으로 튼다, 당신의 오른발 앞꿈치를 축으로, 그리고 당신의 오른 발, 무릎, 다리, 및 힙을 천천히 안쪽으로 돌린다 (B). 천천히 출발 포지션으로 돌아 간다. 다른 쪽을 하기 전에 4회 반복을 한다. 당신이 가동성을 얻음에 따라 속도와 반복 회수를 점차적으로 늘린다.

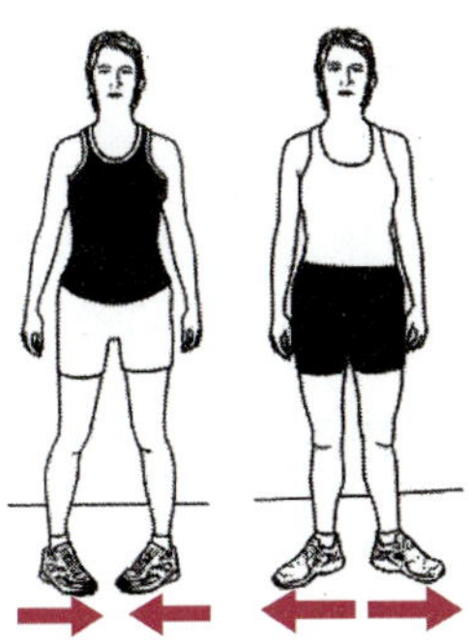

A B

서서 발가락 모으고 벌리기 (Standing Toes In and Out)

장요근, 햄스트링, 중둔근, 소둔근, 이상근, 대둔근, 가자미근

잠시 동안 당신의 발가락을 안쪽을 가리키게 하고 선다 (A), 그리고 나서 바깥을 가리키게 선다 (B). 시간을 두고 점차적으로 더 심하게 안쪽으로 그리고 바깥쪽으로 포지션을 잡는 것은 매우 작은 움직임처럼 보일 수도 있으나, 요근, 햄스트링, 및 특히 둔근들에게 매우 유용하다.

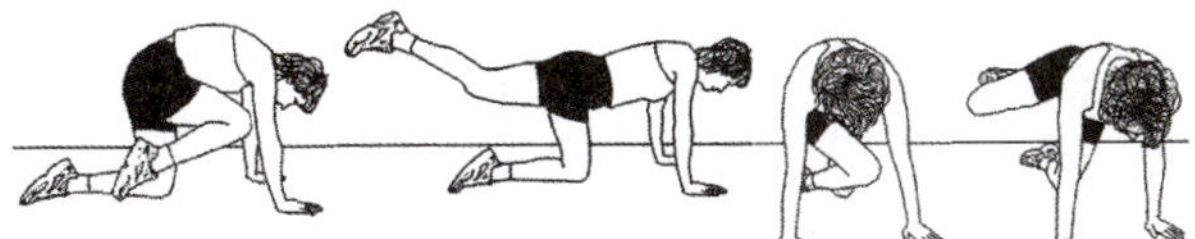

A B C D

사지 시리즈 (All Fours Series)

장요근, 햄스트링, 대둔근, 중둔근, 소둔근, 이상근

사지 포지션에서, 당신의 오른 무릎을 가슴에 대고 (A), 당신의 오른 다리를 뒤로 위로 흔든다 (B). 당신의 오른 무릎을 다시 앞으로 흔드는데, 그러나 이 번에는 당신 가슴을 가로질러 당신의 왼 팔꿈치 쪽으로 흔든다 (C). 당신의 오른 다리를 힙 높이의 옆으로 위로 드는데, 무릎은 굽히고 한다 (D). 당신의 오른 다리를 출발 포지션으로 돌아가게 한다. 처음에는, 각 반복마다 다리를 번갈아 해라. 당신이 힘과 유연성이 늘게 됨에 따라, 다른 다리로 바꾸기 전에 각각의 다리를 여러 번 반복해라.

앉아서 굽히고 펴기 (Seated Flex and Extension)

장요근, 복직근, 대둔근, 가자미근

팔걸이가 없는 의자에서 시작하는데 의자 시트의 오른쪽 가장자리 가까이 앉는다. 복근의 긴장을 풀고 천천히 당신의 가슴을 허벅지로 내려서, 당신의 손이 바닥에 닿게 만든다 (A). 몸을 바로 세우면서, 당신의 오른 다리를 몸 뒤로 통증이 없이 할 수 있는 만큼 멀리 뻗는다 (B). 당신의 힙과 복근을 가능한 이완시키려고 노력 해라, 그 다음 왼쪽에 절차를 반복한다.

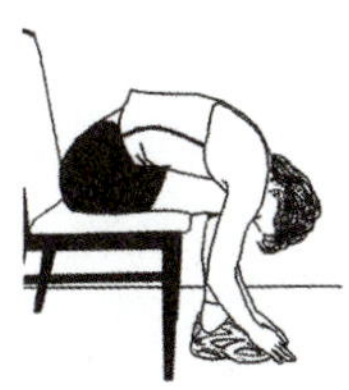

A

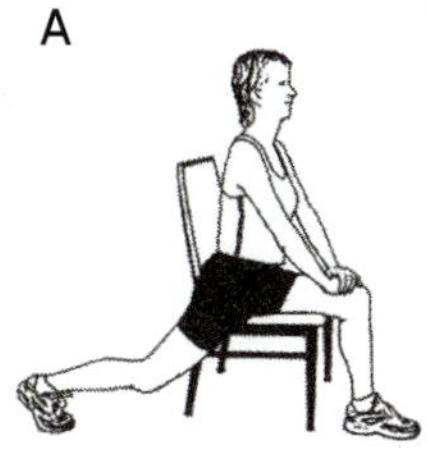

B

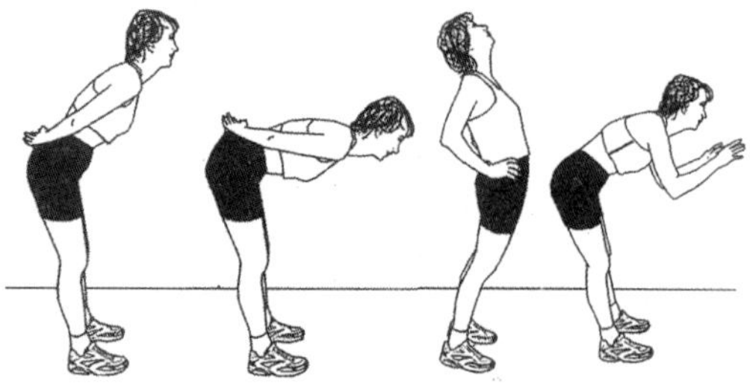

몸통 굽히고 펴기 시리즈

(Torso Bend and Extend Series)

장요근, 복직근, 햄스트링, 척추주위근, 대둔근, 가자미근, 요방형근

초보 : 무릎은 펴고 손은 등 뒤로 해서 선다. 당신의 등을 편 채로 힙에서 천천히 앞으로 굽히는데 (A), 통증 없이 할 수 있는 만큼 많이 굽힌다. 천천히 출발 포지션으로 돌아 간다. 시간이 가면서, 90° 로 앞으로 구부릴 수 있을 때까지 더 많이 굽힌다 (B). 출발 포지션으로 돌아간 후, 당신의 손을 힙에 대고 천천히 그리고 부드럽게 뒤쪽으로 몸통을 뻗는다 (C). 처음에는 5° 정도로 작게 등을 휘는 것으로 시작한다. 천천히 중립 포지션으로 돌아가고 당신의 등과 몸통 근육들 모두를 이완시킨다. 점차적으로 통증 없이 20°~30° 만큼의 몸통 펴기까지 올라 가라.

중간 : 팔을 위로하고, 팔꿈치는 구부리고, 당신의 손은 얼굴 앞에 두고 선다. 당신의 등을 편 채로 힙에서 천천히 앞으로 굽히는데 (D), 통증 없이 할 수 있는 만큼 많이 굽힌다. 천천히 출발 포지션으로 돌아 간다. 시간이 가면서, 90° 로 앞으로 구부릴 수 있을 때까지 더 많이 굽힌다. 출발 포지션으로 돌아간 후, 당신의 손과 팔을 동일한 포지션으로 유지한 채 천천히 그리고 부드럽게 뒤쪽으로 몸통을 뻗는다. 처음에는 5° 정도로 작게 등을 휘는 것으로 시작한다. 천천히 중립 포지션으로 돌아가고 당신의 등과 몸통 근육들 모두를 이완시킨다. 점차적으로 통증 없이 20°~30° 만큼의 몸통 펴기까지 올라 가라.

진전 : 양 팔을 머리 위로 뻗고 선다. 당신의 등을 편 채로 힙에서 천천히 앞으로 굽힌다. 통증 없이 할 수 있는 만큼 많이 굽힌다. 천천히 출발 포지션으로 돌아 간다. 시간이 가면서, 90° 로 앞으로 구부릴 수 있을 때까지 더 많이 굽힌다. 출발 포지션으로 돌아간 후, 당신의 팔을 머리 위로 유지한 채 천천히 그리고 부드럽게 뒤쪽으로 몸통을 뻗는다. 천천히 중립 포지션으로 돌아가고 당신의 등과 몸통 근육들 모두를 이완시킨다. 다시, 작게 시작하고 시간을 갖고 가장 큰 몸통 펴기까지 노력해라.

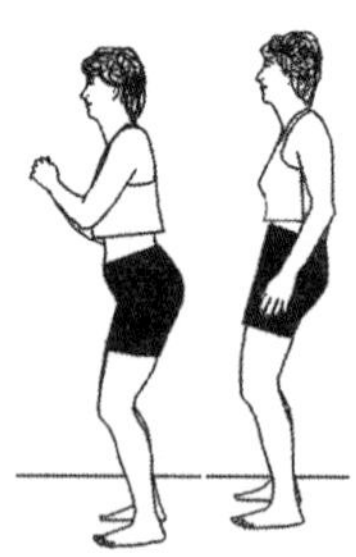

서서 골반 기울이기

(Standing Pelvic Tilt)

장요근, 복직근, 척추주위근, 햄스트링, 대둔근, 요방형근, 이상근

무릎을 굽히고 선다. 숨을 들이마시고, 당신의 복근을 이완시키고, 천천히 당신의 골반을 앞쪽으로 기울인다 (A). 출발 포지션으로 돌아가고, 그 다음 숨을 내 쉬고 당신이 천천히 당신의 골반을 뒤쪽으로 기울이면서 당신의 복부를 안으로 당긴다 (B). 당신은 걸으면서 골반 기울이기를 할 수도 있다: 단지 짧은 거리를 걷고, 멈추고, 골반 기울이기를 4번 해라, 그리고 나서 다시 걸어라. 당신은 당신이 원하는 만큼 많이 이것을 반복할 수 있다– 많이 하는 것이 더 좋다.

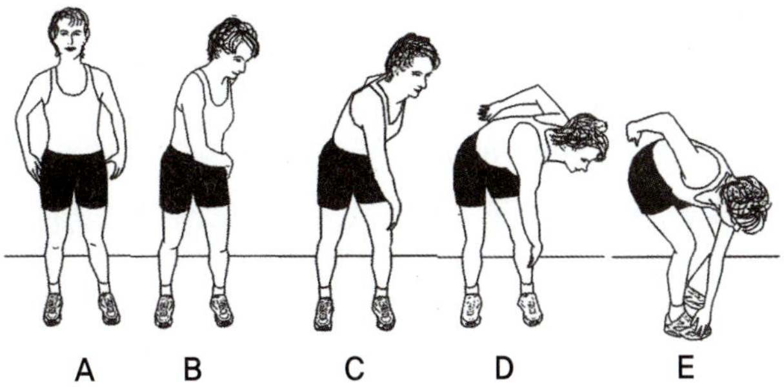

서서 틀면서 굽히기 시리즈

(Standing Twist and Bend Series)

장요근, 복직근, 척추주위근, 대둔근, 중둔근, 소둔근, 햄스트링, 가자미근, 요방형근

손을 당신의 옆에 둔 선 포지션으로 시작한다 (A). 당신의 몸통을 틀어서 당신의 오른 손을 왼힙에 댄다 (B), 그 다음 출발 포지션으로 돌아 간다. 조금 더 많이 틀어서 당신의 오른 손을 당신의 왼 허벅지로 보낸다 (C), 그 다음 출발 포지션으로 돌아간다. 반복한다, 이번에는 약간 더 내려 당신의 왼 다리까지 보낸다 (D), 그 다음 출발 포지션으로 돌아간다. 마지막으로, 통증 없이 할 수 있다면, 죽 내려가서 당신의 왼발까지 뻗어라 (E). **반대편에** 전체 절차를 반복한다.

장요근에 도움이 될 다른 운동들

(Other exercises that will benefit the Iliopsoas)

- 복직근 프로토콜
  - 앉아서 골반 기울이기
  - 피트니스 볼에 앉아서 골반 기울이기

- 요방형근 프로토콜
  - 서서 힙 흔들기
  - 서서 힙 치켜 올리기
  - 피트니스 볼 옆구리 스트레치
  - 서서 옆구리 스트레치
  - 서서 옆구리 구부리기

- 둔근 프로토콜
  - 서서 다리 흔들기 시리즈
  - 포도 덩굴 시리즈

- 햄스트링 프로토콜
  - 역동적인 서고 굽히기
  - 역동적인 한 다리로 서기

- 가자미근 프로토콜
  - 언덕 걷기

척추주위근을 위한 동작 범위 프로토콜 (Range of motion Protocol for Paraspinals)

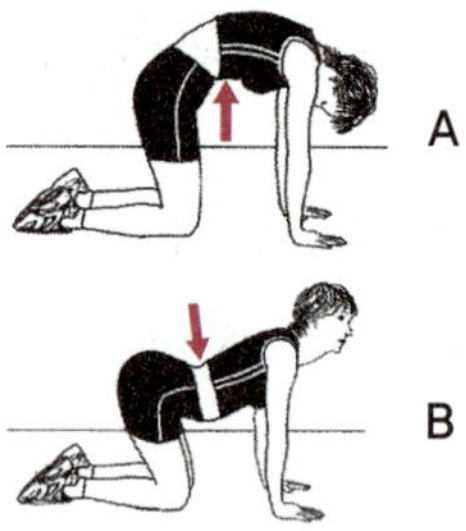

고양이 등과 늙은 말

(Cat Back and Old Horse)

척추주위근, 복직근, 요방형근, 대둔근

네발로 시작하는데, 숨을 내 쉬면서 천천히 당신의 중간 몸통을 마치 고양이가 등을 세우는 것처럼 천장 쪽으로 들어 올린다 (A). 적어도 5초간 유지하고 나서 숨을 들이 마시면서 천천히 당신의 중간 몸통을 마치 늙고 척추가 구부러진 말처럼 바닥 쪽으로 내리고, 복부의 힘을 빼고 당신의 엉덩이와 머리를 들어 올린다 (B). 적어도 5초간 유지한다.

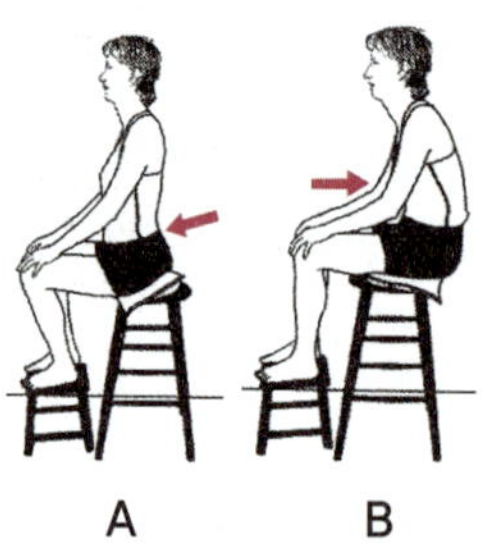

앉아서 골반 기울이기

(Seated Pelvic Tilt)

척추주위근, 대둔근, 복직근, 장요근, 요방형근

포멘텍 백 또는 공기를 집어 넣은 앉는 원반 따위의 역동적인 물체가 올려진 의자 또는 높은 스툴에 앉는데, 당신의 발은 바닥에 놓거나 발 스툴 위에 놓는다. 숨을 들이 마시고, 복부의 긴장을 풀고, 천천히 당신의 골반의 꼭대기를 앞쪽으로 기울여서 (A), 등에 약간의 아치를 만든다. 출발 포지션으로 돌아가고, 그 다음 숨을 내쉬고 천천히 당신의 골반을 뒤로 기울이면서 당신의 복부를 안으로 당긴다 (B).

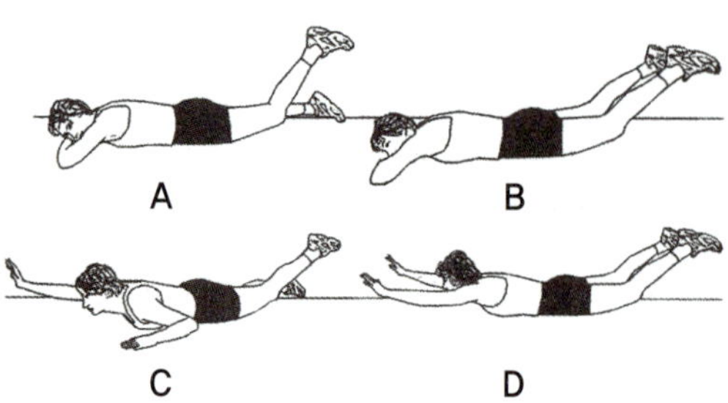

슈퍼맨 (Superman)

척추주위근, 대둔근, 중둔근, 소둔근, 햄스트링, 요방형근

초보 : 배를 대고 엎드려서 시작하는데, 당신의 팔은 접어서 몸 앞에 두고 당신의 머리는 팔 위에 놓는다. 천천히 당신의 왼 다리를 천장 쪽으로 올린다 (A). 5초간 유지하고 나서 다리를 천천히 바닥으로 내린다. 이완하고, 그리고 나서 당신의 오른 다리를 반복한다.

중간 : 동일한 포지션으로 시작하는데, 양 다리를 천천히 천장 쪽으로 올린다 (B). 5초간 유지하고 나서 양 다리를 천천히 바닥으로 내린다.

진전 : 배를 대고 엎드려서 시작하는데, 당신의 팔은 마치 슈퍼맨처럼 날아가듯이 완전히 뻗는다. 당신의 왼다리와 오른팔 그리고 머리를 천천히 천장 쪽으로 천천히 올린다 (C). 5초간 유지하고 나서 그것들을 천천히 바닥으로 내린다. 이완하고, 그리고 나서 당신의 오른 다리, 왼팔 그리고 머리를 반복한다. 5초간 유지하고 나서 그것들을 천천히 바닥으로 내린다. 이완시키고, 그리고 나서 양 팔, 양 다리, 그리고 머리를 동시에 천천히 올린다 (D). 5초간 유지하고 나서 천천히 출발 포지션으로 돌아 간다. 당신이 이것을 여러 번 반복할 수 있다면, 당신은 명백히 슈퍼맨 또는 슈퍼우먼이다. 기억해라, 통증을 일으키지 않고 그것을 할 수 없다면 이 움직임을 하지 말아라.

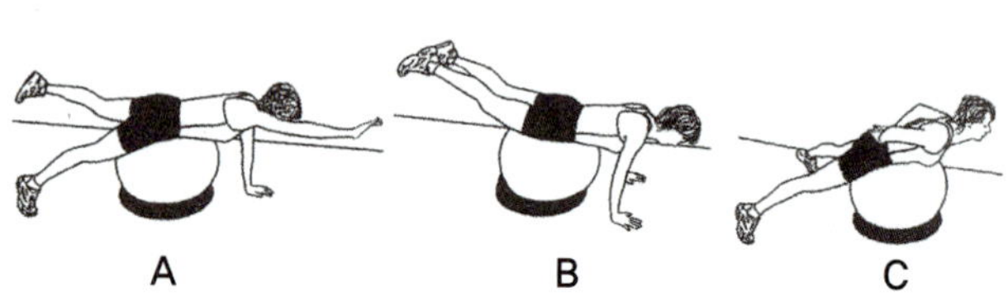

엎드린 피트니스 볼 시리즈
(Prone Fitness Ball Series)

척추주위근, 대둔근, 햄스트링, 요방형근

초보 : 이 운동은 초보자에게 권해지지 않는다.

중간 : 공이 돌아 다니지 않게 받침 위의 커다란 피트니스 볼을 사용한다. 배를 대고 공에 눕는데 공이 당신의 몸 중앙 아래로 오게 하고, 당신의 손과 발은 지탱을 위해서 바닥에 댄다. 당신의 오른 팔과 왼 다리를 천천히 올린다 (A). 3초간 유지하고 나서 천천히 출발 포지션으로 돌아 간다. 다음, 당신의 체중이 당신의 발로 가게 하고, 당신의 손을 당신의 하부 등에 두고, 당신의 몸통을 당신의 등 근육을 사용해서 천천히 올려라 (C). 3초간 유지하고 나서 천천히 출발 포지션으로 돌아 간다. 필요하다면, 당신이 이 운동을 하면서 하나 또는 양 발을 좁은 널판지(굽도리 널)에 대고 고정한다.

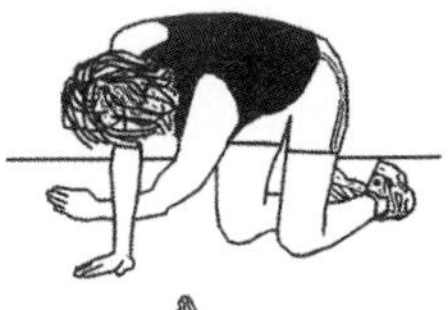

A

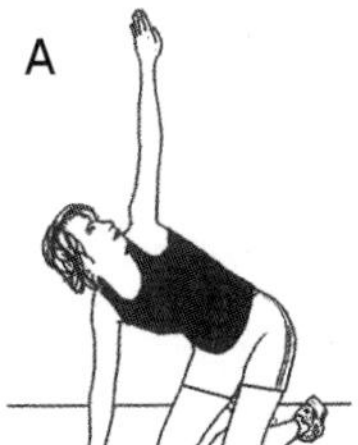

B

바늘에 실 꿰기 (Thread the Needle)

척추주위근, 복직근, 요방형근

사지를 바닥에 대고 시작하는데, 당신의 왼팔을 가슴 밑으로 가로질러 우측으로 뻗는데 (A), 당신의 머리, 목, 및 몸통을 당신의 눈과 함께 손을 따라서 돌린다. 당신의 왼팔을 "바늘 구멍"을 통해서 천천히 뒤로 보내고 그리고 나서 천장 쪽으로 올리며 (B), 당신의 머리, 목, 및 몸통을 당신의 눈과 함께 손을 따라서 돌린다. 다른 쪽을 반복한다. 보다 진전된 형태를 위해서는, 손을 움직이는데 매우 가벼운 중량(1-2파운드)을 쥐고 사용해라.

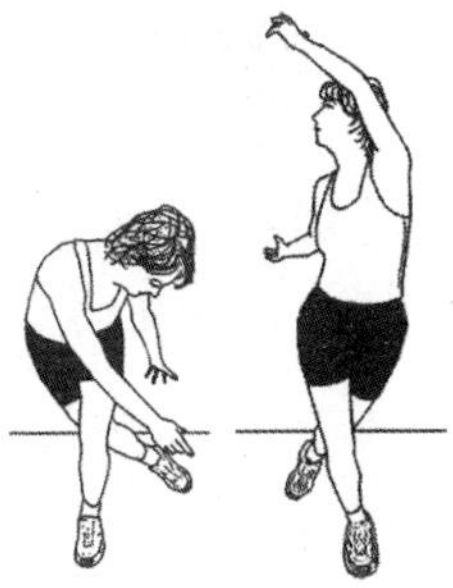

A B

몸통 회전하며 뻗기 시리즈
(Torso Rotation and Reach Series)

척추주위근, 요방형근, 중둔근, 대둔근

초보 : 처음에는 작게 그리고 점차적으로 당신이 보다 유연해짐에 따라 움직임을 늘려라. 선 포지션에서부터, 당신의 오른 다리를 뒤로 딛는데, 그것을 당신의 왼발 뒤로 교차시키고 (A) 당신의 체중의 대부분을 당신의 왼 다리에 둔다. 동시에, 당신의 오른팔로 몸통을 가로질러 뻗어서, 그것을 아래로 왼 허벅지를 가로질러 옮기고, 당신의 왼팔을 몸 뒤로 흔들어 가게 한다. 출발 포지션으로 돌아가서, 당신의 오른 발로 앞으로 내딛고, 당신의 몸통을 오른쪽으로 틀고, 양 팔을 오른쪽으로 흔드는데, 당신의 오른팔은 몸 뒤로 그리고 당신의 왼팔은 올린다 (B).

중간 : 급수를 올리기 위해서, 간단히 더 큰 발걸음을 딛고, 당신의 팔을 더 많이 뻗는다.

진전 : 가장 진전된 움직임을 위해서, 더 큰 발걸음을 딛고, 동작의 처음 반에서 당신의 앞의 손을 바닥까지 뻗고, 동작의 나중 반에서는 당신의 몸통을 더 몸 주위로 튼다.

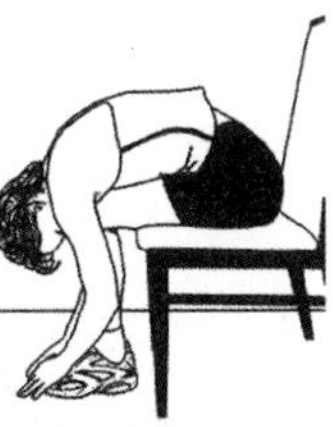

앉아서 앞으로 굽히기
(Seated Forward Bend)

척추주위근, 대둔근

의자에 몸을 똑바로 해서 앉는다, 그리고 나서 당신의 복부와 허벅지 근육들을 이완시키고 있으면서 천천히 앞으로 굽힌다. 당신의 가슴을 허벅지에 대고 쉬며 깊은 호흡을 한다. 천천히 출발 포지션으로 돌아간다.

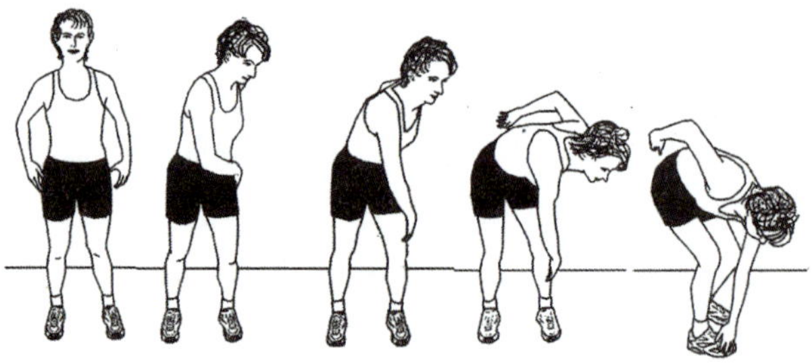

서서 틀면서 굽히기 시리즈

(Standing Twist and Bend Series)

척추주위근, 복직근, 장요근, 햄스트링, 요방형근, 중둔근, 대둔근, 소둔근, 가자미근

손을 당신의 옆에 둔 선 포지션으로 시작한다 (A). 당신의 몸통을 틀어서 당신의 오른 손을 왼쪽 힙에 댄다 (B), 그 다음 출발 포지션으로 돌아 간다. 조금 더 많이 틀어서 당신의 오른 손을 당신의 왼 허벅지로 보낸다 (C), 그 다음 출발 포지션으로 돌아간다. 반복한다, 이번에는 약간 더 내려 당신의 왼 다리까지 보낸다 (D), 그 다음 출발 포지션으로 돌아간다. 마지막으로, 통증 없이 할 수 있다면, 계속 내려가서 당신의 왼 발까지 뻗어라 (E). 반대편에 전체 절차를 반복한다.

몸 앞의 근육들에게 더 많은 스트레치를 그리고 몸 뒤의 근육들에게 더 큰 수축을 더하기 위해서, 당신이 출발 포지션으로 돌아가는 매 번 당신의 움직이는 팔을 위와 뒤로 들어 올린다.

척추주위근에 도움이 될 다른 운동들

(Other exercises that will benefit the paraspinals)

- 장요근 프로토콜
  - 몸통 굽히고 펴기 시리즈
- 복직근 프로토콜
  - 서서 골반 기울이기
  - 피트니스 볼에 앉아서 골반 기울이기
- 요방형근 프로토콜
  - 앉아서 등 틀기
  - 피트니스 볼 옆구리 스트레치
  - 서서 틀기
  - 서서 옆구리 스트레치
  - 서서 옆구리 구부리기
- 둔근 프로토콜
  - 역동적인 한 다리로 서기
- 이상근 프로토콜
  - 서서 다리 흔들기 적응
- 햄스트링 프로토콜
  - 앞으로 몸통 굽히기 시리즈
  - 역동적인 서고 굽히기
  - 역동적인 한 다리로 서기
- 가자미근 프로토콜
  - 무릎 굽히기 시리즈

복직근을 위한 동작 범위 프로토콜 (Range of motion Protocol for Rectus Abdominis)

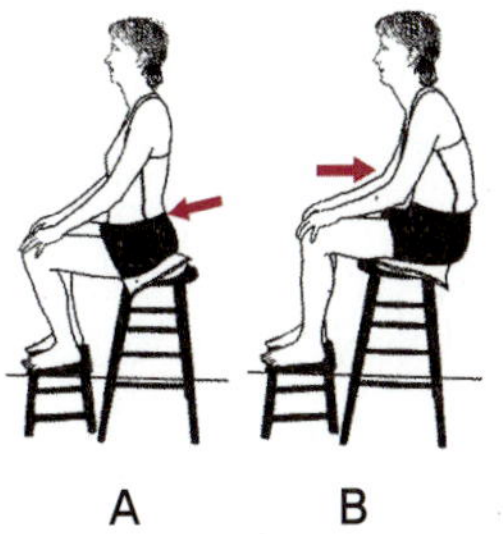

앉아서 골반 기울이기

(Seated Pelvic Tilt)

복직근, 척추주위근, 대둔근, 장요근, 요방형근

포멘텍 백 또는 공기를 집어 넣은 앉는 원반 따위의 역동적인 물체가 올려진 의자 또는 높은 스툴에 앉는데, 당신의 발은 바닥에 놓거나 발 스툴 위에 놓는다. 숨을 들이 마시고, 복부의 긴장을 풀고, 천천히 당신의 골반의 꼭대기를 앞쪽으로 기울여서 (A), 등에 약간의 아치를 만든다. 출발 포지션으로 돌아가고, 그 다음 숨을 내쉬고 천천히 당신의 골반을 뒤로 기울이면서 당신의 복부를 안으로 당긴다 (B).

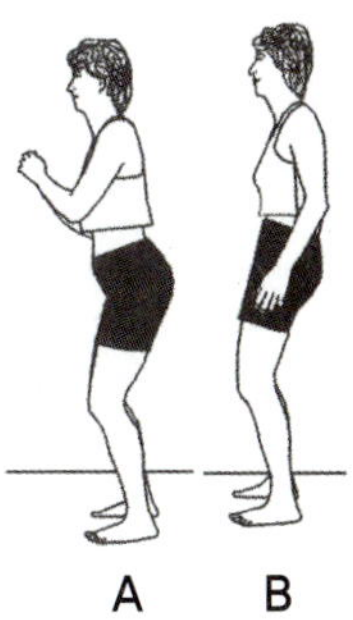

서서 골반 기울이기

(Standing Pelvic Tilt)

복직근, 척추주위근, 대둔근, 장요근, 햄스트링, 요방형근, 가자미근

무릎을 굽히고 선다. 숨을 들이 마시고, 당신의 복근을 이완시키고, 천천히 당신의 골반을 앞쪽으로 기울인다 (A). 출발 포지션으로 돌아가고, 그 다음 숨을 내 쉬고 당신이 천천히 당신의 골반을 뒤쪽으로 기울이면서 당신의 복부를 안으로 당긴다 (B). 당신은 걸으면서 골반 기울이기를 할 수도 있다: 단지 짧은 거리를 걷고, 멈추고, 골반 기울이기를 4번 해라, 그리고 나서 다시 걸어라. 당신은 당신이 원하는 만큼 많이 이것을 반복할 수 있다– 많이 하는 것이 더 좋다.

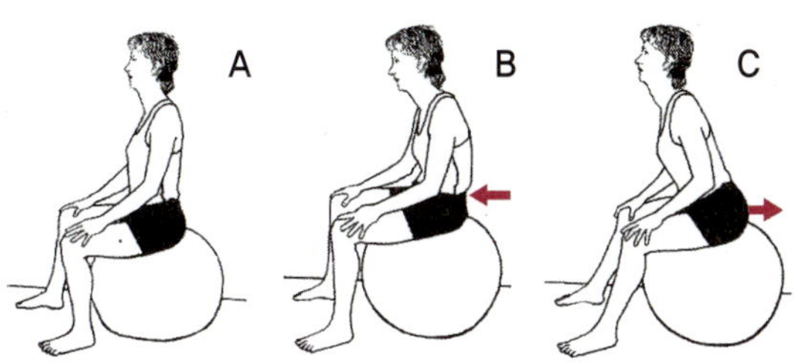

피트니스 볼 위에 앉아서 골반 기울이기

(Seated Pelvic Tilt on a Fitness Ball)

복직근, 척추주위근, 요방형근, 대둔근, 소둔근

커다란 피트니스 볼 위의 앞쪽 반에 안정을 위하여 발을 벌리고 앉는다 (A). 위에서 기술한 앉아서 골반 기울이기를 하는데, 당신이 뒤로 기울이고 앞으로 말고 하면서 공 위에서 약간 굴린다. 숨을 내쉬며 복부를 수축시키는데 당신은 치골을 당신의 배꼽 쪽으로 위로 옮긴다 (B). 숨을 들이 마시고, 복부의 긴장을 풀고 당신이 등을 약간의 아치를 만들면서 당신의 배꼽이 튀어나오게 만든다 (C), 그리고 나서 출발 포지션으로 돌아간다.

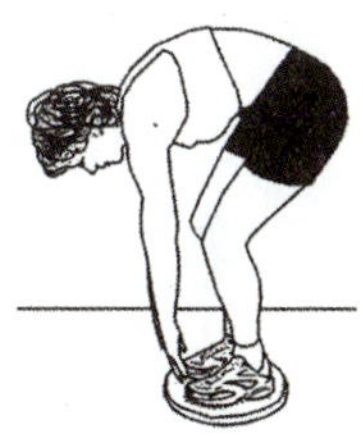

역동적인 서서 굽히기

(Dynamic Standing and Bending)

복직근, 척추주위근, 대둔근, 중둔근, 소둔근, 요방형근, 햄스트링, 가자미근, 장요근

당신이 올라섰을 때 흔들리는 물체–공기가 약간 채워진 역동적인 원반, 밸런스 또는 흔들림 판, 딱딱한 폼 조각, 또는 베개 따위– 위에 양 발로 균형을 잡고 선다. 숨을 내 쉬며 천천히 앞으로 굽히고, 무릎을 약간 구부리고 균형을 잡으면서 당신의 손가락 끝으로 당신의 발가락 또는 바닥에 대는데, 당신의 복부 근육의 긴장을 풀고서 한다. 숨을 들이마시면서 천천히 등을 펴서 출발 포지션으로 돌아간다. 이 움직임은 좋은 밸런스를 요구한다. 당신이 그것을 터득할 때까지, 당신의 균형을 유지하기 위해서 튼튼한 의자 또는 다른 물체를 가볍게 잡아라.

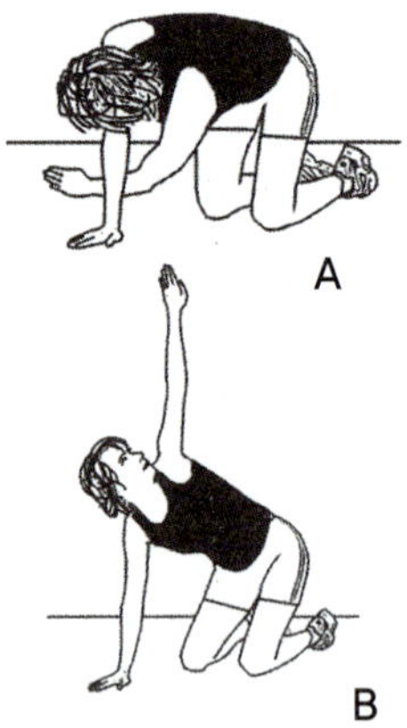

바늘에 실 꿰기

(Thread the Needle)

복직근, 척추주위근, 요방형근

사지를 바닥에 대고 시작하는데, 당신의 왼팔을 가슴 밑으로 가로질러 우측으로 뻗는데 (A), 당신의 머리, 목, 및 몸통을 당신의 눈과 함께 손을 따라서 돌린다. 당신의 왼팔을 "바늘 구멍"을 통해서 천천히 뒤로 보내고 그리고 나서 천장 쪽으로 올리며 (B), 당신의 머리, 목, 및 몸통을 당신의 눈과 함께 손을 따라서 돌린다. 다른 쪽을 반복한다. 보다 진전된 형태를 위해서는, 손을 움직이는데 매우 가벼운 중량(1–2파운드)을 쥐고 사용해라.

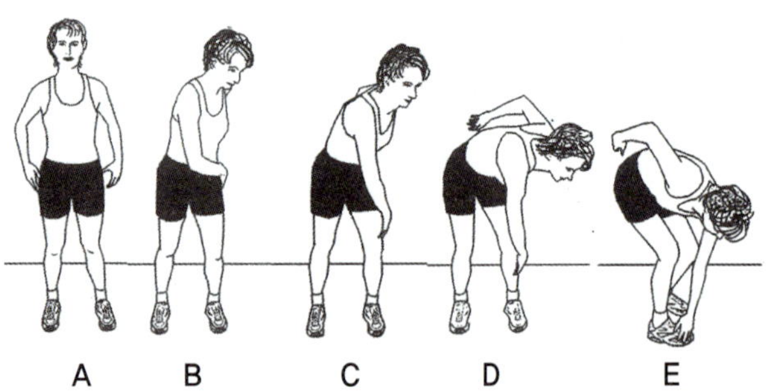

서서 틀면서 굽히기 시리즈

(Standing Twist and Bend Series)

복직근, 장요근, 척추주위근, 햄스트링, 요방형근, 대둔근, 중둔근, 소둔근, 가자미근

손을 당신의 옆에 둔 선 포지션으로 시작한다 (A). 당신의 몸통을 틀어서 당신의 오른 손을 왼쪽 힙에 댄다 (B), 그 다음 출발 포지션으로 돌아 간다. 조금 더 많이 틀어서 당신의 오른 손을 당신의 왼 허벅지로 보낸다 (C), 그 다음 출발 포지션으로 돌아간다. 반복한다, 이번에는 약간 더 내려 당신의 왼쪽 다리까지 보낸다 (D), 그 다음 출발 포지션으로 돌아간다. 마지막으로, 통증 없이 할 수 있다면, 계속 내려가서 당신의 왼 발까지 뻗어라 (E). 반대편에 전체 절차를 반복한다.

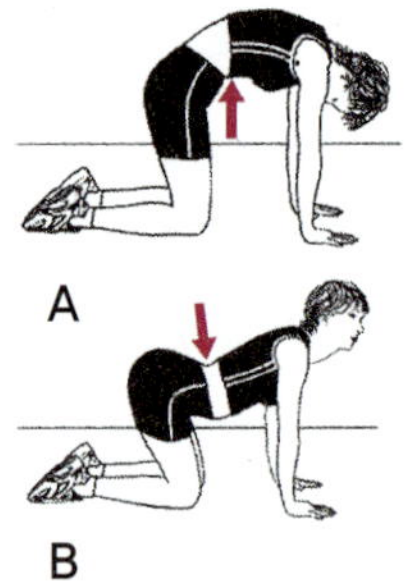

고양이 등과 늙은 말

(Cat Back and Old Horse)

복직근, 척추주위근, 요방형근, 대둔근

네발로 시작하는데, 숨을 내쉬면서 천천히 당신의 중간 몸통을 마치 고양이가 등을 세우는 것처럼 천장 쪽으로 들어 올린다 (A). 적어도 5초간 유지하고 나서 숨을 들이 마시면서 천천히 당신의 중간 몸통을 마치 늙고 척추가 구부러진 말처럼 바닥 쪽으로 내리고, 복부의 힘을 빼고 당신의 엉덩이와 머리를 들어 올린다. (B). 적어도 5초간 유지한다.

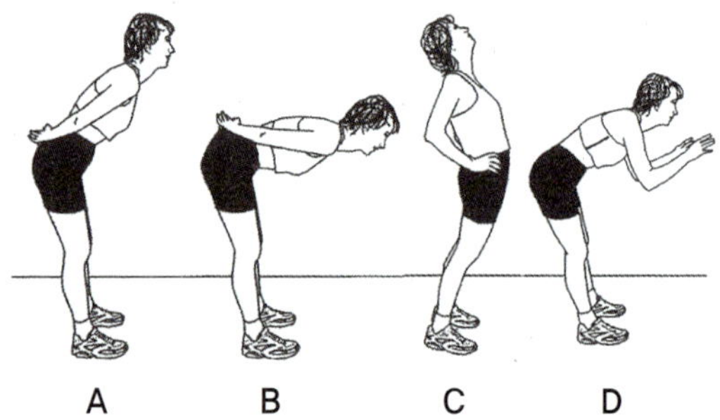

몸통 굽히고 펴기 시리즈

(Torso Bend and Extend Series)

복직근, 햄스트링, 척추주위근, 대둔근, 가자미근, 장요근, 요방형근

초보 : 무릎은 펴고 손은 등 뒤로 해서 선다. 당신의 등을 편 채로 힙에서 천천히 앞으로 굽히는데 (A), 통증 없이 할 수 있는 만큼 많이 굽힌다. 천천히 출발 포지션으로 돌아 간다. 시간이 가면서, 90°로 앞으로 구부릴 수 있을 때까지 더 많이 굽힌다 (B). 출발 포지션으로 돌아간 후, 당신의 손을 힙에 대고 천천히 그리고 부드럽게 뒤쪽으로 몸통을 뻗는다 (C). 처음에는 5° 정도로 작게 등을 휘는 것으로 시작한다. 천천히 중립 포지션으로 돌아가고 당신의 등과 몸통 근육들 모두를 이완시킨다. 점차적으로 통증 없이 20~30° 만큼의 몸통 펴기까지 올라 가라.

중간 : 팔을 위로하고, 팔꿈치는 구부리고, 당신의 손은 얼굴 앞에 두고 선다. 당신의 등을 편 채로 힙에서 천천히 앞으로 굽히는데 (D), 통증 없이 할 수 있는 만큼 많이 굽힌다. 천천히 출발 포지션으로 돌아간다. 시간이 가면서, 90° 로 앞으로 구부릴 수 있을 때까지 더 많이 굽힌다. 출발 포지션으로 돌아간 후, 당신의 손과 팔을 동일한 포지션으로 유지한 채 천천히 그리고 부드럽게 뒤쪽으로 몸통을 뻗는다. 처음에는 5° 정도로 작게 등을 휘는 것으로 시작한다. 천천히 중립 포지션으로 돌아가고 당신의 등과 몸통 근육들 모두를 이완시킨다. 점차적으로 통증 없이 20~30° 만큼의 몸통 펴기까지 올라 가라.

진전 : 양 팔을 머리 위로 뻗고 선다. 당신의 등을 편 채로 힙에서 천천히 앞으로 굽힌다. 통증 없이 할 수 있는 만큼 많이 굽힌다. 천천히 출발 포지션으로 돌아 간다. 시간이 가면서, 90° 로 앞으로 구부릴 수 있을 때까지 더 많이 굽힌다. 출발 포지션으로 돌아간 후, 당신의 팔을 머리 위로 유지한 채 천천히 그리고 부드럽게 뒤쪽으로 몸통을 뻗는다. 천천히 중립 포지션으로 돌아가고 당신의 등과 몸통 근육들 모두를 이완시킨다. 다시, 작게 시작하고 시간을 갖고 가장 큰 몸통 펴기까지 노력해라.

복직근에 도움이 될 다른 운동들

(Other exercises that will benefit the rectus abdominis)

- 장요근 프로토콜
  - 앉아서 굽히고 펴기
- 요방형근 프로토콜
  - 앉아서 힙 흔들기
  - 서서 힙 치켜 올리기
  - 앉아서 등 틀기
  - 피트니스 볼 옆구리 스트레치
  - 서서 옆구리 스트레치
  - 서서 옆구리 구부리기
- 햄스트링 프로토콜
  - 역동적인 한 다리로 서기

요방형근을 위한 동작 범위 프로토콜 (Range of motion Protocol for Quadratus Lumborum)

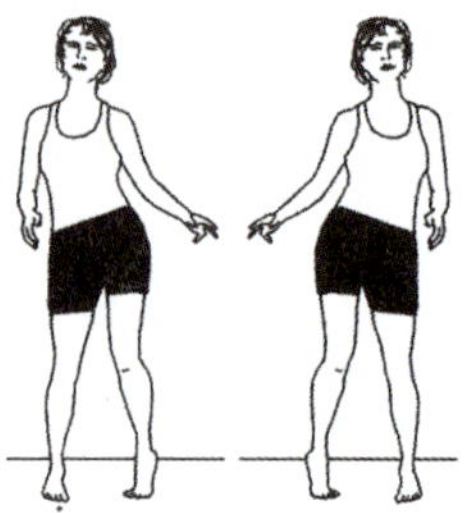

서서 힙 흔들기

(Standing Hip Swing)

요방형근, 장요근, 복직근, 가자미근

서있으면서, 당신의 힙을 좌·우로 흔드는데, 당신의 어깨와 가슴은 고정된 포지션으로 유지한다.

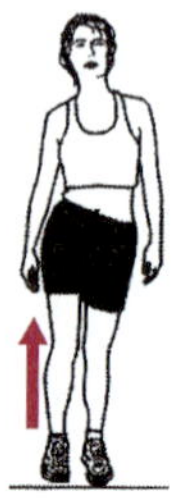

서서 힙 치켜 올리기

(Standing Hip Hike)

요방형근, 장요근, 복직근, 가자미근

서있으면서, 당신의 오른 힙을 위로 올리고 나서 밑으로 내린다. 오른편에 10회까지 반복하며, 그리고 나서 좌측을 반복한다

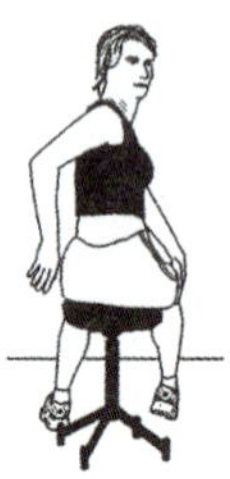

앉아서 등 틀기

(Seated Back Twist)

요방형근, 척추주위근, 복직근

스툴에 앉아서, 당신의 힙과 다리를 똑바로 앞을 보게 유지하고, 숨을 내쉬며 당신의 상체를 통증 없이 할 수 있을 만큼 많이 한쪽으로 트는데, 당신이 몸을 트는 쪽으로 어깨와 팔로 이끈다. 둘을 센 후에, 중립 포지션으로 돌아가면서 숨을 깊게 들이 마신다. 다른 쪽을 반복한다.

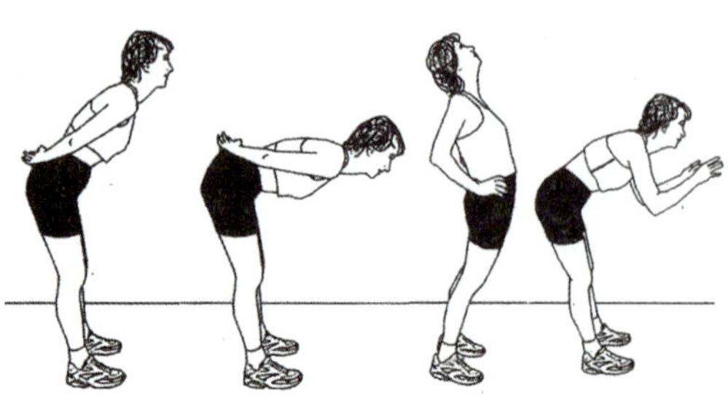

몸통 굽히고 펴기 시리즈

(Torso Bend and Extend Series)

요방형근, 복직근, 햄스트링, 척추주위근, 대둔근, 가자미근, 장요근

초보 : 무릎은 펴고 손은 등 뒤로 해서 선다. 당신의 등을 편 채로 힙에서 천천히 앞으로 굽히는데 (A), 통증 없이 할 수 있는 만큼 많이 굽힌다. 천천히 출발 포지션으로 돌아 간다. 시간이 가면서, 90° 로 앞으로 구부릴 수 있을 때까지 더 많이 굽힌다 (B). 출발 포지션으로 돌아간 후, 당신의 손을 힙에 대고 천천히 그리고 부드럽게 뒤쪽으로 몸통을 뻗는다 (C). 처음에는 5° 정도로 작게 등을 휘는 것으로 시작한다. 천천히 중립 포지션으로 돌아가고 당신의 등과 몸통 근육들 모두를 이완시킨다. 점차적으로 통증 없이 20～30° 만큼의 몸통 펴기까지 올라 가라.

중간 : 팔을 위로하고, 팔꿈치는 구부리고, 당신의 손은 얼굴 앞에 두고 선다. 당신의 등을 편 채로 힙에서 천천히 앞으로 굽히는데 (D), 통증 없이 할 수 있는 만큼 많이 굽힌다. 천천히 출발 포지션으로 돌아간다. 시간이 가면서, 90° 로 앞으로 구부릴 수 있을 때까지 더 많이 굽힌다. 출발 포지션으로 돌아간 후, 당신의 손과 팔을 동일한 포지션으로 유지한 채 천천히 그리고 부드럽게 뒤쪽으로 몸통을 뻗는다. 처음에는 5° 정도로 작게 등을 휘는 것으로 시작한다. 천천히 중립 포지션으로 돌아가고 당신의 등과 몸통 근육들 모두를 이완시킨다. 점차적으로 통증 없이 20～30° 만큼의 몸통 펴기까지 올라 가라.

진전 : 양 팔을 머리 위로 뻗고 선다. 당신의 등을 편 채로 힙에서 천천히 앞으로 굽힌다. 통증 없이 할 수 있는 만큼 많이 굽힌다. 천천히 출발 포지션으로 돌아 간다. 시간이 가면서, 90° 로 앞으로 구부릴 수

있을 때까지 더 많이 굽힌다. 출발 포지션으로 돌아간 후, 당신의 팔을 머리 위로 유지한 채 천천히 그리고 부드럽게 뒤쪽으로 몸통을 뻗는다. 천천히 중립 포지션으로 돌아가고 당신의 등과 몸통 근육들 모두를 이완시킨다. 다시, 작게 시작하고 시간을 갖고 가장 큰 몸통 펴기까지 노력해라.

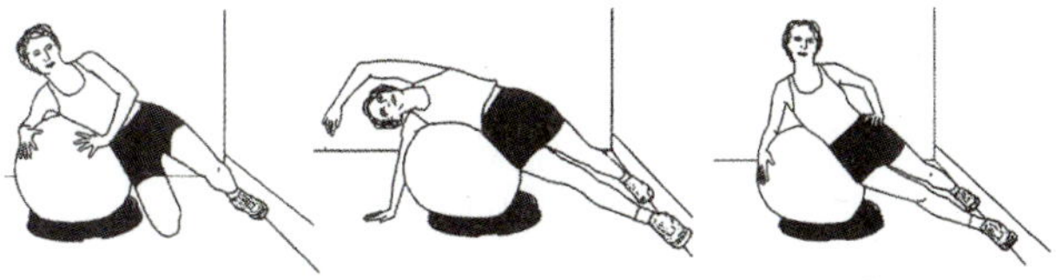

피트니스 볼 옆구리 스트레치

(Fitness Ball Side Stretch)

요방형근, 척추주위근, 장요근, 복직근

이 운동은 초보자에게 권해지지 않는다; 전반적으로 좋은 피트니스와 통증이 거의 없거나 없는 상태일 경우에만 시도해라. 오른 무릎을 꿇고, 당신의 왼발을 좁은 널판지(굽도리 널)에 받히고, 커다란 피트니스 볼 위로 옆으로 눕는다 (A). (처음에는 받침대가 있는 피트니스 볼을 사용하는 것이 안정을 위해서 좋다. 당신이 힘과 균형이 생김에 따라, 받침 없이 그것을 해보도록 해라.) 공 위에서 당신 몸을 곡선으로 만들고 당신의 왼팔을 머리 위로 스트레치 시키며, 당신의 양 발로 굽도리 널에 대어 몸의 중심을 잡고 당신의 오른팔을 써서 바닥에서 몸의 중심을 잡는다 (B). 처음에는 몇 번만 반복하고 시간이 지나고 연습함에 따라서 늘려라. 다른 쪽에 전체 절차를 반복한다.

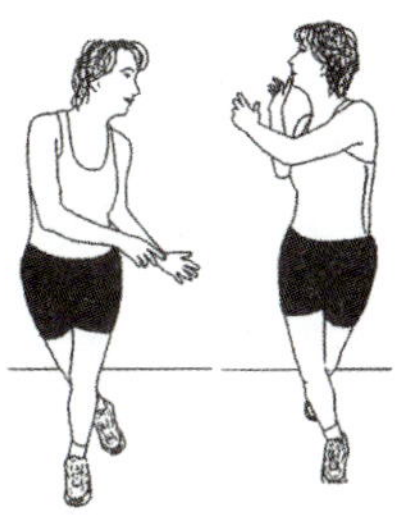

서서 틀기

(Standing Twist)

요방형근, 복직근, 햄스트링, 척추주위근, 대둔근, 가자미근, 장요근

당신의 팔을 몸 옆에 두고 선 포지션에서부터, 오른발을 뒤로 빼고 당신의 팔을 당신이 편안하게 할 수 있는 만큼 멀리 왼쪽으로 흔든다 (A). 출발 포지션으로 돌아가고 나서, 반대쪽을 반복한다 (B). 당신이 이 움직임을 반복하면서, 매 번 당신의 팔을 흔드는 높이를 바꿔라.

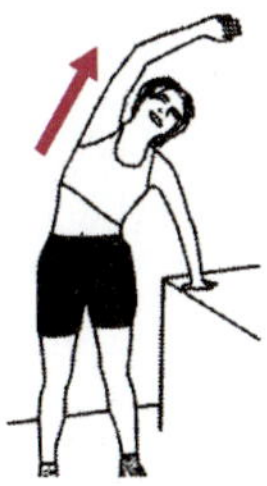

서서 옆구리 스트레치

(Standing Side Stretch)

요방형근, 장요근, 복직근, 척추주위근

테이블 우측에 서서 당신의 다리를 어깨 너비로 벌린다. 당신의 왼 손을 테이블에 대고, 당신의 오른 팔을 머리 위로 뻗고, 테이블 위로 기울이며, 당신의 오른 팔로 왼쪽으로 뻗는다. 이것이 당신의 우측 허리 근육들을 스트레치 시키고 당신의 좌측 허리 근육들을 수축시킨다. 다음, 당신의 왼 팔꿈치를 구부려서 그것을 아래로 힙으로 가져가서, 스트레치와 수축을 더 깊게 만든다. 천천히 중립 포지션으로 돌아가고 나서, 반대로 돌아서 다른 쪽의 움직임을 반복한다.

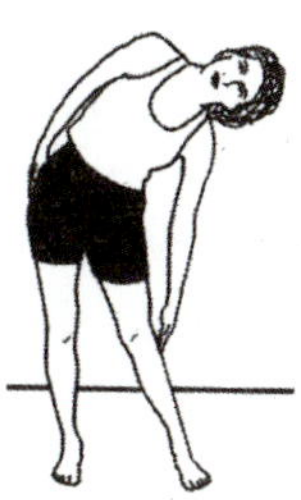

서서 옆구리 굽히기

(Standing Side Bend)

요방형근, 척추주위근, 장요근, 복직근, 가자미근

당신의 다리를 어깨 너비로 벌리고 서서 당신의 팔을 몸 옆에 둔다. 복부와 등 근육들을 이완시키고 당신이 통증 없이 할 수 있을 만큼 옆으로 많이 구부려서, 오른쪽의 허리를 스트레칭 시키고 좌측의 허리를 수축시킨다. 둘을 셀 동안 이 포지션을 유지하고 나서, 둘을 셀 동안 똑바로 서있는다. 반대쪽을 반복한다.

요방형근에 도움이 될 다른 운동들 (Other exercises that will benefit the Quadratus Lumborum)

- 척추주위근 프로토콜
  - 고양이 등과 늙은 말
  - 슈퍼맨
  - 피트니스 볼에 엎드리기 시리즈
  - 바늘에 실 꿰기
  - 몸통 회전하며 뻗기 시리즈
  - 서서 틀면서 굽히기 시리즈
- 복직근 프로토콜
  - 앉아서 골반 기울이기
  - 서서 골반 기울이기
  - 피트니스 볼에 앉아서 골반 기울이기
  - 역동적인 서서 굽히기
- 둔근 프로토콜
  - 서서 다리 흔들기 시리즈
  - 포도 덩굴 시리즈

둔근을 위한 동작 범위 프로토콜 (Range of motion Protocol for Gluteal Muscles)

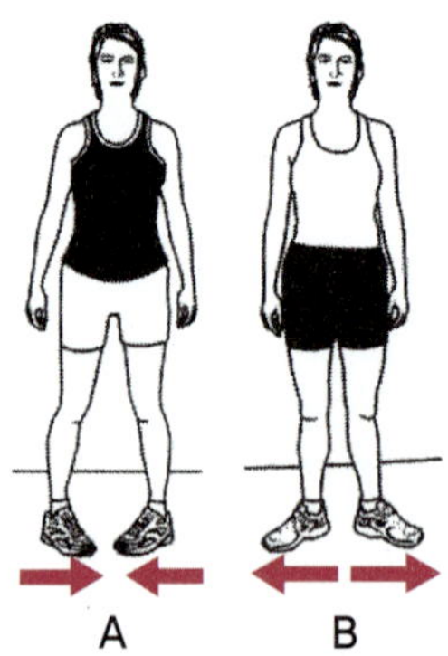

서서 발가락 모으고 벌리기 (Standing Toes In and Out)

중둔근, 소둔근, 대둔근, 장요근, 햄스트링, 이상근, 가자미근

잠시 동안 당신의 발가락을 안쪽을 가리키게 하고 선다 (A), 그리고 나서 바깥을 가리키게 선다 (B). 시간을 두고 점차적으로 더 심하게 안쪽으로 그리고 바깥쪽으로 포지션을 잡는 것은 매우 작은 움직임처럼 보일 수도 있으나, 요근, 햄스트링, 및 특히, 둔근들에게 매우 유용하다.

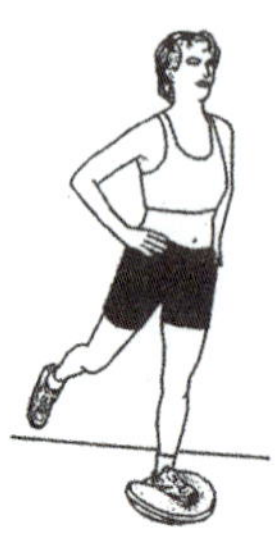

한 다리로 역동적인 서기 (Dynamic Standing on One Leg)

대둔근, 햄스트링, 가자미근, 척추주위근, 장요근,

초보 : 먼저 보통 바닥에서 한 다리로 서는 것을 연습한 다음에 역동적인 표면 위에서 이 한 다리로 서기로 가는 것이 최상이다. 당신이 일단 일 분 동안 그것을 할 수 있다면, 중간 레벨로 옮아 가라.

중간 : 당신이 올라섰을 때 흔들리는 물체–공기가 약간 채워진 역동적인 원반, 밸런스 또는 흔들림 판, 딱딱한 폼 조각, 또는 베개 따위– 위에 양 발로 균형을 잡고 선다. 처음에는 10초 종안 균형을 잡는 것을 해 보아라, 그리고 발전함에 따라 시간을 늘려라. 당신이 실제로 이 움직임을 마스터할 때까지, 당신의 균형을 유지하기 위해서 튼튼한 의자 또는 다른 물체를 가볍게 잡아라. 다른 쪽을 반복해라.

진전 : 역동적인 표면에서 한 발로 균형을 잡고 서 있으면서, 천천히 바닥 쪽으로 아래로 구부려라, 그리고 똑바로 선 포지션으로 돌아가라. 당신이 이것을 아주 잘 한다면, 바닥에 있는 가벼운 물체를 집어 올리는 것을 해 보아라.

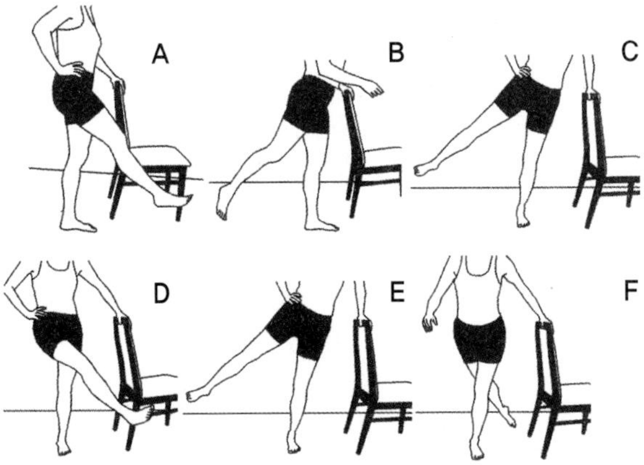

서서 다리 흔들기 시리즈 (Standing Leg Swing Series)

대둔근, 중둔근, 소둔근, 이상근, 장요근, 햄스트링, 요방형근, 가자미근

이 시리즈 동안 당신이 균형 잡는 것을 돕기 위해서, 튼튼한 의자 또는 주방용 조리대를 당신의 왼손으로 가볍게 잡는다. 의자의 뒤 오른쪽에 서서 당신의 오른 팔을 힙 또는 옆구리에 대고, 당신의 오른 다리를 앞으로 (A), 그리고 나서 뒤로 (B) 흔든다. 오른쪽으로 90° 돌아서, 당신의 오른 다리를 오른쪽 밖으로 흔들고 (C), 그리고 나서 당신의 몸 앞 좌측으로 가로지른다 (D). 다시 오른쪽 밖으로 흔든다 (F). 다른 쪽을 반복한다. 다른 쪽으로 바꾸기 전에 8회(계속해서 이 숫자까지 해라) 만큼의 반복을 해라.

사지 시리즈 (All Fours Series)

대둔근, 중둔근, 소둔근, 장요근, 햄스트링, 이상근

사지 포지션에서, 당신의 오른 무릎을 가슴에 대고 (A), 당신의 오른 다리를 뒤로 위로 흔든다 (B). 당신의 오른 무릎을 다시 앞으로 흔드는데, 그러나 이 번에는 당신 가슴을 가로질러 당신의 왼 팔꿈치 쪽으로 흔든다 (C). 당신의 오른 다리를 힙 높이의 옆으로 위로 드는데, 무릎은 굽히고 한다 (D). 당신의 오른 다리를 출발 포지션으로 돌아가게 한다. 처음에는, 각 반복마다 다리를 번갈아 해라. 당신이 힘과 유연성이 늘게 됨에 따라, 다른 다리로 바꾸기 전에 각각의 다리를 여러 번 반복해라.

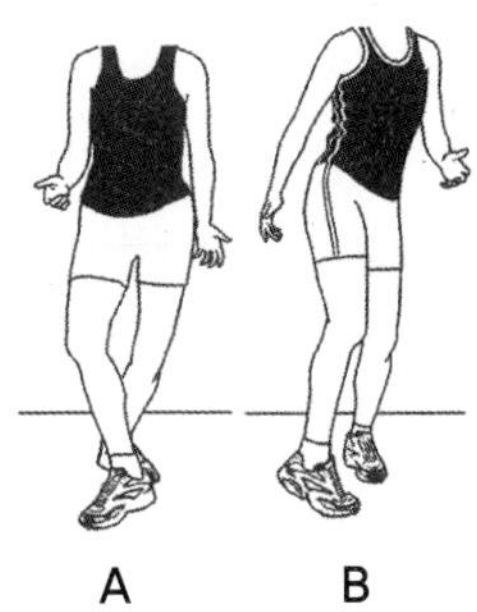

서서 힙 틀기 (Standing Hip Twist)

대둔근, 중둔근, 소둔근, 장요근, 햄스트링, 이상근, 가자미근

당신의 오른발을 왼발 앞에 두고 시작하는데, 양 발이 바깥을 가리키게 한다 (A). 두드러지게 힙을 크게 안쪽으로 튼다, 당신의 오른발 앞꿈치를 축으로, 그리고 당신의 오른 발, 무릎, 다리, 및 힙을 천천히 안쪽으로 돌린다 (B). 천천히 출발 포지션으로 돌아 간다. 다른 쪽을 하기 전에 4회 반복을 한다. 당신이 가동성을 얻음에 따라 속도와 반복 회수를 점차적으로 늘린다.

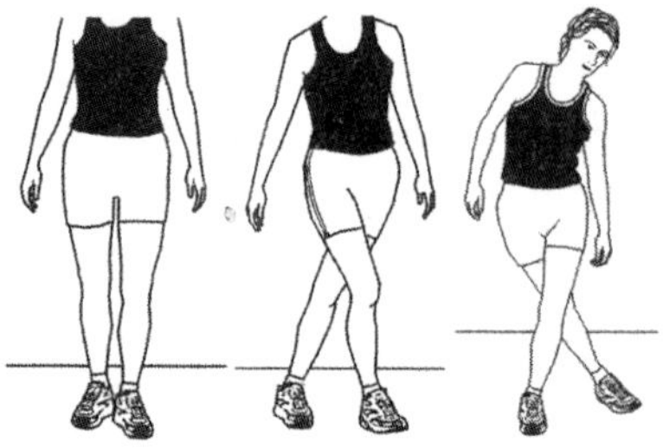

포도 덩굴 시리즈 (Grapevine Series)

대둔근, 중둔근, 소둔근, 요방형근, 장요근, 햄스트링, 가자미근

중립 포지션에서 시작한다 (A). 당신의 왼발을 몸 뒤 오른쪽으로 교차시키고 (B), 당신의 체중을 왼발로 이동시킨다. 당신의 오른발로 우측으로 내디뎌서 중립 포지션으로 돌아간다. 그 다음 당신의 왼발을 당신 몸 앞의 우측으로 교차시키고 (C), 당신의 체중을 왼발로 이동시킨다. 당신의 오른발을 우측으로 내디뎌서 중립 포지션으로 돌아간다. 움직임을 반복하고, 왼발을 앞 뒤로 번 갈아서 교차시키는 것을 10-12 발걸음을 하는데, 항상 우측으로 내디뎌라. 반대 방향에서 같은 절차를 반복하는데, 당신의 오른 발을 먼저 뒤로 그리고 나서 좌측의 앞으로 교차시킨다. 당신이 포도 덩굴에 익숙해지면, 더 큰 발걸음을 디뎌라.

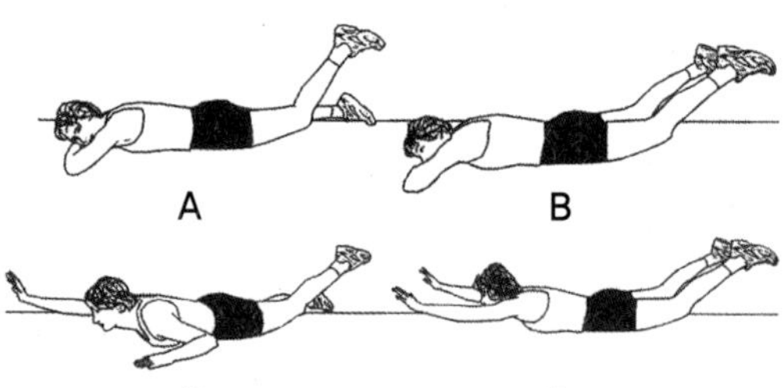

슈퍼맨 (Superman)

대둔근, 중둔근, 소둔근, 햄스트링, 척추주위근, 요방형근

초보 : 배를 대고 엎드려서 시작하는데, 당신의 팔은 접어서 몸 앞에 두고 당신의 머리는 팔 위에 놓는다. 천천히 당신의 왼 다리를 천장 쪽으로 올린다 (A). 5초간 유지하고 나서 다리를 천천히 바닥으로 내린다. 이완하고, 그리고 나서 당신의 오른 다리를 반복한다.

중간 : 동일한 포지션으로 시작하는데, 양 다리를 천천히 천장 쪽으로 올린다 (B). 5초간 유지하고 나서 양 다리를 천천히 바닥으로 내린다.

진전 : 배를 대고 엎드려서 시작하는데, 당신의 팔은 마치 당신이 슈퍼맨처럼 날아가듯이 완전히 뻗는다. 당신의 왼다리와 오른팔 그리고 머리를 천천히 천장 쪽으로 천천히 올린다 (C). 5초간 유지하고 나서 그것들을 천천히 바닥으로 내린다. 이완하고, 그리고 나서 당신의 오른 다리, 왼팔 그리고 머리를 반복한다. 5초간 유지하고 나서 그것들을 천천히 바닥으로 내린다. 이완시키고, 그리고 나서 양 팔, 양 다리, 그리고 머리를 동시에 천천히 올린다 (D). 5초간 유지하고 나서 천천히 출발 포지션으로 돌아 간다. 이것을 여러 번 반복할 수 있다면, 당신은 명백히 슈퍼맨 또는 슈퍼우먼이다. 기억해라, 통증을 일으키지 않고 그것을 할 수 없다면, 이 움직임을 하지 말아라.

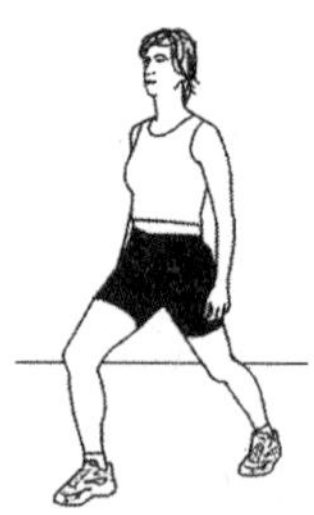

큰 발걸음 (Big Steps)

대둔근, 중둔근, 소둔근, 장요근, 햄스트링, 가자미근

걸으면서, 정상 스텝과 큰 스텝을 번갈아 한다. 큰 발걸음 16회를 할 때까지 걷는다. 이 운동은 당신이 보통 일상 활동에서 당신이 걷는 아무 때나 쉽게 할 수 있다.

둔근에 도움이 될 다른 운동들 (Other exercises that will benefit the gluteal muscles)

- 장요근 프로토콜
  - 앉아서 굽히고 펴기
  - 몸통 굽히고 펴기 시리즈
  - 서서 틀면서 굽히기 시리즈
- 척추주위근 프로토콜
  - 고양이 등과 늙은 말
  - 피트니스 볼에서 엎드리기 시리즈
  - 몸통 회전하며 뻗기 시리즈
  - 앉아서 앞으로 굽히기
- 복직근 프로토콜
  - 앉아서 골반 기울이기
  - 서서 골반 기울이기
  - 피트니스 볼에 앉아서 골반 기울이기
  - 역동적인 서서 굽히기
- 요방형근 프로토콜
  - 서서 틀기
- 이상근 프로토콜
  - 앉아서 다리 꼬기
- 햄스트링 프로토콜
  - 앞으로 몸통 굽히기 시리즈
- 가자미근 프로토콜
  - 언덕 걷기
  - 발가락 모으고 벌리면서 언덕 걷기
  - 무릎 굽히기 시리즈

이상근을 위한 동작 범위 프로토콜 (Range of motion Protocol for Piriformis)

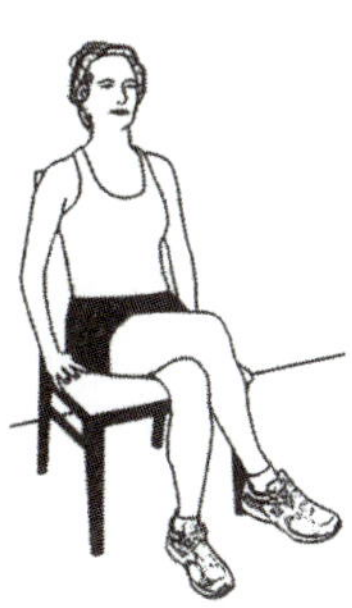

앉아서 다리 교차

(Seated Leg Cross)

이상근, 중둔근, 소둔근, 햄스트링, 장요근, 대둔근, 가자미근

의자에 앉아서 당신의 오른 다리를 왼 다리 위에 완전히 교차시킨다. 적어도 10초간 유지하고 나서, 중립의 앉은 포지션으로 돌아간다. 다른 쪽의 다리 꼬기를 반복한다.

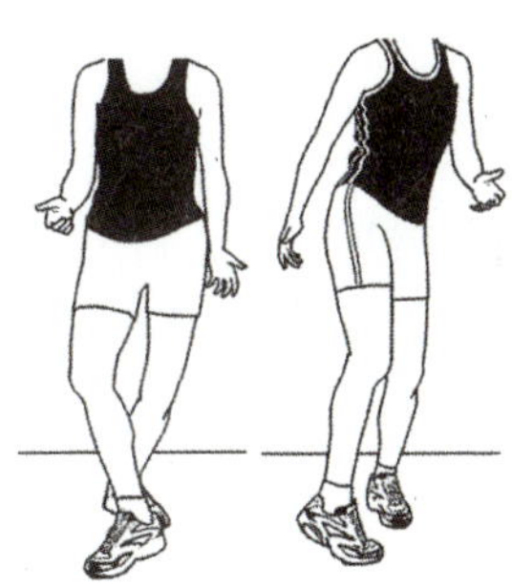

서서 힙 틀기

(Standing Hip Twist)

이상근, 중둔근, 소둔근, 햄스트링, 장요근, 대둔근, 가자미근

당신의 오른발을 왼발 앞에 두고 시작하는데, 양 발이 바깥을 가리키게 한다 (A). 두드러지게 힙을 크게 안쪽으로 튼다, 당신의 오른발 앞꿈치를 축으로, 그리고 당신의 오른 발, 무릎, 다리, 및 힙을 천천히 안쪽으로 돌린다 (B). 천천히 출발 포지션으로 돌아 간다. 다른 쪽을 하기 전에 4회 반복을 한다. 당신이 가동성을 얻음에 따라 속도와 반복 회수를 점차적으로 늘린다.

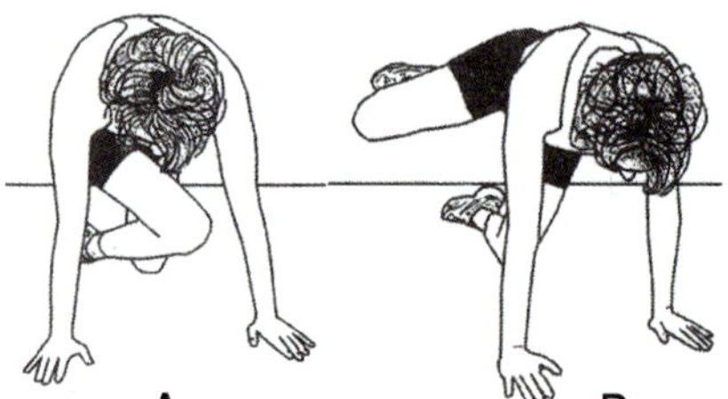

부분 사지 시리즈 (Partial All Fours Series)

이상근, 장요근, 햄스트링, 대둔근, 중둔근, 소둔근

사지 포지션에서, 당신의 오른 무릎을 가슴에 대고 가로질러 당신의 왼 팔꿈치 쪽으로 보낸다 (A). 다음, 당신의 오른 다리를 힙 높이의 밖으로 옆으로 그리고 힙 높이 정도로 올리는데, 무릎을 구부리고 있는다 (B). 처음에는, 각 반복마다 다리를 번갈아 해라. 당신이 힘과 유연성이 늘게 됨에 따라, 다른 다리로 바꾸기 전에 각각의 다리를 여러 번 반복해라.

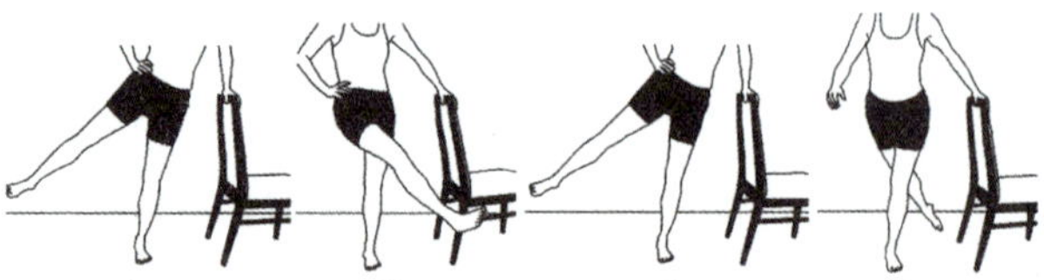

서서 다리 흔들기 각색 (Standing Leg Swing Adaptation)

이상근, 중둔근, 소둔근, 대둔근, 장요근, 척추주위근, 햄스트링, 요방형근, 가자미근

이 시리즈 동안 당신이 균형 잡는 것을 돕기 위해서, 튼튼한 의자 또는 주방용 조리대를 당신의 왼손으로 가볍게 잡는다. 당신의 왼힙을 의자 등받침의 오른쪽 뒤 약 30cm 옆에 두고 서서, 그 다리를 가능한 크게 바깥쪽으로 돌리는 것을 몇 번 반복하고 나서 안쪽으로 가능한 크게 몇 번 반복한다. 이 회전은 이 움직임의 효율성을 위해서 매우 중요하다. 다음, 당신의 오른 다리를 몸 앞에서 좌측으로 흔들어 교차시키고 (B), 다시 그 다리를 바깥쪽으로 돌리는 것을 몇 번 반복하고 그리고 나서 안쪽으로 몇 번 반복한다. 다음, 당신의 오른 다리를 당신 우측 바깥으로 다시 한 번 흔들고 (C), 다시 그것을 바깥쪽으로 돌리는 것을 몇 번 반복하고 나서 안쪽으로 몇 번 반복한다. 그 다음 그 다리를 당신 몸 뒤 좌측으로 흔들어 교차시키고 (D) , 다시 한번 그것을 바깥쪽으로 돌리는 것을 몇 번 반복하고 나서 안쪽으로 몇 번 반복한다. 다른 쪽을 반복한다. 다른 쪽으로 바꾸기 전에 당신이 할 수 있는 만큼의 통증-없는 반복을 해라.

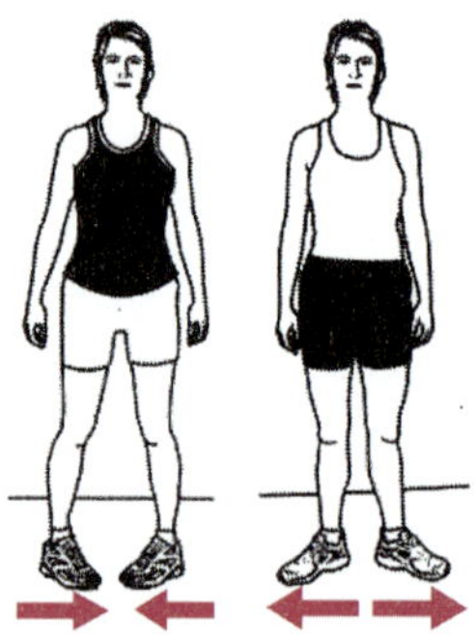

서서 발가락 모으고 벌리기 (Standing Toes In and Out)

장요근, 햄스트링, 중둔근, 소둔근, 이상근, 대둔근, 가자미근

잠시 동안 당신의 발가락을 안쪽을 가리키게 하고 선다 (A), 그리고 나서 바깥을 가리키게 선다 (B). 시간을 두고 점차적으로 더 심하게 안쪽으로 그리고 바깥쪽으로 포지션을 잡는 것은 매우 작은 움직임처럼 보일 수도 있으나 요근, 햄스트링, 및 특히 둔근들에게 매우 유용하다.

이상근에 도움이 될 다른 운동들 (Other exercises that will benefit the Piriformis)

- 햄스트링 프로토콜
  - 발가락 모으고 벌리면서 언덕 걷기

햄스트링을 위한 동작 범위 프로토콜 (Range of motion Protocol for Hamstrings)

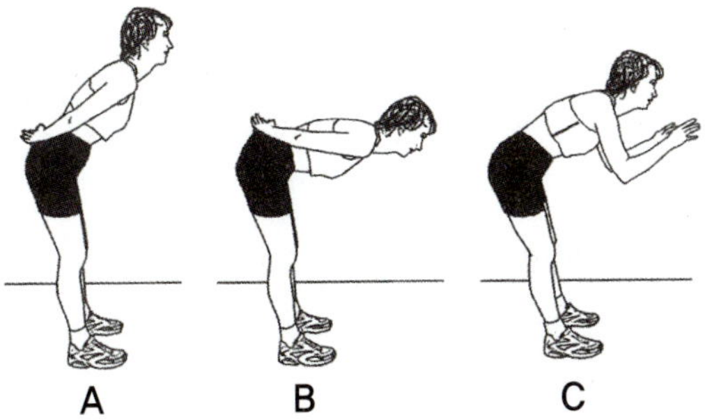

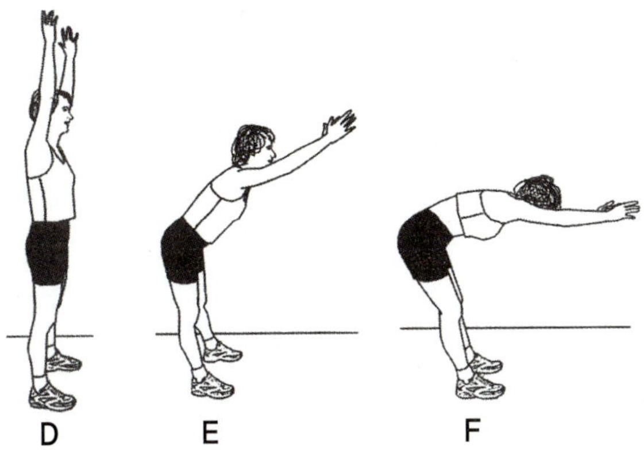

앞으로 몸통 굽히기 시리즈
(Forward Torso Bend Series)

햄스트링, 척추주위근, 대둔근, 복직근, 가자미근

초보 : 무릎은 펴고 손은 등 뒤로 해서 선다. 당신의 등을 편 채로 힙에서 천천히 앞으로 굽히는데 (A), 통증 없이 할 수 있는 만큼 많이 굽힌다. 천천히 출발 포지션으로 돌아 간다. 시간이 가면서, 90° 로 앞으로 구부릴 수 있을 때까지 더 많이 굽힌다 (B).

중간 : 팔을 위로하고, 팔꿈치는 구부리고, 당신의 손은 얼굴 앞에 두고 선다. 당신의 등을 편 채로 힙에서 천천히 앞으로 굽히는데, 통증 없이 할 수 있는 만큼 많이 굽힌다 (C). 천천히 출발 포지션으로 돌아 간다. 시간이 가면서, 90도° 로 앞으로 구부릴 수 있을 때까지 더 많이 굽힌다.

진전 : 양 팔을 머리 위로 뻗고 시작한다 (D). 당신의 등을 편 채로 힙에서 천천히 앞으로 굽힌다 (E). 통증 없이 당신이 할 수 있는 만큼 많이 굽히고, 당신의 팔을 귀 높이로 유지한다. 천천히 출발 포지션으로 돌아간다. 시간을 두고, 90° 로 앞으로 구부릴 수 있을 때까지 노력해라 (F).

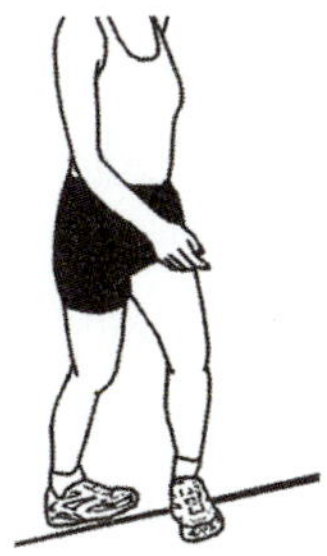

발가락 모으고 벌려서 언덕 걷기 (Walking Uphill with Toes In and Out)

햄스트링, 가자미근, 중둔근, 소둔근, 대둔근, 이상근

언덕을 걷는데, 잠시 동안 발가락을 안으로 향하게 하고 걸으며 그리고 나서 잠시 동안 밖으로 하고 걷는 것은 햄스트링, 둔근들, 및 가자미근의 동작 범위를 증가시키는 거의 힘들지 않는 방법이다. 더 큰 이득을 위해서, 단지 먼 거리를 걷거나 더 가파른 경사를 걸어라, 그러나 당신이 통증 없이 할 수 있는 것을 넘어서 하지 말아라.

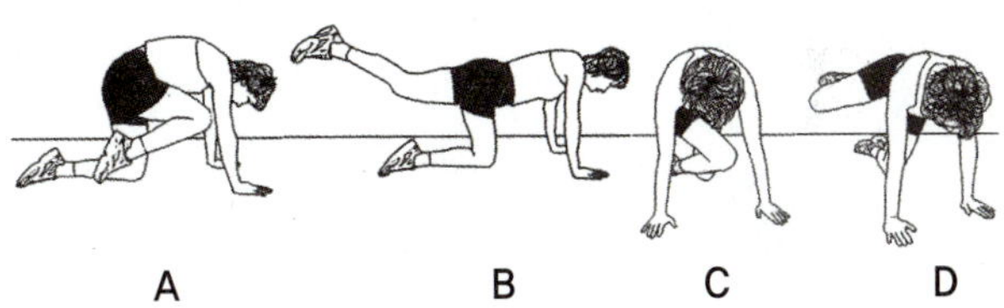

사지 시리즈 (All Fours Series)

햄스트링, 장요근, 대둔근, 중둔근, 소둔근, 이상근

사지 포지션에서, 당신의 오른 무릎을 가슴에 대고 (A), 당신의 오른 다리를 뒤로 위로 흔든다 (B). 당신의 오른 무릎을 다시 앞으로 흔드는데, 그러나 이번에는 당신 가슴을 가로질러 당신의 왼 팔꿈치 쪽으로 흔든다 (C). 당신의 오른 다리를 힙 높이의 옆으로 위로 드는데, 무릎은 굽히고 한다 (D). 당신의 오른 다리를 출발 포지션으로 돌아가게 한다. 처음에는, 각 반복마다 다리를 번갈아 해라. 당신이 힘과 유연성이 늘게 됨에 따라, 다른 다리로 바꾸기 전에 각각의 다리를 여러 번 반복해라.

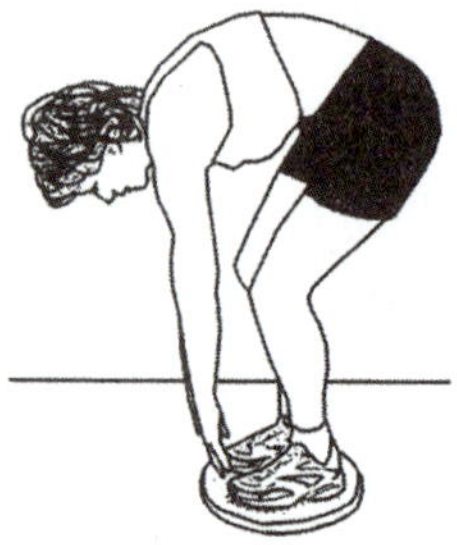

역동적인 서서 굽히기 (Dynamic Standing and Bending)

햄스트링, 복직근, 척추주위근, 대둔근, 중둔근, 소둔근, 요방형근, 가자미근, 장요근

당신이 올라섰을 때 흔들리는 물체–공기가 약간 채워진 역동적인 원반, 밸런스 또는 흔들림 판, 딱딱한 폼 조각, 또는 베개 따위– 위에 양 발로 균형을 잡고 선다. 숨을 내 쉬며 천천히 앞으로 굽히고, 무릎을 약간 구부리고 균형을 잡으면서 당신의 손가락 끝으로 당신의 발가락 또는 바닥에 대는데, 당신의 복부 근육의 긴장을 풀고서 한다. 숨을 들이마시면서 천천히 등을 펴서 출발 포지션으로 돌아간다. 이 움직임은 좋은 밸런스를 요구한다. 당신이 그것을 마스터할 때까지, 당신의 밸런스를 유지하기 위해서 튼튼한 의자 또는 다른 물체를 가볍게 잡아라.

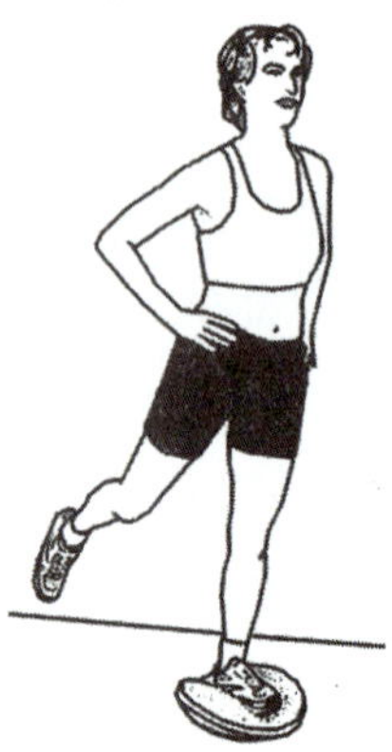

한 다리로 역동적인 서기 (Dynamic Standing on One Leg)

햄스트링, 대둔근, 가자미근, 척추주위근, 장요근,

초보 : 먼저 보통 바닥에서 한 다리로 서는 것을 연습한 다음에 역동적인 표면 위에서 이 한 다리로 서기로 가는 것이 최상이다. 당신이 일단 일 분 동안 그것을 할 수 있다면, 중간 레벨로 옮아 가라.

중간 : 당신이 올라섰을 때 흔들리는 물체–공기가 약간 채워진 역동적인 원반, 밸런스 또는 흔들림 판, 딱딱한 폼 조각, 또는 베개 따위– 위에 양 발로 균형을 잡고 선다. 처음에는 10초 동안 균형을 잡는 것을 해 보아라, 그리고 발전함에 따라 시간을 늘려라. 당신이 실제로 이 움직임을 마스터할 때까지, 당신의 밸런스를 유지하기 위해서 튼튼한 의자 또는 다른 물체를 가볍게 잡아라. 다른 쪽을 반복해라.

진전 : 역동적인 표면에서 한 발로 균형을 잡고 서 있으면서, 천천히 바닥 쪽으로 아래로 구부려라, 그리고 똑바로 선 포지션으로 돌아가라. 당신이 이것을 아주 잘 한다면, 바닥에 있는 가벼운 물체를 집어 올리는 것을 해 보아라.

햄스트링에 도움이 될 다른 운동들 (Other exercises that will benefit the hamstrings)

- 큰 발걸음
  - 서서 힙 틀기
  - 서서 발가락 모으고 벌리기
  - 서서 골반 틀기
  - 서서 틀면서 굽히기 시리즈
  - 몸통 굽히고 펴기 시리즈
- 척추주위근 프로토콜
  - 슈퍼맨
  - 피트니스 볼에서 엎드리기 시리즈
- 요방형근 프로토콜
  - 서서 틀기
- 둔근 프로토콜
  - 서서 다리 흔들기 시리즈
  - 포도 덩굴 시리즈
- 가자미근 프로토콜
  - 언덕 걷기
  - 무릎 굽히기 시리즈

가자미근을 위한 동작 범위 프로토콜 (Range of motion Protocol for Soleus)

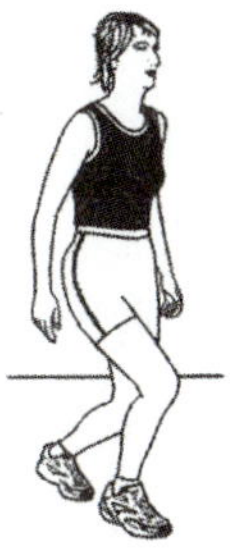

무릎 구부려 걷기 (Walking with Knees Bent)

가자미근

당신이 하루를 지내면서 걷는 방식에 변형을 도입해서 가자미근에 동작 범위 운동을 증가시키는 것은 쉽다. 예를 들어, 걷는 동안, 당신이 앞으로 발걸음을 한 후 당신의 무릎을 굽혀라. 당신의 발꿈치는 바닥에 붙이고 있고 난 다음 또 다른 발걸음을 앞으로 해라.

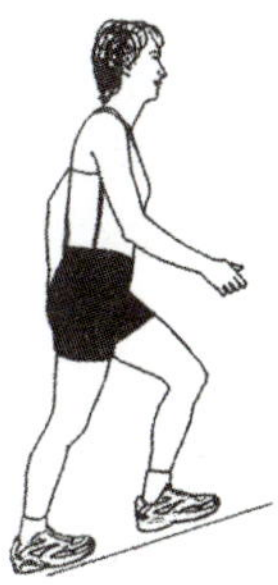

언덕 걷기 (Walking Uphill)

가자미근, 햄스트링, 대둔근, 중둔근, 소둔근, 장요근

언덕 걷기는 가자미근을 스트레치와 운동을 시키는 아주 좋은 방법이여 다른 근육들의 동작 범위를 증가시킨다.

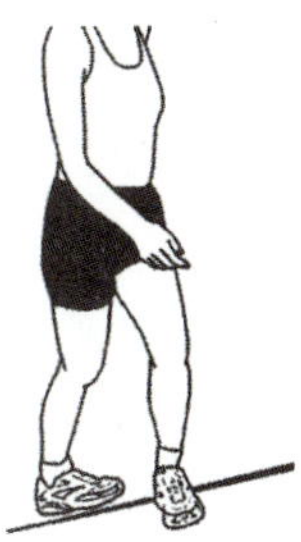

발가락 모으고 벌려서 언덕 걷기 (Walking Uphill with Toes In and Out)

가자미근, 중둔근, 대둔근, 소둔근, 햄스트링, 이상근

변형을 더하고 증가된 동작 범위를 위해서, 잠시 동안 발가락을 안으로 향하게 하고 걸으며 그리고 나서 잠시 동안 밖으로 하고 걸어라.

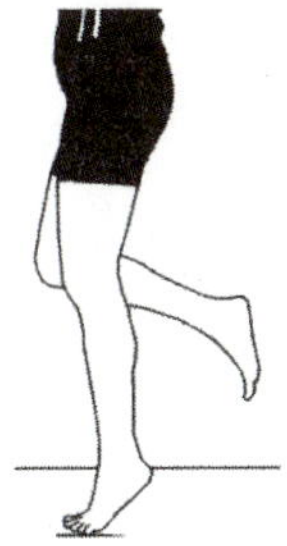

한쪽 발꿈치 올리기 (Single Heel Raise)

가자미근

왼발로 균형을 잡고 나서, 당신의 발 앞꿈치로 당신 몸을 천천히 올려라, 통증 없이 당신이 할 수 있는 만큼 높이 올려라. 당신의 발꿈치를 천천히 바닥으로 내려라. 필요하다면, 균형을 잡기 위해서 튼튼한 의자 또는 테이블을 가볍게 잡아라. 다른 쪽으로 다리를 바꾸기 전에 통증 없이 할 수 있는 만큼 많은 반복을 해라.

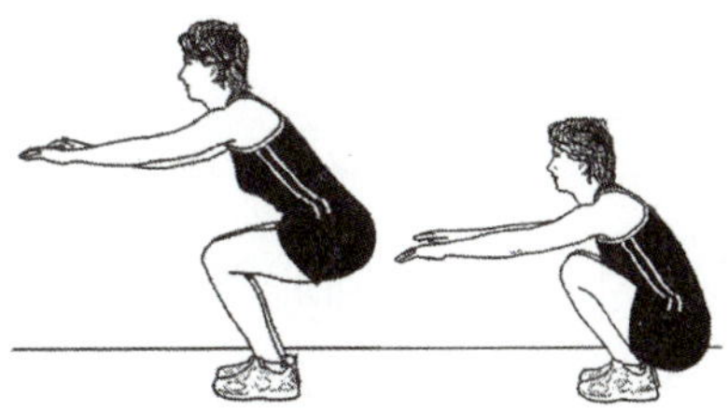

무릎 굽히기 시리즈 (Knee Bend Series)

가자미근, 대둔근, 척추주위근, 햄스트링

초보 : 당신이 처음으로 이 운동을 시작할 때에는, 문틀에 서서 균형과 선 포지션으로 되돌아갈 때 도와주기 위하여 문설주를 잡아라. 허리 높이로 문설주를 잡고 나서 무릎을 구부리고 당신의 엉덩이를 천천히 바닥으로 내리는데, 당신의 발꿈치를 바닥에 붙이고 있으면서 당신이 할 수 있는 만큼 많이 간다. 천천히 선 포지션으로 돌아간다.

중간 : 당신이 일단 균형과 지탱을 위하여 문설주가 더 이상 필요하지 않게 되면, 초보 형태와 똑같은 운동을 하나, 기둥을 잡지 않고 한다.

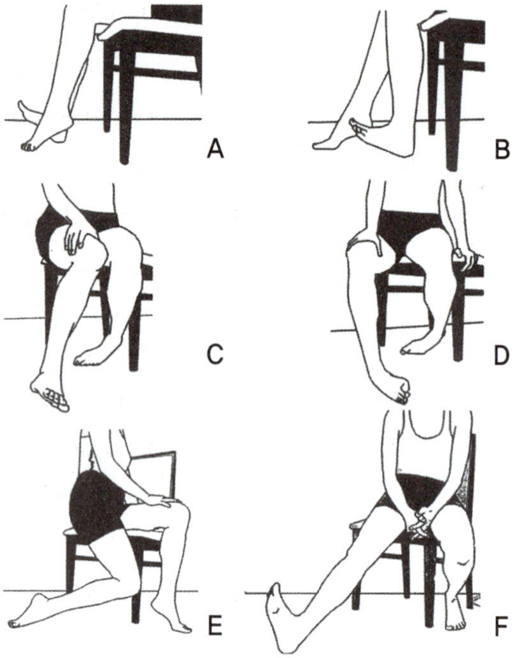

페달 시리즈 (Pedal Series)

가자미근

앉아있으면서, 당신의 왼발을 아래로 향하게 하고 당신의 오른발을 위로 굽혀라 (A). 발을 바꿔서 당신의 오른발을 아래로 향하게 하고 당신의 왼발을 위로 굽혀라 (B). 다음, 당신의 왼발을 뒤로 당기고, 방해가 되지 않도록, 그리고 당신의 오른발을 안쪽으로 굴리고 (C), 그 다음 바깥쪽으로 굴려라 (D). 그 다음, 장딴지를 이완시켜서 오른 발등을 몸 뒤의 바닥에 놓고 (E), 필요하다면 의자에서 몸을 틀어라. 그 다음 당신의 오른 다리를 몸 앞으로 뻗고, 무릎은 펴며 그리고 당신의 오른 발목을 굽혀라 (F). 다른 쪽에 전체 절차를 반복해라. 하루 동안에 이 시리즈를 자주 한다는 것은 좋은 생각이다.

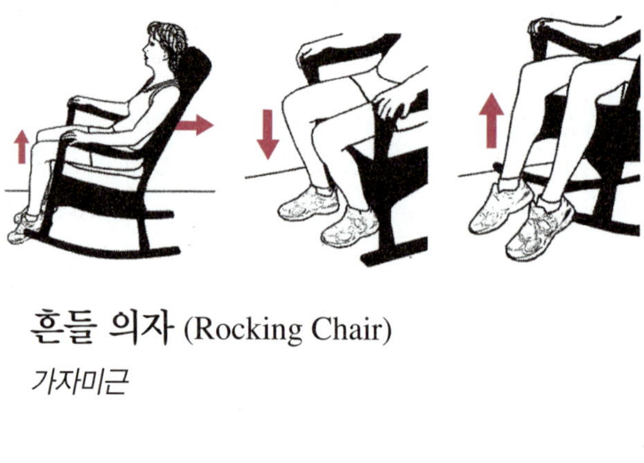

흔들 의자 (Rocking Chair)

가자미근

의자를 흔들 때 관여하는 자연스러운 동작은 가자미근의 치료에 매우 효과적이다. 당신의 발가락으로 바닥을 밀어 올리고, 다시 밀어 올리기 전에 당신의 발꿈치가 바닥으로 완전히 돌아가게 확실히 해라. 흔들기를 적어도 10분간 계속해라- 또는 원한다면 더 오래해라.

가자미근에 도움이 될 다른 운동들
(Other exercises that will benefit the Soleus)

- 큰 발걸음
  - 서서 힙 틀기
  - 서서 발가락 모으고 벌리기
  - 앉아서 굽히고 펴기
  - 몸통 굽히고 펴기 시리즈
  - 서서 골반 기울이기
  - 서서 틀면서 굽히기 시리즈

- 복직근 프로토콜
  - 역동적인 서서 굽히기

- 요방형근 프로토콜
  - 서서 힙 흔들기
  - 서서 힙 치켜 올리기
  - 서서 틀기
  - 서서 옆구리 스트레치
  - 서서 옆구리 구부리기

- 둔근 프로토콜
  - 서서 다리 흔들기 시리즈
  - 포도 덩굴 시리즈

- 햄스트링 프로토콜
  - 앞으로 몸통 굽히기 시리즈
  - 역동적인 서서 굽히기
  - 역동적인 한 다리로 서기

제 17 장

일반적인 영속인자들
General Perpetuating Factors

우리는 통증 유발점들과 연관통이 어떻게 많은 다른 종류의 하부 등과 엉덩이 통증을 일으키는지를 기술해왔고, 우리는 또한 이 책에서 다룬 각각의 근육 또는 근육 그룹에 통증 유발점 활성화를 일으킬 수 있는 많은 인자들을 나열해 왔다. 그러한 원인들은 일반적으로 두 개의 카테고리로 나눠질 수 있다 : 촉발 또는 악화 인자들 (통증을 시작하게 하는 특수한 사건들, 활동들, 또는 상황들)과 지속 인자들 (통증을 일으킬 뿐만 아니라 통증 문제를 계속 가게하고 효과적인 통증 유발점 치료에도 불구하고 때때로 악화시키는 것들). 하나의 촉발 인자는 당신의 무릎을 구부림이 없이 무거운 물체를 들어 올리는 것일 수 있다. 하나의 지속 인자는 인체역학적으로 나쁜 앉은 자세로 책상에서 일을 하는 것일 수 있다.

당신의 통증이 최근에 시작했고 사건, 외상, 또는 스트레스를 주는 상황 또는 활동에서 기인했다면, 자기-관리 치료가 보통 통증을 경감시키고 문제를 고칠 것이다. 그러나 당신이 한참 동안 통증과 함께 살아왔다면, 의식되지 못한 지속 인자들이 문제를 지속시킬 수 있는데, 비록 당신이 자기-치료로써 잠정적인 경감을 얻었을 지라도 그렇다. 그러한 경우에서, 그 문제를 완전히 풀기 위해서 당신은 무엇이 통증 유발점들을 촉발시키고 지속시키는 지를 고려할 필요가 있다. 이 장에서는, 우리는 지속인자들을 일반적으로 살펴 볼 것이고 하부 등과 엉덩이 통증의 보다 흔한 지속인자들의 일부를 보다 광범위하게 다룰 것이다. 당신이 이 장을 자세히 읽는 것은 가치가 있는 일인데, 왜냐하면 이러한 지속 인자들은 자주 건강 관리 전문가들에게 간과되기 때문이다.

트라벨과 사이몬스 박사는 통증 유발점들의 원인들을 다음의 카테고리들로 광범위하게 분류했다 :

- 외상성 손상, 미끄러짐 또는 넘어짐 같은 것
- 화학적 불균형
- 영양 인자들
- 정신적 인자들
- 기계적 인자들

외상성 손상들은 촉발 인자들이다; 다른 카테고리들은 보통 지속 인자들이라고 생각된다. 우리는 기계적 인자들을 아래에서 보다 광범위하게 논의할 것인데, 그러나 먼저 지속 인자들이 당신의 통증에 관여하는 지를 보기 위하여 그것들의 다른 3개의 타입들을 고려해 보자.

화학적 불균형과 영양성 인자들 (Chemical Imbalances and Nutritional Factors)

우리 견해로 볼 때, 영양성 인자들은 화학적 불균형과 긴밀하게 연관되어 있으므로, 우리는 두 카테고리를 함께 논의할 것이다.

화학적 불균형 (Chemical Imbalances)

호르몬 불균형 (갑상선을 포함한)과 비타민과 미네랄 결핍과 불충분 같은 화학적 불균형들은 종종 중요한 기여 인자다. 갑상선 호르몬불균형은 어떤 사람의 표준적인 검사치가 정상이라고 나왔을 때조차 때때로 문제일 수 있다. 그러므로 비록 당신의 테스트들이 정상 레벨을 나타내거나 당신의 의사가 당신의 레벨이 정상이라고 말하더라도, 당신이 전신적인 통증, 만성 피로, 근육 경련, 탈모, 또는 수족이 찬 것 같은 낮은 갑상선 기능의 일반적 증상을 가졌다면, 당신은 추가적인 테스트를 원하는 어떤 전문가와 함께 고치는 것 또는 당신의 증상에 기초를 두고 치료하는 것을 고려할 필요가 있다.

영양성 인자들 (Nutritional Factors)

우리의 목적상, 영양은 식품을 넘어서 당신이 섭취하는 모든 물질을 포함하는 어떤 넓은 카테고리다. 여기에 근육 통증을 일으키거나 악화시키는 보다 흔한 영양 문제들의 일부가 있다. 이 요인들 중의 일부가 당신에게 적용되고 효과적인 자기-관리 치료에도 불구하고 당신의 통증이 지속할 때, 당신은 오래가는 통증 경감을 위해서 그들을 직접적으로 다룰 필요가 있을 수 있다 :

- 식사에 불충분한 비타민 또는 미네랄
- 충분한 수분 섭취 부족, 그것은 종종 체중 또는 혈압을 줄이기 위해서 사용되는 이뇨제에 의해서 종종 악화된다.
- 불규칙한 식사 습관, 이것은 폭식 또는 한참 동안 음식 없이 지내는 것을 포함한다.
- 흡연 또는 과도한 알코올 소비, 그것은 탈수와 영양분 고갈을 일으키거나 악화시킨다.
- 만성적인 근육 통증과 기능이상을 일으키거나 악화시키는 부작용을 가진 처방약

우리가 고질적인 상태 또는 흡연 또는 불규칙한 식사 패턴 같은 어떤 습관을 손보려 시도할 때마다, 중요성에 대한 의식만으로 그 문제를 고칠 수가 없다. 우리는 그러한 습관이나 상태 같은 것을 치료하거나 변화시키는 특별한 전문가라고 주장하지 않는다, 그러나 도움을 줄 수 있는 많은 책들, 프로그램, 및 다른 자원들이 있다. 일반적으로, 변화를 위한 특수한 계획을 따르고 그것을 따르기로 약속할 필요가 있을 것이다.

대부분의 전문가들은 한 습관을 바꾸는데 적어도 3-4주 걸린다고 믿고 있으므로, 하룻밤 사이의 갑작스런 성공을 바라면 안 된다. 당신은 그 습관을 한 새로운 행동 양식으로 교체하는 것이 도움이 된다는 것을 알 것인데, 예를 들면, 이 책에 있는 자기-관리 테크닉들, 스트레치들, 및 동작 범위 운동들이다. 또한, 당신의 습관들을 바꾸는데 다른 사람들의 지원의 중요성을 과소평가하지 말아라.

어떤 양양 문제들에서, 당신은 문제의 정확한 본질을 알기 위해서 의사 또는 전문가와 상담을 할 필요가 있을 수도 있는데, 그것의 만성 통증에 대한 가능한 영향, 그리고 그것을 어떻게 치료하는 가에 관한 것이다. 다른 영양 요인들에서, 당신의 행동 양식을 제한된 시간 동안 바꾸는 것이 당신의 통증을 바꾸는 지를 보기 위하여 간단한 실험을 실행할 수 있다. 고치기 쉬운 하나의 꽤 간단한 실험은 불충분한 수분 섭취다. 당신이 이것을 한 요인이라고 생각한다면, 하루에 최소한 8컵까지 물의 섭취를 늘려 보아라, 다른 음료에 더해서, 그리고 이것이 당신의 통증을 감소시키는 지를 보아라. 이것이 당신의 지속 인자라면, 당신은 통증의 눈에 띌 만한 감소를 틀림없이 볼 것이다.

통증 때문에 처방 받은 약물에 대한 과도한 신뢰는 심각한 문제다. 통증 유발점들은 약물에 이하여 제거되지 않는다; 약물은 단지 그들이 만든 통증을 감추고 오직 단 기간에만 작용을 한다. 그리고 시간이 가면, 많은 사람들은 같은 레벨의 경감을 얻기 위해서 더 많은 약을 필요로 한다. 많은 경우에서 약의 부작용은 실제적으로 근막 통증을 악화시킨다. 당신이 통증 유발점들과 근막 통증을 갖고 있다면, 진통제의 오랜 사용은 당신의 최상의 관심사에 있지 않는다. 당신은 당신의 자기-관리 치료를 계속하면서 당신의 주치의와 이 약을 떼는 것에 힘을 써야만 한다.

비타민 또는 미네랄 결핍과 부족
(Vitamin or Mineral Deficiencies and Insufficiencies)

비타민 또는 미네랄 결핍(deficiency)은 엄밀히 따지면, 비정상적으로 낮은 레벨의 영양분을 말한다. 부족(insufficiency)이라는 용어는 정상 범위의 하단에 있는 레벨을 말한다. 부족뿐만 아니라 결핍은 통증 유발점들의 활성화로의 소인과 근막 통증 증후군의 지속을 만들 수 있다. 만성 통증 환자들에 대한 한 연구는 검사 받은 사람들의 89%가 비타민 D의 불충분한 혈액 레벨을 갖고 있고, 오직 28%만이 부족이라고 간주되기 충분한 낮은 레벨을 갖고 있다고 밝혔다 (Plotnikoff and Quigley 2003). 그러므로, 임상적으로 "정상" 레벨의 비타민 D는 여전히 만성 통증에 기여할 수 있다.

자기-관리 치료가 오래가는 통증 경감을 주지 못한다는 것을 알았고 이 장의 다른 지속 인자들을 고려해 왔고 제외시켰다면, 하나 또는 그 이상의 영양분의 부족이 당신에게 하나의 지속인자인지 아닌지에 관한 검사를 받아 볼만한 가치가 있을 것이다. 검사가 정상 범위 내에 있다 하더라도, 당신은 정기적인 통증 유발점 치료 후에 근막 통증의 지속됨의 이유가 될 수 있는 비타민 또는 미네랄 부족을 갖고 있을 수 있다는 것을 알고 있어라. 당신의 검사 결과를 해석하는 것을 돕기 위해서, 아래의 테이블을 보아라, 그것은 신경학자이며 통증 전문가인 Robert Gerwin (2005)이 지휘한 연구에 기초를 두고 있으며, 근막 통증 분야의 전문가들인 Anna Bittner 박사와 Tim Taylor 박사가 수집한 개인적인 의사소통과 임상적인 증거에도 기초를 두고 있다. 당신의 검사가 테이블에 있는 어떤 범위 또는 레벨의 하단 밑에 있다면, 그 비타민 또는 미네랄의 부족이 당신의 통증의 하나의 중요한 지속 인자일 수 있다. (또한 지용성 비타민 A, D, 및 E 의 과도한 레벨 또한 만성 근막 통증을 지속시킨다는 것을 주목해라, 그러나 이것은 믿기 힘들다.)

TSH (갑상선 자극 호르몬; thyroid stimulating hormone) 경우는, 2.5를 넘는 수치들은 갑상선기능저하(hypothyroidism)일 가능성의 추가 검사를 타당하게 만든다 (Gerwin 2005). 또한 혈장 페리틴(ferritin)은 근육을 위하여 쓸 수 있는 인체의 철의 저장을 가장 잘 나타내기 때문에 혈장 페리틴 레벨이 일반적인 철 레벨보다 선호된다는 것을 주목해라. 50ng/ml이하의 페리틴 레벨은 하지 불안 증후군 증상과 관련이 있어 왔다 (Wang et al 2009; Bittner and Taylor 2009).

유용한 실험실 검사들		
	남자	여자
	당신의 임상 검사 결과들은 이 수치들이거나 커야만 한다	
페리틴 (철의 저장 형태)	50 ng/ml	50 ng/ml
비타민 B1 (티아민)	4.0 mcg/l	4.0 mcg/l
비타민 B6	5.4-6.7 mcg/l	2.0-2.8 mcg/l
비타민 B12	350 pg/ml	350 pg/ml
비타민 D	50 ng/ml	50 ng/ml
혈장 엽산	5.4 mg/ml	5.4 mg/ml
	당신의 임상 검사 결과들은 이 범위 내에 있어야만 한다	
혈장 칼슘	8.5-10.6 mg/dl	8.5-10.6 mg/dl
비타민 C	0.4-2.0 mg/dl	0.4-2.0 mg/dl
TSH	0.4-2.0 microIU/ml	0.4-2.0 microIU/ml
혈장 마그네슘	1.8-3.0 mg/dl	1.8-3.0 mg/dl
혈장 포타슘	3.5-5.2 nmol/l	3.5-5.2 nmol/l

비타민 또는 미네랄 부족의 검사를 받기로 결정했다면, 자주 간과되는 비타민 D의 검사를 확실히 요구해라. 일부 시술자들은 검사의 이름 조차 모를 수 있다 : 25 하이드록시-비타민 D 혈장 검사. 햇빛이 비타민 D의 중요한 자원인 것을 염두에 두어라, 그리고 많은 사람들이 햇빛을 직접 쐬지 말라는 경고를 들어왔기 때문에, 인구의 상당수가 비타민 D 부족에 걸릴 수 있다. 낮은 레벨의 비타민 D는 공격적인 보충을 요하며, 그렇게 한다 하더라도, 그 부족은 고치는데 3달까지 걸린다 (Gerwin 2005; Taylor and Bittner 2009; Wang et al. 2009). Tim Taylor박사와 버지니아의 리치몬드에 있는 통증 경감 센터의 Anna Bittner 박사에 의하면, "비타민 D 부족에 있어서, 우리는 안전하고 효과적이라고 발표된 가장 빠른 용법을 사용한다: 지방을 함유한 식사와 함께 하루에 비타민 D3 50,000 IU 처방, 그 다음에 한 달 동안은 일 주일에 한 번, 그 다음 다시 검사. 우리는 두 달의 기간 내에 거의 모든 우리 환자들에게서 바람직한 범위로의 완전한 비타민 D 회복에 도달하고 있다."

검사가 당신이 비타민 또는 미네랄의 부족들을 겪고 있다고 나타낸다면, 그 불균형을 고치는 최선의 방법을 결정하기 위해서 당신의 주치의 또는 면허 받은 영양사와 상담하는 것이 최선인데, 간단하게 매일 멀티비타민을 먹는 것이 더 복잡할 수 있기 때문이다. 보다 세세한 권고들이 이 책의 범위를 넘기 때문에,

우리는 우선적으로 당신이 요즈음 사용되는 비타민과 미네랄 수치들에 의존할 수 없다는 것을 강조하기를 원한다. 각 사람들의 "정상" 수치는 다를 수 있다.

정신적 인자들 (Psychological Factors)

통증에 기여할 수 있는 정신적 인자들의 범위는 광대하다; 전체적인 논의는 우리의 전문성과 이 책의 범위가 다루지 못한다. 우리가 말할 수 있는 것은 높은 수준의 불안을 가진 환자들이 근막 통증 유발점들, 통증, 및 나쁜 자세, 전반적인 근육 긴장, 또는 엉망인 호흡 등을 포함하는 기능장애로 결과를 짓는다는 것을 관찰해왔다. 불안이 하나의 문제라면, 그것은 역행성 호흡(paradoxical breathing), 과호흡, 또는 지속된 긴장의 상태로 몸을 유지하는 습관들 따위의 특수한 문제들로 귀결될 수 있다. 우리가 내재한 불안을 치료할 수 없기 때문에, 우리는 그것의 신체적인 양상들을 좀처럼 주목하지 않을 수 없다. 그러한 경우에서, 불안이 만드는 근육 긴장을 환자가 더 의식하게끔 도우려고 노력을 한다. 또한 우리는 자기-관리 치료, 스트레칭, 및 운동 들을 통해서 그 근육들을 이완시키도록 재훈련 하는 것을 돕는다. 오래 지속한 호흡 장애들과 습관적인 근육 긴장을 극복하기 위한 꾸준한 재훈련에 네 달까지 걸린다는 것을 주목해라.

당신의 목표가 오래 가는 통증 경감이라면, 불안이 당신의 호흡 패턴들과 근육 긴장의 전반적인 상태에 영향을 주는지 아닌지를 평가하려고 노력해라. 불안이 하나의 중요한 요인이라는 의심이 들면, 그것과 함께 삶을 계속하면 안 된다. 당신의 불안 그리고 그것과 연관된 신체적인 습관들을 당신이 극복하도록 도울 자격이 있는 치료사로부터 도움을 찾아라. 이 책에 있는 테크닉들을 사용한 자기-치료 역시 당신이 당신의 근육 긴장을 알게 만들고, 그럼으로써 생체 자기 조절 과정의 한 형태로서 제공함으로 도울 것이다. 내재한 지속인자가 불안에서 온 근육 긴장이라면, 당신의 근육들에서 이 긴장을 유지하는 것을 멈추는 법을 배울 수 있다.

장애가 있는 호흡의 하나의 특수 형태는 특히 말썽을 일으킨다. 역행성 호흡(paradoxical breathing)이라 알려진, 그것은 당신이 숨을 들이 마실 때 목 근육들, 가슴, 및 복부를 딱딱하게 만든다- 이것은 정상적인, 건강한 호흡 패턴과 정 반대다. 이것은 상부 가슴과 목 근육들을 과사용 하게 만든다. 비록 역행성 호흡이 순수하게 신체적 요인들 때문에 일어나기도 하지만, 그것은 정신적인 이유로부터 일어날 수 있다. 똑 같은 것이 다른 비정상적인 호흡 패턴에도 적용되므로, 그것의 원인이 무엇이던지 간에 모든 것들을 검사할 가치가 있다. 여기에 비정상적인 호흡의 일반적인 증상들이 있다.

- 숨을 들이 마실 때 목이 조임
- 숨을 들이 마실 때 복부가 조임
- 모양내기 위해서 배를 집어 넣고 있기
- 상체의 어느 부분에서 통증과 기능이상
- 숨을 멈추고 있는 것 (종종 무의식적으로)
- 현기 또는 머리가 어찔어찔함
- 약간의 힘든 일 동안이나 후에 손의 저림

- 잦은 불안감
- 깊은 숨을 쉬기 어려움
- 잦은 하품 또는 한숨
- 구호흡 또는 입이 마름
- 집중하기가 어려움
- 약간의 힘든 일 후에 숨이 끊어질 것 같은 느낌
- 운동에 의해 활성화되는 목, 팔, 머리, 및 가슴의 통증 또는 기능이상

이 증상들의 어느 것을 겪고 있다면, 당신의 호흡 패턴들은 당신의 통증을 지속시키는 역할을 할 수 있다. 다행스럽게도, 간단한 운동들을 시간을 두고 실행한다면 장애가 있는 호흡을 고치는데 종종 도움이 될 것이다. 여기에 우리가 권하는 것이 있다. 당신이 이 운동을 하면서, 호흡을 깊게 하는 것 보다는 당신이 진정되고 이완되는 느낌을 갖도록 도와주는 방식의 호흡에 초점을 맞춰라.

1. 무릎을 굽히고 등을 대고 눕는다.

2. 당신의 왼손을 당신의 배 위에 그리고 당신의 오른 손을 당신의 목 옆에 두고, 가볍게 안으로 누른다.

3. 당신의 복부를 이완시키고 당신이 숨을 천천히 들이 마시면서 당신의 배(그리고 손)를 올라가게 하는데, 당신의 혀를 당신의 입 천장에 대고 누르면서 당신의 코로 숨을 쉬어라.

4. 당신이 숨을 들이 마시는 동안 당신의 손을 사용해서 당신의 목 근육이 팽팽한지를 느껴라. 만약 그렇다면, 그것들이 팽팽하게 되지 않도록 하는 방식으로 숨을 쉬려고 노력해라.

5. 다음, 천천히 숨을 내 쉬고 긴장되지 않도록 하면서 당신의 호흡에 집중을 해라. 당신이 숨을 내쉬면서, 당신의 왼손이 내려가야만 한다.

당신의 호흡 패턴이 어떤 문제가 있다는 것을 알았다면, 첫 주 동안은 하루에 적어도 5분 동안 당신의 매일 자기-관리 절차를 한 부분으로 이 운동을 도입해라. 그 다음 점차적으로 하루에 10분 그리고 나서 15분으로 늘려라. 당신이 이 자연스러운 호흡 스타일을 배우면서, 반쯤 누어서 그것을 하고, 그리고 나서 앉아 있으면서 그것을 하고, 몇 주가 지난 후, 서있는 동안 그것을 연습해라. 마지막으로, 당신이 걸어 다니면서 그리고 매일 활동들을 하면서 이 방식으로 호흡을 하는 것을 연습해라. 당신의 호흡 패턴을 바꾼 다는 것은 시간이 걸리는데, 그러나 일부 사람은 상당히 빨리 배운다. 기억해라, 당신은 숨을 깊게 쉬는 것을 연습하는 것이 아니다; 당신이 진정되고 이완되게 도움이 되는 방식으로 숨을 쉬려고 노력해라.

일부 사람들은 그들의 호흡 패턴을 다른 방향으로 바꾸는 것에 대한 반응으로 그들의 근육들을 긴장시킨다. 이 호흡 운동을 하면서 두려움, 증가된 불안, 현기, 또는 커진 통증을 느낀다면, 당신은 그것을 올바로 하고 있지 않는 것이다. 만약 그렇다면, 이것은 아주 흔한 일이고 긴장을 풀 어떤 방식을 찾도록 해 보아라.

그 문제가 지속된다면, 그것을 보다 천천히 할 필요가 있거나 또는 호흡 운동들을 중단해라, 적어도 잠시 동안. 당신은 호흡 운동들을 시작하고 당신의 호흡 패턴을 개선할 때 전문가의 도움을 구할 수도 있다. 그게 어리석게 들린다면, 호흡은 삶의 가장 근본적인 기능이라는 것을 기억해라, 그러므로 당신이 만들 수 있는 어떤 증진은 극도로 유용하다. 호흡이 그렇게 기본적이기 때문에, 그것은 문제의 중심 부분일 수도 있고, 간과하기 쉬운 지속인자일 수도 있다. 호흡패턴 기능장애에 관한 정보, 그것들의 결과, 및 적절한 치료방법이 더 필요하다면, 우리는 호흡 패턴 기능장애의 종합적인 접근법 (Multidisciplinary Approaches to Breathing Pattern Disorders) (Chaitow, Bradley, and Gilbert 2002)이라는 책을 추천한다.

기능적 인자들 (Mechanical Factors)

완벽한 사람은 없다. 이 생각은 하나의 일반성으로 간주되기가 쉽다. 그러나 이것을 당신 자신의 몸에 대비해서 얼마나 자주 고려해 보았는가? 우리 각자는 몸의 어떤 부분이 약간 크고, 길고, 팽팽하며 그냥 분명히 다르다. 미약한 신체적인 비대칭은 보통 문제들을 일으키지 않으나, 어떤 점을 넘어서는 그것들은 통증 유발점들을 활성화 시킬 수 있고, 이것은 짧은 쪽이거나 또는 긴 쪽에서 일어날 수 있다. 종종 하부 등과 엉덩이 통증에 한 역할을 하는 여러 일반적인 구조적 비대칭 또는 불균형이 있고, 우리 임상 경험에서 볼 때, 만성 통증을 겪는 많은 사람들은 그들의 하나 이상에 영향을 받는다. 이에 더해서, 근육 문제들은 구조적 비대칭을 일으키거나 악화시킬 수 있다. 이 문제들을 고려하고 그것들이 있다면 그것들을 다루는 것이 중요하다.

세부 사항으로 들어가기 전에, 우리는 두 가지의 대단히 중요한 요점들을 언급하기를 원한다: 첫 째, 이전의 신체 검사에서 찾아지거나 기록되지 않았던 매우 눈에 띄는 구조적 불균형을 얼마나 자주 본다는 것은 놀라운 일이다. 그리고 둘째로, 그러한 불균형에 대한 간단하고 돈이 안 드는 교정이 얼마나 자주 중대한 통증 경감을 가져다 준다는 것이 놀라운 일이다. 증례들의 대부분에서, 자기-관리 치료를 수반한 불균형의 교정은 올 가는 통증 경감의 열쇠다. 구조적인 불균형을 찾고 그것들을 고치는 것이 얼마나 중요한지 더 이상 말을 안 하겠다. 그러한 소개로, 가장 흔하게 근막 기능장애로 귀결되는 구조적인 불균형과 기능적인 인자들의 일부를 자세히 살펴 보자.

- 작은 반골반
- 다리 길이 불일치
- 모톤의 발 증후군
- 짧은 위팔
- 수면 자세에 관한 문제들

작은 반골반 (Small Hemipelvis)

이 책을 읽으면서 앉아 있다면, 당신의 엉덩이 밑으로 손을 뻗어서 좌골(좌골 돌기라고도 함)을 찾아라. 이 뼈는 골반 구조의 바닥에 위치하며 당신이 앉아 있을 때 당신의 체중 대부분을 받히고 있다. 골반의 한 쪽이 다른 쪽에 비해서 작다면, 작은 쪽은 작은 반골반이라고 불린다. 그림 17.1A에서, 오른 쪽이 더 작다. 작은 반골반을 가졌다면, 당신이 앉을 때마다 기울어질 것이고, 그것이 인체 대부분에 걸친 통증 유발점들을 만들 수 있다 – 머리, 목, 어깨, 힙, 엉덩이, 다리, 및 상부, 중간, 하부 등. 그러한 통증 유발점들은 하부 등, 엉덩이, 힙, 및 다리에 좌골신경통과 통증의 가장 흔한 원인들 중의 하나다. 평탄하지 않은 골반은 척추가 옆으로 틀어진 상태인 척추측만으로도 갈 수 있는데, 그림 17.1A에서도 볼 수 있다.

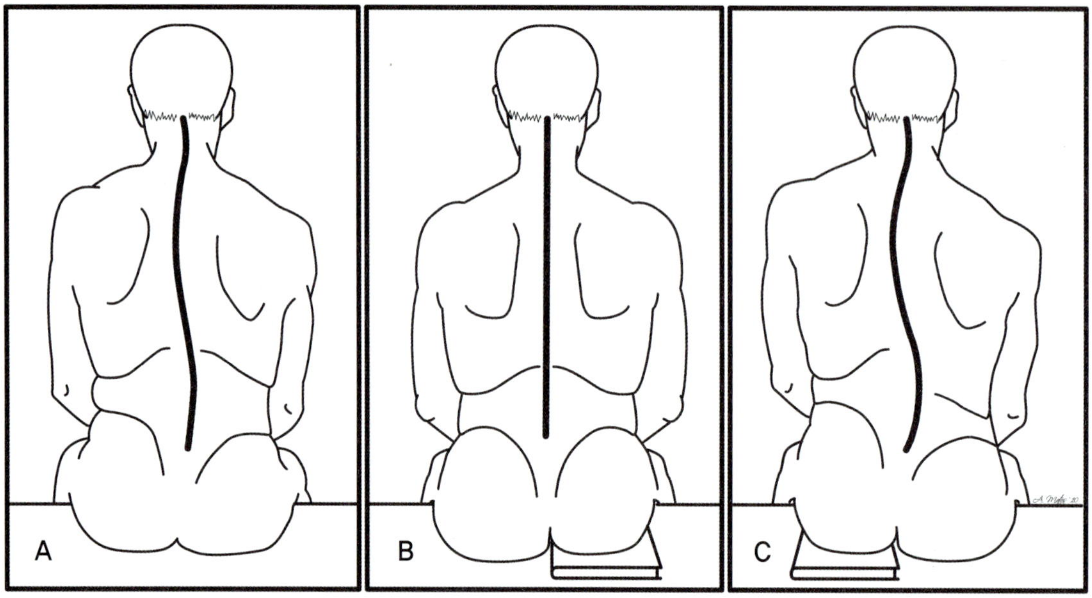

그림 17.1

일반적으로, 작은 반골반은 당신이 한 쪽으로 약간 기울어지게 앉는 것을 뜻한다. 이러한 만성적인 기울어짐이 바로잡기 반사를 활성화 시키는 신호들을 뇌로 보낸다. 그에 대한 반응으로, 당신의 머리는 평평한 자세를 유지하기 위하여 반대편으로 기울어질 수 있다. 이것이 근육의 상호 작용의 체인을 시작하게 해서 일부 근육들을 만성적인 과사용의 상태로 남기며, 그것은 교대로 근막 통증과 기능장애로 이끈다. 이러한 구조적 불균형의 또 다른 일반적인 반응은 한 다리를 다른 다리 위로 교차시켜서 골반 기울기를 고치려고 하는 것이다.

작은 반골반의 테스트 (Testing for a Small Hemipelvis)

당신이 작은 반골반인지를 알기 위하여, 다음 질문에 답해라 :

- 당신은 종종 당신의 엉덩이 밑에 한 발을 깔고 앉아 있는가?
- 당신은 오래 앉아있기가 힘 드는가?
- 당신은 편안하게 안아있는 자세를 찾기가 힘 드는가?
- 앉아있을 때, 당신은 보통 한 다리를 다른 다리 위로 꼬고 있는가?
- 당신은 앉아있을 때 등 통증이 있는가?
- 당신은 앉는 것을 피하는가?
- 당신은 서서 일하는 것을 선호하는가?
- 당신은 두통이 있는가?

- 당신은 측두하악관절 기능장애(Temporomandibular joint dysfunction; TMJD)가 있는가?
- 한 다리가 다른 것보다 짧은가? 많은 경우에서, 짧은 다리와 같은 쪽 골반의 수직 높이가 더 작다.

이 질문들의 어느 하나에 예라고 답하는 것은 당신이 작은 반골반을 가졌다는 것이고, 그 경우에서 당신은 다음 테스트를 계속해야만 한다. 이 테스트를 위해서, 당신은 자신을 평가할 다른 사람이 필요하다. 다음 절차를 해 나가면서, 평가자(다른 사람)는 어떤 비대칭을 기록해야만 한다. 당신의 편의를 위해서, 우리는 인체의 뒷면 그림을 준비했는데, 그것은 평가자가 어떤 비대칭을 기록하기 위해서 복사할 수 있다.

1. 평가자는 당신의 전체 등을 볼 필요가 있다, 그러므로 가능하다면 당신은 당신 상체의 모든 옷을 벗어야만 한다.

2. 등받침이 없는 평탄하고 딱딱한 시트에 앉아라, 피아노 의자 같은. 대용으로, 스툴 또는 등받침이 없는 부드러운 의자 위에 나무 판을 깔고 앉아라.

3. 평가자는 당신의 두개골의 기저부와 당신의 귀를 먼저 보아야만 한다. 당신의 머리가 기울어져 있는가? 어느 쪽 귀가 높은지를 알기 위하여 줄자 또는 목수의 수준기를 사용하는 것이 도움이 된다. 평가지에, 결과를 표시하기 위하여 줄을 긋는데, 같은 높이라면 수평선을 긋고, 같지 않다면 약간 기울어진 선을 그어라.

4. 다음 평가자는 당신의 어깨판의 꼭대기를 측정해야만 하는데, 어떤 쪽이 높고 어떤 어깨판이 밖으로 튀어나와있는가를 보아라. 다시, 평가지에 결과를 나타내는 선을 그어라.

5. 다음 평가자는 당신의 어깨판의 아래 끝을 살피고 어떤 쪽이 높은지를 측정해라. 평가지에 어떤 차이를 표시해라.

6. 평가자는 그들의 손으로 당신의 허리 옆을 눌러서 어떤 쪽의 장골릉이 높은지를 느껴야만 한다. 또한 평가자는 천골의 꼭대기와 가까운 골반의 보조개들이 어느 쪽이 높은 지를 측정해야만 한다. 평가지에 결과를 표시해라.

7. 등에서, 평가자는 천골에서부터 척추가 위로 올라간 모양을 관찰해야만 한다. 척추가 위로 똑바로 쌓아 올라갔는가 또는 한쪽에서 한쪽으로 커브가 있는가? 각 척추의 극돌기에 펜으로 표시를 하면 척추의 모양을 보기가 쉽다. 이것은 어떤 이상 만곡을 보기 쉽게 만든다. 다시, 평가지에 결과를 표시해라.

8. 마지막으로, 몸통의 뒤나 옆에 어떤 피부 주름을 살펴라. 그것들의 어느 한 쪽이 크거나 깊은가? 만약 차이가 있다면, 평가지에 그것들을 그려라. 또한 평가자는 당신이 엉덩이 리프트를 골반의 작은 쪽 밑에 놓았을 때, 이 주름들이 펴지는 경향이 있는 가를 관찰해야만 한다.

자세 평가 차트 (Postural Assessment Sheet)

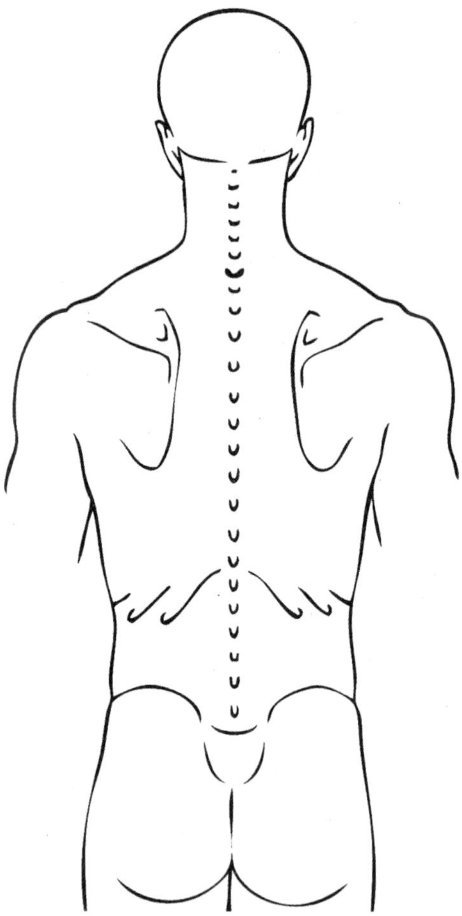

앉은 자세

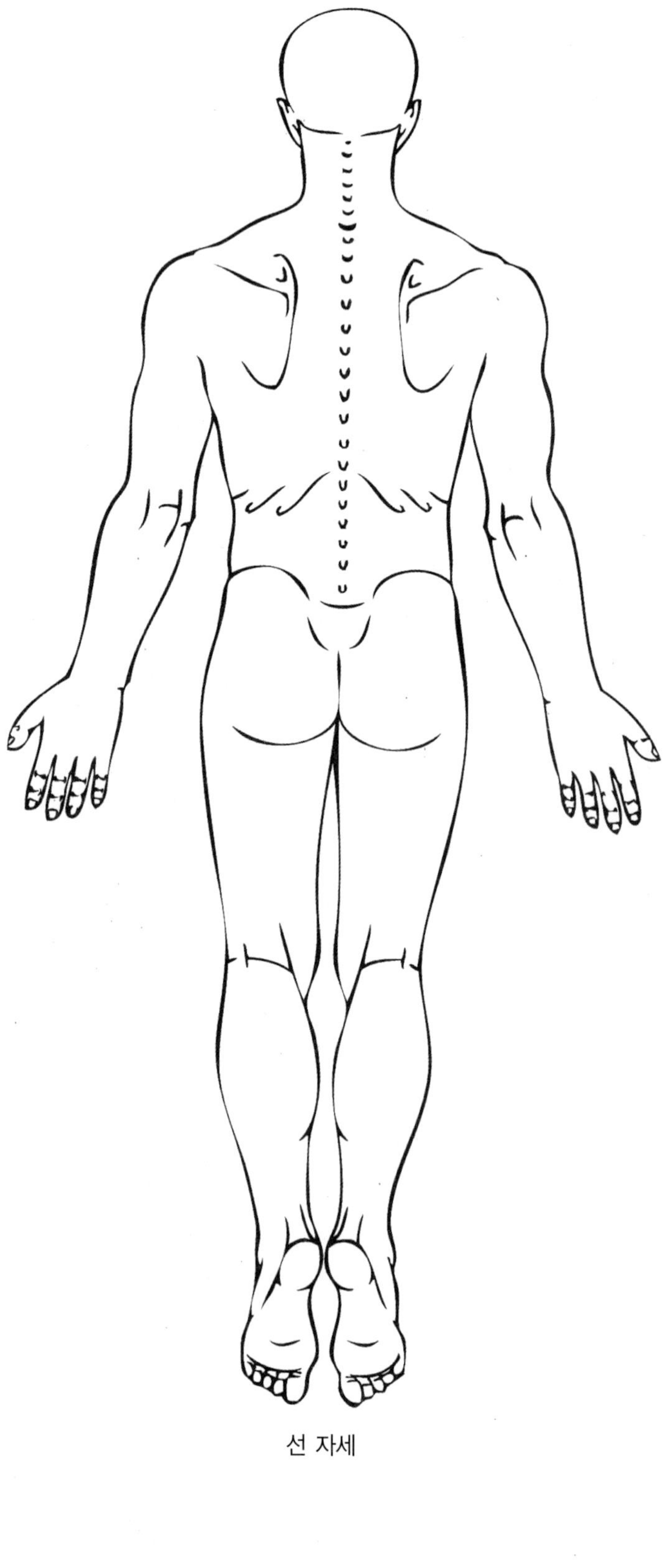

선 자세

Use this sheet to record your findings.

이 검사가 어떤 비대칭을 밝힌다면, 이것은 작은 반골반의 존재를 나타낸다. 그 경우라면, 다음 단계는 불균형을 교정하고 당신이 느끼는 어떤 차이를 주시하는 것이다. 당신은 잡지의 쪽 수들을 사용해서 간단히 좌골을 올릴 수 있다. 짧은 쪽에 받침을 놓아라, 대략 0.3cm정도의 충분한 쪽 수로 시작해라. 이것이 불균형을 교정하는가? 만약 이것의 느낌이 좋으나 충분하지 않다면, 쪽 수를 더하는데, 한 번에 0.3cm씩 더하며, 그것의 느낌과 그것이 어떻게 보이는 지를 계속 평가해라. 위 그림 17.1에서, 오른 좌골 밑에 어떤 받침을 놓아서 작은 반골반이 어떻게 교정되는지, 어깨판과 장골릉이 이제 수평인지를 주시해라.

일단 당신이 대칭을 만들었으면, 이것이 당신에게 효과적인 교정인지를 확신하기 위해서, 잡지를 다른 쪽에 놓아라. 이것은 그림 17.1C에서 볼 수 있는 것처럼, 어떤 골반 불균형을 틀림없이 두드러지게 만들어서 당신을 불편하게 만든다. 당신은 심지어 막 쓰러지려는 느낌을 받을 것이며, 그리고 그것은 통증을 증가시킬 수도 있다. 당신의 평가자에게 앞에서처럼 동일한 신체적 경계표들을 살피게 시켜라. 두 번째 쪽에 받침을 놓는다면, 전에 알았던 어떤 비대칭은 틀림없이 보다 두드러질 것이다.

이제 잡지를 꺼내서 첫 번째 쪽에 다시 놓는데, 의심스러운 작은 반골반 쪽이다. 그 불균형을 충분히 교정했다면, 당신은 틀림없이 편안함과 대칭 모두에서 눈에 띌만한 차이를 느낄 것이다. 그렇다면, 당신의 더 나은 삶을 향해서 어떤 중요한 계기를 막 만든 것이다.

작은 반골반의 교정 (Correcting for a Small Hemipelvis)

이제 5–10분 동안 잡지 위에 앉아라. 당신의 평가자에게 앞에서처럼 똑 같은 신체적 경계표들을 확인하라고 요청해라 :

- 당신의 머리가 수평인가? 당신의 귀가 보다 수평인가?
- 당신의 어깨가 수평인가?
- 당신의 어깨판이 수평인가?
- 허리 바로 밑의 장골릉의 뼈는 어떤가?
- 어떤 피부 주름이 있는가?
- 당신의 전반적인 통증은 어느 정도 완화되었는가?

다음, 잡지를 빼서 그 두께를 측정해라. 이것은 당신의 엉덩이 받침에 필요한 두께다. 이 테스트가 작은 반골반을 가진 것을 나타낸다면, 당신의 자기-관리 절차가 만성적으로 짧아지거나 늘어난 어느 쪽의 모든 근육들에 특별한 주의를 쏟아야 함을 확실히 해야 하는데, 특히 요방형근, 척추기립근, 복근들, 및 둔근들이다.

또한 당신은 짧은 쪽의 좌골에 추가적인 높이를 주기 위한 받침을 찾고 만들 필요가 있을 것이다. 이것은 작은 잡지, 노트, 또는 심지어 접은 행주처럼 작을 수 있다. 당신은 당신이 앉을 때마다 이 교정을 사용할 필요가 있다 : 집, 직장, 차, 교회, 영화관 등등. 그 표면이 부드럽다면, 좌골과 엉덩이가 한 덩어리로 표면 속으로 가라앉기 때문에 당신은 조금 높은 받침을 필요로 할 것이다(2배 정도).

건강 관리 전문가와 상담을 해서 골반 비대칭을 확인하는 X-ray를 찍지 않았다면, 당신의 앉은 자세와 그것에 대한 반응을 시간을 두고 모니터링을 계속하는 것이 중요하다. 근막 기능장애는 거짓 양성을 일으킬 수도 있다는 것을 염두에 두는데, 그 뜻은 그 테스트가 당신이 작은 반골반을 가졌다고 나타낼 수도 있지만, 이환된 근육들에 대한 가압과 스트레칭을 포함하는 광범위한 자기-관리가 그것을 일으킨 근육의 불균형을 교정하고 동등하게 할 수 있다는 뜻이다. 비대칭을 만든 그 불균형이 골격적인 것 보다 더 근육적이라면, 그것은 궁극적으로 좀 낮은 받침을 사용할 수 있을 것이고, 심지어는 단계적으로 그것을 중단할 수도 있다.

물론, 당신은 이 전체 과정으로 보다 고집스러운 접근을 취할 수 있고 앉아서 찍는 X-ray를 주문하고 장골릉에서부터 좌골 돌기까지의 골반을 측정하는 물리치료사, 카이로프랙터, 의사, 또는 접골사의 도움을 요청할 수 있다. 즉, 대부분의 사람들은 적절한 근면성을 가졌다면 어떤 전문가와 상담이 없이도 여기서 기술한 테스트와 교정을 실행할 수 있다. 어떤 경우에서라도, 요점은 좌골 들어 올리기가 비대칭을 올바르게 교정하는 것을 확실히 하기 위해서 정확한 측정 방법들을 사용하는 것이다.

다리 길이 불일치 (Leg Length Inequality)

다리 뼈들의 실제 길이가 다양할 수 있는 반면에, 근육 기능이상 그리고 다른 신체적 문제들 또한 다리 길이에 영향을 줄 수 있는데, 이는 척추와 천골이 골반과 서로 작용하는 방식 그리고 체중을 싣는 동안 발과 발목이 어떻게 배열되어 있는 방식을 포함한다. 불일치가 통증 유발점들을 갖고 있는 근육들에 의했다면, 그것들은 쉽게 치료되고 교정될 수 있다. 다리 길이 불일치의 원인과 정도가 무엇이더라도, 다양한

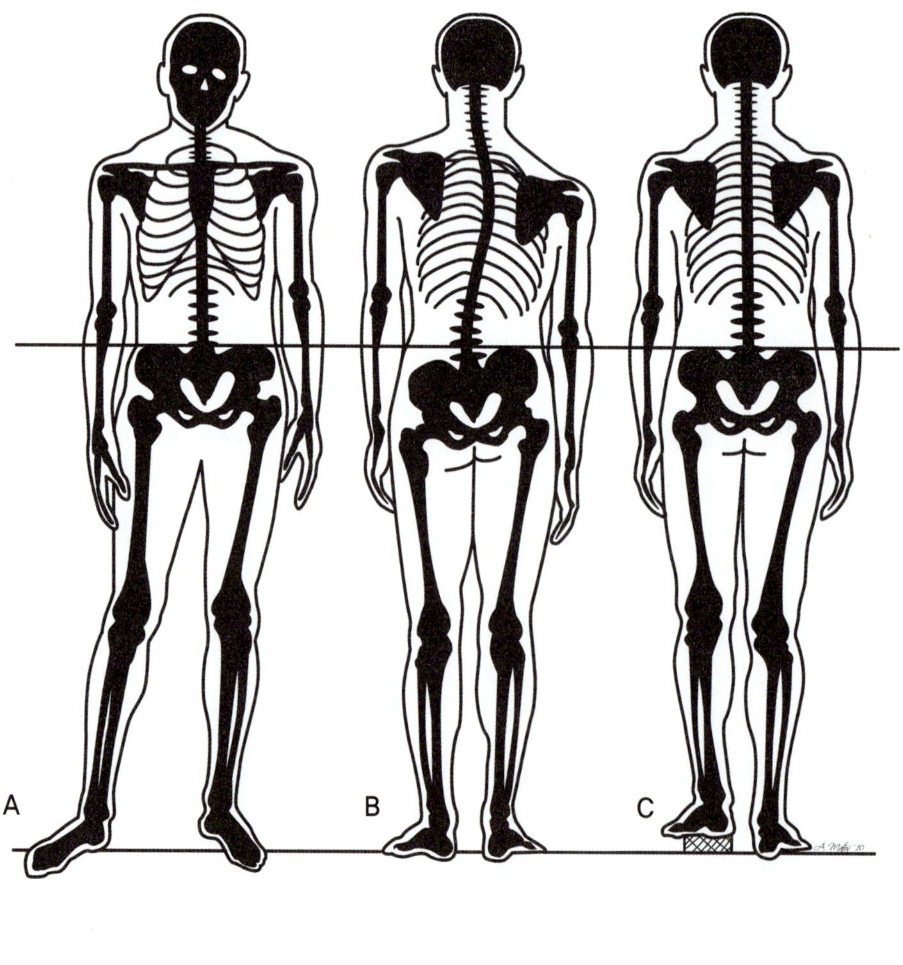

그림 17.2

근육들이 이 상태에 대응하는 작용을 할 수 있고 저사용과 과사용 모두의 결과로 통증 유발점들을 발달 시키는데, 특히 요방형근, 척추주위근, 장요근, 복근, 및 모든 둔근들이다. 우리는 이 상태가 꽤 흔하고, 일반적으로 교정되지 않고 있다는 것을 알고 있으며, 그래서 다리 길이 불일치를 확인하는 것이 타당하다. 다리 길이 불일치에 대한 많은 반응들이 있다, 그림 17.2에서 당신이 볼 수 있는 것처럼. 전면인, 그림 17.2A에서는, 척추는 똑바로 있지만 그 사람의 체중은 좌측으로 이동해 있는데, 약간 더 긴 우측이 좌측으로 밀고 있다. 후면인, 그림 17.2B에서는 양 다리가 체중을 같은 양을 받히고 있다; 오른 다리가 길기 때문에, 골반은 기울어지고, 척추는 휘었으며, 어깨와 힙은 수평이 아니다.

그림 17.2C에서는, 발꿈치 받침이 불일치를 교정하려고 짧은 쪽 다리 밑에 놓여졌다. 이것은 교대로 골반을 수평으로 하는 것을 돕고, 척추 커브와 어깨와 머리를 수평으로 정상화 시킨다. 또한 주목해야 할 것은 기능이상인 SI(천장골; sacroiliac) 관절 또한 거짓 다리 길이 불일치를 일으킬 수 있는데 한 사람이 서 있을 때 다리를 밖으로 벌리고, 골반을 돌리고 아픈 채로 서있게 만들 수 있기 때문이다 (사이몬스 2009). 이러한 다리 길이는 아마도 오랜 시간 동안 교정되지 않았기 때문에, 이 쪽의 상단에 적힌 모든 기능이상인 근육들은 통증 유발점 치료를 받을 필요가 있다.

선 다리 길이 불일치의 테스트 (Testing for Standing Leg Length Inequality)

당신이 뼈들을 측정하는 X-ray가 없다면, 당신은 다리 길이 불일치와 함께 생기는 특징적인 비정상들을 확인해야 할 것이다. 다음 질문에 답을 해 보아라 :

- 당신은 주로 한 다리로 서있는 경향인가?
- 당신은 특징적으로 한 다리로 서고 다른 다리로는 앞쪽 옆에 두는가, 때때로 한 손은 허리에 두고 있는가?
- 당신이 서있을 때 등 통증이 커지는가?
- 당신의 등 통증은 주로 한 쪽에서 있는가?
- 당신의 골반은 앞쪽과 뒤쪽의 어느 하나 또는 이쪽에서 저쪽으로 매우 제한된 동작 범위를 갖는 경향인가?

이 질문들의 어느 하나에 예라고 답하는 것은 당신이 다리 길이 불일치를 가졌다는 것이고, 그 경우에서 당신은 다음 테스트를 해야만 하는데, 그것은 서서 하는 것을 제외하고, 작은 반골반을 위한 테스트와 유사하다. 당신은 자신을 평가할 다른 사람이 필요하다. 다음 절차를 해 나가면서, 평가자는 어떤 비대칭들을 이 장의 앞에 있는 인체 뒷면의 도해 위에 기록해야만 한다.

1. 전체 등을 관찰할 수 있는 것이 최상이므로, 가능하다면 당신 상체의 옷을 모두 벗어라.

2. 당신의 발을 어깨 너비로 벌리고 평가자로부터 얼굴을 멀리해서 선다. 방의 바닥이 수평인지를 확인해라.

3. 평가자는 먼저 두개골의 뒤와 귀의 높이를 살펴야만 한다. 그들이 같은 높이에 있는가? 다시, 어느 쪽 귀가 높은지를 알기 위하여 줄자 또는 목수의 수준기를 사용하는 것이 도움이 된다.

4. 평가자는 당신의 어깨판의 꼭대기를 측정해야만 하는데, 어떤 쪽이 높고, 어떤 어깨판이 밖으로 튀어나와있는가를 보아라.

5. 다음, 평가자는 당신의 어깨판의 아래 끝을 살피고 어떤 쪽이 높은지를 측정해라. 다리 길이 불일치가 1/2인치 또는 그 이상이면, 짧은 다리 쪽의 어깨는 보통 낮다.

6. 다음, 평가자는 그들의 손으로 당신의 허리 옆을 눌러서 장골릉을 찾아라. 한쪽이 다른 쪽보다 높은가?

7. 평가자는 천골의 꼭대기와 가까운 골반의 보조개들이 어느 쪽이 높은 지를 측정해야만 한다.

8. 다음 평가자는 뒤에 서서 천골에서부터 척추가 위로 올라간 모양을 관찰해야만 한다. 척추가 위로 똑바로 쌓아 올라갔는가 또는 한쪽에서 한쪽으로 커브가 있는가? 이 평가를 편하게 하기 위해서, 각 척추의 극돌기에 펜으로 표시를 하고 이 표시들을 선으로 그려라. 두드러진 만곡이 있다면, 그것의 사진을 찍고 당신이 적어도 4주간의 자기-관리 치료 후에 비교를 위한 기준으로 사용해라.
9. 마지막으로, 평가자는 몸통의 뒤나 옆에 어떤 피부 주름을 살펴야만 한다. 그들의 어느 한 쪽이 크거나 깊은가? 당신이 짧은 다리를 교정했을 때, 당신은 그 피부 주름들이 펴지는 것을 주목해야만 한다.

선 다리 길이 불일치의 교정 (Correcting for Standing Leg Length Inequality)

이러한 접근 방법에 기초를 두고, 당신은 선 다리 길이 불일치가 뼈의 길이 차이 또는 근육 기능이상에 의한 것인지 아닌지를 결정할 수 있다. 만약 그렇게 했다면, 다음 단계는 점차적으로 교정을 하고 그 접근 방법에서 관찰된 비대칭의 어떤 변화들을 조심스럽게 기록한다.

짧은 것처럼 보이는 다리의 발 밑에 대략 0.3cm 두께의 잡지를 놓는 것으로 시작한다. 이것이 어떤 비대칭을 없애는가? 그 받침이 당신의 등을 보다 수평으로 만드나 아직까지 틀어졌다면, 당신의 어깨, 힙, 그리고 어떤 피부 주름이 완전히 수평으로 보일 때까지 받침의 높이를 더해라, 그림 17.2C처럼. 염두에 둘 것은 이것이 훌륭한 교정이 되기 위해서는, 보다 눈에 띄게 편안함을 만들어야만 한다. 당신은 보다 수평이 되고, 균형 잡히고, 강함을 느껴야만 한다. 당신이 적절한 교정을 만들었다는 것을 확인하기 위해서, 그 받침을 다른 다리(긴 다리)의 발 밑으로 옮겨라. 다리 길이 불일치가 당신에게 하나의 문제라면, 즉각적으로 힙과 어깨에서 더 틀어지고, 불안정하며, 불편함을 느낄 것이다. 이 상태를 일단 확인했다면, 당신은 짧은 쪽의 당신 신발 안에 동일한 교정 크기의 발꿈치 받침을 얻을 수 있다.

매우 자주, 선 다리 길이 불일치를 가진 사람들은 발꿈치 받침으로 일단 문제가 교정됐을 때, 통증의 거의 즉각적인 감소를 느낀다. 그러나, 선 다리 길이 불일치에 의하여 이환된 근육들의 모두가 아직까지 치료를 요하고 있는데, 그것들은 요방형근, 척추주위근, 복근, 요근, 햄스트링, 및 가자미근 들이다. 이 근육들의 모두에 대한 포괄적인 자기-관리 치료가 그들이 전체적인 통증 없는 기능을 회복하는 것을 확실히 하는데 도움이 될 것이다. 당신은 최소한 하루에 네 번까지 자기-관리를 할 필요가 있다. 작은 반골반에서처럼, 장기적인 관점에서 발꿈치 받침을 계속 사용할 필요성에 대하여 얼마 후 재평가하는 것이 중요하다. 근육들을 충분히 치료하고 훈련한 후에, 당신은 받침의 크기를 점차적으로 감소시키거나, 심지어 그것을 완전히 제거할 수도 있다

모톤의 발 증후군 (Morton's Foot Syndrome)

1940년대에, Dudley J. 모톤 박사는 일반적인 환자 인구 중에서 발 뼈들의 모양에서 중요한 변형을 발견했다. 두 번째 발가락이 당신의 발가락들 중에서 제일 길거나 또는 당신의 첫 번째와 두 번째 발가락 사이의 공간이 두 번째와 세 번째 발가락 사이의 공간에 비해서 발 안으로 더 깊이 파여 있다면, 당신은 모톤의 발 증후군을 갖고 있을 수 있다. 다른 조짐은 발바닥의 앞 부분에 건막류(bunions) 또는 굳은 살(calluses)을 포함하는데, 특히 두 번째 발가락 뒤다. 비록 이 상태의 발생 정도는 보통 인구에서 높지는 않지만, 만성 근막 통증이 있는 사람들 사이에서 발생 정도는 매우 높다. 또한 모톤의 발 증후군을 갖고 있는 사람들은 솟아오르고 외전된(supinated) 첫 번째 발허리뼈(중족골) 을 갖고 있는데, 그 뜻은 그것이 솟아 오르고 바깥쪽으로 회전한 것이다. (발허리뼈들은 발가락에서부터 발바닥의 앞꿈치 쪽으로 뻗어간 뼈들이다.)

이 상태에서는, 엄지발가락(그것은 정상적으로 당신의 체중의 대부분을 옮긴다)이 솟아 올라서 어떠한 체중이라도 옮길 수 없다. 그것이 지면에 닿기 위해서는, 아치는 떨어져야만 하고 발목은 안쪽으로 말려야만 한다. 이것이 과회내(hyperpronation)라고 알려진 상태로 이끄는데, 거기서는 발의 안쪽 가장자리가 안쪽으로 무너진다. 이 상태를 가진 사람들은 그들의 발을 바깥으로 벌린 채로 종종 오리 걸음을 한다. 과회내는 다음에 따라서 변화한다: 발목이 움직이는 방식, 무릎이 발 위로 어떻게 움직이는가, 허벅지 뼈가 힙 소켓에 어떻게 들어가 있는가, 둔근들이 힙에 어떻게 작용하는가, 척추가 어떻게 배열되어 있는가, 머리가 척추 위에 어떻게 올라 앉아 있는가, 그리고 턱 또는 측두하악관절이 어떻게 기능하는가. 이러한 모든 불균형들이 근육의 과부하, 통증 유발점들, 신경 압박, 좌골신경통, 이상근 증후군, 및 여러 형태의 만성 통증으로 이끌 수 있다. 그러므로 과회내가 하나의 발과 발목의 상태일지라도, 그것은 종종 무릎, 힙, 하부 등, 엉덩이, 상부 등, 목, 머리, 및 턱 통증과 연관되어있다.

모톤의 발 증후군의 테스트 (Testing for Morton' s Foot Syndrome)

당신이 모톤의 발 증후군을 갖고 있는지 아닌지를 결정하는 것은 상당히 간단하다. 그냥 앉아서, 신발을 벗고, 살펴 보아라.

- 당신의 첫 번째와 두 번째 발가락 사이의 공간이 두 번째와 세 번째 발가락 사이의 공간에 비해서 더 깊은가?
- 당신의 두 번째 발가락이 당신의 엄지 발가락보다 길게 보이는가? (주목할 것은 이것이 항상 그렇지는 않다는 것이고, 발가락들 사이의 공간의 깊이가 주된 결정 요인이다.) 해부학에 조예가 깊다면, 두 번째 발허리뼈가 길게 보이는지를 살필 수 있다.

- 당신의 오래된 신발을 살펴라. 닳은 패턴이 평평하지 않은가? 발꿈치의 바깥쪽이 더 많이 닳았는가 아니면 안쪽인가?

  첫 번째와 두 번째 발가락 사이에 있는 발바닥의 앞부분에서 닳았는가? 불규칙적인 신발의 마모는 불규칙한 타이어의 마모처럼 대개 문제가 있음을 나타낸다.
- 발바닥을 보아라. 엄지 발가락의 바깥쪽, 발바닥 앞부분의 중앙에, 또는 두 번째와 세 번째 사이의 발의 앞부분에 굳은살이 있는가? 굳은 살이 발꿈치의 뒤에 또는 안쪽 가장자리에 있는가? 그러한 굳은살은 모톤의 발 증후군의 고전적인 징후이며 아플 수 있다.
- 건막류가 있는가? 당신의 엄지 발가락이 각을 이루고 있어서, 다른 발가락들을 당신의 발의 바깥쪽을 향해서 밀고 있는가?
- 서있거나 걸을 때 오리처럼 당신의 발을 바깥으로 돌리고 있는 경향인가? 당신의 발목들이 안쪽으로 말리거나 무너지는 것처럼 느끼는가 또는 당신이 발이 불안정하거나 당신의 발목들이 약하다고 느끼는가?
- 당신이 사람들 옆에서 걸을 때, 당신의 좌측이나 우측으로 걷고 있는 사람들과 자주 부딪히는가?

이러한 질문들에 예라고 답한다면, 아마도 모톤의 발 증후군을 갖고 있다. 그렇다면, 당신이 걸을 때, 당신의 체중의 대부분은 당신의 발꿈치와 두 번째 발가락 뼈 사이로 나눠지는데, 거의 스케이트를 신고 걷는 것과 같다. 이것이 당신의 발목과 발을 안쪽으로 무너지게 만들거나, 또는 과회내 시킨다면, 이것은 목, 어깨, 발목, 무릎, 힙, 또는 등 통증의 주된 원인일 수 있다. 또한 당신이 항상 전반적으로 나쁜 자세를 갖고 있을 가능성이 있다. 또 다른 가능성은 발목이 안쪽으로 무너지는 것을 막기 위해서 당신의 다리 근육에서 위로는 힙까지를 받히거나, 굳게 만든다. 어떤 경우에서라도, 모톤의 발 증후군을 가졌다면, 당신의 발은 올바르게 일을 하지 않고 있는 것이다. 당신의 발의 안쪽 또는 바깥쪽에 너무 많은 시간을 쓰고 있고 훌륭한 인체 역학과 이완된 근육으로 된 균형 있고, 안정한 자세에 시간을 거의 쓰지 못했다.

다행스럽게도, 솟아오른 첫 번째 발허리뼈를 다루는 것은 간단하고 비용이 안 든다. 오직 하나의 웨지(아래에 자세히 기술되어있다)를 당신의 첫 번째 발허리뼈 밑에 놓으면 된다. 이것이 체중을 견디는 사이클에서 당신의 엄지 발가락이 지면과 곧 바로 만나게 보장할 것이다.

모톤의 발 증후군의 교정 (Correcting for Morton' s Foot Syndrome)

다음 단계는 당신의 발목들이 무너지는 것을 막기 위하여 첫 번째 발허리뼈와 엄지 밑에 얼마나 많이 쌓아야 하는가를 결정하는 것이다. 이것을 재기 위해서, 당신은 포스트-잇 뭉치를 사용할 수 있다; 이것은 이상적인데 당신이 매우 작은 첨가로 높이를 조절할 수 있기 때문이다. 처음에 6-7mm 정도로 포스트-잇을 사용해서 당신의 발가락을 높여라. 포스트-잇이 두 번째 발가락 또는 당신의 아치를 침범하지 않도록 해라. 무릎을 몇 번 구부려라, 당신의 발꿈치는 바닥에 댄 채로 약간 앞쪽으로 기울여라. 이제 발목이 안정되었나? 아직까지 안쪽으로 말리거나 또는 당신의 무릎이 아직까지 안쪽으로 이동해 있다면, 당신이 아치와 발목을 안정시킬 때까지 엄지 발가락 밑에 포스트-잇을 더 놓아라.

당신이 안정을 주는 충분한 포스트-잇을 놓았을 때, 그 무더기의 높이를 자를 사용해서 재라. 그 무더기가 7mm 미만이라면, 첫 번째 발허리뼈와 엄지 발가락 밑의 3.5mm 받침으로부터 이득을 얻을 것이다.

당신의 발목과 아래 다리뼈를 정렬시키는데 필요한 양이 7mm 이상이라면, 당신은 6mm 받침이 더 좋을 것이다. 모톤의 발 증후군을 가진 대부분의 사람들은 적어도 3.5mm의 교정이 필요하고, 거의 반이 궁극적으로 6mm 교정이 더 낳다.

이것들은 매우 작은 크기이며 당신의 발을 바깥쪽으로 기울어지게 하거나 부자연스러운 높은 레벨인 위쪽으로 당신의 발의 안쪽에 힘을 가하지 않을 것이다. 그것들은 단지 발이 지면을 어떻게 그리고 언제 느끼는 것의 변화를 의도한다. 위에 말한 것처럼, 일단 그렇게 되면, 당신의 신경근육계가 나머지를 할 것이다.

조금 더 올리기를 원한다면, 높아진 양의 교정에 대한 당신의 반응을 모니터 하는 것을 도와줄 수 있는 어떤 시술자와 함께 이것을 확정짓는 것이 최선일 것이다. 보다 상당한 교정을 필요로 하는 사람들은 비교적 거의 없다. 그러나 만성 두통, 심각한 근막 기능장애, TMJ 통증, 팔 또는 가슴 통증, 또는 불안을 가졌다면, 당신의 자세와 인체 역학을 보다 면밀하게 평가할 어떤 훈련 받은 시술자를 찾아야만 한다.

당신이 필요한 어떤 교정을 결정한 후, 그리고 새로운 신발을 산 후, 오래가는 신발 깔창을 구입할 수 있다. 자세 조절 깔창(Posture Control Insoles)을 추천하는데, 그것을 우리 웹사이트(www.myopain.com) 또는 여러 다른 웹사이트에서 구입할 수 있다. 우리가 이 깔창으로 그들을 성공적으로 맞춰 준 다음에 우리는 수 백 명의 환자들이 상당히 개선됨을 보아왔다. 이 교정은 인체의 많은 부분에서 근육 기능을 증진하며 그리고 또한 통증 유발점들과 연관통을 지속시킬 수 있는 지속된 구조적 스트레스를 감소시킨다. 일단 당신이 모톤의 발 증후군을 교정했다면, 당신은 이 책에 있는 근육들의 대부분을 위한 자기-관리 가이드라인들을 따를 필요가 있을 것이다.

안 맞는 신발 선택 (Poor Footwear Choices)

하부 등과 엉덩이 통증에 있어서 또 다른 중요한 지속 인자는 안 맞는 신발과 닳아 빠진 신을 신는 것이다. 많은 사람들은 단지 신발 바닥이 닳았다고 바꾸지는 않는다. 신발은 당신이 볼 수 있는 바깥에서만 닳는 것이 아니고, 눌려지는 안에서도 닳아서, 당신이 서고 걷는 방식을 바꾼다. 이에 더해서, 인체는 정기적으로 조리 샌들을 신는 것을 그만 두지 못한다. 그것들은 어떤 사람을 발과 다리 근육들을 너무 힘들게 일을 하게 만들 뿐만 아니라, 앞발에 지지를 주지 못하고 쉽게 눌려진다. 또한 모톤의 발 증후군이 있는 어떤 사람은 조리 샌들이 그 문제를 심각하게 악화시킨다는 것을 알아야만 한다. (그런데, 당신이 발꿈치가 안쪽으로 미끄러져서 당신의 발꿈치를 조리 샌들의 윗면에 붙어있게 하는 것이 힘들다면, 이것은 모톤의 발 증후군을 명백하게 확신시켜주는 것들 중의 하나다.)

모톤의 발 증후군을 위한 테스트들의 어느 것이 당신이 발 문제를 가진 것을 나타낸다면, 과도하게 닳은 것이 있는 지 당신의 모든 신발을 면밀하게 보아라. 밑창이 평평하지 않게 닳았다면, 가능한 빨리 그것들을 바꾸거나 밑창을 바꿔라. 만약 당신이 정기적으로 조리 샌들을 신는다면, 발꿈치 끈이 있는 잘 디자인된 샌들로 바꾸는 것이 좋은 생각일 것이다.

짧은 위팔 (Short Upper Arms)

짧은 위팔을 가졌다면, 어떤 표준적인 사무실 의자 또는 유사한 어떤 것에 앉을 때마다 당신의 팔꿈치가 팔걸이에 닿지 않을 것이어서, 당신은 적어도 한 팔꿈치가 팔걸이에 닿게 위해서 한 쪽 또는 다른 쪽으로 기울여야만 한다. 이것이 몸통, 하부 등 및 목에 통증 유발점들을 만들게 이끌며, 어떤 경우는 신경 압박과

호흡 문제들을 일으킬 수 있다. 이 상태가 매우 흔하지는 않더라도, 그것을 가진 사람에게는 하나의 중요한 문제일 수 있다.

짧은 위팔의 테스트 (Testing for Short Upper Arms)

어깨 통증, 팔 통증 및 기능이상, 중간 및 하부 등 통증, 그리고 팔걸이에 대기 위해서 한 쪽으로 기울이기 들은 당신이 짧은 팔일 수 있다는 모든 표식들이다. 당신은 당신의 위팔뼈(상완골)가 당신의 인체의 나머지에 비해서 짧은지 아닌 지를 결정하기 위한 다음의 테스트를 당신이 하는 것을 돕기 위한 또 다른 사람이 필요할 것이다. 당신의 팔꿈치들을 굽히고 당신의 어깨가 정상적이고, 이완된 자세로 해서 서는데, 그들이 굳어있거나 위로 올려지지 않는 것을 확실히 해야 한다. 다른 사람에게 그의 손을 당신의 허리 옆에 꽉 닿게하고 당신의 힙의 꼭대기 쪽(장골릉; iliac crest)으로 누르게 시킨다. 당신의 팔꿈치의 뾰족한 부분이 각각의 쪽에서 당신의 장골릉의 높이에 딱 만나는 지를 주목해라. 당신이 완전히 이완된 자세로 서있을 때 당신의 팔꿈치가 당신 힙의 꼭대기보다 적어도 3인치 높게 있다면, 당신의 몸통 길이에 비해서 짧은 팔을 갖고 있다.

짧은 위팔의 교정 (Correcting for Short Upper Arms)

위팔이 짧다면, 약간의 간단한 교정이 종종 아픈 결과를 만드는 당신이 보상하기 위한 나쁜 자세 조정에 맞추는 것을 피하도록 도울 수 있다. 첫째, 조절 가능한 팔걸이를 가진 의자를 사용하도록 노력해라. 그것이 불가능하다면, 팔걸이의 높이를 올리기 위해서 패딩 또는 베개를 더해서 의자를 변경시킬 수 있다. 이 조절들 모두가 당신의 팔을 받혀주어서 이완된, 똑바로 앉은 자세를 하게 해 줄 것이다.

나쁜 수면 자세에 연관된 문제들 (Problems Related to Poor Sleeping Position)

대부분의 의사들이 권하는 만큼 잔다면, 당신은 인생의 거의 1/3을 침대에서 보낼 것이다. 그러므로, 호흡에서처럼, 당신이 얼마나 잘 잘 수 있는지 그리고 당신의 수면 자세 또는 수면 습관들이 당신의 하부 등 통증에 지속 인자인지 아닌지에 관한 조심스러운 고려를 할 가치가 있다.

나쁜 수면 자세 (Poor Sleep postures)

당신이 우리 환자들 대부분과 같다면, 당신은 아마도 하나의 특정한 수면 자세를 선호할 것인데, 어렸을 때부터 계속 그랬을 것이다. 지난 25년 동안 수 천명의 환자들을 인터뷰한 후에, 우리는 만성 통증과 얼굴을 아래로 한 수면 자세와의 높은 연관을 발견했다, 그림 17.3. 왜 배를 깔고 자는 것이 그렇게 스트레스를 주는 지를 잠시 생각해보자. 당신의 가슴을 앞쪽을 보게 유지한 채 당신은 머리를 90°에 가깝게 돌려서 좌측 어깨 너머를 보고 있다고 가정하자. 당신의 손을 사용해서 당신의 머리를 눌러 이 자세로 위치하게 하여 얼마나 오래 견디는 지를 보아라. 이 자세는 당신의 목 근육들을 능동적으로 수축시켜서 당신의 머리를 돌아가게 만들고 목의 다른 쪽을 과도 스트레칭 시킨다. 이제 밤새

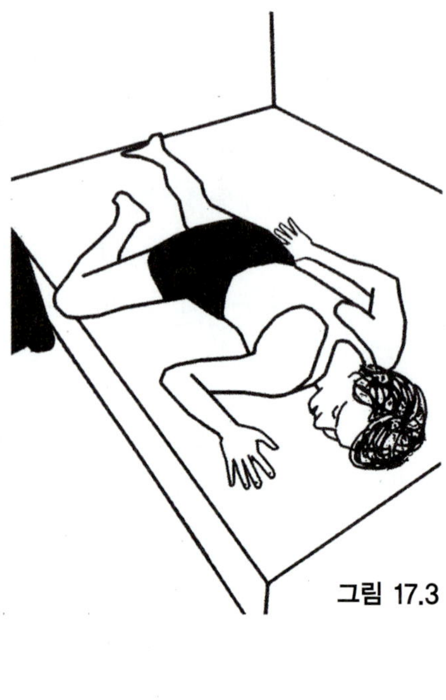

그림 17.3

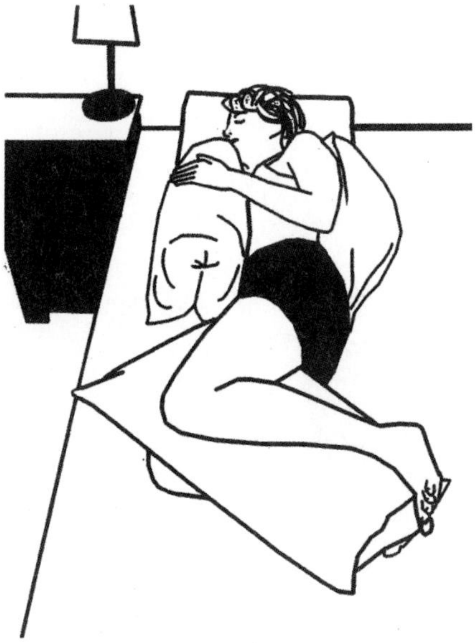

그림 17.4

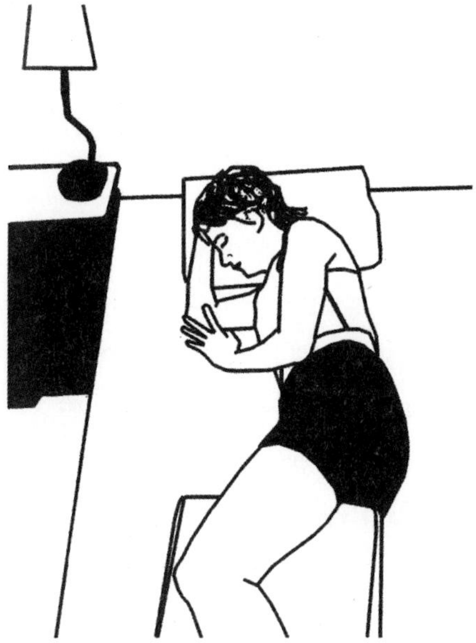

그림 17.5

이와 동일한 자세로 누워 있는 것을 상상해 보아라. 당신은 이것이 어떻게 몸 전체에 걸쳐 상당한 크기의 근육 기능이상을 일으킬 수 있는 지를 쉽게 볼 수 있다. 목에 스트레스를 주는 것 이외에도, 이 자세는 만성적으로 한쪽 힙을 짧게 하고, 그것은 그 쪽의 이상근 그리고 다른 둔근들을 수축시키는 경향이 있으며, 또한 복근을 늘어나게 한다. 이에 더하여, 침대가 부드럽다면, 당신의 등은 활처럼 휘어질 것이어서, 요추 척추주위근의 만성적인 수축을 일으킨다.

당신의 수면 자세를 증진시키려는 의도에서 다양한 베개를 사용할 수도 있으나, 다음 그림들에서 볼 수 있듯이 그것이 당신이 좋은 자세에 있다는 것을 보장하지 못한다. 예를 들어, 당신의 무릎을 구부리고 자는 경향이라면, 그림 17.4와 같이, 이것은 당신의 햄스트링을 수축시킬 것이다. 당신의 턱을 당기고 잔다면, 그림 17.5와 같이, 이것은 당신의 머리를 앞쪽으로 내밀게 만들고 당신의 목의 전면을 수축시키다. 종종 옆으로 자면서 위쪽 다리를 침대 밖으로 떨군다면, 그림 17.6과 같이, 이것은 당신의 이상근을 과도 스트레치 시킨다. 그림 17.7처럼, 태아 자세로 자는 것은 많은 문제들을 만든다; 만성적으로 짧아진 복근들, 장요근, 햄스트링, 및 흉근들; 만성적으로 늘어난 척추주위근; 그리고 목의 전면을 수축시키는 머리를 내민 자세 들이다.

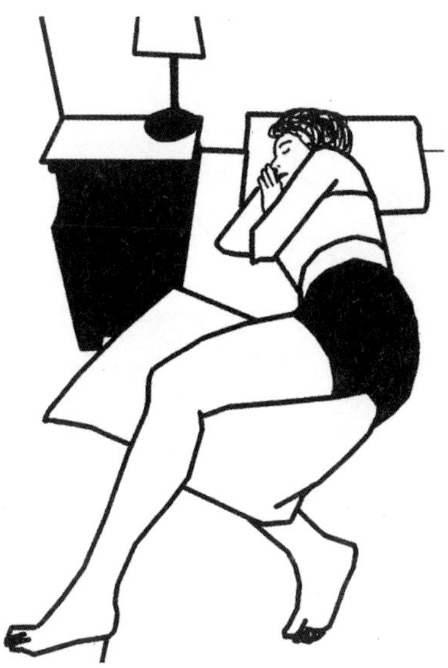

그림 17.6

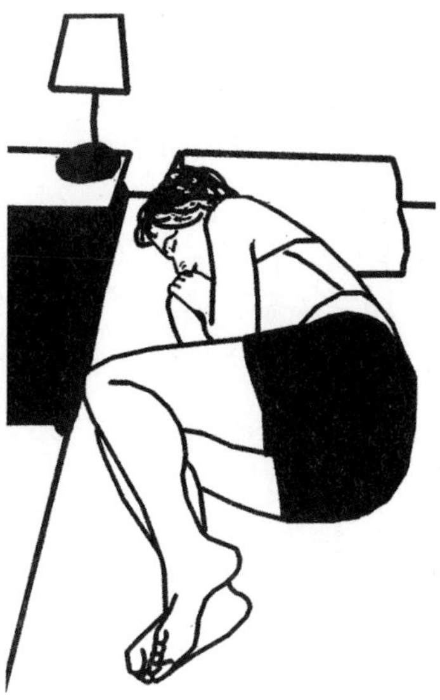

그림 17.7

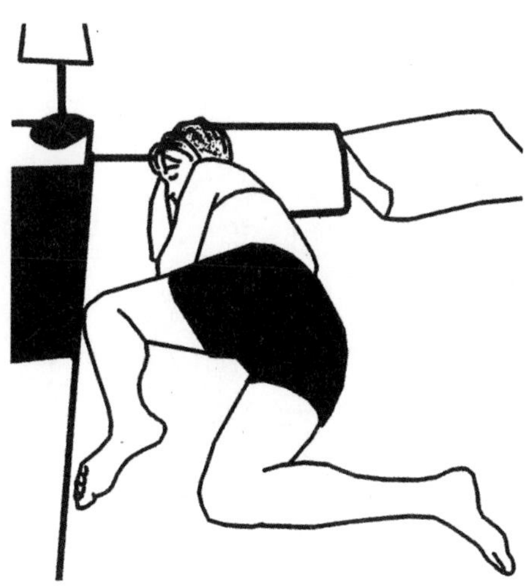

그림 17.8

그림 17.8처럼 비대칭인 자세 역시 문제를 많이 일으키는데, 양 쪽 햄스트링과 흉근들, 및 한 쪽의 장요근의 만성적인 수축, 그리고 다른 쪽의 이상근 및 둔근들의 만성적인 늘어남이다.

좋은 수면 자세 (Good Sleep postures)

그러한 나쁜 수면 자세의 어떤 것이 당신과 닮았다면, 당신은 아마도 당신이 무엇을 달리 해야 할 지 모를 것이다. 다행스럽게도, 비교적 작은 조절이 큰 차이를 만드는데, 그러므로 당신은 당신에게 제일 잘 맞는 수정된 자세를 찾을 수 있어야만 한다. 옆으로 누워서 자는 것을 좋아한다면. 당신의 목 밑에 충분한 받침을 사용하고 힙과 무릎 모두를 너무 많이 굽히지 않음으로써 간단하게 당신의 자세를 상당히 증진시킬 수 있다, 그림 17.9처럼. 또한 다리들 사이의 받침 베개가 허벅지들 사이에서부터 뻗어서 다리 사이로부터 발까지 계속 내려가 있는 것을 주목해라. 또 다른 가치 있는 적용은 당신의 몸 앞을 따라서 하나의 베개를 사용하는 것인데, 그림 17.10에서처럼, 당신의 가슴과 몸통이 안쪽으로 무너지는 것을 막아 준다. 또한 당신은 당신 뒤에 하나의 베개를 놓을 수 있는데, 그림 17.11처럼, 이것이 당신의 위팔을 몸 뒤의 베개에 놓을 수 있게 해 준다. 또한 이것은 가슴 근육들을 열어 주고 부드럽게 스트레치 시키는데, 일을 위하여 책상 위로 기울였을 때 하루의 상당 부분을 만성적으로 수축되어 있었던 경향을 가진 근육들이다. 그림 17.12는 유사한 자세를 보여 주는데 힙 밑에 받침을 추가해서 부드럽고, 가라앉는 침대를 교정하기 위함이다. 그러나, 매트리스가 너무 부드럽거나 낡았다면, 가능한 빨리 그것을 교체하기를 바란다. 비용이 많이 든다면, 얼마나 많은 당신의 삶이 침대에서 보내야 하는 지를 상기해라.

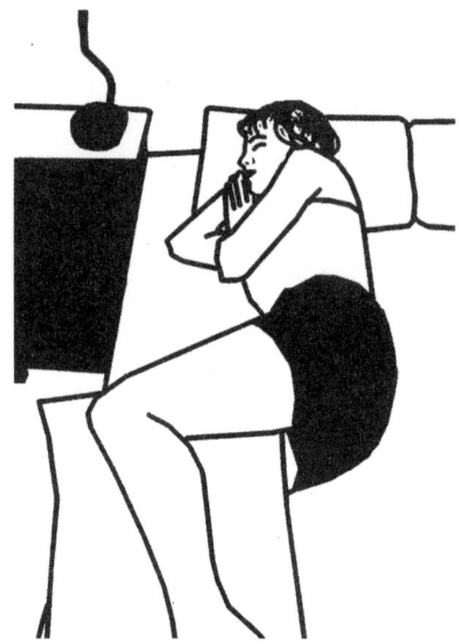
그림 17.9

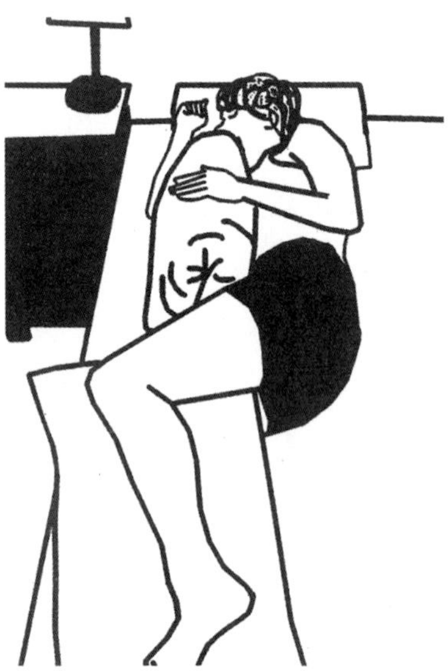
그림 17.10

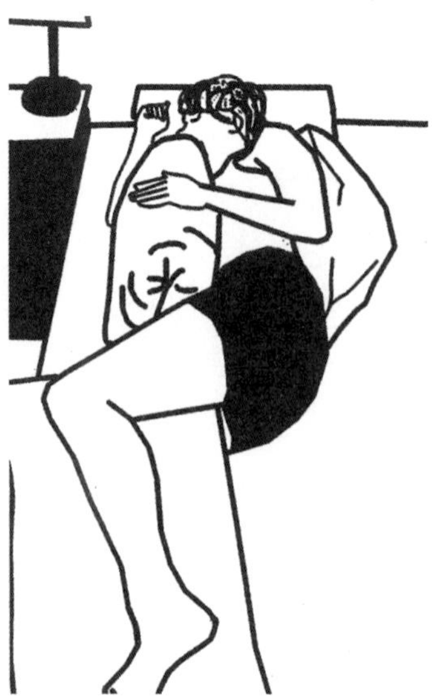
그림 17.11

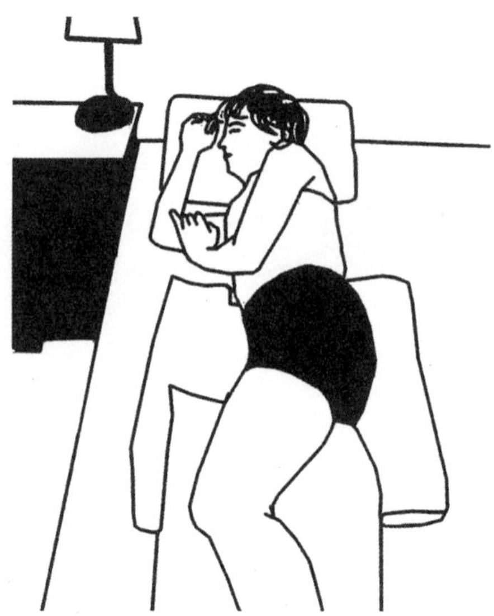
그림 17.12

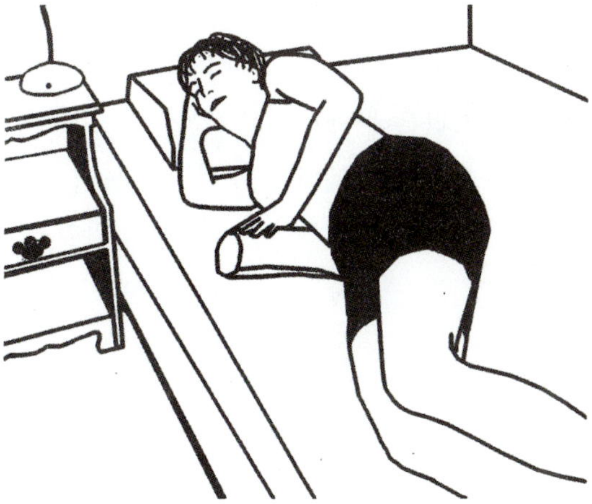

그림 17.13

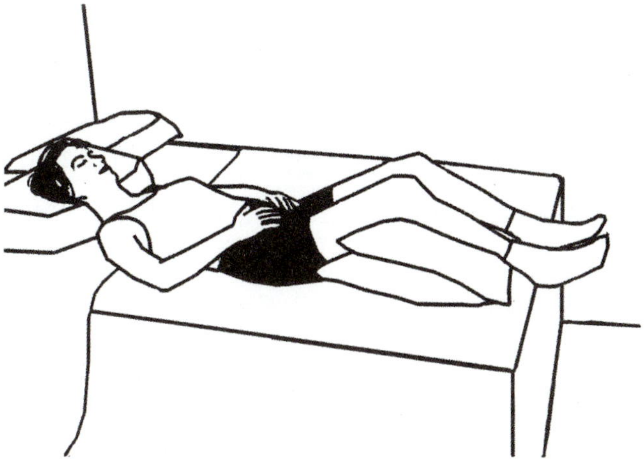

그림 17.14

당신의 허리가 당신의 힙보다 훨씬 가늘다면, 당신은 당신의 허리 밑에 약간의 받침을 더하는 것을 원할 수 있는데, 그림 17.13처럼, 그래야 당신의 요방형근의 한 쪽이 과도 수축되지 않고, 다른 쪽은 과도히 늘어나지 않는다. 등을 대고 자는 것은 하나의 좋은 자세인데 인체에 과도한 스트레스를 주지 않는 중립적인 자세를 이룰 수 있기 때문이다. 단지 당신의 무릎과 목 밑에 좋은 받침을 사용하는 것을 확실히 해라, 그림 17.14.

일반적으로, 당신이 감당할 수 있는 가장 좋은 침대를 갖는 것이 이치에 맞다. 우리가 발견한 것은 대부분의 사람들을 위해서, 베개 탑이 있는 단단한 침대는 가라앉음이 없이 인체를 받힐 정도로 강하고 또한 따가운 부위에 통증 유발점들을 활성화 시키지 않을 정도로 부드럽다는 것이다. 메모리 폼 매트리스는 같은 이유에서 훌륭한 선택이다; 그것은 인체를 받힐 정도로 강하고 따가운 부위에 통증 유발점들을 활성화 시키지 않을 정도로 부드럽다. 그러나, 하나의 좋은 매트리스가 약간 도울 수 있는 반면에, 당신이 할 수 있는 가장 중립 자세로 자라는 우리의 제안을 따르는 것이 요점이다.

요약 (Summary)

이 장에서 논의된 문제들이 모든 가능한 지속 인자들의 완전한 목록이 어떻게든 아니지만, 우리의 연합한 35년의 임상 업무에서 우리는 그들이 하부 등과 엉덩이 통증에 가장 흔하게 연루된 지속인자들이라는 것을 발견했다. 우리는 계속해서 이 문제들을 만나며, 그리고 대부분의 경우에서 의사들과 다른 건강 시술자들이 그들을 진단하지 못하고 지나간다. 슬프게도, 우리의 많은 환자들이 그들의 통증의 가능한 원인으로서 통증 유발점들과 가능한 지속 인자들이 발견되지 못해왔다. 많은 만성 통증 환자들을 위해서, 근막 통증의 완전한 해소는 지속 인자들을 찾고 다루는 것에 달려있다. 오직 그 다음으로 자기-관리가 그 문제를 완전히 해결할 것이다. 그리고 만성 통증을 다루는 치료사라면, 당신은 이 장에서 기술한 그 상태들을 이해하고 치료하는 것을 습득함이 없이는 효과적인 일을 할 수가 없을 것이다: 지속 인자들을 찾고 교정하는 것은 종종 기껏해야 잠정적인 통증 경감과 완전하고 오래 가는 그 문제의 해결인 통증 경감과는 큰 차이를 만든다.

그러므로 당신이 만성적인 하부 등 또는 엉덩이 통증을 겪는 환자이거나 그것을 치료하고 있는 치료사에 상관이 없이, 시간을 갖고 이 장에서 논의한 모든 지속 인자들을 고려해라. 어떤 요인들이 적용할 수 있는지를 결정하기 위하여 우리가 개요를 서술한 테스트들을 사용하며, 그 다음에 당신이 발견한 어떤 지속 인자들을 교정하는데 근면해야 한다. 통증 없이 지내려 한다면, 이것은 당신이 극복해야 할 마지막 도전이다.

짧게 개요를 말하면, 우리는 이 책이 당신이 다음의 중요한 요점들을 이해하는데 도움이 되기를 바란다 :

1. 통증 유발점들은 자주 근육 통증에서 중심 역할을 한다.

2. 자주, 통증 유발점들은 통증이 느껴지는 곳에 위치하지 않는다.

3. 예측 가능한 통증 연관 패턴들이 있는데 이것들은 각 근육 내의 통증 유발점들과 관계가 있다.

4. 당신은 당신 자신의 기능이상인 근육들에 효과적이고 간단한 치료 방법들을 적용하는 것을 배울 수 있는데, 필요한 적절한 도구를 사용한다.

5. 당신은 오래 가는 통증 경감을 이루기 위해서 다양한 지속 인자들을 교정할 필요가 있다.

이 책에서 권하는 도구들을 어디에서 구하는가의 정보는, 당신 지역의 통증 유발점 치료사를 찾거나, 또는 근막 통증 유발점 치료의 훈련, 우리의 웹사이트(www.myopain.com)를 찾아라. 그리고 시카고 지역에 있다면, 당신은 우리 클리닉에서 치료를 위한 안내를 받기 위해 우리와 접촉할 수 있다.

이 책은 통증 경감으로의 다른 길을 제공하는데, 약물 또는 수술에 의존하는 것이 아니다. 오래 가는 경감을 얻는다는 것은 힘든 일인데, 특히 그것을 매일 실행해야 하며, 어떤 경우에서는, 당신이 숨쉬고, 앉고, 먹고, 잠자는 것과 같은 기본적인 것들의 수정을 요한다. 삶에서 겪는 많은 일들처럼, 당신은 노력한 만큼 보답을 받을 것이다. 우리는 당신이 이 책에서 배운 자기-관리 테크닉들을 계속적으로 사용해서 커다란 효과를 얻기를 바란다.

Appendix

자기-관리 빠른 참조 가이드와 근육 기능이상을 위한 테스트의 요약

Self-Care Quick Reference Guide and Summary of Tests for Muscles Dysfunction

빠른 참조를 위해서, 다음 도해들은 하부 등과 엉덩이 통증을 위해서 치료되어야 할 모든 지역들을 보여준다. 이 도해들은 각 근육을 위해서 자기-가압을 할 곳에 관한 안내를 제공하는 근육 장들에 있는 모든 그림들을 합했다. 큰 X자는 통증 유발점들을 찾을 가능성이 가장 큰 곳들을 나타낸다. 그러나, 한 근육의 전체 길이가 기능이상일 수 있기 때문에, 우리는 작은 x자로 표시된 모든 근육을 치료하는데 더 단단하고 더 아픈 어떤 부위들에 보다 지속된 가압을 가하면서 치료하는 것을 권한다. 그리고 기억해라, 가압 치료 전에 그 부위를 따듯하게 하는 것이 좋은 생각이고, 그리고 나서 그 근육을 위해서 약간의 동작 범위 운동들을 해라, 그것은 16장에 있다.

근막 통증 유발점들에 의하여 생긴 하부 등과 엉덩이 통증을 없애기 위한 근막 가압 프로토콜

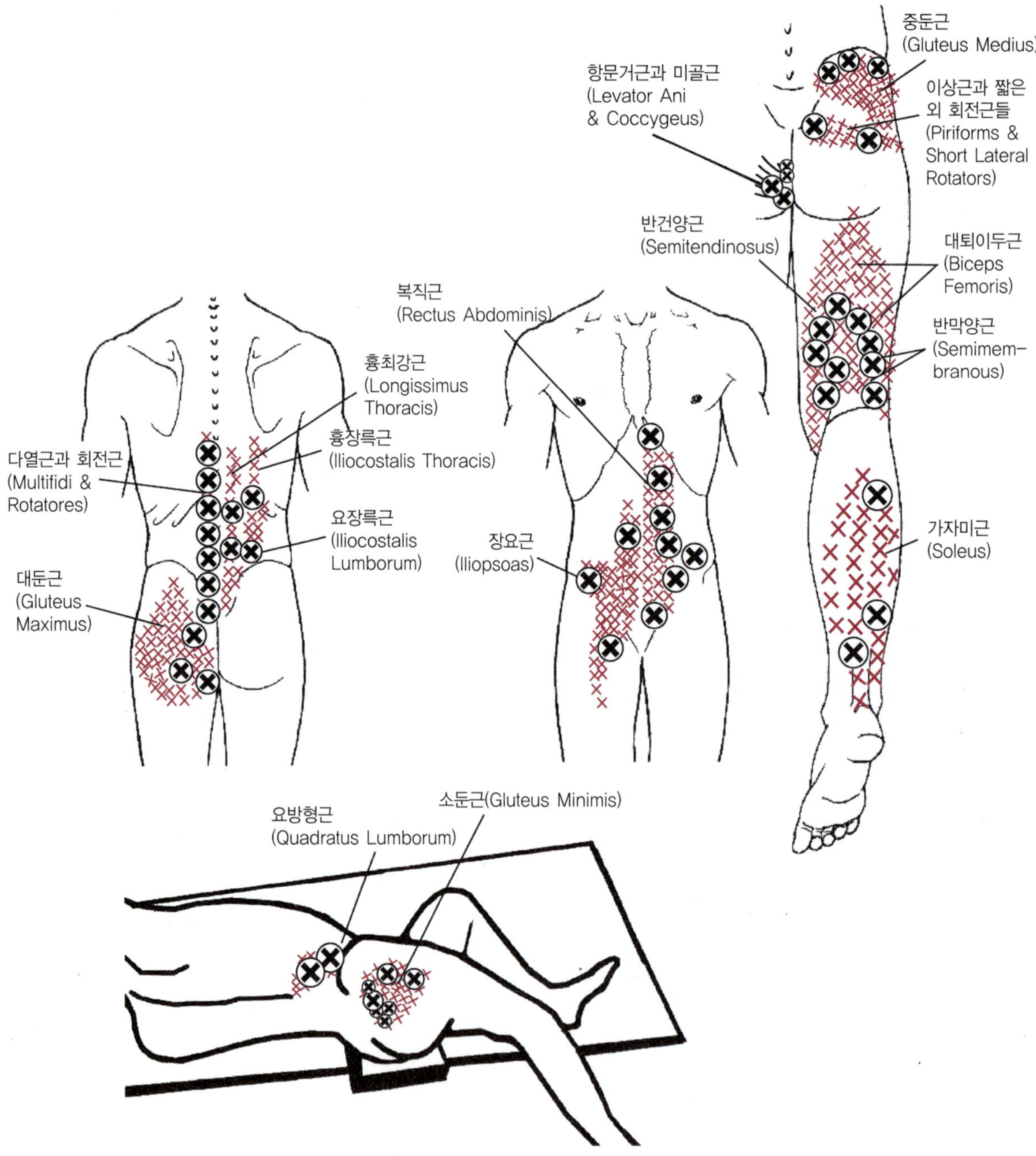

근육 기능이상을 위한 테스트의 요약
(Summary of Tests for Muscles Dysfunction)

여러 근육들 내에 통증 유발점들을 나타내는 동작 범위 테스트들의 요약이 여기에 있다. 어떤 질문에 '아니요' 라고 답한다면, 그 근육 장을 읽고 그 안에 기술된 자기-관리 테크닉들을 사용해라. 그 테스트들의 일부는 몇 인치들을 나타낸다; 이 경우들에서 우리는 당신의 소견들을 해석하는 방법을 나타냈다. 어떤 동작 범위 테스트를 통과하지 못하는 것이 항상 통증 유발점들을 나타내지 않는다; 그러나 통증 유발점들이 없더라도, 그 근육을 치료하는 것은 해가 되지 않는다.

	Yes	No
장요근 (Iliopsoas)		
앉아서 가슴을 허벅지에 대기 (63p) : 허벅지 또는 하부 등에 통증 없이 가슴을 허벅지로 가게 할 수 있는가?	☐	☐
편 다리 올리고 있기 테스트 (63p) : 통증 없이 다리를 10초간 올리고 있을 수 있는가?	☐	☐
척추주위근 (Paraspinals)		
서서 발가락 닿기 (78p) : 손가락 끝으로 바닥에 댈 수 있는가? (40세가 넘었다면, 당신의 결과를 해석하기 위해서 전체 테스트 설명을 보아라)	☐	☐
서서 몸통 회전 (79p) : 몸 뒤의 벽에 양 손을 댈 수 있는가?	☐	☐
복직근 (Rectus Abdominis)		
복부 밑으로-굴리기 (96p) : 천천히 밑 쪽으로 굴릴 수 있는가, 10을 셀 때까지?	☐	☐
팔 흔들며 싯업 (96p) : 통증 없이 싯업 할 수 있는가?	☐	☐
요방형근 (Quadratus Lumborum)		
서서 옆 구부리기 테스트 (112p) : 가운데 손가락이 적어도 무릎 덮개 꼭대기까지 낮게 댈 수 있는가?	☐	☐
대둔근 (Gluteus Maximus)		
무릎-겨드랑이 테스트 (119p) : 무릎을 가슴에 아주 가깝게 갈 수 있는가?	☐	☐
의자에 앉아서 발가락 닿기 (130p) : 손을 바닥에 평평하게 댈 수 있는가?	☐	☐

	Yes	No
바닥에 앉아서 발가락 닿기 (130) : 적어도 당신의 발가락까지 닿을 수 있는가? (40세가 넘었다면, 당신의 결과를 해석하기 위해서 전체 테스트 설명을 보아라)	☐	☐
중둔근과 소둔근 (Gluteus Medius and Gluteus Minimus)		
발을 안팎으로 돌리기 (137p) : 당신의 발을 통증 없이 안팎으로 돌릴 수 있는가?	☐	☐
보닛의 사인 테스트 (137p) : 당신의 발꿈치를 반대 무릎 꼭대기 높이로 올릴 수 있는가?	☐	☐
무릎 벌리기 테스트 (137p) : 무릎을 통증 없이 바깥쪽으로 밀 수 있는가?	☐	☐
서서 다리 밖으로 흔들기 (137p) : 다리를 부드럽고, 통증 없이, 힘들거나 경련 없이 흔들 수 있는가?	☐	☐
무릎 교차 테스트 (138p) : 위 무릎을 아래 무릎 위로 완전히 쉽게 교차시킬 수 있는가?	☐	☐
이상근 (Piriformis)		
무릎 교차 테스트 (138p) : 위 무릎을 아래 무릎 위로 완전히 쉽게 교차시킬 수 있는가?	☐	☐
발을 안팎으로 돌리기 (137p) : 당신의 발을 통증 없이 안팎으로 돌릴 수 있는가?	☐	☐
보닛의 사인 테스트 (137p) : 당신의 발꿈치를 반대 무릎 꼭대기 높이로 올릴 수 있는가?	☐	☐
무릎 벌리기 테스트 (137p) : 무릎을 통증 없이 바깥쪽으로 밀 수 있는가?	☐	☐
햄스트링 (Hamstrings)		
서서 발가락 닿기 (78p) : 손가락 끝으로 바닥에 댈 수 있는가? (40세가 넘었다면, 당신의 결과를 해석하기 위해서 전체 테스트 설명을 보아라)	☐	☐

	Yes	No
가자미근 (Soleus)		
스쿼트 테스트 (194p) : 엉덩이를 발꿈치에 아주 가깝게 보낼 수 있는가? (당신의 결과를 해석하기 위해서 전체 테스트 설명을 보아라)	□	□
서서 발가락 닿기 테스트(195p) : 손가락 끝으로 바닥에 닿을 수 있는가? (40세가 넘었다면, 당신의 결과를 해석하기 위해서 전체 테스트 설명을 보아라)	□	□
한쪽 발꿈치 올리기 테스트(195p) : 발의 앞꿈치로 완전히 몸을 올릴 수 있는가?	□	□
바닥에 앉아서 발가락 닿기(130)	□	□

참고문헌
References

California HealthCare Foundation. 2008. Higher Rx spending drives U.S. health care costs above $2 trillion. *California Healthline*, January 8. www.californiahealthline.org/articles/2008/1/8/Higher-Rx-Spending-Drives-US-Health-Care-Costs-Above-2-Trillion.aspx?topicID=37. Accessed May 9, 2008.

Chaitow, L., D. Bradley, and C. Gilbert. 2002. *Multidisciplinary Approaches to Breathing Pattern Disorders.* London: Harcourt.

Fascia Research Congress. 2007. Terminology used in fascia research (prepared by Kim LeMoon). www.fasciacongress.org/2007/glossary.htm. Accessed June 17, 2009.

Ferguson, L. W., and R. D. Gerwin. 2004. *Clinical Mastery in the Treatment of Myofascial Pain.* Baltimore: Lippincott, Williams, and Wilkins.

Gerwin, R. D. 2005. A review of myofascial pain and fibromyalgia—Factors that promote their persistence. *Acupuncture in Medicine* 23(3):121–134.

Klein, M. J. 2006. Piriformis syndrome. www.emedicine.com/pmr/TOPIC106.HTM. Accessed June 6, 2008.

National Institute of Neurological Disorders. 2008. Low back pain fact sheet. www.ninds.nih.gov/disorders/backpain/detail_backpain.htm. Accessed May 9, 2008.

Plotnikoff, G. A., and J. M. Quigley. 2003. Prevalence of severe hypovitaminosis D in patients with persistent, nonspecific musculoskeletal pain. *Mayo Clinic Proceedings* 78(12):1463–1470.

Simons, D. G. 2002. Understanding effective treatments of myofascial trigger points. *Journal of Bodywork and Movement Therapy* 6(2):81–88.

Simons, D. G. 2004. Review of enigmatic MTrPs as a common cause of enigmatic musculoskeletal pain and dysfunction. *Journal of Electromyography and Kinesiology* 14(1):95–107.

Simons, David, MD. 2009. Information obtained from personal correspondence. December.

Simons, D. G., J. G. Travell, and L. S. Simons. 1999. *Myofascial Pain and Dysfunction: The Trigger Point Manual, Volume 1: Upper Half of Body.* 2nd ed. Baltimore: Lippincott Williams & Wilkins.

Taylor, Tim, MD and Anna Bittner, MD. 2009. Information on pages 233-234 from anecdotal and clinical evidence via personal correspondence. October-December.

Travell, J. G., and D. G. Simons. 1983. *Myofascial Pain and Dysfunction: The Trigger Point Manual. Volume 2: The Lower Extremities.* Baltimore: Lippincott Williams & Wilkins.

Travell, J. G., and D. G. Simons. 1992. *Myofascial Pain and Dysfunction: The Trigger Point Manual. Volume 2: The Lower Extremities.* Baltimore: Lippincott Williams & Wilkins.

Wang, J., B. O'Reilly, R. Venkataraman, V. Mysliwiec, and A. Mysliwiec. 2009. Efficacy of oral iron in patients with restless leg syndrome and low normal ferritin: A randomized double-blind placebo-controlled study. *Sleep Medicine.* 10 (9): 973-975.

찾아보기

Index

ㅅ

ㅇ

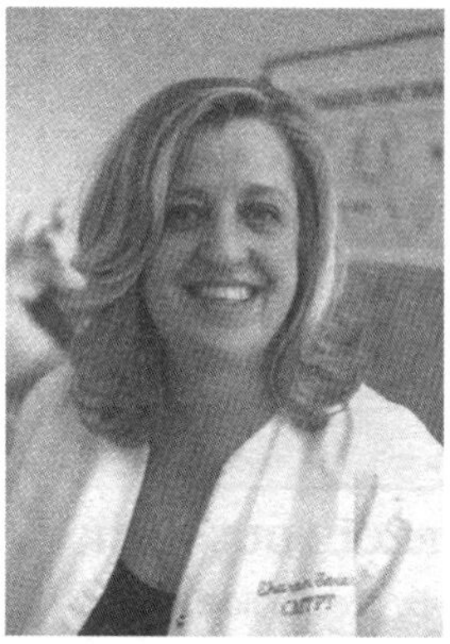

샤론(Sharon Sauer), CMTTP, LMT는 근막 통증 유발점 치료사로 그녀는 1986년 이래 일리노이, 시카고에서 업무를 하고 있다. 그녀는 만성과 급성 연조직 통증을 가진 수 천의 환자들을 성공적으로 치료해 오고 있다. 샤론은 근막 통증 유발점 치료 분야에 중요한 기여를 해 왔는데, 가장 두드러진 것은, 근막 통증과 기능이상의 60개가 넘는 다른 종류들을 위하여 치료 프로그램에 자기-관리 트레이닝을 접목 시켰다. 샤론은 미국 통증 관리 학회의 연례 회합에서 주요 연자였었고 수 백 명의 의사들, 접골사들, 치과의사들, 카이로프랙터, 물리치료사, 마사지 치료사들, 및 다른 건강관리 시술자들에게 통증 유발점 평가와 제거 테크닉들을 가르쳐왔다.

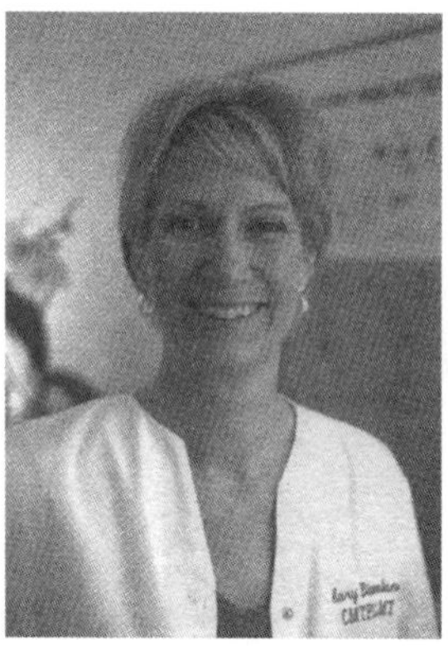

메리(Mary Biancalana), MS, CMTPT, LMT는 일리노이 시카고에서 공인 근막 통증 유발점 치료사인데, 그녀는 1999년 이래로 만성과 급성 연조직 통증을 치료해오고 있다. 그녀는 1986년 이래로 개인 트레이너와 피트니스 강사였다. 메리는 복잡한 근막 통증 증후군과 섬유근육통에 관해서 폭넓게 발표해왔고, 그리고 근막 통증 치료사 국립 협회의 연례 컨벤션의 의장으로 일하고 있다. 메리는 만성 통증 증후군에서 흔히 간과되는 지속 인자들을 찾고 치료하는 것에 특별한 관심을 갖고 있다.

서문을 쓴 버나드(Bernard E. Filner, MD)는 40년 이상의 경력을 가진 마취과의사, 그리고 비중재적 통증의학 시술자다. 통증 치료의 선구자로서의 버나드는 샌디에이고에 있는 캘리포니아 대학, 뉴욕에 있는 컬럼비아 내과 외과 대학, 그리고 워싱턴 DC에 있는 조지 워싱턴 대학의 마취과의 교수진을 맡았었다. 그는 지금은 근막 통증과 섬유근육통의 전문적 치료를 하는 개인 의원을 하고 있다.